D1876164

Kirsten Khaschei

Schwanger

Mein Kind & ich

Stiftung Warentest

Inhaltsverzeichnis

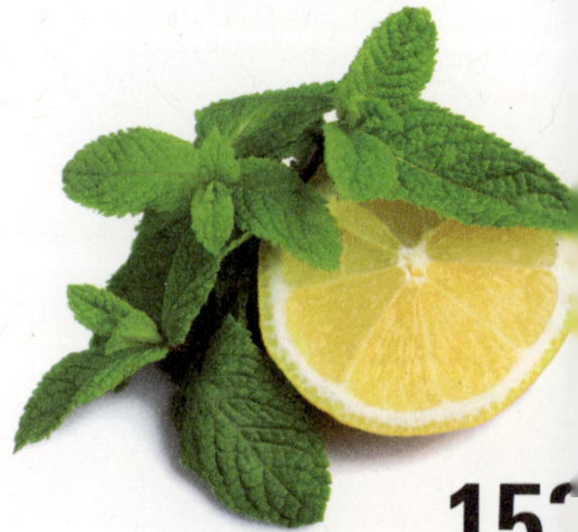

15

Ausprobieren: Zitrone
duft hilft bei Übelke

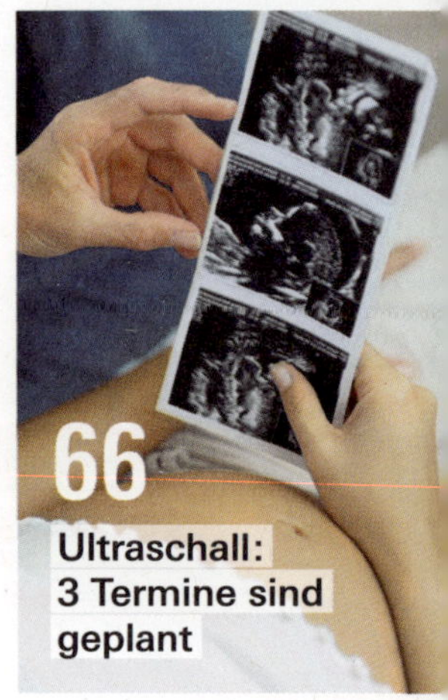

66

Ultraschall: 3 Termine sind geplant

122

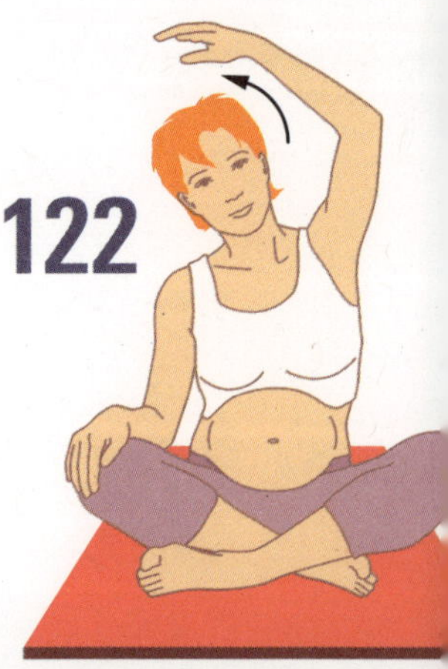

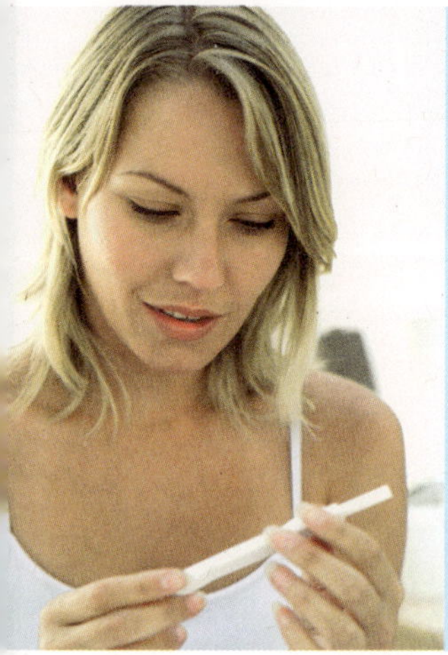

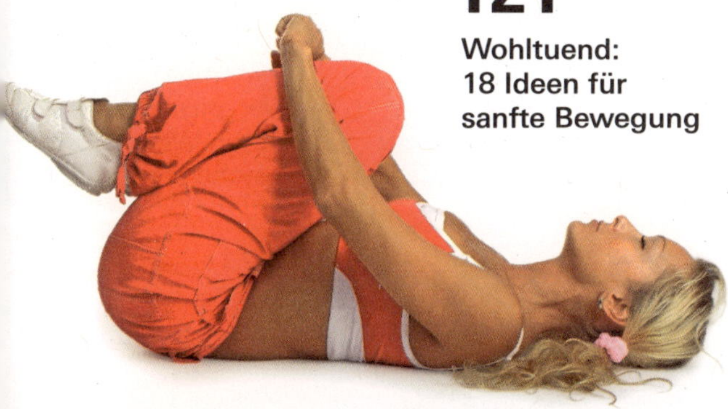

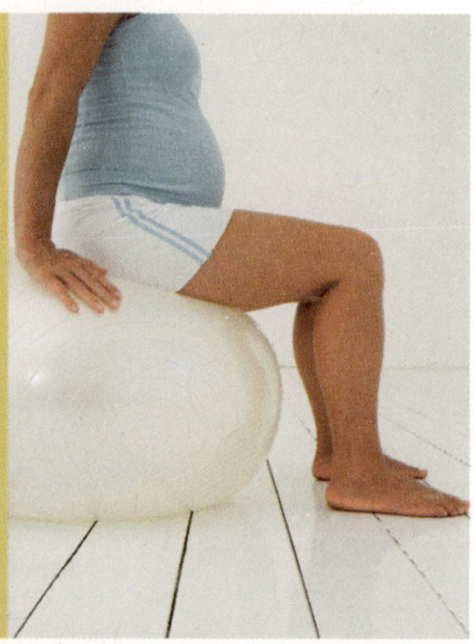

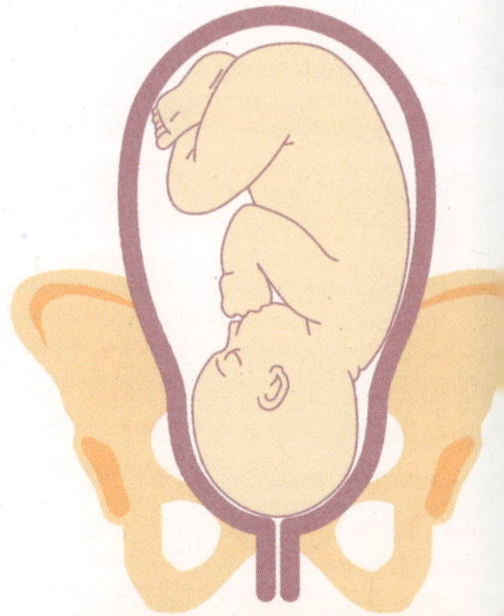

250

Gut vorbereitet sein auf die Geburt: Was passiert bei den ersten Wehen? Und welche Funktion haben die Schmerzen?

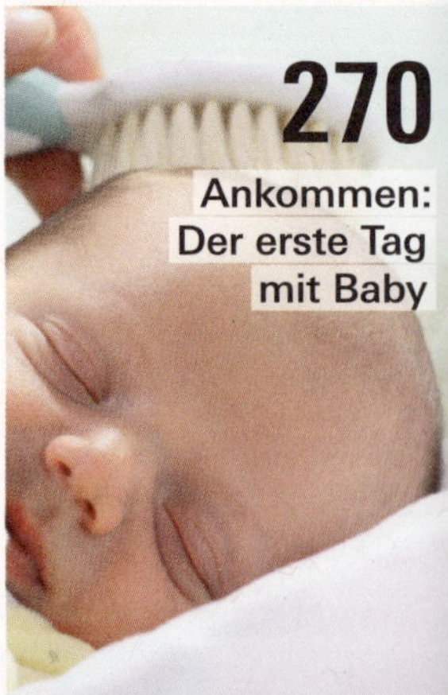

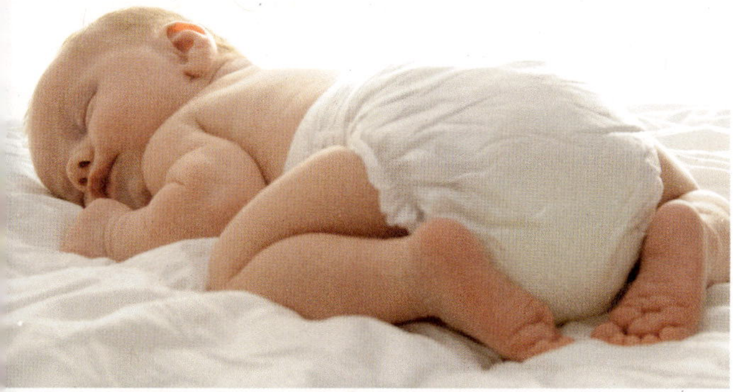

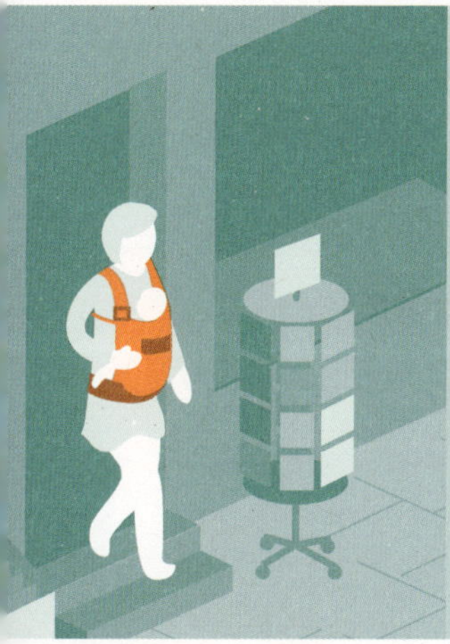

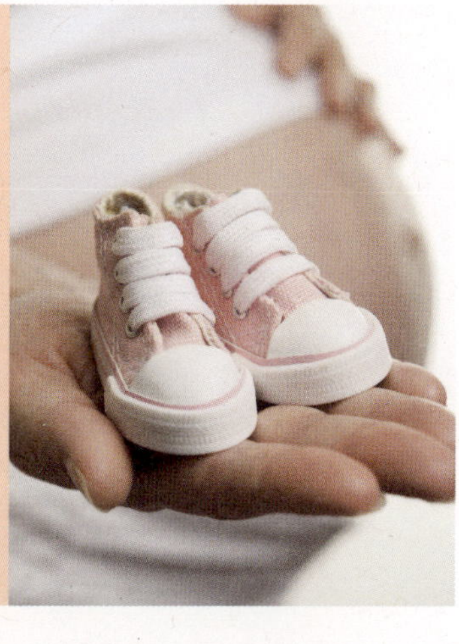

Was wollen Sie wissen?

Ist ein Baby unterwegs, so haben werdende Mütter und Väter viele Fragen – ob zur Ernährung und Vorsorge oder zum Verhalten im Alltag: Gut so, denn dadurch wird Ihnen die bevorstehende Elternrolle immer vertrauter. Hier sind schon mal ein paar Fragen, zu denen Sie im Buch hilfreiche Informationen finden …

Ab wann kann ich einen Schwangerschaftstest machen?

Gängige Schwangerschaftstests geben durch Prüfung des Urins Auskunft darüber, ob sich das Schwangerschaftshormon HCG (siehe „Schwanger – und jetzt?“, S. 18) im Körper befindet oder nicht. Damit der Körper dieses Hormon produziert, muss sich ein Ei in der Gebärmutter eingenistet haben. Deshalb macht ein Test frühestens zum Zeitpunkt der erwarteten Monatsblutung Sinn, also etwa zwei bis drei Wochen nach dem ungeschützten Sex und der Befruchtung der Eizelle. Es gibt auch digitale Schwangerschaftsfrühtests, die nicht nur messen, ob man schwanger ist, sondern auch angeben, in der wievielten Woche man sich befindet. Eine Frage, die vor allem Frauen mit einem unregelmäßigen Zyklus oder einer unerwarteten Schwangerschaft interessieren könnte. Schwangerschaftstests gibt es in der Apotheke oder Drogerie. Sie kosten ca. 10 Euro.
Gut zu wissen: Manche Packungen enthalten zwei Teststreifen, falls man etwas falsch gemacht hat oder einige Tage später den Test wiederholen möchte.

Bringen mir mehr Vorsorge-Untersuchungen auch mehr Sicherheit?

Ob Vorsorge Sicherheit oder eher Stress und Unruhe erzeugt, ist eine Frage, die nicht so einfach und eindeutig zu beantworten ist. Einerseits sollen die im Mutterpass vorgesehenen Untersuchungen der Gesundheit von Mutter und Kind dienen, daher bekommen alle werdenden Mütter mit der Feststellung der Schwangerschaft vom Arzt oder der betreuenden Hebamme das Dokument. Darin werden Vorsorge- und Untersuchungsbefunde zur Schwangerschaft oder zu möglichen Besonderheiten und Risiken eingetragen. Andererseits ist im Vergleich mit anderen Ländern der deutsche Risikokatalog sehr umfangreich, was bedeutet, dass man unter Umständen statistisch als Risiko-Schwangere eingestuft wird, obwohl man sich rundum wohl fühlt. Erfahren Sie mehr im Interview mit Dr. Maria Beckermann in „Vorsorge für Schwangere“, S. 92.

Müssen wir jetzt unsere Hauskatze abschaffen?

Katzen können Toxoplasmose (siehe „Wichtige Gesundheitsfragen“, S. 169) übertragen, Wie riskant es ist, das Tier zu behalten, ist unterschiedlich. Toxoplasmose ist eigentlich eine harmlose Infektion, die durch rohes Fleisch oder aber durch Katzenkot übertragen werden kann. Viele Menschen hatten diese Krankheit schon und haben deshalb Antikörper im Blut. Durch eine Blutuntersuchung können Sie beim Arzt/bei der Ärztin feststellen lassen, ob Sie gegen Toxoplasmose immun sind. Wenn ja, besteht keine Gefahr der erneuten Ansteckung, denn nur eine Erstinfektion der Mutter ist für das Kind in der Gebärmutter gefährlich (siehe „Vorsorge für Schwangere“, S. 78).

Ist es okay, wenn ich im 5. Monat in die USA fliege?

Das ist okay, denn im mittleren Schwangerschaftsdrittel sind Flüge gut möglich. Allerdings ist die Belastung der ionisierenden Strahlen im Flugzeug leicht erhöht – vergleichbar mit der im Hochgebirge. Vorher, bis zur 12. Schwangerschaftswoche, kann die Höhenstrahlung bei langen, interkontinentalen Flügen Risiken bergen. Doch selbst das ist vertretbar, wenn private oder familiäre Gründe einen Flug nötig machen. Gut zu wissen: Ab der 28. Schwangerschaftswoche verlangen viele Airlines ein Attest über die Flugtauglichkeit. Ab der 34. Woche sollten Sie nicht mehr fliegen (siehe „Mit dem Flieger unterwegs“, S. 135).

Wann kann man spüren, wie sich das Kind im Bauch bewegt?

Die ersten Kindsbewegungen können Schwangere meistens gegen Ende des fünften Monats spüren – das ist um die 20. Schwangerschaftswoche herum, also zur Halbzeit (siehe „Ihre nächsten Monate“, S. 42). Zu Anfang bemerkt man vielleicht auch nur so eine Art Flattern im Bauch, doch mit der Zeit wird das Gefühl immer deutlicher als Bewegung wahrnehmbar. In siebten Monat, etwa fünf bis sechs Wochen später, können auch die ersten Außenstehenden durch die Bauchdecke der Mutter Strampelbewegungen mitbekommen oder vielleicht einen kleinen Fuß ertasten. Ein tolles Gefühl, ob für den werdenden Vater, Geschwisterkinder oder andere vertraute Menschen, von dem wahrscheinlich auch das Ungeborene etwas mitbekommt. Denn es reagiert jetzt auf Berührungen des mütterlichen Bauches oder auf Geräusche, indem es sich zum Beispiel ruhig verhält oder bewegt (siehe „Ihre nächsten Monate“, S. 49).

Bekommt das Baby im Bauch mit, wenn wir Sex haben?

Und sollte man sich deshalb Gedanken oder Sorgen darüber machen? Ist das nicht komisch oder sogar gefährlich? Die Antwort darauf lautet: Nein, gefährlich ist das nicht. Denn das Baby ist in der Gebärmutter bestens durch verschiedene Muskel- und Gewebeschichten geschützt. Außerdem wird jeder Druck auf die Fruchtblase aufgrund ihrer Dehnbarkeit und Flexibilität abgefedert. Das funktioniert so gut, dass Ungeborene selbst bei schweren Autounfällen selten verletzt werden. Das gilt übrigens bis zum Ende der Schwangerschaft. Wenn Sie Lust haben, können Sie also ganz unbeschwert die Freuden der Liebe genießen – aus Sicht des Babys ist dagegen nichts einzuwenden. Schließlich würde es das Kleine im Bauch ja ohne Sex auch gar nicht geben … Mehr zum Thema Sex lesen Sie in „Schwanger in der Partnerschaft" ab S. 186.

Ich habe Angst vor der Geburt, was mache ich da am besten?

Trösten Sie sich: Das ist gar nicht so selten. Doch können Sie darauf vertrauen, dass in Ihrem Körper schon während der Schwangerschaft Dinge geschehen, welche die Geburt erleichtern. So lockert sich z. B. im neunten Monat das Gewebe im Geburtskanal und Gelenke sowie das Becken werden nachgiebiger. Denken Sie auch daran, dass die Gebärmutter der größte und stärkste Muskel des weiblichen Körpers ist. Auch Ihr Kind wird Sie übrigens bei der Geburt unterstützen – Ihre erste Teamarbeit. Aber vielleicht haben Sie auch Schreckliches erlebt und deshalb Angst vor der Geburt? Dann lesen Sie das Interview mit der Hebamme Dr. Angelica Ensel im Kapitel „Geburtsvorbereitung", S. 230.

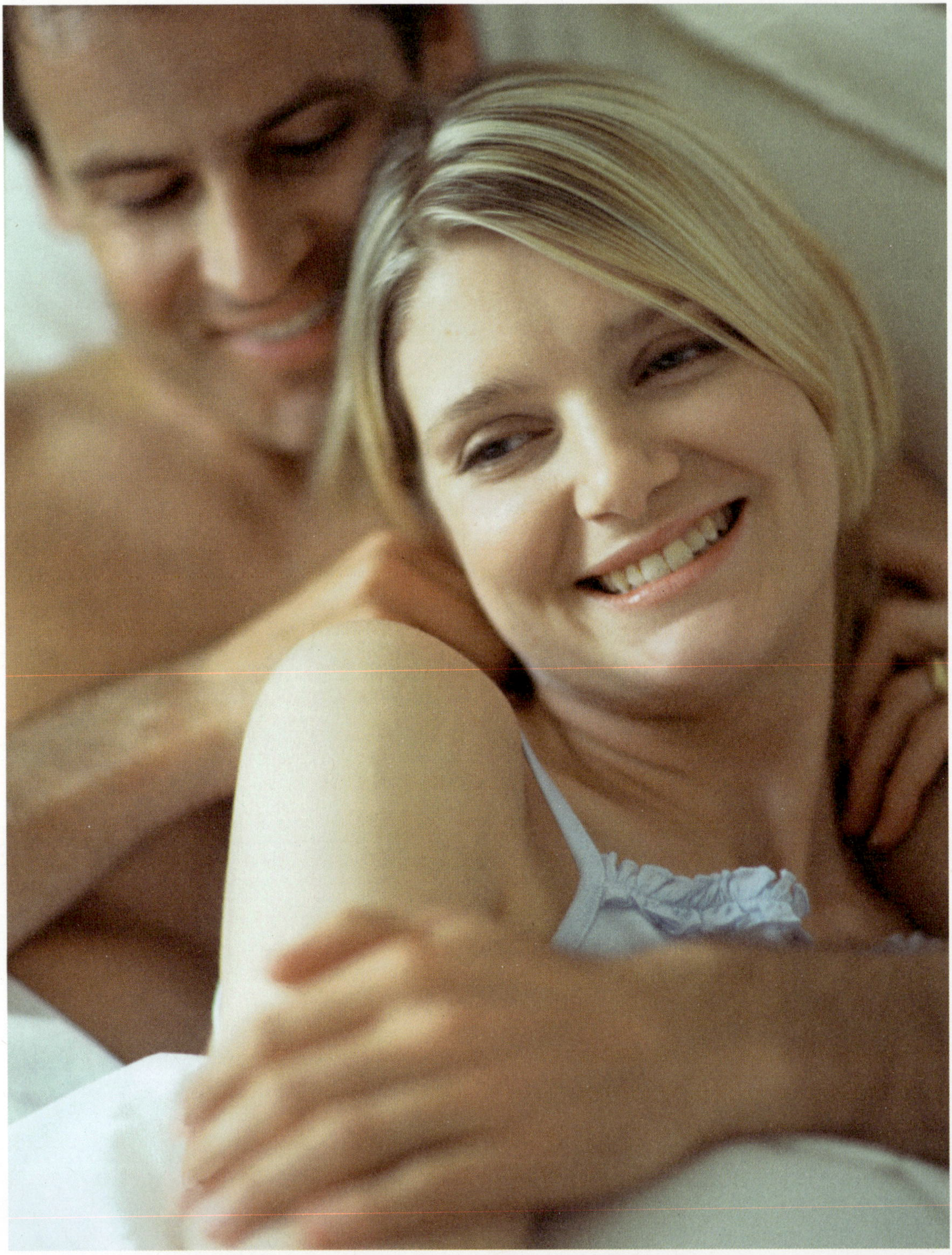

Schwanger – und jetzt?

Jetzt fängt für werdende Mütter und Väter ein neues und spannendes Kapitel an. Womöglich können Sie es noch gar nicht fassen. Viele Fragen und Gedanken tauchen auf, Entscheidungen stehen an.

Am besten gleich mal tief durchatmen und es gelassen angehen. Wahrscheinlich haben Sie jetzt noch mehr als sonst das Bedürfnis, rundum gut informiert zu sein. Dabei möchte dieses Buch Sie unterstützen.

Die gute Nachricht: Sie haben jede Menge Zeit!

Denn vom Moment der Befruchtung bis zur Geburt dauert eine Schwangerschaft runde zehn Monate. Das heißt: Sie müssen weder den kompletten Inhalt dieses Buches sofort lesen noch behalten. Stattdessen können Sie sich in Ruhe mit all den vielen neuen Informationen beschäftigen – vermutlich wissen Sie ja noch nicht so lange von Ihrer Schwangerschaft.

Erst mal ist vieles neu und ungewohnt, allein schon der Gedanke, tatsächlich Mutter oder Vater zu werden. Aber keine Sorge: Sie werden Stück für Stück in Ihre neue Rolle hineinwachsen. Ob bei der Ärztin, im Gespräch mit der Hebamme oder im Kontakt zu guten Freundinnen und Ihrer Familie: Es wird im Alltag von nun an die vielfältigsten Möglichkeiten sowie verschiedenen Gelegenheiten geben, sich nach und nach auf die neue Lebenssituation einzustellen. Vielleicht denken Sie jetzt anders über gesunde Ernährung nach? Oder beschließen ganz selbstverständlich, nun endlich mit dem Rauchen aufzuhören. Fest steht: Schwangerschaft ist ein vollkommen natürlicher Zustand, auf den der Körper der Frau bestens vorbereitet ist. Darauf können Sie sich verlassen.

→ Gut zu wissen

Alle Aspekte, die in diesem Kapitel kurz aufgeführt sind, werden in den folgenden Kapiteln wieder aufgegriffen und vertieft. Sie können sich also erst mal beruhigt zurücklehnen, tief durchatmen und ganz einfach darüber freuen, dass Sie schwanger sind!

Erste Gedanken und Gefühle

Wann und wie Frauen bemerken, dass sie schwanger sind, kann sehr unterschiedlich sein. Das hängt unter anderem von der Regelmäßigkeit ihrer Monatsblutung ab.

Und es hängt natürlich auch davon ab, ob die Schwangerschaft erwünscht beziehungsweise geplant war oder ob sie vollkommen überraschend eintritt.

Ein erster konkreter Anhaltspunkt für eine Schwangerschaft ist meistens, dass die Monatsblutung nicht wie gewohnt einsetzt. Vielleicht kommen ein leichtes Ziehen und Spannen im Busen dazu oder die Andeutung einer ungewohnten morgendlichen Übelkeit. Und plötzlich ist er dann da, der erste Gedanke: „Kann das sein? Bin ich etwa schwanger?“Nach einigen Stunden oder Tagen des Abwartens reift meistens der Entschluss, einen Schwangerschaftstest zu machen. Alle gängigen Tests weisen im Urin das Schwangerschaftshormon HCG nach. Zur Durchführung des Tests nimmt man am besten eine Probe des Morgenurins.

Neuerdings gibt es einen digitalen Frühtest, der nicht nur misst, ob man schwanger ist, sondern auch angibt, in der wievielten Woche man sich befindet. Eine Frage, die vor allem Frauen mit einem unregelmäßigen Zyklus oder aber einer unerwarteten Schwangerschaft interessieren könnte.

Einen Arzt- oder Hebammenbesuch zur Feststellung der Schwangerschaft kann der Test nicht ersetzen, denn fachliche Beratung ist angesagt – auch wegen der Vorsorge.

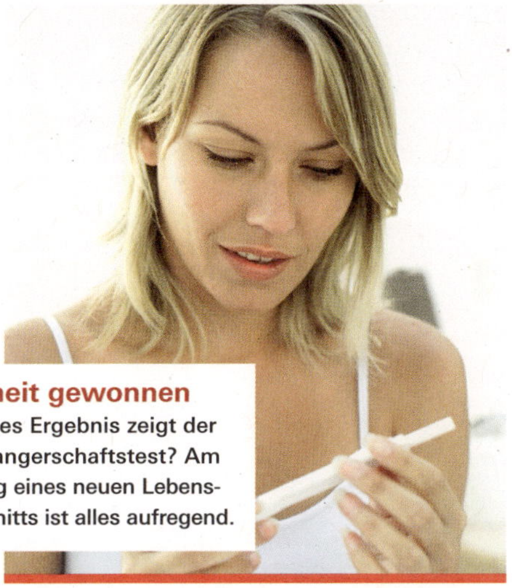

Klarheit gewonnen
Welches Ergebnis zeigt der Schwangerschaftstest? Am Anfang eines neuen Lebensabschnitts ist alles aufregend.

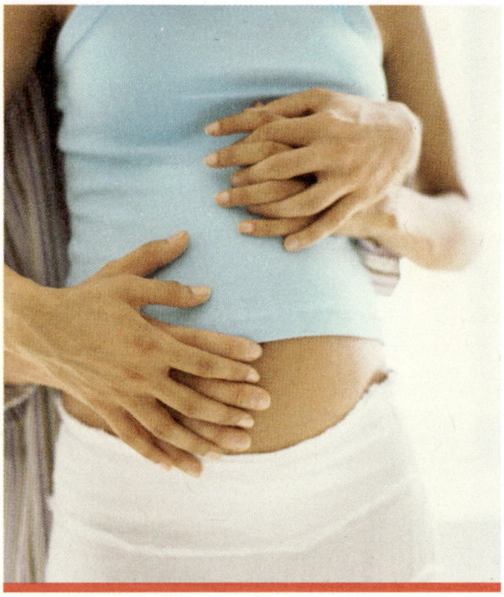

Gefühlschaos? Ganz normal!

Ein positives Testergebnis kann unterschiedliche Gefühle und Reaktionen auslösen: Unbändige Freude ebenso wie Fassungslosigkeit oder sogar Angst. Einige Frauen wollen diese ersten Gefühle sofort mit ihrem Partner oder einem anderen vertrauten Menschen teilen. Manche brauchen erst mal etwas Zeit für sich, um die große Neuigkeit zu verdauen. Und alle diese Reaktionen sind vollkommen in Ordnung.

> **Jubel, Tränen oder Fassungslosigkeit – alles ist möglich.**

Als Nächstes steht dann der Besuch bei der Frauenärztin oder einer Hebamme an – dort wird die Schwangerschaft medizinisch festgestellt. Manche Frauen holen sich sofort einen Termin. Andere warten noch ab, bis sich die Schwangerschaft stabilisiert hat.

Um eine Schwangerschaft festzustellen, führt die Gynäkologin meist eine Vaginal-Sonografie durch. Dabei wird eine Art Stab mit Ultraschallkopf durch die Scheide an die Gebärmutter geführt. Auf dem Bildschirm des Ultraschallgeräts – und meistens auch auf einem Ausdruck zum Mitnehmen – wird das erste Bild des Ungeborenen sichtbar.

Bei Ihrer Entscheidung, wann Sie einen Termin vereinbaren, können Sie sich auf Ihr Gefühl verlassen. Ein sehr früher Ultraschall vor der 7. Woche kann in seltenen Fällen zu Verunsicherung führen. Denn beispielsweise müssen aus ärztlicher Sicht, solange noch keine Herzschläge nachweisbar sind, bei einer Untersuchung Probleme wie eine Eileiterschwangerschaft mit bedacht werden.

Nach der ersten Untersuchung erhalten Sie einen Mutterpass. Weitere Informationen rund um die ersten Arzt- und Hebammenbesuche sowie den Mutterpass lesen Sie im dritten Kapitel (siehe „Vorsorge für Schwangere“, S. 62).

Wer soll es wann erfahren?

Und dann steht es für Sie eindeutig fest: Sie erwarten ein Kind! Sie stehen damit vor einer völlig neuen Lebenssituation.

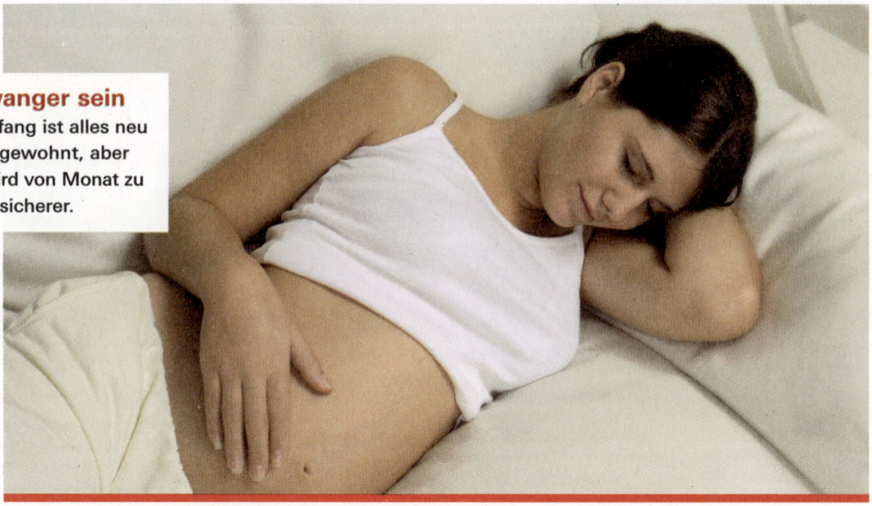

Schwanger sein
Am Anfang ist alles neu und ungewohnt, aber man wird von Monat zu Monat sicherer.

Eine Frage, über die werdende Eltern am besten gemeinsam nachdenken, ist: „Wer soll die Neuigkeit zuerst erfahren?" Schließlich muss man sich je nachdem, wem man gerade gegenübersitzt, auf unterschiedliche Reaktionen einstellen – und gleichzeitig damit rechnen, dass man den einen oder anderen unerwünschten Ratschlag bekommt. Es ist eine gute Gelegenheit, sich von Anfang an in Gelassenheit zu üben. Nur weil Tante Charlotte in den ersten vier Wochen ihrer Schwangerschaft anno 1956 ständig übel war, muss das bei Ihnen nicht so sein. Für werdende Mütter und Väter ist es von Anfang an hilfreich, klare Grenzen zu setzen. Es kann unterhaltsam und lustig sein, von den Erfahrungen anderer zu hören. Aber manchmal kann es nerven oder belasten. Deshalb ist es wichtig, sich immer wieder zu sagen: „Ich werde als Schwangere meine eigenen Erfahrungen machen und wir beide zusammen als schwangeres Paar ebenfalls."

Auf eigene Erfahrungen vertrauen

In den ersten Tagen und Wochen können diese Erfahrungen einer Achterbahnfahrt gleichen. Mal ist das Gefühl, tatsächlich Mutter oder Vater zu werden, großartig. Dann wiederum löst es eine Lawine unterschiedlicher Sorgen und Ängste aus: „Wird das Geld reichen? Das Kind gesund sein? Müssen wir umziehen? Was ist mit den beruflichen Plänen?" Dazu kommt das Bedürfnis, in dieser neuen Lebenssituation alles richtig und perfekt machen zu wollen. Und das, wo man sich selbst doch gerade so unsicher fühlt.

Alles ein bisschen viel?

Was soll man von einem solchen Gefühlscocktail halten? Psychologisch betrachtet, macht die Flut an Fantasien und Gedanken durchaus Sinn. Sie alle tragen dazu bei, sich Schritt für Schritt mit der neuen Situation als werdende Mutter oder werdender Vater auseinanderzusetzen – wie Teile eines riesigen Puzzles, die gerade noch bunt durcheinander auf dem Tisch liegen. Man kann sie ja einfach mal anschauen – und wenn man das getan hat, fängt man in aller Ruhe an, die einzelnen Teile zusammensetzen. Je weiter man voranschreitet, desto klarer lässt sich das Bild erkennen. Ähnlich ist es bei der Schwangerschaft: Am Anfang ist alles neu und irgendwie durcheinander, aber mit der Zeit findet man sich immer besser zurecht – von Tag zu Tag, Woche zu Woche und Monat zu Monat. Mutter und Vater wachsen und reifen mit der Situation – genauso wie das Baby.

Und die Alltagsgewohnheiten?

Alles, was jetzt auf Sie zukommt, ist aufregend. Als werdende Mutter oder zukünftiger Vater befinden Sie sich ganz am Anfang eines neuen Lebensabschnitts. Vielleicht ist das eine gute Gelegenheit, bestimmte Verhaltensweisen, die Sie schon lange ändern wollten, einmal kritisch unter die Lupe zu nehmen. Ungesunde Ernährung, immer hektisch, viel zu viel Arbeit – und viel zu wenig Entspannung? Wer weiß, vielleicht bekommen Sie in der nächsten Zeit Lust auf eine kleine Bestandsaufnahme. Womöglich fassen Sie in der kommenden Zeit den einen oder anderen guten Vorsatz oder probieren aus, ob Sie den Alltag und Ihren Lebensstil nicht hier und da anders angehen können.

Wie alles beginnt

Und was alles passiert: Vom Sex, Eisprung und Samenerguss bis zur Verschmelzung von weiblicher Eizelle und männlicher Samenzelle, von der Befruchtung bis zur Geburt ...

Damit ein neues Leben entstehen kann, laufen im weiblichen und im männlichen Körper Tausende und Abertausende biologischer Prozesse ab, die fein aufeinander abgestimmt sind. Beim Eisprung um den 14. Zyklustag herum wird eine reife Eizelle (manchmal auch zwei oder mehr) aus dem Eierstock in den Eileiter befördert. Von dort leiten die kleinen Flimmerhärchen der Eileiterwände die Eizelle in die Gebärmutter. Hat ein Paar zu diesem Zeitpunkt Sex, so gelangen bei einem Samenerguss etwa 100 bis 300 Millionen Spermien über den Penis in die Scheide. Die Spermien bewegen sich von dort durch den Gebärmutterhals und die Gebärmutter in die Eileiter. Diese etwa 20 Zentimeter lange Wegstrecke überleben allerdings nur ungefähr 200 Spermien. Treffen die Spermien im Eileiter eine reife Eizelle, so schafft es nur eine einzige, die Hülle der weiblichen Eizelle zu durchdringen und sie zu befruchten. Sobald das gelungen ist, aktiviert die Eizelle eine Art chemische Sperre, um das Eindringen weiterer Spermien zu verhindern. Mit dem Verschmelzen von Ei- und Samenzelle sowie dem Abriegeln ist nun eine Zelle mit zwei Zellkernen entstanden.

Der Start ist rasant

Einige Stunden nach der Verschmelzung der Zellkerne beginnt ein Zellteilungsprozess, der zunächst sehr schnell voranschreitet. Schon 36 Stunden nach der Befruchtung besteht die Zygote aus zwölf getrennten Zellen. Während des Teilungsprozesses wird sie von den Flimmerhärchen weiter durch den Eileiter zur Gebärmutter geleitet. Nach etwa fünf bis sieben Tagen ist der kleine Zellhaufen – das Fachwort dafür heißt Blastozyste – bereits so groß wie ein Stecknadelkopf und nistet sich in der Gebärmutterschleimhaut ein. Bei manchen Frauen kann sich das kurz darauf durch eine kleine Blutung bemerkbar machen. Zu diesem Zeitpunkt gibt es bereits verschiedene Zelltypen, die sich in den nächsten Tagen und Wochen immer weiter spezialisieren. Aus einem Teil wird sich der Fetus bilden, aus dem anderen entstehen Plazentazellen und später die Plazenta.

Wie lange dauert die Schwangerschaft?

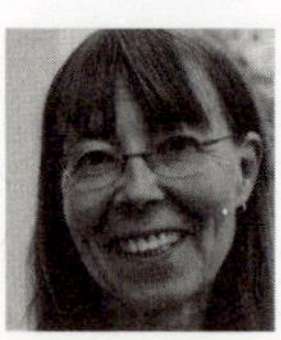

Dr. Angelica Ensel, Hebamme und Ethnologin aus Hamburg, erläutert, wie gerechnet wird und wie der Beginn der Schwangerschaft mit dem Geburtstermin zusammenhängt.

Wann beginnt – medizinisch betrachtet – eine Schwangerschaft?

Jede Schwangerschaft beginnt mit dem Moment der Befruchtung. Dazu muss die männliche Samenzelle durch verschiedene Schichten der weiblichen Eizelle dringen. Sobald sie die letzte Schicht durchbohrt hat, schottet sich die Eizelle ab, sodass kein weiteres Spermium eindringen kann. Eine neue Zelle mit zwei Zellkernen ist entstanden. Sie entwickelt sich im Lauf der nächsten Wochen und Monate zu einem vollständigen kleinen Geschöpf.

Sind Befruchtung und Empfängnis dasselbe?

Ja, das medizinische Fachwort heißt Konzeption. Befruchtung bezieht sich auf die Aktivität des Spermiums. Empfängnis ist derselbe

Vorgang aus Sicht der Eizelle, die das Spermium „empfängt". Das hört sich wie ein passiver Vorgang an, ist es aber nicht, denn die Eizelle ist aktiv am Selektionsvorgang beteiligt, welchem Spermium sie Zutritt durch ihre Schutzhülle gestattet.

Wann lässt sich eine Schwangerschaft sicher feststellen?

Wenn das Schwangerschaftshormon HCG produziert wird und sich das befruchtete Ei eingenistet hat.

Wie werden die Schwangerschaftswochen gezählt?

Die meisten Frauen kennen weder den genauen Zeitpunkt des Eisprungs noch der Befruchtung – obwohl manche diesbezüglich eine starke Intuition haben. Deshalb hat man sich auf einen festen Anhaltspunkt geeinigt, den fast alle Frauen angeben können, nämlich den ersten Tag der letzten Monatsblutung. Von diesem Tag an gerechnet dauert eine Schwangerschaft im Durchschnitt 280 Tage oder 40 Wochen oder 10 Monate.

Was bedeuten die Kürzel SSW p. m. und SSW p. c.?

SSW ist die Abkürzung für Schwangerschaftswoche; p. m. bedeutet post menstruationem, also nach der Regelblutung; p. c. bedeutet post conceptionem, also nach der Befruchtung. Es sind zwei Arten, das Fortschreiten der Schwangerschaft in Wochen zu messen und zu zählen. Das ist zum Beispiel wichtig, wenn man untersucht, ob sich das Baby der Schwangerschaftsdauer entsprechend entwickelt.

Wie verlässlich ist der errechnete Geburtstermin?

Der ist eine rein rechnerische Größe. Genau genommen bleibt der exakte Zeitpunkt der Befruchtung oder Einnistung bei dieser Rechnung unberücksichtigt. Deshalb werden nur etwa 4 Prozent aller Kinder tatsächlich an dem errechneten Termin geboren. Die meisten, etwa 80 Prozent, kommen in einem Zeitraum von zwei Wochen vor oder nach dem errechneten Termin auf die Welt. Hinzu kommt, dass jedes Baby eine individuelle Tragzeit hat, die nicht exakt 280 Tage lang ist, sondern plus/minus eine Woche.

Kann man diesen Termin selbst ausrechnen?

Ja. Dazu braucht man den ersten Tag der letzten Monatsblutung, zum Beispiel ist das der 23.06. Zum Tagesdatum rechnet man 7 Tage dazu und vom Monatsdatum zieht man 3 Monate ab, der errechnete Geburtstermin ist also der 30.03.

Dieses Datum ist aber ein statistischer Mittelwert und die Wahrscheinlichkeit, dass ein Kind genau an dem Tag zur Welt kommt, ist gering. Zum Glück richtet sich der Körper nämlich nicht nach der Statistik, sondern folgt den Signalen von Mutter und Kind.

Es ist deshalb viel entspannter, Verwandten und Freunden gegenüber gar nicht erst von einem bestimmten Geburtstermin zu sprechen, sondern besser von einem Zeitraum, indem gleich 14 Tage dazugerechnet werden. Das schützt auch vor der eigenen Ungeduld.

Das Spiel der Hormone

Bei der Bewältigung ihrer neuen Lebenssituation bekommen schwangere Frauen jede Menge Unterstützung – und zwar hormoneller Natur.

Fast alle Hormone erweisen sich dabei als wahre Multitalente, die unterschiedliche körperliche und seelische Abläufe anregen und beeinflussen. So fördert Progesteron zum Beispiel unter anderem die Gelassenheit und verschiedene Östrogene heben die Stimmung.

Zu Beginn einer Schwangerschaft werden die meisten Hormone im Eierstock und dort im Gelbkörper produziert. Später, etwa ab der 8. Schwangerschaftswoche, spielt die Plazenta die Hauptrolle. Sie bildet selbst Hormone und das HCG, das den komplizierten Namen „Humanes Choriongonadotropin" trägt. Aber die Plazenta regt auch andere Hormondrüsen im Fetus sowie im Körper der werdenden Mutter dazu an, Hormone zu produzieren.

→ Morgendliche Übelkeit: Ein gutes Zeichen?

Etwa eine Woche nach der Befruchtung beginnt die in der Gebärmutterschleimhaut eingenistete Blastozyste damit, das erste Schwangerschaftshormon HCG zu produzieren. Dieses gibt ein Signal an den Gelbkörper, weiterhin das Gelbkörperhormon (Progesteron) zu bilden, damit die Schwangerschaft aufrechterhalten wird. In den ersten Wochen reagieren viele Frauen auf diese hormonelle Umstellung mit morgendlicher Übelkeit: die einen mehr, die anderen weniger. Da die hormonellen Signale von HCG und Progesteron für die Aufrechterhaltung der Schwangerschaft eine wichtige Rolle spielen, ist die morgendliche Übelkeit sozusagen ein positiver Hinweis darauf, dass sich die Schwangerschaft stabilisiert. Ohne diese Hormonproduktion würde die Gebärmutterschleimhaut zerfallen und kurz darauf eine neue Monatsblutung einsetzen. Aber jede Frau ist individuell – Übelkeit ist nicht zwingend erforderlich!

Multitalente, die positiv wirken

- **HCG:** In der Frühschwangerschaft steigt der HCG-Spiegel im Körper schnell und deutlich messbar an. Der Gelbkörper verbleibt im Eierstock, nachdem ein Eisprung stattgefunden

Schön und anders zugleich
Östrogene sorgen für ein feines Hautbild, das Melanozyten stimulierende Hormon MSH aktiviert die Hautzellen, die auch Pigmente und etwa ab der 24. Woche die Linea Nigra unterhalb des Bauchnabels bilden.

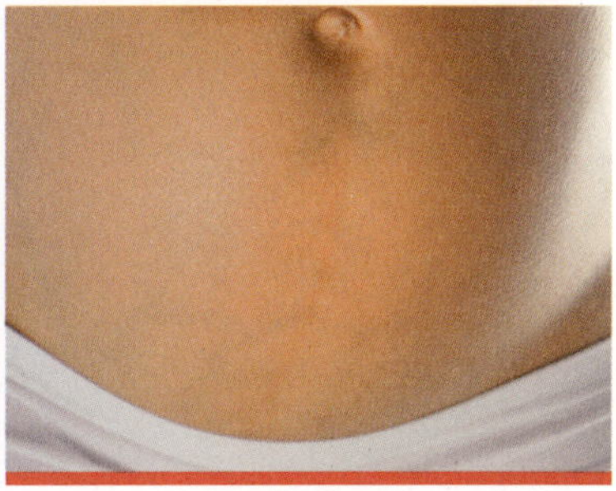

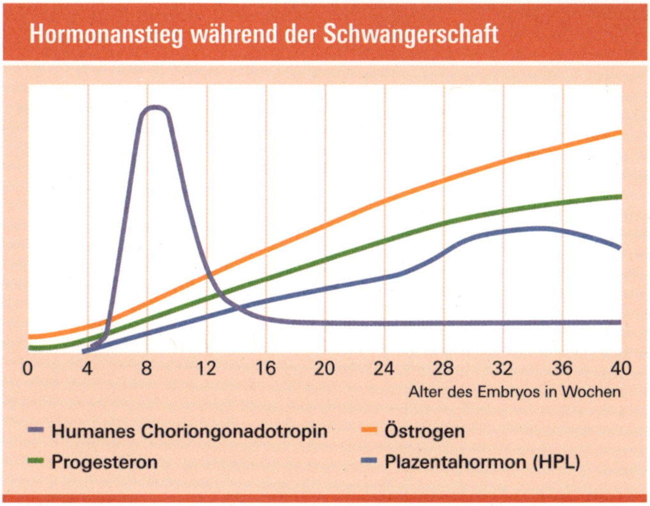

hat und die reife Eizelle sich auf ihren Weg durch den Eileiter begibt. HCG wird vom Gelbkörper und etwa ab der 8. Schwangerschaftswoche in großen Mengen von der Plazenta gebildet.

- **Progesteron,** auch Gelbkörperhormon genannt, wird nach dem Eisprung bis ungefähr zur 6. bis 8. Schwangerschaftswoche im Gelbkörper produziert. Es spielt bei der Einnistung der befruchteten Eizelle in der Gebärmutter eine entscheidende Rolle. Progesteron verstärkt zum Beispiel die Durchblutung, indem es die Gefäße erweitert. Außerdem entspannt es den Harn- und Verdauungstrakt, weshalb viele Frauen schon in der Frühschwangerschaft häufiger als sonst zur Toilette müssen. Zudem kann es schläfrig machen und die Phasen im Schlaf vermehren, in denen man träumt. Gleichzeitig wirkt Progesteron wie ein natürliches Beruhigungsmittel, weil es die Muskeln entspannt und Bänder sowie Sehnen lockert. Ferner wirkt es sich positiv auf den Gefühlshaushalt aus. Progesteron liefert also ein wahres Feuerwerk an Wirkungen, die dazu beitragen, die anstehenden körperlichen und seelischen Umstellungen während einer Schwangerschaft wesentlich gelassener zu ertragen.

- **Östrogene** steigern ebenfalls die Durchblutung der inneren Organe. Sie gehören zu den wichtigsten weiblichen Sexualhormonen, sind echte Stimmungsheber und während der Schwangerschaft zuständig für das Wachstum der Gebärmutter, die Entwicklung der Milchdrüsen sowie die Ausbildung von Fettgewebe. Östrogene sorgen außerdem für ein feineres Hautbild. Viele Schwangere strahlen deshalb eine besondere Schönheit aus. Durch Östrogene werden die Gefäße erweitert und die Durchblutung verstärkt. Schwangere, die zu erweiterten Äderchen neigen, sollten – um diesen Effekt nicht noch zu verstärken – deshalb jetzt extreme Hitze (Sauna), Sonne oder Kälte sowie Peelings mit Rubbel-Effekt meiden.

- **MSH:** Östrogene steigern die Produktion des Melanozyten stimulierenden Hormons MSH. Dieses aktiviert die Hautzellen, die auch Pigmente bilden. Dadurch tragen sie zur Pigmentierung und Verdunklung der Brustwarzen, der Schamlippen und Entstehung der Linea Nigra bei. Das ist eine senkrechte braune Linie, die sich bei vielen Schwangeren etwa ab der 24. Woche unterhalb des Bauchnabels bildet. Einige Frauen können ab dem dritten Schwangerschaftsmonat leichte Hautverfärbungen im Gesicht bekommen – z. B. auf der Stirn, den Wangen, der Nase oder der Oberlippe. Sonnenstrahlen verstärken diese Pigmentbildung, weshalb schwangere Frauen sich besonders gut vor der Sonne schützen sollten. Beruhigend: Die meisten Pigmentflecken verschwinden nach der Geburt wieder.

- **Oxytocin** ist es ein wichtiges Sexualhormon beider Geschlechter. Bei Hautkontakt oder Sex wird im Hinterlappen der Hypophyse bei Frauen und auch bei Männern schon nach kurzer Zeit eine Oxytocin-Flut erzeugt, die vermutlich die Muttergefühle und Beschützerinstinkte weckt. In der Schwangerschaft spielt Oxytocin aber auch noch eine andere Rolle. Es veranlasst die Kontraktionen der Gebärmuttermuskulatur während der Geburt. Nach der Geburt unterstützt es das Zusammenziehen der Gebärmutter sowie die Milchausschüttung beim Stillen.

- **Prolaktin** – früher nur als sogenanntes Milchbildungshormon bekannt – hat vermutlich eine ähnlich umfassende Wirkung wie Oxytocin. Während der Schwangerschaft steigt der Prolaktinspiegel im Körper an. Nach der Geburt ist Prolaktin zusammen mit niedrigen Östrogenspiegeln das Schlüsselhormon für die Milchbildung.

→ Männer produzieren auch „Schwangerschaftshormone"

Interessant ist, dass sich nicht nur der Hormonspiegel schwangerer Frauen verändert, sondern offenbar auch der ihrer Partner. So haben kanadische Psychologen durch Blutuntersuchungen zu unterschiedlichen Zeitpunkten der Schwangerschaft herausgefunden, dass werdende Väter vorübergehend ebenfalls mehr Hormone, wie z. B. Kortisol und Prolaktin, produzieren. Gleichzeitig stellten sie fest, dass nach der Geburt die Testosteron-Werte im Blut im Durchschnitt sanken und sich die Väter dadurch fürsorglicher benahmen. Wie die männlichen Hormonschwankungen allerdings zu erklären sind und was sie genau bedeuten, das bedarf weiterer Studien und Forschungen.

Eltern werden …

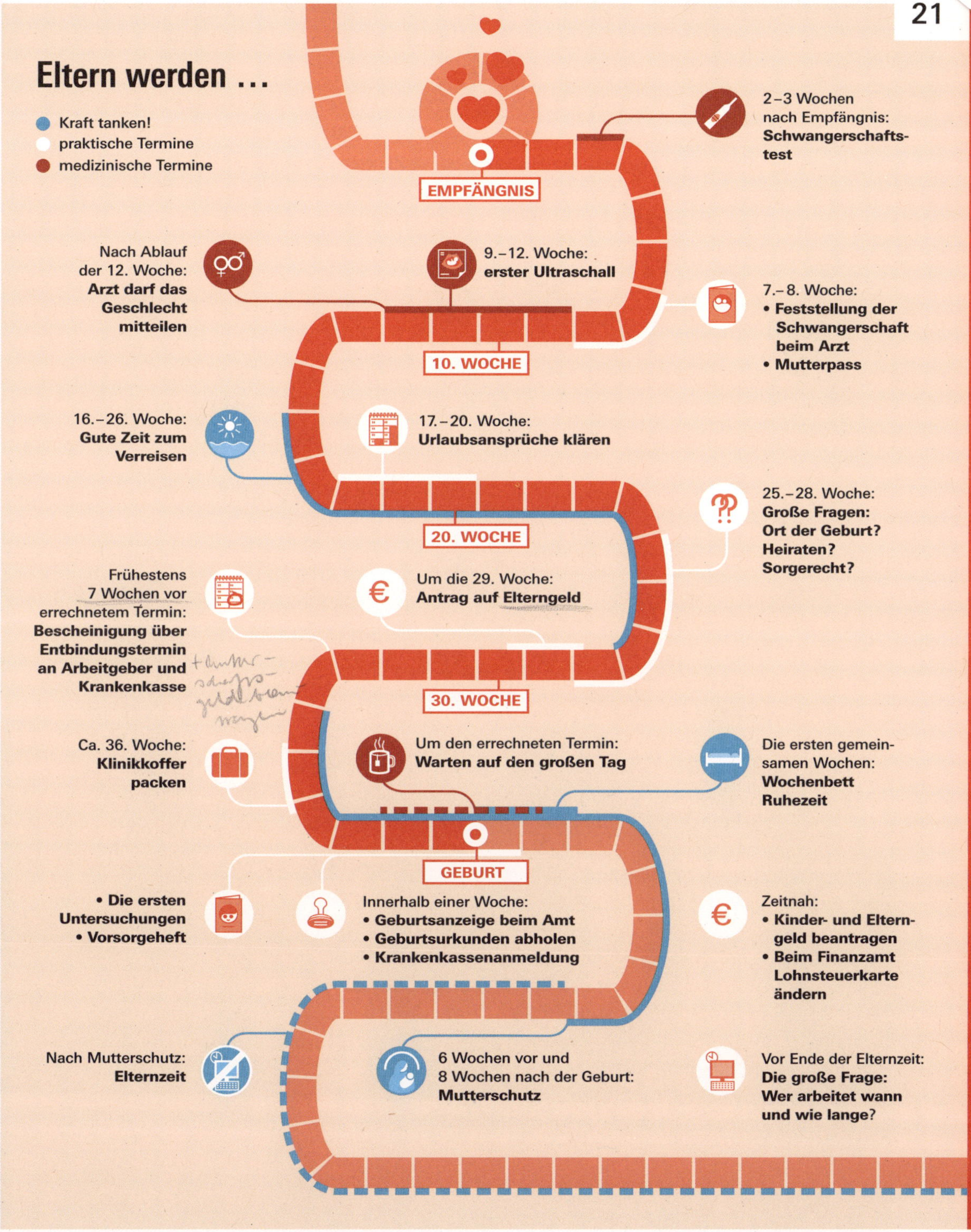

Was, wenn ich „unvernünftig" war …?

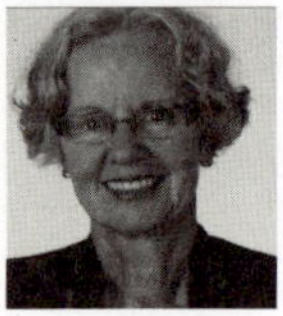

Dr. Maria Beckermann, Gynäkologin und Psychotherapeutin in Köln, erklärt was passiert, wenn Sie zum Beispiel viel Alkohol getrunken oder geraucht haben, bevor Sie wussten, dass Sie schwanger sind.

In der Frühschwangerschaft sorgen sich viele Frauen, weil sie auf einer Party über die Stränge geschlagen und zu viel Alkohol getrunken haben, bevor die Periode ausgeblieben ist. Kann das schlimme Folgen haben?

Ganz klar: nein! In der Praxis erlebe ich gerade zu Beginn einer Schwangerschaft oft, dass Frauen Schuldgefühle haben, weil ihr Verhalten nicht so gesundheitsbewusst war, wie es eigentlich als Schwangere hätte sein sollen. Aber ich kann sie beruhigen.

Was sagen Sie diesen Frauen?

Dass in der Frühschwangerschaft – also in den ersten fünf Wochen nach der letzten Menstruation bzw. in den ersten drei Wochen nach der Empfängnis – der Embryo noch nicht voll an den mütterlichen Blutkreislauf angeschlossen ist. Alkohol, Nikotin oder auch andere Wirkstoffe treffen ihn noch nicht so direkt wie in den darauffolgenden Monaten. Vor allem während der ersten drei Wochen nach der Empfängnis gilt in über 95 Prozent: Eine Eizelle entwickelt sich entweder normal oder gar nicht.

Und wenn sie sich nicht entwickelt?

Falls etwas im Entwicklungsplan schiefläuft oder eine Zelle nachhaltig geschädigt ist, so wird sie durch eine Blutung abgestoßen und der nächste Zyklus beginnt. Oft merkt man das als Frau gar nicht, weil die Schädigung ja schon in der zweiten Zyklushälfte oder nur wenige Tage danach passiert.

Und wie ist es ab der 8. Woche?

Die Ausformung der Organe des Embryos findet vor allem zwischen der 6. und 12. Schwangerschaftswoche nach der letzten Menstruation statt – zu diesem Zeitpunkt wissen die meisten Frauen bereits, dass sie schwanger sind. Jetzt sollten sie zum Schutz des Ungeborenen nicht mehr rauchen und auch keinen Alkohol trinken.

Warum nicht?

Alkohol ist das Mittel, das vor allem regelmäßig konsumiert am häufigsten zu Schädigungen des Ungeborenen führt. Und Rauchen setzt nachweislich die Durchblutung herab. Deswegen ist es ein besonders tolles und sehr wichtiges Geschenk an das Baby, als werdende Mutter auf eine gesunde Lebensweise zu achten.

Gelassen nach vorne schauen

Zu Beginn einer Schwangerschaft ist alles neu. Innerhalb kürzester Zeit prasseln wahre Informationsfluten auf Sie ein.

Einerseits ist die Menge an Informationen positiv, weil man so sicher sein kann, dass man nichts Wichtiges verpasst. Andererseits ist es auch verwirrend, weil man oft nicht weiß, was davon wirklich wichtig und behaltenswert ist und was vielleicht erst später relevant wird. Hier schon mal ein kleiner Überblick über die Informationen, die Sie in den weiteren Kapiteln erwarten: z. B. medizinische und psychologische Informationen zu Fragen der Schwangerschaft und pränatalen Diagnostik, zur Geburtsvorbereitung, der Geburt und zu den ersten Wochen mit einem Neugeborenen. Natürlich bekommen Sie auch Informationen zu einer ausgewogenen und gesunden Ernährung. Zur Entspannung, körperlichen Entlastung und Vorbereitung auf die Geburt stellen wir Ihnen verschiedene einfache Übungen zur Beweglichkeit vor. Dabei geht es auch um Stressbewältigung in der Schwangerschaft sowie um Sport und Fitness. Alle wichtigen Gesundheitsfragen schwangerer Frauen werden ausführlich behandelt, ebenso Aspekte der Partnerschaft und gemeinsamen Lebensplanung.

Zudem gibt es Unterstützung bei der Frage, welche Anschaffungen sinnvoll sind. Ob Babybett, Kinderwagen oder Autositz: Die Stiftung Warentest testet vieles, was Babys, Kleinkinder und Eltern im Alltag brauchen. In diesem Ratgeber finden Sie die wichtigsten Empfehlungen. Abgerundet wird das Buch durch Informationen zu Recht und Finanzen sowie durch einen Serviceteil mit hilfreichen Adressen, Tipps und Links.

Nehmen Sie sich Zeit für all die neuen Gedanken, Informationen und Empfehlungen. Die nächsten Wochen wird Ihnen noch niemand ansehen, dass Sie ein Kind erwarten. Sie können sich in aller Ruhe an Ihre neue Situation gewöhnen. Einige Gesundheitstipps, die Ihnen jetzt guttun, finden Sie auf der Umschlagklappe vorn.

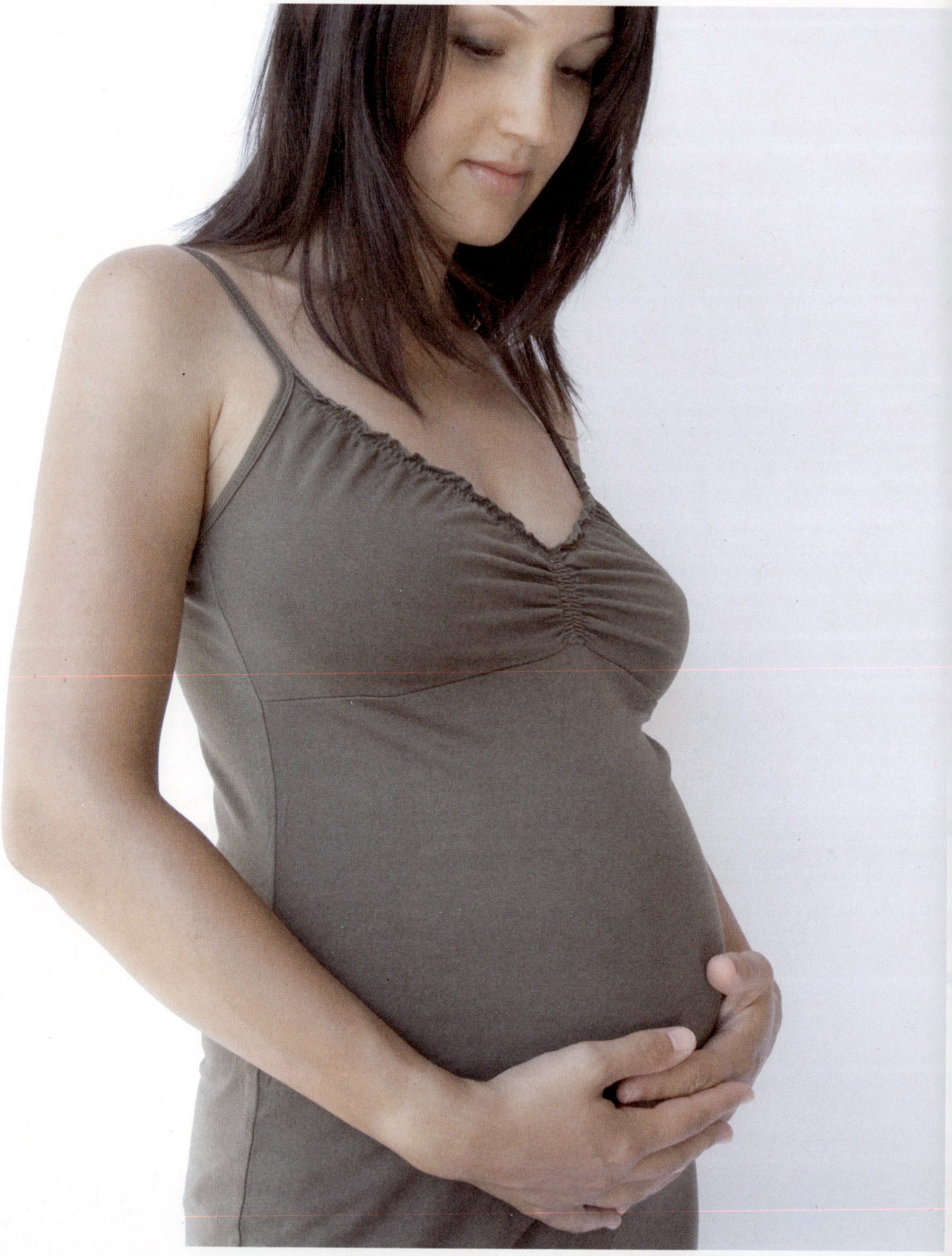

Ihre nächsten Monate

Die nächsten Wochen und Monate Ihrer Schwangerschaft sind ausgefüllt mit vielen kleinen und großen Entwicklungsschritten. Hier lesen Sie, was dabei alles im Körper der werdenden Mutter passiert.

Von der Zeugung bis zur Geburt wächst nach und nach aus einem winzigen Zellhaufen ein kleiner Mensch mit individuellen Eigenschaften und Verhaltensweisen heran. Damit Sie sich während Ihrer Lektüre in diesem Buch stets gut zurechtfinden, ist im Folgenden jeder einzelne Monatsabschnitt gleich aufgebaut. So startet er immer mit einem kleinen Steckbrief, in dem die wichtigsten Fakten zum Wachstum des Embryos stehen, begleitet von einer Grafik, die die Entwicklung des Embryos bildlich begleitet.

Danach lesen Sie, wie sich das Baby entwickelt und was sich dabei im Körper der werdenden Mutter verändert.

Zukünftige Zwillings- oder Mehrlingseltern erfahren kurz und knapp, wie die Schwangerschaft verläuft, wenn zwei oder mehr Babys unterwegs sind. Medizinische und psychologische Informationen und Tipps für die werdenden Väter runden den Schwangerschaftsüberblick ab.

→ Wie der Bauch wächst ...

Und jetzt viel Vergnügen beim Lesen der folgenden Seiten, wo es um die bevorstehenden Veränderungen und um eine kleine gedankliche Reise in die Zukunft der kommenden zehn Monate geht.

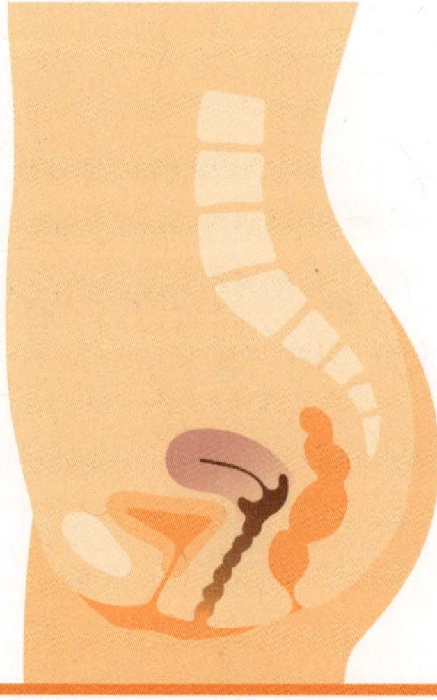

Erster Monat: 1.–4. Woche

Bei der Befruchtung der Eizelle durch eine Samenzelle entsteht eine Zelle mit zwei Zellkernen.

Bis zum Ende der vierten Woche (gerechnet ab dem ersten Tag der letzten Menstruation, p. m.) ist daraus eine kleine Kugel geworden, die aus mehreren Hundert Zellen besteht und sich weiterhin teilt.

Wie sich der Embryo entwickelt

In den ersten Tagen und Wochen laufen im Körper unzählige spannende biologische Prozesse ab. Zunächst verschmilzt die weibliche Eizelle, die mit einem Durchmesser von 0,11 bis 0,14 Millimeter die größte Zelle im menschlichen Körper ist, mit einer wesentlich kleineren männlichen Samenzelle – der Startschuss für ein ausgeklügeltes Entwicklungsprogramm: Die neuentstandene Zellkugel, in der biologischen Fachsprache Blastozyste genannt, wandert in Richtung Gebärmutter und teilt sich dabei in zwei Teile. Aus der einen Hälfte entwickeln sich die Plazenta, die Nabelschnur und die Fruchtblase, aus der anderen Hälfte entwickelt sich der Embryo.

Nachdem sich die Plazentazellen in der Gebärmutterwand eingenistet haben, übernehmen sie bereits ab dem 11. Tag nach der Befruchtung die Versorgung des Embryos.

Dabei sind kindlicher und mütterlicher Blutkreislauf nur durch zwei bis drei Zellschichten voneinander getrennt. Sie wirken wie eine Schranke oder ein Sieb, das einiges, aber nicht alles vom Kind fernhält. Durch die Schranke gelangen alle wichtigen Nährstoffe, aber auch manche Schadstoffe. Welche Stoffe genau passieren können, hängt von der chemischen Struktur und Größe des Stoffes ab. Deshalb sind einige Medikamente oder Bakterien in dieser Phase unbedenklich, andere jedoch nicht.

Wie sich jetzt der Körper der Schwangeren verändert

Mit der kurz auf den Eisprung folgenden Befruchtung beginnt die Schwangerschaft.

Ein deutliches Anzeichen ist ganz klar das Ausbleiben der monatlichen Regel. Es kann sein, dass man vielleicht schon die eine oder andere körperliche Veränderung spürt. So kann der Busen empfindlicher sein als gewöhnlich, vielleicht spannen die Brüs-

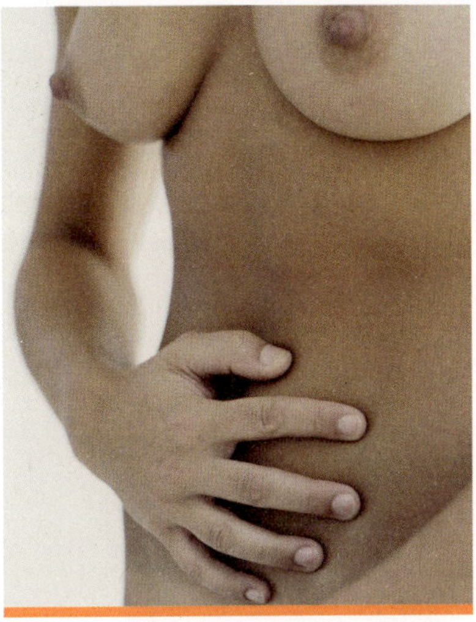

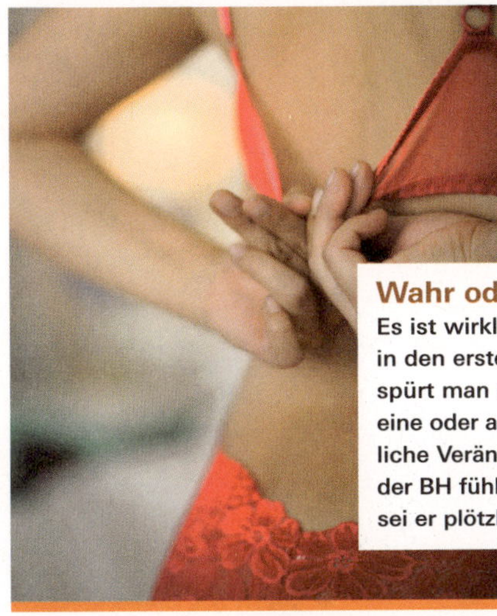

Wahr oder nicht?
Es ist wirklich so: Schon in den ersten Wochen spürt man mitunter die eine oder andere körperliche Veränderung – oder der BH fühlt sich an, als sei er plötzlich zu klein.

te auch oder der Büstenhalter fühlt sich an, als sei er plötzlich zu klein. Außerdem kann man morgens eine leichte Übelkeit verspüren, manche Frauen haben tagsüber oder gegen Abend immer mal wieder ein flaues Gefühl in der Magengegend. Nicht selten fühlen sich Frauen in dieser frühen Phase der Schwangerschaft auch müde und ein wenig abgespannt.

Alle diese Veränderungen hängen mit der vermehrten Ausschüttung des Schwangerschaftshormons HCG zusammen. Bis etwa zur achten Woche steigt die Ausschüttungsmenge nämlich rasant an und das macht sich körperlich deutlich bemerkbar.

Psychologisch gesehen, findet gerade in den ersten Tagen und Wochen, nachdem man festgestellt hat, dass man schwanger ist, eine intensive Phase der Anpassung statt. Häufig spüren schwangere Frauen körperlich und seelisch ganz deutlich, dass sich etwas verändert – und das scheint manchmal irgendwie fremd oder sogar unwirklich.

Typische Gedanken fliegen in dieser Zeit umher: „Bin ich tatsächlich schwanger? Oder träume ich das alles nur?", „Wahrscheinlich habe ich mich geirrt ...", „Hilfe, was kommt da bloß auf mich zu?" Gleichzeitig kann es sein, dass man auf bestimmte Beobachtungen oder Dinge im Alltag sehr viel emotionaler reagiert als üblich. Und auch darüber ist man selbst verwundert, manchmal sogar auch verunsichert.

Infos für werdende Väter

Wussten Sie, dass der Chromosomensatz des Vaters schon im Moment der Empfängnis darüber bestimmt, ob das Kind ein Mäd-

Was steht sonst noch an?

Dazu finden sich am Ende eines jeden Monatsabschnitts Tipps für den Alltag schwangerer Frauen sowie Hinweise auf wichtige zu beachtende Termine und Fristen – ob im Beruf, in Sachen Schwangerschaftsvorsorge oder Geburtsvorbereitung.

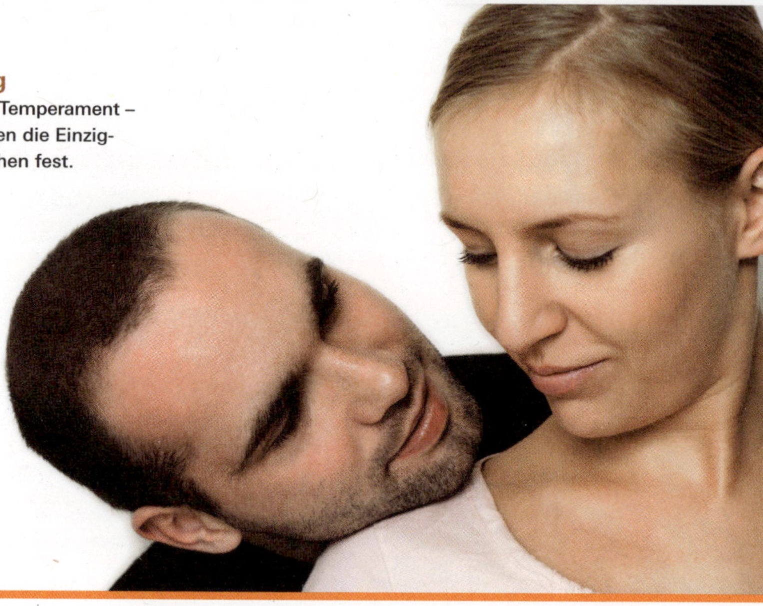

Absolut einmalig
Gesichtszüge, Größe, Temperament – rund 40 000 Gene legen die Einzigartigkeit jedes Menschen fest.

chen oder ein Junge wird? Mit dem Verschmelzen von Ei- und Samenzelle entsteht eine neue Zelle mit zwei Zellkernen. Jeder Zellkern trägt auf 23 Chromosomen bestimmte Erbinformationen mit dem genetischen Programm der Mutter und des Vaters. Durch die Verschmelzung entsteht eine neue Zelle mit 23 Chromosomenpaaren – also 46 Chromosomen. Jedes davon enthält wiederum Tausende von insgesamt rund 40 000 Genen. Sie bestimmen die Augenfarbe, die Gesichtszüge, Größe, das Temperament und all die vielen kleinen und großen Eigenschaften sowie Eigenarten, die schließlich die Unverwechselbarkeit und Einzigartigkeit eines Menschen ausmachen. Die Festlegung des Geschlechts kann man sich nun so vorstellen: In der neuen Zelle mit 46 Chromosomen legen Chromosom 45 und 46 das Geschlecht des Kindes fest – die weibliche Eizelle bringt ein X mit, die männliche Samenzelle entweder ein X oder ein Y. Trifft also bei der Befruchtung ein X- auf ein X-Chromosom, so entwickelt sich daraus ein kleines Mädchen. Trifft ein X auf ein Y, so wird es ein kleiner Junge.

„Der Chromosomensatz des Vaters bestimmt das Geschlecht des Kindes!

Wenn's zwei oder mehr sind

Per Ultraschall können Ärzte heute schon recht frühzeitig sehen, ob ein, zwei oder mehrere Kinder in der Gebärmutter heranwachsen – und viele Schwangere bekommen erst mal einen Schreck, wenn sie von einer Mehrlingssschwangerschaft erfahren. Dabei sind Zwillings- und Mehrlingskinder gar nicht so selten: Im Jahr 2013 wurden in Deutschland über 12 000 Mehrlingskinder geboren – 12 119 davon waren Zwillinge, 230 Drillinge und 6 Vierlinge oder mehr.

Und wie entstehen Zwillinge und Mehrlinge? Bei eineiigen Zwillingen wird eine Eizelle von einem Spermium befruchtet und teilt sich dann in zwei Keimanlagen – deshalb haben beide Embryos das gleiche Geschlecht, die gleiche genetische Ausstattung und sehen einander sehr ähnlich. Bei zweieiigen Zwillingen werden zwei Eizellen von je einem Spermium befruchtet – das heißt, die Embryos haben komplett unterschiedliche Erbanlagen. Für den Körper der Schwangeren ist eine Zwillingsschwangerschaft eine doppelte Belastung – die meisten Pärchen kommen deshalb auch einige Wochen vor dem errechneten Termin zu Welt. Mehrlingsgeburten sind mit der allmählichen Zunahme künstlicher Befruchtungen häufiger geworden, heißt es beim Statistischen Bundesamt. Durch die Behandlung mit stimulierenden Hormonen wird der Schutzmechanismus des Körpers, in jedem Zyklus nur eine Eizelle zum Eisprung kommen zu lassen, außer Kraft gesetzt. Die werdenden Eltern stellt das vor eine sehr spezielle Situation, denn Mehrlingsschwangerschaften bedeuten auch immer ein erhöhtes Risiko für Mutter und Kinder.

Interessant: Im ABC-Club (siehe „Adressen", S. 327) sind bundesweit rund 1500 Mehrlingseltern organisiert, die sich gut mit dieser Ausnahmesituation auskennen. Wenn Sie Mehrlinge erwarten, wird man Sie dort kompetent und umfassend beraten und Ihnen viele praktische Tipps geben können.

30 SEKUNDEN FAKTEN

682 069

Kinder wurden 2013 geboren, fast ausgewogen die Geschlechter verteilt, etwas mehr, nämlich

51 %

Jungen. Wachsend ist die Zahl der Mehrlinge, so kamen

12 119

Zwillinge auf die Welt und

230

Drillinge. Bei

GUT 4 %

der Geburten waren die Mütter bereits über 40 Jahre alt – eine Kategorie der Risikoschwangerschaft.

Checkliste

Top Ten in der Frühschwangerschaft

Hier eine kleine Checkliste mit den wichtigsten Stichwörtern für den Alltag.

- ☐ **Erstens: Behandlungs-Check** Wahrscheinlich haben Sie bereits einen Termin in einer gynäkologischen Praxis oder bei einer Hebamme wahrgenommen, damit die Schwangerschaft offiziell festgestellt wird. Dies ist auch ein guter Anlass, um noch einmal zu prüfen, ob man sich bei der betreffenden Ärztin oder dem betreffenden Arzt gut aufgehoben und behandelt fühlt. Denn: In der nächsten Zeit werden Sie aufgrund der monatlichen Vorsorgeuntersuchungen häufiger dorthin gehen als gewöhnlich.

- ☐ **Zweitens: Hebammenbetreuung** Überlegen Sie, wenn Sie sich zur Vorsorge in einer ärztlichen Praxis angemeldet haben, ob Sie ergänzend auch eine Hebammenbetreuung in Anspruch nehmen wollen. Das steht Ihnen während der gesamten Schwangerschaft zu. Der Vorteil einer Hebammenbetreuung von Anfang an besteht vor allem darin, dass man sich im Verlauf der Schwangerschaft und Geburtsvorbereitung gut kennenlernt und viele praktische Tipps bekommt. Ebenso wie die Gynäkologin kann auch eine Hebamme die gesamte Schwangerenvorsorge alleinverantwortlich durchführen. Sie können sich entscheiden, ob Sie zur Ärztin oder zur Hebamme gehen oder zu beiden Professionen im Wechsel.

- ☐ **Drittens: Medikamente** Als Schwangere sollten Sie möglichst auf Medikamente und auch auf pflanzliche Arzneimittel aller Art verzichten. Falls Sie bestimmte Arzneimittel regelmäßig einnehmen müssen, sollten Sie das so schnell wie möglich mit Ihrem behandelnden Arzt besprechen.

- ☐ **Viertens: Medizinische Untersuchungen** Bei anstehenden medizinischen und therapeutischen Untersuchungen oder Behandlungen ist es sinnvoll, die bestehende Schwangerschaft anzusprechen. Manche Untersuchungen – wie zum Beispiel das Röntgen – können das Ungeborene schädigen. Die behandelnden Fachleute werden Sie umsichtig beraten und stehen unter Schweigepflicht.

- ☐ **Fünftens: Schwangerschafts-BH** Sind Ihre Brüste sehr empfindlich oder spürbar größer geworden? Dann macht es oftmals Sinn, sich schon jetzt einen unterstützenden Schwangerschafts-BH zu kaufen. Vielleicht lassen Sie sich einfach mal in einem Kaufhaus oder Fachgeschäft beraten?

☐ **Sechstens: Genussmittel** Da sich gerade in den ersten Schwangerschaftsmonaten Herz, Gehirn, Nervensystem und viele andere wichtige Organe des Ungeborenen entwickeln, sollten Sie auf Alkohol und Zigaretten (weiterhin) verzichten sowie auch Passivrauchen vermeiden. Koffeinhaltige Getränke wie Kaffee, Tee oder Cola sind dagegen in Maßen von zwei bis drei Tassen pro Tag durchaus erlaubt.

☐ **Siebtens: Folsäure** In den nächsten Wochen und Monaten tun Sie sich und Ihrem Kind einen unglaublich großen Gefallen, wenn sie auf eine ausgewogene und gesunde Ernährung achten. Fangen Sie jetzt bitte keine Diät an, Ihr Kind erhält dann vielleicht nicht alle Vitamine, Nähr- und Aufbaustoffe, die es dringend braucht. Wichtig ist auch, dass Ihr Körper jetzt ausreichend mit Folsäure versorgt wird – am besten mit einem Zusatzpräparat (siehe „Vitamine und Co.“, S. 108).

☐ **Achtens: Bekanntmachung** In diesen Wochen werden Sie auch entscheiden, wer schon von Ihrer Schwangerschaft wissen darf und wer nicht. Ob Familie, Freunde, Kollegen oder Arbeitgeber: Tauschen Sie sich mit Ihrem Partner aus und überlegen Sie gemeinsam, wer es wann und von wem erfahren soll. Manche Paare geben ihre Schwangerschaft zum Beispiel erst dann bekannt, wenn sie stabil ist – also nach etwa drei Monaten.

☐ **Neuntens: Job-Strategien** Auch den Arbeitgeber müssen Sie nicht sofort informieren. In manchen Situationen ist es vielleicht sinnvoll, die Mitteilung der Schwangerschaft noch eine Zeit lang zurückzuhalten. Falls Sie im Beruf mit giftigen Werkstoffen arbeiten, schwere Lasten tragen oder andere Tätigkeiten ausführen, die den Embryo gefährden können, ist es aber aus Schutzgründen angesagt, möglichst früh mit dem Arbeitgeber zu sprechen – vor allem, um die Sicherheit am Arbeitsplatz durch das Mutterschutzgesetz zu genießen. Das heißt zu diesem Zeitpunkt auch insbesondere Kündigungsschutz.

☐ **Zehntens: Krankenkasse** Falls Sie es nicht ohnehin schon wissen: Rufen Sie auch bei Ihrer Krankenkasse an (egal, ob gesetzlich oder privat) und finden Sie heraus, wie Sie als Schwangere versichert sind und welche genauen vertraglichen Leistungen und Zusatzleistungen die Kasse rund um Schwangerschaft und Geburt bietet: von der Vorsorge über Geburtsvorbereitung und Geburt bis hin zur Nachsorge sowie Rückbildungsgymnastik.

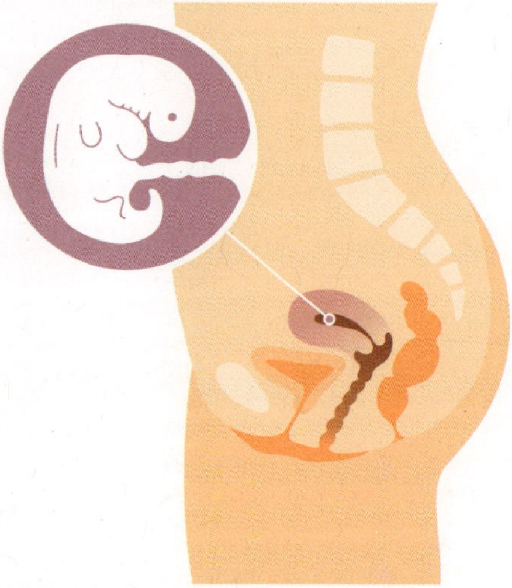

Zweiter Monat: 5.–8. Woche

Am Ende des zweiten Monats ist der Embryo auf etwa zwei Zentimeter angewachsen.

Wie sich der Embryo entwickelt

Sehr früh, nämlich in der 5. bis 7. Woche, entwickelt sich – gut geschützt in der Fruchtblase – ein einfaches röhrenförmiges Herz und die Lungen entstehen. Kurz darauf fängt das kleine Herz des Embryos an zu schlagen, sodass man es auf dem Bildschirm des Ultraschallgeräts sehen kann. Außerdem kann er schon sein Köpfchen drehen. In der 7. Woche zeigen kleine Vertiefungen am Kopf, dass hier später die Augen entstehen werden. Für Ohren und Nase sind ebenfalls winzige Anlagen sichtbar. Gehirn und Nervensystem formen sich aus. Gleichzeitig treten – ähnlich wie Knospen – Ansätze für die Arme und Beine hervor und der Rücken entwickelt sich deutlicher.

Bis zur 8. Woche bildet sich die Fruchtblase und produziert klares Fruchtwasser, anfangs ungefähr fünf Milliliter. Das Fruchtwasser verhindert, dass beim Embryo Verwachsungen mit der Fruchtblase entstehen. Außerdem wird der Embryo durch das Fruchtwasser, in dem er wie ein kleiner Kosmonaut schwebt, geschützt – zum Beispiel vor Druck, heftigen Erschütterungen, Stößen oder Lärm. Zusätzlich genießt er so jede Menge Bewegungsfreiheit. Die Fruchtwassermenge erhöht sich von der 6. bis zur 40. Schwangerschaftswoche von rund fünf Milliliter auf gut einen Liter!

Wie sich jetzt der Körper der Schwangeren verändert

Ab dem Ausbleiben der Regel können Schwangerschaftstests ein positives Ergebnis zeigen. Mit Ausbleiben der zweiten Regelblutung besteht die Schwangerschaft rechnerisch bereits seit acht Wochen und der Embryo ist schon sechs Wochen alt. Die Plazenta wächst und fängt ebenfalls an, Hormone zu produzieren, die den weiblichen Körper auf den weiteren Verlauf der Schwangerschaft vorbereiten. So wird die Gebärmutter zum Beispiel schon jetzt größer, weicher und runder – auch wenn das selbst hinter dem Schambein nicht spürbar oder fühlbar ist.

Schwangerschaftsanzeichen wie ein empfindlicher Busen oder morgendliche

Übelkeit, die einige Frauen schon kurz nach der Befruchtung im ersten Monat spüren, können sich verstärken. Die meisten Frauen erleben diese Veränderungen aber erst im Verlauf des zweiten Monats. Die Folgen des steigenden HCG-Pegels können Müdigkeit sowie Veränderungen des Appetits sein – oder man muss plötzlich häufiger zur Toilette, weil das Progesteron den Harn- und Verdauungstrakt entspannt.

Ansonsten kommt einem vielleicht immer noch manches recht fremd oder ungewohnt vor, zumal rein äußerlich noch keine großartigen Veränderungen stattgefunden haben. Vermutlich haben Sie auch noch nicht sichtbar zugenommen. Manche Frauen nehmen in der ersten Zeit sogar ab, weil sich ihr Appetit umgestellt hat oder sie sich zwischendurch immer wieder übergeben müssen.

→ Wenn alles schwierig ist

Manchmal wird man in einer schwierigen persönlichen Situation schwanger. Gerade dann kann man Hilfe und Beratung besonders gut gebrauchen und hat sogar einen Anspruch darauf, denn Hilfe und Unterstützung bei Problemen aller Art gibt es für alle schwangeren Frauen und auch für ihre Partner. Für Minderjährige, Auszubildende, Studierende, Arbeitslose, Sozialhilfeempfänger, Asylberechtigte sowie Flüchtlinge gibt es zudem verschiedene Angebote der rechtlichen und finanziellen Unterstützung. Am besten, Sie erkundigen sich in einer Schwangerenberatungsstelle vor Ort. Eine Adresse in Ihrer Umgebung finden Sie unter www.familienplanung.de/beratung.

Infos für werdende Väter

In den ersten Wochen der Schwangerschaft kann es sein, dass es in Ihrer Partnerschaft ein wenig drunter und drüber geht. Auch wenn Sie sich beide ein Kind gewünscht haben, so muss sich doch jeder erst einmal an die neue Situation gewöhnen und dabei in neue Aufgaben hineinwachsen. Und wenn das Baby nicht geplant war, dann erst recht. Für Sie als werdender Vater stehen jetzt vor allem zwei Fragen an:

- **Wie kommen Sie** mit Ihrer neuen Lebensperspektive als zukünftiger Vater zurecht?
- **Wie wollen Sie** Ihre Partnerin während der Schwangerschaft begleiten? Denn das macht jeder werdende Vater auf seine Art.

Zu beiden Fragen finden Sie Informationen im Abschnitt „Warum sind Väter in der Schwangerschaft wichtig?“, S. 196).

Wichtig ist jetzt vor allem eins: Versuchen Sie, möglichst offen für die neue Situation in Ihrer Partnerschaft zu sein. Das ist leichter gesagt als getan? Dann ist hier ein kleiner Tipp für Sie, der gar nicht so schwer

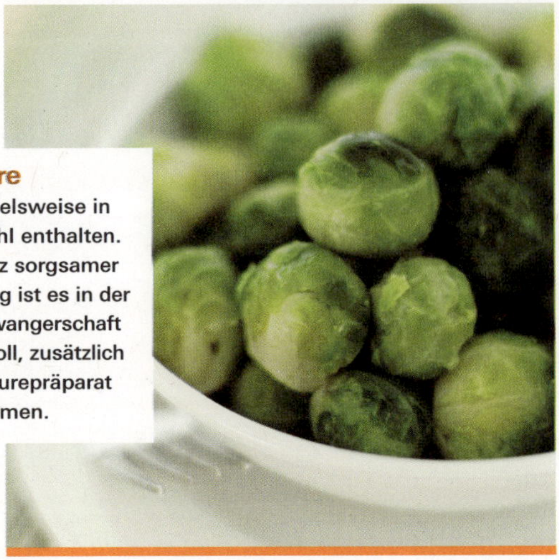

Folsäure ist beispielsweise in Rosenkohl enthalten. Aber trotz sorgsamer Ernährung ist es in der Frühschwangerschaft oft sinnvoll, zusätzlich ein Folsäurepräparat einzunehmen.

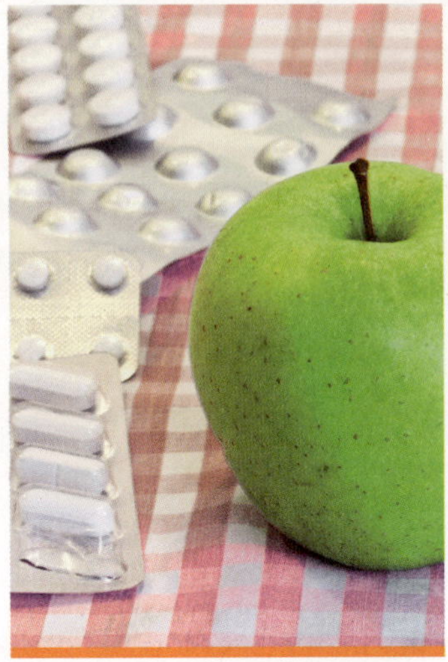

umzusetzen ist: Vergessen Sie am besten alles, was Sie bis jetzt in Kinofilmen oder in der Werbung über Schwangerschaft und schwangere Frauen sowie werdende Väter gehört, gesehen oder gelesen haben – und stellen Sie sich stattdessen auf die Frau an Ihrer Seite ein. Finden Sie heraus, wie es ihr geht und was sie von Ihnen erwartet oder sich von Ihnen wünscht.

Was steht sonst noch an?

Was steht im zweiten Monat an?
Hier ein kleiner Überblick:
4.– 8. Woche: Feststellung der Schwangerschaft durch einen Test
8. Woche: Erster Vorsorgecheck für werdende Mütter, auf Wunsch Ausstellung einer Schwangerschaftsbescheinigung für den Arbeitgeber und/oder die Krankenkasse.

Wenn's zwei oder mehr sind

Sprechen Sie mit ihrer Ärztin möglichst frühzeitig über die zusätzliche Einnahme von Folsäure, Jod, Eisen und Magnesium. Denn im Gegensatz zu Schwangeren, die ein Baby erwarten, kann es bei Zwillings- oder Mehrlingsschwangerschaften trotz einer ausgewogenen Ernährung relativ schnell zu einer Unterversorgung oder sogar einem Mangel an bestimmten Nährstoffen wie zum Beispiel Folsäure, Eisen oder Magnesium kommen. Stellen Sie sich außerdem darauf ein, dass die Vorsorgetermine für Zwillinge und Mehrlinge – je nachdem, wie es Ihnen und den Kindern geht – öfter vorgesehen sind als einmal pro Monat.

Nehmen Sie sich dazu die Zeit, die Sie brauchen, um ohne Hektik und Stress diese Termine wahrzunehmen. Zukünftige Zwillings- oder Mehrlingsmütter werden aufgrund der besonderen Situation zum Beispiel in der Regel alle zwei Wochen untersucht, in den letzten zehn Schwangerschaftswochen jede Woche.

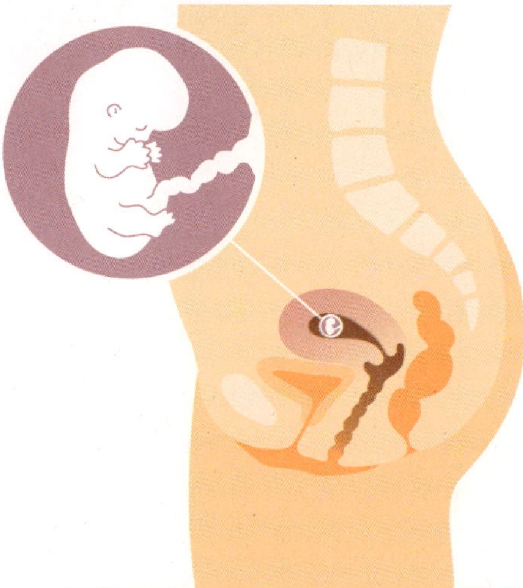

Dritter Monat: 9.–12. Woche

In diesem Monat wächst der Embryo von etwa 2,5 auf etwa 5 Zentimeter.

Die Länge des Embryos wird übrigens in den ersten Wochen immer per Ultraschall vom Scheitel bis zum Steiß gemessen.

Wie sich der Embryo entwickelt

In diesem Monat entwickelt sich das Gesicht mit Augen, Ohren, Nase, Lippen und Zunge. Das heißt: Für die Ausbildung des Seh- und Hörvermögens sind diese Wochen eine sensible Phase. Außerdem kann der Embryo jetzt auch schon Arme und Beine sehr gut bewegen, da Nerven und Muskeln bereits problemlos zusammenarbeiten.

Die winzigen Finger haben sogar schon ein Nagelbett. Außerdem bilden sich in der 10. Woche die Hand-, Finger- und Fußlinien. Der spätere individuelle Fingerabdruck wird bereits jetzt im Mutterleib festgelegt.

Auch die Anlagen für die späteren Milchzähne beginnen sich zu entwickeln.

Der Kopf erscheint im Vergleich zum Rest des Körpers noch recht groß, was damit zusammenhängt, dass sich das Gehirn gerade zu Anfang des dritten Monats rasant entwickelt. Im Durchschnitt werden während einer Schwangerschaft pro Minute 250 000 Nervenzellen gebildet. Ein kleines Wunder!

Der Tast- und Gleichgewichtssinn entwickelt sich jetzt ebenfalls. Durch die Bewegungen, Drehungen und Wendungen in der Fruchtblase macht der Embryo erste Lernerfahrungen, die sein Gehirn stimulieren und strukturieren. Gleichzeitig entstehen jetzt auch die inneren Organe: Magen, Leber und Nieren, wobei der Magen die ersten Verdauungssäfte bildet und die Nieren Urin ausscheiden.

Wie sich jetzt der Körper der Schwangeren verändert

Verschiedene Prozesse sorgen jetzt dafür, dass der Embryo die bestmöglichen Wachstumsbedingungen hat. So wird die Gebärmutter weicher, runder und dehnt sich langsam in Richtung Blase aus – vielleicht merken Sie es daran, dass Sie jetzt öfter zur Toilette gehen müssen. Manche Frauen können nun die Gebärmutter sogar wie eine kleine Beule über ihrem Schambein ertasten.

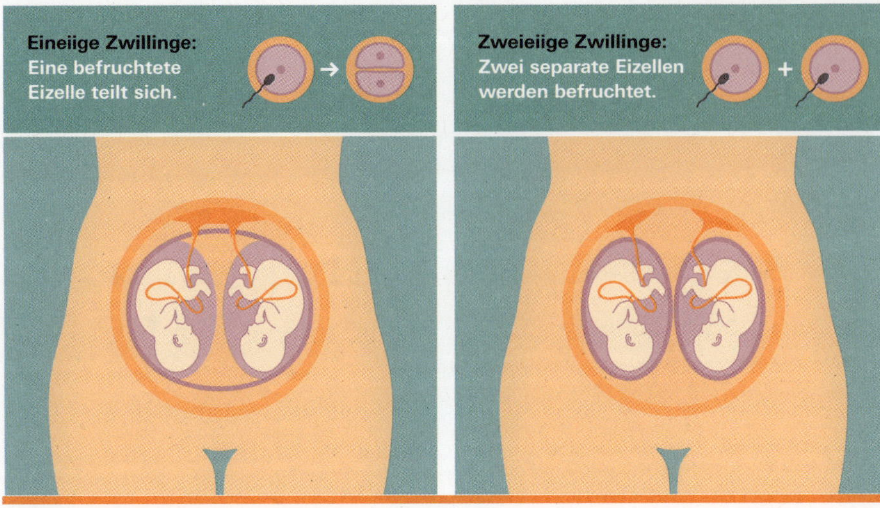

Die Plazenta wächst weiter – gegen Ende dieses Monats ist sie etwa so groß wie eine Faust – und produziert zunehmend Hormone. Gleichzeitig übernimmt die Plazenta aus dem Blut der werdenden Mutter Sauerstoff sowie wichtige Nährstoffe, mit denen sie das Ungeborene versorgt. Dazu bildet sie ein feines Kapillarsystem, das sich in den nächsten Wochen und Monaten immer weiter verzweigen wird. Jetzt ist die Schwangerschaft noch einmal etwas anfälliger für Störungen – deshalb ist es gut, auf Signale des Körpers zu achten und sich zwischendurch auch mal auszuruhen, wenn einem danach ist.

Die Blutmenge im Körper der Frau erhöht sich im Verlauf der Schwangerschaft von etwa 5 auf 6,5 Liter, damit der Embryo gut mit Sauerstoff und Nährstoffen versorgt wird. Um die höhere Blutmenge aufzunehmen, erweitern sich die Gefäße, die Mund- und Nasenschleimhäute werden empfindlicher, manchmal kann sich die Nase deshalb leicht verstopft anfühlen. Das Herz stellt sich auf die wachsenden Anforderungen ein, indem es Schlagzahl und Pumpleistung erhöht.

Falls Ihnen morgens oder auch tagsüber weiterhin übel ist oder Sie sich nach wie vor abgeschlagen und müde fühlen, können Sie sich damit trösten, dass diese körperlichen Anpassungsschwierigkeiten vermutlich nur noch diesen Monat andauern. Denn viele Frauen berichten, dass Unwohlsein und Müdigkeit mit dem Ende des dritten bzw. Anfang des vierten Monats vorbei sind.

Sind Sie schon etwas runder geworden?

Vielleicht haben Sie schon ein oder zwei Pfund zugenommen und Ihre Taille sowie Hüften sind runder geworden. Die Brust kann ebenfalls an Unterbrustweite und Körbchengröße zunehmen, vielleicht werden die Brustwarzen deutlich dunkler.

Manche Frauen bemerken auch, dass die Scheidenflüssigkeit dicker, weißer und etwas klebriger wird, um so das Eindringen schädlicher Bakterien zu verhindern. Gleichzeitig wird das Vaginagewebe viel besser durchblutet als vor der Schwangerschaft. Die meisten Frauen empfinden das als anregend. Die bessere Durchblutung macht Lust auf Sex und kann den Genuss daran spürbar steigern – gute Zeiten für die Liebe.

Es ist eine Zeit, in der Bedürfnisse intensiver werden. Psychologisch gesehen stellen alle diese Veränderungen eine spannende Herausforderung dar. Ob Lust auf den Liebsten, plötzliche Müdigkeit oder totaler Hunger: Die meisten Bedürfnisse spürt man als werdende Mutter viel intensiver. Viele Frauen machen auch die Erfahrung, dass die Befriedigung im Gegensatz zu früher oft nur wenig oder gar keinen Aufschub duldet. Mit anderen Worten: Wenn sie zum Beispiel hungrig sind und auf der Stelle nichts zu essen bekommen, können sie richtig ungemütlich und ungeduldig werden.

Schlimm? Gar nicht! Die neue Intensität der Erfahrungen ist eine Art Schutz vor der Überforderung. Sie hilft schwangeren Frauen, ihre körperlichen Bedürfnisse ernst zu nehmen und sich um die Erfüllung dieser zu kümmern, statt einfach darüber hinwegzugehen, wie es im Alltag häufig üblich ist.

Infos für werdende Väter

In diesem Monat stehen für Ihre Partnerin der erste Ultraschall und die ersten Untersuchungen im Rahmen der Schwangerenvorsorge an. Da diese Untersuchungen in den im Mutterpass festgelegten Richtlinien vorgeschrieben sind, sind sie für Ihre Partnerin unweigerlich ein Thema. Die Frage an

Was steht sonst noch an?

Jetzt stehen die ersten Vorsorgeuntersuchungen an, laut Mutterpass der Ultraschall in der 9.–12. Woche. Darüber hinaus können auf Wunsch weitere vorgeburtliche Untersuchungen stattfinden. Folgende vorgeburtliche Untersuchungen sind jetzt möglich:

10.–12. Woche: Chorionzottenbiopsie (siehe S. 75).
10.–14. Woche: Nackenfaltenmessung
11.–13. Woche: Trimester-Test.

In der Arbeitswelt hat der dritte Monat ebenfalls Gewicht. Bestimmte Tätigkeiten sind nun für Schwangere tabu. Dazu gehören Nacht- und Sonntagsarbeit nach 20 Uhr, Akkord- oder Fließbandarbeit, die Arbeit mit giftigen oder radioaktiven Stoffen, mit Krankheitserregern oder regelmäßiges Heben und Tragen von Lasten. Außerdem dürfen Schwangere ab dem dritten Monat nicht mehr als Stewardessen arbeiten, genauso wenig in Bussen und Taxis – ganz gleich, ob als Fahrerin oder Kontrolleurin.

Sie als werdender Vater dabei ist: Welchen Standpunkt wollen Sie zu den Untersuchungen einnehmen? Wie viel möchten Sie darüber wissen? Möchten Sie Ihrer Partnerin bei allen Fragen rund um dieses Thema ein kompetenter oder ein ahnungsloser Gesprächspartner sein? Wollen und können Sie Ihre Partnerin zum ersten Ultraschall begleiten? Oder gehen Sie lieber zu einem späteren Ultraschall rund um die 20. Woche mit, wenn man das Baby schon richtig gut erkennen kann? Als werdender Vater können Sie Ihre Partnerin unterstützen, indem Sie sich für das Thema Vorsorge und vorgeburtliche Untersuchungen interessieren, mit ihr darüber sprechen und Sie beide einen gemeinsamen Standpunkt dazu finden. Hilfreiche Gedanken dazu finden Sie in „Vorsorge für Schwangere", S. 61, sowie in „Vorsorge: Mitgehen oder nicht?", S. 197.

Tipps für den Alltag

Je nachdem, wo Sie wohnen, kann es schon jetzt vorteilhaft sein, sich um Geburtsvorbereitungskurse, eventuell auch um eine Beleghebamme zu kümmern. Das ist eine Hebamme, die im Krankenhaus nach Absprachen Geburten begleitet. Viele Kurse und besonders Beleghebammen sind oft frühzeitig ausgebucht.

- **Nehmen Sie sich im Alltag** genug Zeit zum Ausruhen und Entspannen. Und sorgen Sie dafür, dass Sie genug Raum finden, um persönlichen Bedürfnissen nachgeben zu können. Damit schaffen Sie sich selbst Ruhezonen – und eine solide Grundlage für die nächsten Monate als Schwangere sowie später als frischgebackene Mutter.
- **Starten Sie, wenn Sie** Lust darauf haben, mit täglichen kleinen Ritualen oder auch Fitnessübungen, verschiedene Anregungen und Ideen dazu finden Sie in „Fitness und Lifestyle", S. 116.

Wenn's zwei oder mehr sind

Wenn Sie Zwillinge – und besonders, wenn Sie Mehrlinge – erwarten, ist es sinnvoll, sich eine Ärztin und vor allem eine Hebamme zu suchen, die erfahren und sicher in der Begleitung sowie Betreuung von Mehrlingsschwangerschaften sind. Erstens fühlt man sich selbst dann automatisch auch etwas sicherer. Und zweitens können Ärztin oder Hebamme vielleicht auch einen Kontakt zu frischgebackenen Zwillings- oder Mehrlingseltern herstellen und Sie können dort hilfreiche Tipps für den Alltag bekommen.

Medizinisch interessant für den weiteren Schwangerschaftsverlauf sowie für die Entwicklung der Babys ist, ob jedes eine eigene Fruchthöhle und eine eigene Plazenta hat oder ob sich mehrere Kinder eine Plazenta teilen. Man hat festgestellt, dass das Risiko für Komplikationen steigt, je mehr Kinder sich eine Fruchthöhle und/oder eine Plazenta teilen. Dann kann es sinnvoll sein, Wachstum und Herztöne der Kinder öfter als üblich zu untersuchen. Gut, wenn das eine erfahrene Expertin macht.

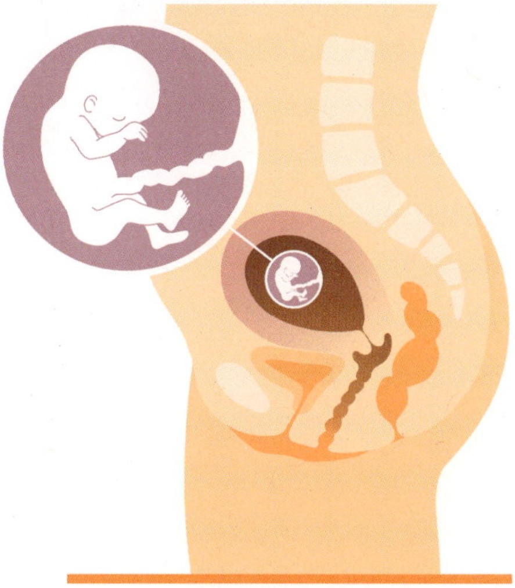

Vierter Monat: 13.–16. Woche

Gegen Ende des Monats misst der Fetus von Kopf bis Fuß schon etwa 12 Zentimeter.

Das Ungeborene wächst in rasantem Tempo weiter, das kleine Herz schlägt jetzt etwa 120- bis 160-mal pro Minute. Man kann es jetzt auch mit dem Dopton hören! Das ist die elektronische Variante des guten alten Hörrohrs.

Arme, Hände, Finger, Beine, Füße und Zehen sowie die Ohren sind in ihren Anlagen nahezu vollständig entwickelt, müssen aber natürlich noch viel größer werden. Der Fetus kann sogar schon mit den Beinchen strampeln, die Ellbogen beugen oder die Hände zu einer kleinen Faust ballen und dreht und bewegt sich in der Fruchtblase munter hin und her – auch, wenn die werdende Mutter davon noch nicht viel spürt. Das zentrale Nervensystem beginnt, Gleichgewicht, Reflexe und Bewegungen zu steuern, und manche Reflexe wie der Schluckreflex funktionieren bereits hervorragend.

Über den gesamten Körper zieht sich ein feiner Haarflaum (das ist die Lanugobehaarung), die aber zum Ende der Schwangerschaft wieder verschwinden wird. Die Härchen sorgen dafür, die wasserundurchlässige und schützende Käseschmiere besser am Körper zu halten. Die wiederum hat den Zweck, die empfindliche Haut zu schützen.

Nach wie vor ist der Kopf unverhältnismäßig groß, doch jetzt ist auch der Nacken gut sichtbar und der Fetus kann den Kopf aufrecht halten. Im Rachen bilden sich die Stimmbänder aus. Im Mund wachsen die ersten Geschmacksknospen. Auch die Sexualorgane entwickeln sich weiter, die äußeren Geschlechtsorgane sind nun so weit entwickelt, dass man mit einem Ultraschallgerät die Scheide oder den Penis erkennen kann, wenn der Fetus gerade günstig liegt.

Wie sich jetzt der Körper der Schwangeren verändert

Gratulation: Die ersten drei aufregenden Schwangerschaftsmonate liegen schon hinter Ihnen – die wichtigsten körperlichen Anpassungsprozesse an die neue Situation haben stattgefunden, und falls Ihnen in den letzten Wochen häufiger übel war, werden Sie mit diesem Monat die kritische Phase überwinden. Ihre gewohnte Kraft und Energie kehren langsam zurück und es kann gut sein, dass auch der Appetit wächst.

Nachdem die meisten Schwangeren in den ersten drei Monaten kaum sichtbar zunehmen (vielleicht ein bis drei Pfund), so kann es mit dem Gewicht ab dem vierten Monat deutlich bergauf gehen. Als Faustregel gilt: Etwa ein bis eineinhalb Kilo pro Monat dürfen werdende Mütter ab jetzt zunehmen, insgesamt gelten zwischen 10 und 15 Kilo Gewichtszunahme in der Schwangerschaft als normal.

Gelegentlich kann es sein, dass es mit der Verdauung nicht mehr so gut funktioniert wie gewohnt. Aber auch das ist normal, denn die Schwangerschaftshormone sorgen dafür, dass der Darm etwas träger wird. Das kann sich vor allem bemerkbar machen, wenn man z. B. Schokolade, Bananen, Brötchen, Weißbrot oder Kuchen gegessen hat.

Manche Frauen schwitzen jetzt auch mehr als üblich, was mit der verstärkten Durchblutung und der erhöhten Leistung zu tun hat, die der Körper erbringen muss.

Die Gebärmutter hat sich deutlich vergrößert, bis zum Ende der Schwangerschaft wird ihre Muskelmasse auf etwa 1000 bis 1500 Gramm anwachsen. Die Plazenta ist nun voll ausgebildet und produziert exakt die Menge an verschiedenen Schwangerschaftshormonen, die nötig ist, damit sich das Kind in den kommenden Monaten gesund und normal weiterentwickelt.

Infos für werdende Väter

Langsam, aber sicher lassen Sie und Ihre Partnerin die ersten aufregenden gemeinsamen Wochen hinter sich, vielleicht hat sich sogar schon eine Art neuer Alltag eingependelt – ohne das gemeinsame Gläschen Wein oder Bier am Abend, aber dafür öfter mal mit einem leckeren Fruchtcocktail oder einem entspannenden Abendspaziergang?

Als fürsorglicher Schwangerschaftsbegleiter haben Sie nach wie vor die Aufgabe, sich um das Wohlbefinden Ihrer Partnerin zu kümmern und sie im Alltag so gut wie möglich bei einer gesunden Lebensweise zu unterstützen.

Das heißt natürlich nicht, dass Sie dabei Ihre eigenen Interessen hintanstellen müssen. Im Gegenteil: Es ist als werdendes Elternpaar auch wichtig, dass jeder weiterhin seine eigenen Freundschaften und Interessen pflegt und nicht das gesamte Leben im neuen gemeinsamen „Wir“ aufgeht.

Versuchen Sie bewusst, eine Balance zwischen Beruf, Partnerschaft und Ihren eigenen Interessen zu finden, mit der Sie sich möglichst wohl fühlen. Vielleicht müssen Sie dafür neue Wege ausprobieren, Ihre Arbeits- und Freizeit anders aufteilen als bisher. Aber trauen Sie sich ruhig – das ist eine gute Vorbereitung auf das kommende Familienleben. Für werdende Väter ist es mitunter wichtig, sich mit anderen Männern über ihre Situation auszutauschen.

Tipps für den Alltag

- **Nehmen Sie sich Zeit** für eine gesunde und ausgewogene Ernährung mit frischem Obst und Gemüse – ziehen Sie beim Einkaufen am besten einen Saison-Kalender zurate.
- **Trinken Sie möglichst** sechs bis acht Gläser Wasser, Saftschorle oder Kräutertee pro Tag. Wie das klappt, lesen Sie in „Kleine Getränkekunde", S. 104.
- **Ein kleines Bewegungsprogramm** von jeden Tag 10 bis 30 Minuten sorgt für eine solide Geburtsvorbereitung (siehe „Übungen, die jeden Tag guttun", S. 122).
- **Falls Sie beruflich** oder privat gerade besonders gefordert sind, gönnen Sie sich trotzdem regelmäßig Pausen. Ihr Körper und das Baby in Ihrem Bauch sind dafür bestimmt sehr dankbar. Es reicht vollkommen, private wie berufliche Herausforderungen und Aufgaben gut zu erledigen – werdende Mütter müssen nicht perfekt sein! Werdende Väter übrigens auch nicht.
- **Als Bezieherin von ALG II** (umgangssprachlich bekannt als „Hartz IV") kann man im 3./4. Monat (ab der 12. Woche) einen Antrag auf Mehrbedarf für Schwangere und Schwangerschaftsbekleidung stellen.

Was steht sonst noch an?

Neben der monatlichen Vorsorge werden Ihnen wahrscheinlich weitere vorgeburtliche Untersuchungen vorgeschlagen – informieren Sie sich sorgfältig über Vor- und Nachteile sowie über mögliche Konsequenzen, bevor Sie einer Untersuchung zustimmen (siehe Tabellen, S. 78).

16. Woche: Triple-Test

14.–20. Woche: Fruchtwasseruntersuchung.

Wenn's zwei oder mehr sind

Körper und Kreislauf werdender Zwillings- und erst recht werdender Mehrlingsmütter laufen auf Hochtouren. Noch können Ihnen die Mitmenschen nicht ansehen, was in Ihnen heranwächst. Deshalb ist es wichtig, dass Sie mitteilen, wenn Sie angestrengt sind oder sich überfordert fühlen. Achten Sie möglichst aufmerksam auf Ihren Körper und versuchen Sie, Signale, die er Ihnen gibt, richtig zu deuten. Machen Sie Pausen, wenn Sie sich erschöpft fühlen. Treten Sie im Beruf kürzer, wenn Ihnen die Belastung zu groß wird. Es kann eventuell sinnvoll sein, mit Ihrem Arzt rechtzeitig über die Möglichkeiten einer Krankschreibung zu sprechen, damit körperliche Überanstrengungen oder Stress Ihre Schwangerschaft nicht verkürzen.

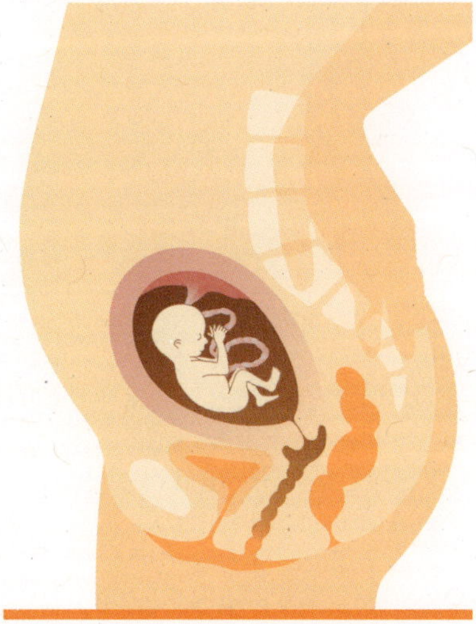

Fünfter Monat: 17.–20. Woche

Halbzeit! Ende dieses Monats ist die Hälfte der Schwangerschaft vorbei.

In der Fruchtblase ist das Fruchtwasser deutlich mehr geworden, sodass das Baby, nun ca. 25 cm groß und 400 g schwer, gut geschützt und abgepuffert in der Schwerelosigkeit herumturnen kann. Es ist jetzt so groß, dass manche Schwangere gegen Ende des fünften Monats die ersten zarten Kindsbewegungen spüren können – zunächst meist flatterhaft, doch mit zunehmendem Wachstum und Training des Babys wird das Gefühl immer deutlicher. Kein Wunder, denn in diesem Monat startet eine Phase besonderen Längen- und Größenwachstums. Dabei wird die Haut mit ersten feinen Fettschichten unterpolstert, die später dafür sorgen werden, dass der kleine Körper direkt nach der Geburt seine Kerntemperatur von 37 Grad halten kann.

Dank der unermüdlichen Bewegungen werden die Muskeln, Knochen und der Gleichgewichtssinn des Babys trainiert. Auf dem Köpfchen wachsen nun die ersten Haare, um die Augen entwickeln sich Wimpern und Augenbrauen, die das Ungeborene sogar schon hochziehen kann. Außerdem kann es seine Lippen bewegen und bereits am Daumen lutschen. Der Geschmackssinn entwickelt sich ebenfalls Ende des fünften Monats: Im Mutterleib hat das Ungeborene zehnmal mehr Geschmacksknospen im Mund als nach seiner Geburt.

Auch andere Sinne funktionieren bereits: So hört der Fetus seine Eltern zum Beispiel nicht nur lachen oder diskutieren, sondern er hört auch mit, wenn sie Fernsehen oder Musik einschalten.

Wie sich jetzt der Körper der Schwangeren verändert

Dass das Baby im fünften Monat deutlich an Größe und Gewicht zulegt, merken jetzt auch die meisten Mütter, wenn sie zu Hause oder während des Vorsorgetermins auf die Waage steigen. Sogar Gewichtszunahmen von bis zu einem Pfund pro Woche sind möglich – im Idealfall sollten Schwangere aber bis zur 30. Woche insgesamt nicht zu sehr an Gewicht zulegen. Wenn Sie sich bewusst und gesund ernähren, brauchen Sie sich wegen des Zunehmens meist keine Sor-

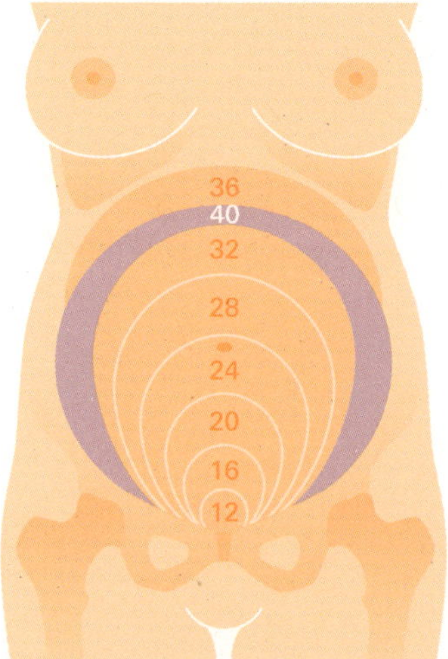

Wachstum in Wochen
Die Gebärmutter dehnt sich immer weiter aus – die obere Kante heißt Fundusstand. Die Zahlen geben die Schwangerschaftswochen an.

gen zu machen (siehe „Bewegung und Sport", S. 118). Falls Sie in puncto Gewichtszunahme aber doch unsicher werden, sprechen Sie am besten Ihre Hebamme oder Ihre Ärztin an, da bei der Einschätzung natürlich auch Ihre Größe und Ihr Ausgangsgewicht eine Rolle spielen.

Mit dem Baby wächst und dehnt sich auch die Gebärmutter immer weiter vom Schambein in Richtung Nabel aus – auch wenn bis zum Erreichen der Nabelhöhe noch einige Zentimeter fehlen. Das Fachwort für die obere Kante der Gebärmutter heißt Fundusstand (siehe Abbildung).

Manche Frauen bemerken jetzt, dass ihre Haut juckt und spannt. Kein Wunder – die Haut muss während der Schwangerschaft enorm dehnbar sein.

In der Plazenta werden jetzt unter anderem Hormone produziert, welche die Gelenke und Muskeln weicher und elastischer machen. So bereiten sie den Körper der werdenden Mutter ganz langsam, aber stetig auf die Geburt vor. Auch die Gefäßmuskulatur wird weicher – bedingt durch höhere Progesteronwerte – und die Venen weiten sich leicht. Ihre Beine freuen sich deshalb umso mehr, wenn Sie ihnen ab und zu eine kleine Gymnastikpause gönnen oder sie einfach mal in Ruhe hochlegen. Anregungen und Ideen für Übungen finden Sie unter „Fitness und Lifestyle", siehe S. 115.

Vielleicht bemerken Sie auch, dass Sie ab und zu ganz schön vergesslich oder zerstreut sind. Keine Sorge, das geht vielen Schwangeren so und hängt ebenfalls mit der hormonellen Umstellung zusammen. Versuchen Sie nicht, dagegen anzukämpfen, denn das kostet einfach zu viel Energie. Besser: Alles in Ruhe machen und nicht zu viel auf einmal.

Infos für werdende Väter

Halbzeit – mit diesem Monat lassen Sie die ersten zwanzig Wochen hinter sich und bereiten sich gleichzeitig auf die zweite Halbzeit vor. Und was machen Männer so in der Halbzeit? Im Sport zumindest schauen sie sich meist noch einmal die Highlights der ersten Spielhälfte an und legen daraufhin die optimale Strategie für die zweite Spielhälfte fest. Und genau das können Sie ge-

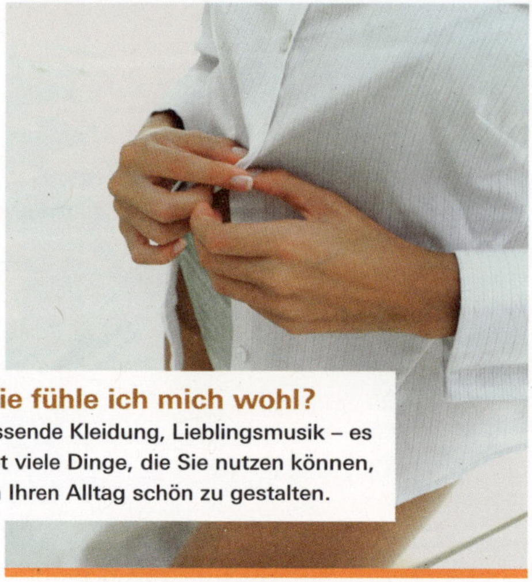

Wie fühle ich mich wohl?
Passende Kleidung, Lieblingsmusik – es gibt viele Dinge, die Sie nutzen können, um Ihren Alltag schön zu gestalten.

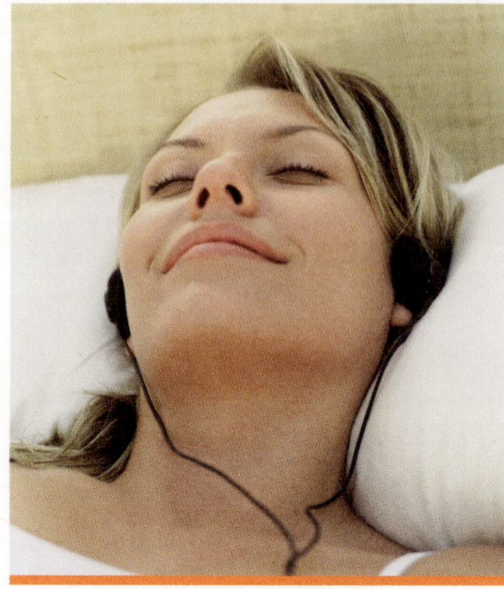

meinsam mit Ihrer Partnerin auch einmal versuchen, wenn Sie mögen. Lassen Sie die ersten fünf Monate gemeinsam Revue passieren: Was hat jedem besonders gefallen? Was war vielleicht schwierig? Welche gemeinsamen Erfahrungen sind wertvoll, positiv, unterstützend und sollen auf jeden Fall in die zweite Halbzeit mit übernommen werden? Und gibt es eventuell auch Vorkommnisse, auf die beide in Zukunft lieber verzichten möchten?

Die Halbzeit ist wie gemacht zum gemeinsamen Pläneschmieden.

Auch wenn Sie vielleicht nicht immer in allem einer Meinung sind – suchen Sie das gemeinsame Gespräch, tauschen Sie sich aus, schmieden Sie zusammen kleine oder auch größere Zukunftspläne. Denn das ist eine gute Vorbereitung auf Ihre kommende Zeit als Familie. Anregungen und Ideen dazu finden Sie in „Mutter, Vater, Eltern werden", S. 181.

Tipps für den Alltag

- **Achten Sie weiterhin** auf eine gesunde Ernährung und trinken Sie möglichst viel Wasser, Saftschorlen oder Kräutertees.
- **Achten Sie beim Autofahren** darauf, dass der Sicherheitsgurt weder Ihre Brust noch Ihren Bauch zu stark abklemmt.
- **Planen Sie nach Möglichkeit** jeden Tag etwas Zeit ein, um sich bewusst auszuruhen und die Beine hochzulegen. Das tut Ihnen und dem Kind gut.
- **Sanfte Gymnastik** sorgt dafür, dass Sie sich fit fühlen und beweglich bleiben. In vielen Städten gibt es offene Angebote wie Schwangerenyoga zum Ausprobieren.
- **Wahrscheinlich steht** jetzt auch ein deutlicher Wechsel Ihrer Garderobe an: Tragen Sie möglichst bequeme Kleidung.

- **Falls Sie sich schon** mit verschiedenen Möglichkeiten der Geburt beschäftigen oder Grübeleien und Sorgen Sie plagen, zögern Sie nicht, sich Rat und Unterstützung zu holen – etwa von einer Hebamme, einer Frauenärztin oder in einer Beratungsstelle für Schwangere. Sie verfügen alle über einen großen Erfahrungsschatz.

Wenn's zwei oder mehr sind

In diesem Monat kann es sein, dass Sie die doppelte oder dreifache Belastung plötzlich viel deutlicher spüren. Kein Wunder, denn Wirbelsäule und Beine haben mehr Gewicht zu tragen als bei einem einzigen Baby und auch Gebärmutter und Beckenboden müssen mit größeren Belastungen fertigwerden. Schonen Sie sich deshalb so oft es geht.

Massieren Sie Ihren Bauch, den Busen und die Hüften mit einem Körperöl. Während des Massierens Ihres Bauches sollten Sie allerdings vorsichtig sein: die Gebärmutter darf nicht zu fest gerieben werden – das kann Wehen auslösen, insbesondere bei Mehrlingsschwangerschaften.

Nehmen und gönnen Sie sich Zeit!

Stellen Sie sich auch darauf ein, dass die Vorsorgetermine zur Überwachung der Babys – je nachdem, wie es Ihnen und den Kindern geht – engmaschiger sein können als üblicherweise. Das kostet viel Zeit und Geduld. Nehmen und gönnen Sie sich diese Zeit.

In Bezug auf die medizinische Begleitung von Mehrlingsschwangerschaften weist der ABC-Club (siehe „Adressen", S. 327) noch einmal explizit darauf hin, wie wichtig es ist, sich dazu in die Obhut einer mehrlingserfahrenen Gynäkologin oder eines Frauenarztes zu begeben. Denn sowohl die Herz-Kreislauf-Systeme als auch die Blutwerte unterscheiden sich zum Teil ganz erheblich von denen einer normalen Schwangerschaft und auch von einer Zwillingsschwangerschaft.

Was steht sonst noch an?

In puncto monatlicher Vorsorge steht laut Mutterpass der zweite Ultraschall an. Berufstätige sollten jetzt Urlaubsansprüche klären. Selbst wenn Sie die Wochen rund um die Geburt aufgrund des Mutterschutzes nicht mehr arbeiten – Ihr Urlaubsanspruch gilt bis zum Ende der Mutterschutzfrist. Und: Alten Urlaub können Mütter sogar bis zum Ende der Elternzeit aufheben. Der sonst übliche Stichtag, also 31. März, gilt in diesem Fall nicht.

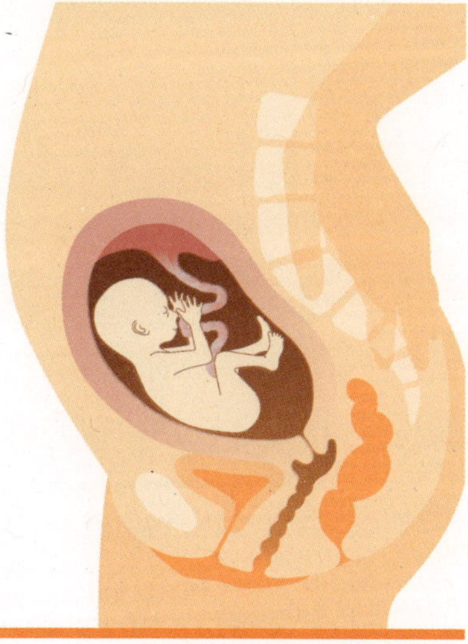

Sechster Monat: 21.–24. Woche

Ab der 20. Woche nimmt das Baby jede Woche rund 100 Gramm zu.

In der zweiten Schwangerschaftshälfte wird das Ungeborene deutlich aktiver – es bewegt Arme, Beine und scheint die Bewegungsfreiheit zu genießen, denn noch hat es in der Gebärmutter viel Platz – auch wenn es gegen Ende dieses Monats schon etwa 30 Zentimeter groß ist.

Seine Augenlider sind zwar nach wie vor geschlossen, doch in den nächsten Wochen produzieren die Tränendrüsen die erste Tränenflüssigkeit. Außerdem kann das Baby jetzt schon riechen und schmecken. Es lutscht am Daumen oder spielt mit der Nabelschnur.

Kaum vorstellbar: Ab der 22. Woche trinkt das Baby schon täglich 400 Milliliter Fruchtwasser.

Sein Körper ist mit einer käsigen Schmiere überzogen, welche die empfindliche, faltige Haut vor dem Fruchtwasser schützt. Noch scheint die Haut zu groß. Doch sie wird langsam aber sicher immer weiter von einer kleinen Fettschicht gefüllt, die nach der Geburt den kleinen Körper warm hält. Bei weiblichen Feten lagern in den winzigen Eierstöcken schon mehrere Millionen Eier.

Wie sich jetzt der Körper der Schwangeren verändert

Im sechsten Monat kann man die Bewegungen des Ungeborenen schon recht gut spüren. Die Gebärmutter ist ebenfalls wieder ein ganzes Stück mitgewachsen und reicht jetzt mit ihrem oberen Rand etwa bis zum Nabel der Mutter oder sogar darüber. Durch die deutlicher wahrnehmbaren Kindsbewegungen spürt man vielleicht schon, wann das Baby aktiv ist, wann es schläft, Schluckauf hat oder sich erschreckt. Dabei wird man feststellen, dass das Baby – so winzig und ungeboren, wie es ist – bereits einen eigenen Aktivitätsrhythmus entwickelt.

Gleichzeitig machen werdende Mütter nun die Erfahrung, dass dieser Rhythmus nicht immer unbedingt im Einklang mit

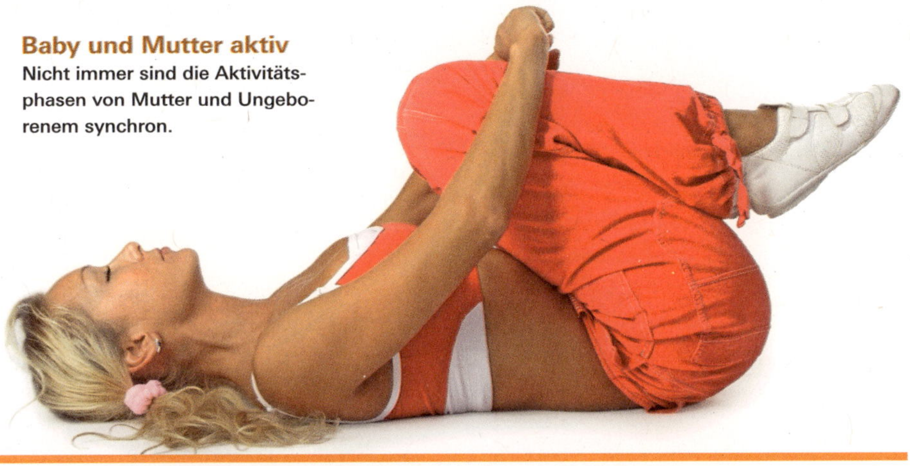

Baby und Mutter aktiv
Nicht immer sind die Aktivitätsphasen von Mutter und Ungeborenem synchron.

den eigenen Aktivitäts- und Ruhephasen schwingt. Sprich: Wenn man sich gerade hingelegt hat, um sich eine kleine Pause zu gönnen, fängt das Ungeborene an, aktiv zu werden.

Das Baby schlägt Purzelbäume

Im sechsten Monat kann es sein, dass auch die Brüste der werdenden Mutter noch einmal größer und weicher werden – manchmal sieht man dabei die Adern deutlicher als vorher. Einige Frauen bemerken auch, dass aus ihren Brustwarzen bereits eine Flüssigkeit kommt. Das ist Kolostrum (frühe Milch) und vollkommen normal.

Dank der hormonellen Umstellungen, die nun stattfinden, bekommen viele Frauen ein weicheres und sinnlicheres Aussehen sowie dichteres Haar, weil es nicht mehr ausfällt. Falls Sie bemerken, dass Ihre Finger und Füße schneller anschwellen als früher, wundern Sie sich nicht. Das geht recht vielen schwangeren Frauen so und hängt damit zusammen, dass der Körper das Gewebe nun vermehrt als Flüssigkeitsspeicher nutzt.

Neben der spürbaren Freude über das wachsende Leben in Ihrem Bauch kann es auch in der zweiten Schwangerschaftshälfte immer mal wieder passieren, dass Sie einen Schreck bekommen und sich plötzlich fragen, wie Sie das alles nur schaffen sollen, was da auf Sie zukommt.

Aber keine Sorge: Ängste und Zweifel während der Schwangerschaft sind Teil eines psychologischen Prozesses, den alle werdenden Eltern durchlaufen. Themen wie Verantwortung oder Zukunftsplanung bekommen mit der Erwartung eines Kindes eine neue Dimension – und daran muss man sich erst gewöhnen.

Infos für werdende Väter

Langsam wird die Zahl der gemeinsamen Schwangerschaftsmonate, die hinter Ihnen liegen, immer größer – und die Zahl der Monate, die bis zur Geburt bleiben, dafür umso kleiner. Zeit, sich auch als werdender Vater Gedanken darüber zu machen, was rund um die Geburt alles auf Ihre Partnerin und Sie als deren Begleiter zukommt und wie Sie persönlich damit umgehen möchten.

Wollen auch Sie sich auf die Geburt vorbereiten? Und wenn ja, wie? Wo soll Ihr gemeinsames Kind zur Welt kommen? Auch hier gilt es wieder, einen eigenen Standpunkt zu finden. Einen Standpunkt, mit dem vor allem Sie und Ihre Partnerin sich wohlfühlen – egal, was Freunde, Verwandte oder andere Mitmenschen dazu sagen.

Was steht sonst noch an?

Neben der monatlichen Vorsorgeuntersuchung können Sie sich ganz langsam mit der Frage beschäftigen, wo Ihr Kind zur Welt kommen soll. Es gibt verschiedene Geburtsorte: Möchten Sie in eine **Klinik** gehen? Oder würden Sie sich auch gern mal ein **Geburtshaus** anschauen? Vielleicht kommt ja sogar eine **Hausgeburt** infrage?
Informieren Sie sich in aller Ruhe über die unterschiedlichen Möglichkeiten und nehmen Sie sich für die Entscheidung dieser wichtigen Frage genug Zeit. Manchmal tut es gut, Informationen, die man bekommt, einfach erst einmal ein paar Tage sacken zu lassen.

Tipps für den Alltag

- **Erfreuen Sie sich weiterhin** an Bewegung und gesunder, ausgewogener Ernährung und trinken Sie regelmäßig Wasser, Fruchtsaftschorlen oder leckere Kräutertees.
- **Achten Sie bei Kleidung** und z. B. in Auto oder Bus beim Angurten darauf, dass weder Ihre Brust noch Ihr Bauch zu stark abgeklemmt werden.
- **Ausruhen wird immer wichtiger** – planen Sie deshalb nach Möglichkeit jeden Tag Zeit ein, um sich bewusst auszuruhen. Am besten, indem Sie sich entspannt auf die Seite legen. Das tut Ihnen und dem Kind gut.
- **Sorgen Sie mit sanften** gymnastischen Übungen dafür, dass Sie sich fit fühlen und beweglich bleiben.

Wenn's zwei oder mehr sind

Für Zwillings- und Mehrlingseltern ist es sinnvoll, früher in die Geburtsvorbereitung einzusteigen. So liegt das Ende einer Drillingsschwangerschaft im Durchschnitt zwischen der 33. und 34. Woche, bei Zwillingen beträgt die mittlere Schwangerschaftsdauer etwa 37 Wochen. Am besten besprechen Sie mit Arzt oder Ärztin und der Hebamme vor Ort, wann, wie und wo ein Geburtsvorbereitungskurs angeboten wird, der für Sie geeignet ist.

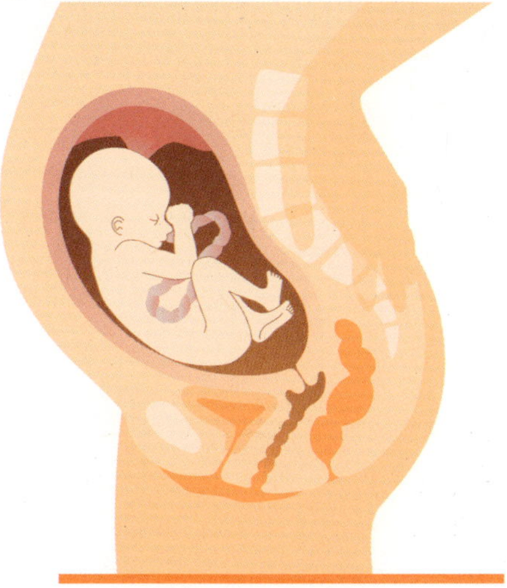

Siebter Monat: 25.–28. Woche

In der 28. Woche ist das Baby etwa 35 Zentimeter groß und wiegt ca. 1000 Gramm.

Wie sich das Baby entwickelt

Obwohl das Ungeborene unermüdlich weiterwächst, scheint seine Haut immer noch zu groß und faltig. In diesem Monat bekommt man manchmal schon als „Außenstehender" – durch die Bauchdecke der Mutter – die eine oder andere Aktivität des Babys mit. Vielleicht kann man einen kleinen Fuß, Arm oder Po ahnen oder tasten? Ein tolles Erlebnis, von dem wahrscheinlich auch das Ungeborene etwas mitbekommt. Denn es reagiert jetzt auf Berührungen des mütterlichen Bauches oder auf Geräusche, indem es sich ganz ruhig verhält – oder bewegt. Das Baby bereitet sich weiter auf das Leben außerhalb der Fruchtblase vor. Seine Finger- und Zehennägel werden fester, das Skelett stabiler und härter. Dadurch kann es deutlich spürbarer zutreten. Um die 28. Woche herum öffnet es auch die Augen und ist in der Lage, Lichtunterschiede wahrzunehmen. Das kleine Gesicht ist nun vollständig ausgebildet und das Gehirn sehr aktiv. Vielleicht kann das Baby sogar träumen – immerhin bewegen sich die Augen im Schlaf.

Wie sich jetzt der Körper der Schwangeren verändert

Busen, Bauch, Hüften und Po werden weiterhin weicher und runder. Die Gebärmutter reicht jetzt schon über den Nabel hinaus und die inneren Organe können sich dadurch in ihrer Lage verschieben. Hormone sorgen dafür, dass der Körper auf alle diese Veränderungen flexibel reagiert – manchmal geschieht das mit der einen oder anderen Nebenwirkung. Das Hormon Progesteron zum Beispiel macht die Speiseröhre nachgiebiger, manche Frauen reagieren darauf bei zunehmender Ausdehnung der Gebärmutter mit Sodbrennen. In dieser Phase der Schwangerschaft haben die meisten werdenden Mütter einen gesunden Appetit und nehmen im Durchschnitt pro Monat weiter um ein bis zwei Pfund zu. Ihre Haut ist gut durchblutet und hat einen sanften Schimmer. Die Lust auf Liebe kann noch einmal extra intensiv sein. Oder nachlassen. Manchmal wechselt das von Woche zu Woche. Das ist bei jeder Frau anders und so, wie es ist, vollkommen in Ordnung.

Die meisten Frauen fühlen sich mit dem Kind in ihrem Bauch umso mehr verbunden, je größer es wird. Voll Freude und mit vielen positiven Gefühlen, aber manchmal auch voller Sorge. So macht man sich vielleicht Gedanken darüber, was noch alles während der Schwangerschaft passieren oder unter der Geburt schiefgehen könnte. Das kann beunruhigend sein, aber solche Gedanken sind normal und wurden schon von vielen werdenden Eltern beschrieben.

Infos für werdende Väter

Bestimmt haben Sie auch schon darüber nachgedacht, ob Sie zwei Monate der Elternzeit übernehmen wollen oder können und falls ja, wann der ideale Zeitpunkt wäre. Je nachdem, in welcher Position und in welcher Branche Sie arbeiten, ist das sicher eine schnell oder aber gar nicht schnell zu beantwortende Frage. Denn obwohl die väterliche Betreuung familienpolitisch erwünscht und gefördert wird, ist sie in vielen Betrieben und Unternehmen noch längst nicht selbstverständlich. Auch Beratungsstellen haben nur selten männliche Berater, sodass sich viele werdende Väter mit ihren praktischen Fragen alleingelassen fühlen. Dabei kann Mann moralische Unterstützung teilweise gut gebrauchen, denn die auf junge Väter zukommenden Veränderungen und Belastungen werden in der Arbeitswelt nach wie vor kaum oder gar nicht beachtet. Da hilft nur eins: den Kontakt zu anderen Vätern suchen – ob im Freundes- und Familienkreis, unter Kollegen oder in einem Väter-Netzwerk (siehe „Ich werde Vater“, S. 195).

Tipps für den Alltag

- **Achten Sie auch weiterhin** auf eine gesunde Ernährung, genügend Flüssigkeit und regelmäßige sanfte Bewegung.
- **Planen Sie nach Möglichkeit** jeden Tag etwas Zeit ein, um sich bewusst auszuruhen – am besten, indem Sie sich entspannt auf die Seite legen. Besonders gut ist es für Sie und Ihr Kind, wenn Sie sich auf die linke Seite legen, das unterstützt den Blutfluss und die Versorgung.
- **Ein oder mehrere kleine Kissen** – unter Bauch oder Beine gelegt – machen das Liegen und Schlafen angenehmer. Vielleicht wollen Sie jetzt schon ein Stillkissen kaufen? Stillkissen sind sehr bequem, groß und flexibel, sodass Sie viele verschiedene Liege- und Schlafpositionen damit ausprobieren können.
- **Vermeiden Sie möglichst** die Rückenlage, denn die größer werdende Gebärmutter kann dabei auf die Hohlvene drücken (siehe „Vena-Cava-Syndrom“, S. 154). Viele Frauen spüren das durch Unwohlsein oder Blutdruckabfall. Beim Kind können dabei die Herztöne abfallen. Die Beschwerden gehen zurück, wenn Sie sich nur etwas auf die Seite drehen oder sich aufstellen und den Bauch aushängen lassen, während Sie sich mit den Händen auf einer Tischplatte oder Stuhllehne abstützen.

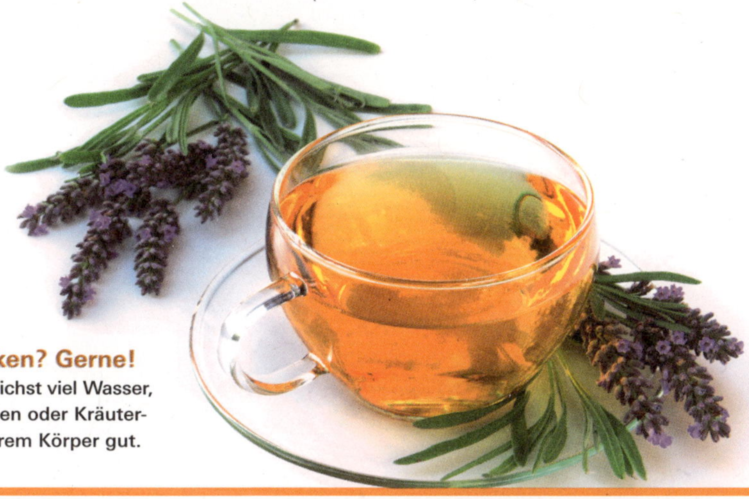

Gesund trinken? Gerne!
Trinken Sie möglichst viel Wasser, Fruchtsaftschorlen oder Kräutertees – das tut Ihrem Körper gut.

Wenn's zwei oder mehr sind

Kämen Ihre Kinder jetzt schon zur Welt, so wäre das zwar sehr früh, doch hätten sie mit entsprechender medizinischer Versorgung durchaus Überlebenschancen: Die Lungen sind schon weit entwickelt. Allerdings benötigen die meisten Frühgeborenen bis mindestens zur 28. Woche Medikamente zur Lungenreifung sowie Unterstützung beim Atmen. Nach Angaben des ABC-Clubs kommen Drillinge oder Vierlinge üblicherweise nach einer beschwerlichen Schwangerschaft meist vorzeitig per Kaiserschnitt auf die Welt und müssen intensivmedizinisch versorgt werden. Viele brauchen im Anschluss daran besondere Therapien, um das Defizit ihrer zu frühen Geburt aufzuholen.

Zu Hause beginnt für die Eltern dann eine anstrengende Zeit: Für die Nahrungszubereitung, das Füttern der Babys, Windelwechseln und Baden sind viele Stunden täglich nötig – da ist es gerade zu Anfang wichtig, rechtzeitig zusätzliche Unterstützung von außen zu organisieren.

Bereiten Sie sich gut vor, indem Sie sich rechtzeitig eine geeignete Geburtsklinik aussuchen sowie sich um eine erfahrene Hebamme zur Nachbetreuung kümmern.

Hilfreich kann auch sein, sich schon mal eine Frühgeborenenstation in einer Kinderklinik anzuschauen – dann kennen Sie sich dort bereits ein wenig aus, wenn Ihre eigenen Kinder auf die Welt kommen.

Was steht sonst noch an?

Falls Sie noch nicht entschieden haben, wo Sie Ihr Kind zur Welt bringen möchten, sollten Sie nun beginnen, sich damit zu beschäftigen.
24.–28. Woche: Jetzt können Sie Ihren Blutzucker unter Belastung testen lassen – die Krankenkassen übernehmen die Kosten (siehe „Die Sache mit dem Zucker", S. 99).

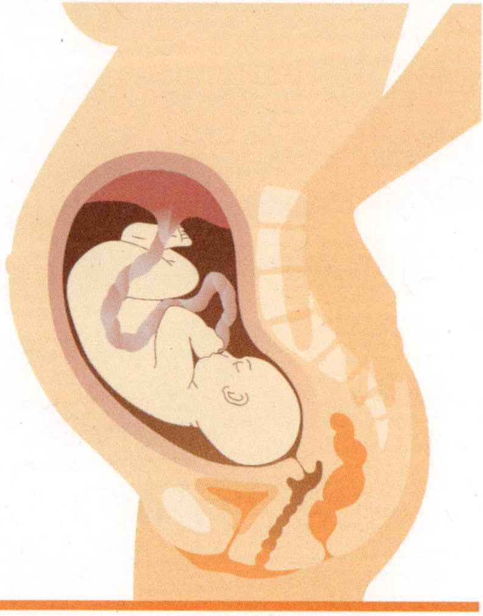

Achter Monat: 29.–32. Woche

Das Baby ist nun ungefähr 40 Zentimeter lang und 1100 bis 1400 Gramm schwer.

Gehirn und Nervensystem reifen im Eiltempo und alle inneren Organe bis auf die Lunge sind beinahe vollständig entwickelt. Das Baby sieht gegen Ende dieses Monats schon fast so aus wie bei der Geburt – nur größer und etwas dicker muss es noch werden. Immerhin: Bis Ende der 32. Woche hat es sein Gewicht schon von 1000 auf 2000 Gramm verdoppelt, ist also noch mal deutlich kräftiger geworden. Bis zum durchschnittlichen Geburtsgewicht von ca. 3000 bis 3500 Gramm fehlen nur runde 1000. Bis zur Geburt startet nun die Zeit der größten Wachstums- und Gewichtszunahme. Schon jetzt hat das Kind nicht mehr so viel Platz zum Bewegen. Doch die meisten Babys können sich bis zur 36. Woche noch gut hin- und herdrehen, Tritte verteilen oder sich strecken. Wenn das Baby jetzt turnt, bewegt sich der ganze Bauch.

Wie sich jetzt der Körper der Schwangeren verändert

Der Bauch nimmt immer weiter an Umfang zu und die Gebärmutter wandert nun ebenfalls hoch bis zu den Rippen. Gleich unter den Rippen parken die meisten Babys ihren Po. Für die Schwangere fühlt sich das oft ähnlich hart an wie ein Ellenbogen und hat mitunter zur Folge, dass sie kurzatmig wird, wenn das Kleine gerade ungünstig liegt oder den einen oder anderen Tritt verteilt.

Will man sich jetzt zur Ruhe legen und schlafen, kann es passieren, dass das Baby im Bauch kräftig zu strampeln anfängt. Und meistens tut es das auch ausgerechnet dann, wenn man selbst müde wird. Das hängt damit zusammen, dass sich das Kind gemütlich von den Bewegungen seiner Mutter schaukeln lässt, solange diese noch auf den Beinen ist. Setzt oder legt sie sich dagegen hin und das Animationsprogramm ist vorbei, so wird das Baby selbst aktiv. Es bekommt nun also einiges mit. Ist man gereizt oder nervös, so spürt das Baby dieses ebenfalls und reagiert mit kleinen Tritten oder heftigem Strampeln, aber das ist kein Grund zur Beunruhigung.

Es kann gut sein, dass Sie noch das eine oder andere Extrapfund zulegen und vielleicht merken, dass Sie nicht mehr ganz so flink sind wie gewöhnlich. Manche Frauen werden jetzt wieder schneller müde, andere fühlen sich bei bestimmten Bewegungen unbeholfen – z.B. wenn sie bei der Schwangerengymnastik auf dem Boden gelegen haben und wieder aufstehen möchten oder sich die Schuhe zuschnüren wollen.

Infos für werdende Väter

Die Frau an Ihrer Seite ist jetzt unübersehbar schwanger. Das heißt: Sie beide werden zunehmend als werdendes Elternpaar wahrgenommen – ob im Freundeskreis oder beim Einkaufen gemeinsamer Anschaffungen für das Baby. Wieder eine neue Erfahrung!

Zeit, um die Wohnung aufzuräumen, umzuräumen, das Babyzimmer einzuräumen und dann noch mal umzuräumen, wenn sie mit dem Ergebnis immer noch nicht zufrieden ist. Vielleicht stehen auch noch Umbauarbeiten in Ihrer Wohnung an: „Passt die Wiege in unser Schlafzimmer? Wo soll das Kleine gewickelt werden? Was brauchen wir alles für das neue Zusammenleben zu dritt?" Wichtige Fragen, die Sie möglichst gemeinsam mit Ihrer Partnerin entscheiden sollten. Mit Sicherheit werden Sie ihr einen großen Gefallen tun, wenn Sie sich dafür Zeit nehmen. Zeit, um sich gemeinsam über Anschaffungen zu informieren, um sich verschiedene Dinge anzuschauen – auch ohne sie vielleicht gleich zu kaufen.

Wichtig dabei: Akzeptieren Sie, wenn Ihre Partnerin dabei ungeduldiger sein sollte als Sie selbst, und fangen Sie deshalb möglichst keinen Streit mit ihr an. Wahrscheinlich ist es ihr ein großes Bedürfnis, alles so herzurichten, dass sie sich gut und sicher in den eigenen vier Wänden fühlt, wenn Sie dort demnächst mit einem Neugeborenen leben werden.

Tipps für den Alltag

- **Genießen Sie eine** ausgewogene Ernährung und trinken Sie möglichst viel.
- **Planen Sie nach** Möglichkeit jeden Tag eine viertel bis halbe Stunde Zeit ein, um sich bewusst auszuruhen. Besonders gut ist es, wenn Sie sich dazu gemütlich auf die linke Seite legen, das unterstützt die Blutzirkulation.
- **Sorgen Sie mit sanften** gymnastischen Übungen dafür, dass Sie weiterhin in Bewegung bleiben.
- **In den letzten Wochen** können Sie das Dammgewebe zwischen Scheide und After auf die Geburt vorbereiten, indem Sie es regelmäßig mit einem milden Öl massieren (siehe „Sanfte Übungen, die jeden Tag guttun", S. 129).
- **Hängen Sie** wichtige Telefonnummern von Ärztin, Hebamme oder Taxi an eine Pinnwand oder den Kühlschrank – dann müssen Sie bei Bedarf nicht suchen.

Wenn's zwei oder mehr sind

Zwillinge und erst recht Mehrlinge haben es manchmal sehr eilig, auf die Welt zu kommen. Mehr als die Hälfte aller Zwillingskinder kommen vor der vollendeten 37. Woche zur Welt, die Hälfte davon wiederum sogar vor der 32. Woche. Sie können dennoch gelassen bleiben: Denn etwa die Hälfte aller Zwillingsschwangerschaften verläuft auch ohne große Komplikationen. Ob die Pärchen auf natürlichem Weg entbunden werden können oder per Kaiserschnitt geholt werden, hängt unter anderem von der Lage der Kinder im Bauch ab. Liegen beide oder eins von beiden Kindern mit dem Kopf zum Becken, so ist eine normale Geburt möglich. Liegen dagegen eins oder beide Kinder quer, so ist ein Kaiserschnitt nötig – und auch, wenn beide Kinder mit dem Po in Richtung Becken im Bauch der Mutter sitzen.

Die meisten Kinder, die zu früh kommen, werden sofort nach ihrer Geburt und Erstversorgung auf eine Neugeborenen-Intensivstation gebracht. Das gilt auch – fast ohne Ausnahme – für alle Mehrlingskinder, die im Durchschnitt zwischen der 33. und 34. Woche auf die Welt kommen.

Werdende Mehrlingseltern sollten deshalb für die Geburt sowie die weitere Betreuung ihrer Kinder eine Klinik aussuchen, die sich mit Frühgeborenen auskennt und sowohl die notwendige geburtshilfliche als auch intensivmedizinische Versorgung leisten kann. Und: Eltern sollten möglichst ein Perinatalzentrum aussuchen, in dem sie nicht von ihren Neugeborenen getrennt werden (weitere Informationen siehe „Adressen“, S. 327).

Was steht sonst noch an?

Im Rahmen der Schwangerschaftsvorsorge ist jetzt der dritte Ultraschall vorgesehen. Einen Antrag auf Elterngeld können Sie schon vor der Geburt bei der zuständigen Stelle anfordern – dann haben Sie in der ersten Zeit mit Baby den Rücken frei und müssen sich nicht um bürokratische Fragen kümmern.

Hinweise zur Mutterschutzfrist

Die Mutterschutzfrist beginnt bei Mehrlingsschwangerschaften (Zwillingen, Drillingen usw.) ebenfalls sechs Wochen vor der Entbindung. Sie endet bei medizinischen Frühgeburten und Mehrlingsgeburten aber erst zwölf Wochen nach der Entbindung. Für die Feststellung, dass eine Frühgeburt im medizinischen Sinne vorliegt, ist ein ärztliches Attest notwendig. Das betrifft in Sachen Schutzfrist auch Mütter, die „nur“ mit einem Kind schwanger sind. Wurde die Mutterschutzfrist vor der Geburt nicht in voller Höhe in Anspruch genommen, verlängert sie sich danach um die nicht in Anspruch genommenen Tage. Üblicherweise wird für diese Zeit Mutterschaftsgeld sowie der Arbeitgeberzuschuss zum Mutterschaftsgeld gezahlt (siehe „Hilfe vor der Geburt“, S. 308).

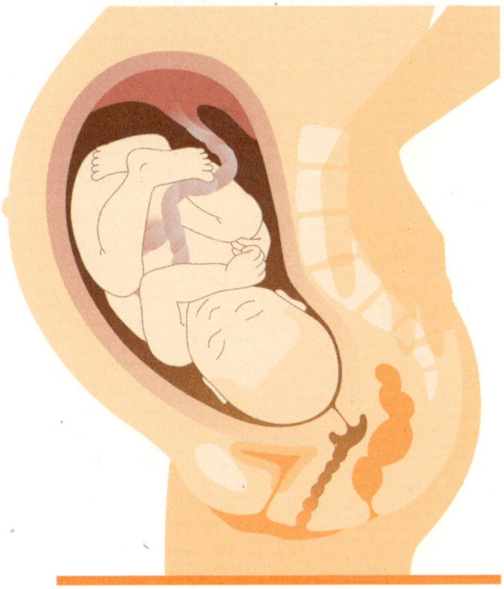

Neunter Monat: 33.–36. Woche

Ende des neunten Monats ist das Ungeborene schon etwa 45 Zentimeter lang.

Im neunten Monat legt das Baby rund 900 Gramm an Gewicht zu. Alle körperlichen Funktionen und Organe sind noch weiter gereift. Um größer und widerstandsfähiger zu werden, speichert es weiterhin kräftig Körperfett: im Durchschnitt rund 200 Gramm pro Woche. Außerdem trinkt es weiter unermüdlich Fruchtwasser, das es auch wieder ausscheidet – ein gutes Training für Magen, Niere und Blase.

Die Lagunobehaarung entwickelt sich nun langsam zurück. Und das Baby bewegt sich schon ein wenig Richtung Becken und Geburtsposition. Die Gebärmutterwand umschließt seinen kleinen Körper immer enger, beim Strampeln und Bewegen hat das eine Art Massageeffekt. Körperoberfläche sowie Muskeln werden dadurch schon einmal sanft auf den Druck bei der Geburt vorbereitet. Die meisten Kinder – etwa 95 von 100 – liegen jetzt mit dem Kopf nach unten in der Gebärmutter und rutschen dadurch tiefer in das mütterliche Becken hinein. In den kindlichen Lungen entwickelt sich nun ein oberflächenaktiver Stoff, der dafür sorgt, dass sich die Lungenbläschen bei Neugeborenen ganz schnell vollständig entfalten und das Kind atmen kann.

Wie sich jetzt der Körper der Schwangeren verändert

In diesen Wochen erreicht die Gebärmutter ihren höchsten Punkt, hat also den höchsten Fundusstand (siehe in diesem Kapitel S. 43). Dabei stößt sie sogar von unten an die Rippen und drängt Organe wie Magen, Lunge oder das Zwerchfell zur Seite. Das kann bei bestimmten Bewegungen oder körperlichen Anstrengungen unangenehm werden, auch wenn Sie länger sitzen oder liegen müssen. Manche Schwangeren schwitzen jetzt schneller oder reagieren auf die innere Enge mit Kurzatmigkeit, Herzklopfen oder Sodbrennen.

Tröstlich ist, dass dieser Zustand, der körperlich gesehen vielleicht der unbequemste ist, nicht mehr lange anhält. Denn ungefähr vier bis fünf Wochen vor der Geburt spüren die meisten Schwangeren erste Übungswehen. Sie machen sich als Ziehen bemerkbar und sorgen dafür, dass der Kopf des Kindes langsam in das mütterliche Becken rutscht. Dadurch fällt das Atmen, falls es beschwerlich war, wieder leichter. Der Druck auf Herz, Magen und alle anderen inneren Organe wird spürbar schwächer. Allerdings kann der Druck auf die Blase durch den gesenkten Kopf des Kindes stärker werden und man muss vielleicht noch öfter zur Toilette. Um optimal für die Geburt gerüstet zu sein, lockert sich das Gewebe im Geburtskanal, die Scheidenflüssigkeit nimmt zu und die Gelenke werden nachgiebiger. Auch die Bänder, die das Becken zusammenhalten, lockern sich schon, damit das Becken für die Geburt des Kindes flexibel ist und sich besser öffnen kann. Manche Frauen bekommen in dieser Zeit einen leicht schaukelnden Gang. Durch die Bauchwand sind schon einzelne Körperteile des Babys zu spüren.

Was steht sonst noch an?

34. Woche: Der Mutterschutz beginnt. Bereits ab der 30. Woche finden die Vorsorgetermine alle zwei Wochen statt. Auch um die Vorbereitung und Organisation des Wochenbetts können Sie sich langsam kümmern. Krankenkasse und Arbeitgeber benötigen frühestens sieben Wochen vor der Geburt eine ärztliche Bescheinigung über den voraussichtlichen Entbindungstermin, damit Mutterschaftsgeld und der Differenzbetrag vom Arbeitgeber fristgerecht gezahlt werden können. Die Höhe des Mutterschaftsgeldes hängt im Allgemeinen davon ab, wie und wo Sie krankenversichert sind.

Infos für werdende Väter

Irgendwann rund um die Geburt ist es dran: das Auseinandersetzen mit bürokratischen und organisatorischen Fragen. In der Firma können Sie sich erkundigen, ob es dort Sonderurlaub für familiäre Ereignisse gibt. Außerdem sollten Sie klären, ob, wann und wie lange Sie rund um die Geburt Urlaub nehmen können und ob Ihnen dabei eine gewisse Flexibilität zugebilligt wird, da ja die wenigsten Babys genau an dem errechneten Tag auf die Welt kommen. Vielleicht nehmen Sie auch Kontakt zu anderen jungen Vätern in der Firma auf, um zu herauszufinden, wie sie diese Fragen geregelt haben.

Und hier noch ein paar ganz praktische Hinweise: Unverheiratete Väter können die Vaterschaft bereits vor der Geburt beim Standes- oder Jugendamt anerkennen (die Antragsstelle ist von Bundesland zu Bundesland verschieden). Das gemeinsame Sorgerecht kann ebenfalls schon beim Jugendamt beantragt werden. Auch die Anträge für Kinder- und Elterngeld können Sie

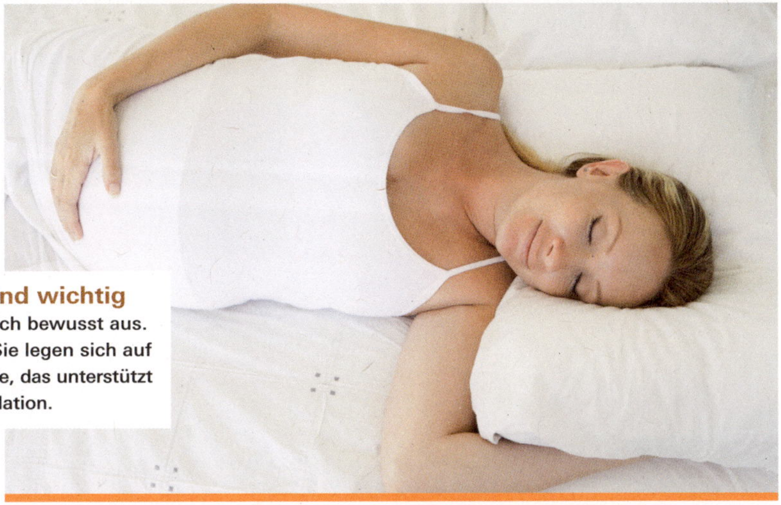

Pausen sind wichtig
Ruhen Sie sich bewusst aus. Am besten Sie legen sich auf die linke Seite, das unterstützt die Blutzirkulation.

frühzeitig anfordern. Das Kindergeld wird bei der Familienkasse der Bundesagentur für Arbeit beantragt, Elterngeld bei den jeweiligen Elterngeldstellen (siehe „Damit können Eltern rechnen", S. 307).

Tipps für den Alltag

- **Achten Sie weiterhin** auf eine gesunde und ausgewogene Ernährung, trinken Sie viel und sorgen Sie mit sanfter Gymnastik für regelmäßige Bewegung.
- **Planen Sie nach** Möglichkeit jeden Tag etwas Zeit ein, um sich auszuruhen – am besten auf der linken Seite liegend, das unterstützt die Blutzirkulation.
- **Wenn Sie Lust und Zeit** haben, können Sie nun die ersten Sachen für die Klinik besorgen (siehe Checkliste „Was kommt mit in die Klinik?", S. 240).

Wenn's zwei oder mehr sind

Eine gute Nachricht für Zwillingsmütter: Etwa die Hälfte aller Zwillingsschwangerschaften verläuft unkompliziert und die Geburten finden zeitgerecht und spontan statt. Zwillingsgeburten kündigen sich meist ebenso an wie Einlingsgeburten: Die werdende Mutter spürt zunächst ein Ziehen im Bauch, die Wehen, vielleicht platzt auch die Fruchtblase. In dem Fall sollten Sie sich sofort liegend in die Klinik bringen lassen.

Mitunter sind Zwillingskinder recht „ungeduldig" und kommen auf die Welt, wenn ihre Eltern noch nicht unbedingt damit rechnen. So starten viele mit einem Gewicht unter 2500 Gramm ins Leben, die Geburtsgewichte von Drillingen liegen meist unter 2000 Gramm. Wenn nötig, werden die zu früh geborenen Babys auf der Neugeborenen-Intensivstation versorgt. Auch wenn der erste Anblick der Kabel und Beatmungsschläuche ziemlich erschreckend sein kann, gewöhnen sich die meisten Eltern doch recht schnell daran, ihre Kinder dort regelmäßig zu besuchen und liebevoll zu begleiten. Ferner werden Sie auf den meisten Stationen in Betreuung und Pflege der Kleinen einbezogen, da man heute weiß, wie wichtig der Körperkontakt von Neugeborenen zu ihren Eltern ist.

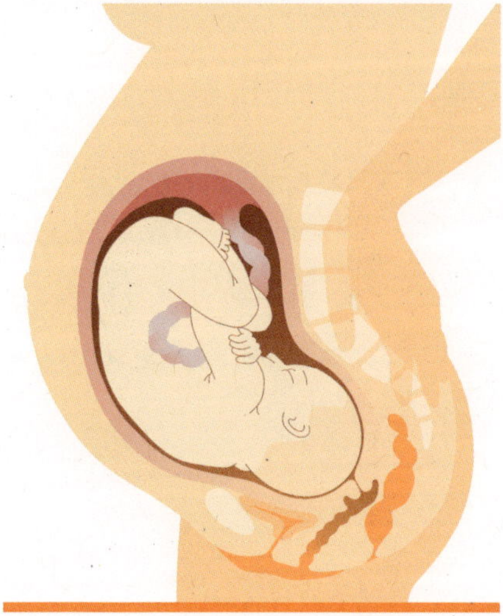

Zehnter Monat: 37.–40. Woche

Zur Geburt wiegen Babys in Deutschland heute durchschnittlich 3000 bis 3500 Gramm.

In den letzten vier Wochen gibt die werdende Mutter ihrem Baby noch wichtige Nährstoffe und Antikörper mit auf den Weg. Damit ist es vor Infektionen geschützt und vor allen Krankheiten, gegen die sie selbst bereits immun ist. Das Baby hat immer weniger Platz. Es nimmt in diesem Monat noch ca. 900 Gramm zu. Die meisten Kinder drehen sich in dieser Phase vor allem von einer auf die andere Seite, strecken sich und trainieren ihre Saug- und Schluckreflexe, indem sie an den Fingern nuckeln und Fruchtwasser schlucken. Das Kind ist zur Geburt bereit: Es hat eine Fettschicht aufgebaut, damit sein Körper außerhalb der Gebärmutter nicht zu schnell auskühlt. Seine Lungen sind ausgereift. Es kann saugen, schlucken und Urin produzieren. Nun sind also alle Weichen gestellt, dass es sich außerhalb des Mutterleibes eigenständig weiterentwickeln und wachsen kann.

Wie sich jetzt der Körper verändert

Wahrscheinlich hätten Sie es nicht für möglich gehalten, dass Ihr Bauch so groß und rund werden kann? Sie fragen sich, wie lange es noch dauert? Und ob alles gutgehen wird? Momente gefühlsmäßiger Anspannung wechseln sich ab mit ruhigen Stunden – vielleicht, weil die meisten Vorbereitungen schon getroffen sind oder weil eine Ruhepause zwischendurch einfach so guttut.

Falls Sie sich Sorgen machen, ob Sie alles schaffen werden, was nun auf Sie zukommt, machen Sie sich selbst Mut: „Ja, ich werde das schaffen!“ Vertrauen Sie darauf! Und denken Sie daran: Die Gebärmutter ist der größte Muskel des weiblichen Körpers! Zusammen mit Ihrer Kraft wird sie das Baby auf die Welt schieben. Außerdem können Sie davon ausgehen, dass Ihr Kind gern auf die Welt kommen möchte und Sie auf dem Weg durch den Geburtskanal bei der Geburt unterstützt – Ihre erste Teamarbeit.

Der dicke runde Bauch sieht jetzt manchmal ganz schief aus – je nachdem, wo und wie sich das Baby gerade hingelegt hat. Die Bewegungen fühlen sich etwas anders an als in den vergangenen Monaten, weil es viel weniger Platz hat. Das zusätzliche Gewicht des Babys und die letzten Geburtsvorbereitungen können der Grund dafür sein, dass Sie wieder schneller müde werden, vielleicht ist Ihnen auch mal leicht schwindelig.

Womöglich spüren Sie einen Druck im Becken oder ein Ziehen in der Leiste oder in den Schamlippen, wenn sich das Baby Richtung Geburtskanal senkt. Dass Ihr körperlicher Zustand langsam anfängt, Sie zu nerven, ist vermutlich ein geschickter Schachzug der Natur. Die meisten Frauen (auch wenn sie die Schwangerschaft genossen haben) mögen jetzt einfach nicht mehr länger warten und sind bereit für die Geburt.

Infos für werdende Väter

Jetzt rückt die Geburt immer näher. Vielleicht haben Sie sich schon entschieden, ob Sie Ihre Partnerin begleiten möchten. Vielleicht zögern Sie. Beides ist vollkommen in Ordnung. Wichtig ist, dass Sie und Ihre Partnerin möglichst offen und ehrlich darüber sprechen, wie Sie beide sich die Geburt vorstellen und was Sie voneinander erwarten.

Während der Geburt kann es sein, dass eine Situation entsteht, in der Sie sich plötzlich unwohl oder fehl am Platz fühlen. Für den Fall ist es gut, sich schon vorher gegenseitig die Erlaubnis zu geben, im Kreißsaal die eigene Intimsphäre sowie die der werdenden Mutter zu respektieren und zu schützen. Mehr zu diesem Thema finden Sie im Interview „Sind Männer wirklich die besten Geburtsbegleiter?“, S. 204.

Was steht sonst noch an?

Die letzten Vorsorgetermine vor der Geburt finden alle zwei Wochen statt. Ist der errechnete Geburtstermin bereits verstrichen, werden Schwangere sicherheitshalber alle zwei bis drei Tage untersucht.

Tipps für den Alltag

- **Achten Sie weiterhin** auf eine gesunde Ernährung und trinken Sie viel.
- **Planen Sie möglichst** jeden Tag etwas Zeit ein, um sich bewusst auszuruhen. Am besten Sie legen sich auf die linke Seite, das unterstützt die Blutzirkulation.
- **Sorgen Sie mit** Spaziergängen und sanfter Bewegung für Ihr Wohlbefinden.
- **Spätestens jetzt** sollten Sie auch die Sachen für den Klinik-Koffer zurechtlegen (siehe Checkliste „Was kommt mit in die Klinik?“, S. 240) und sich um die Planung des Wochenbettes kümmern.

Wenn's zwei oder mehr sind

Die erste Zeit zu Hause ist für alle jungen Eltern anstrengend – erst recht, wenn zwei oder mehr kleine Mäuler auf einmal versorgt werden wollen. Hilfreiche Tipps für diese Situation finden Sie im Kapitel „Geburtsvorbereitung“ ab S. 225

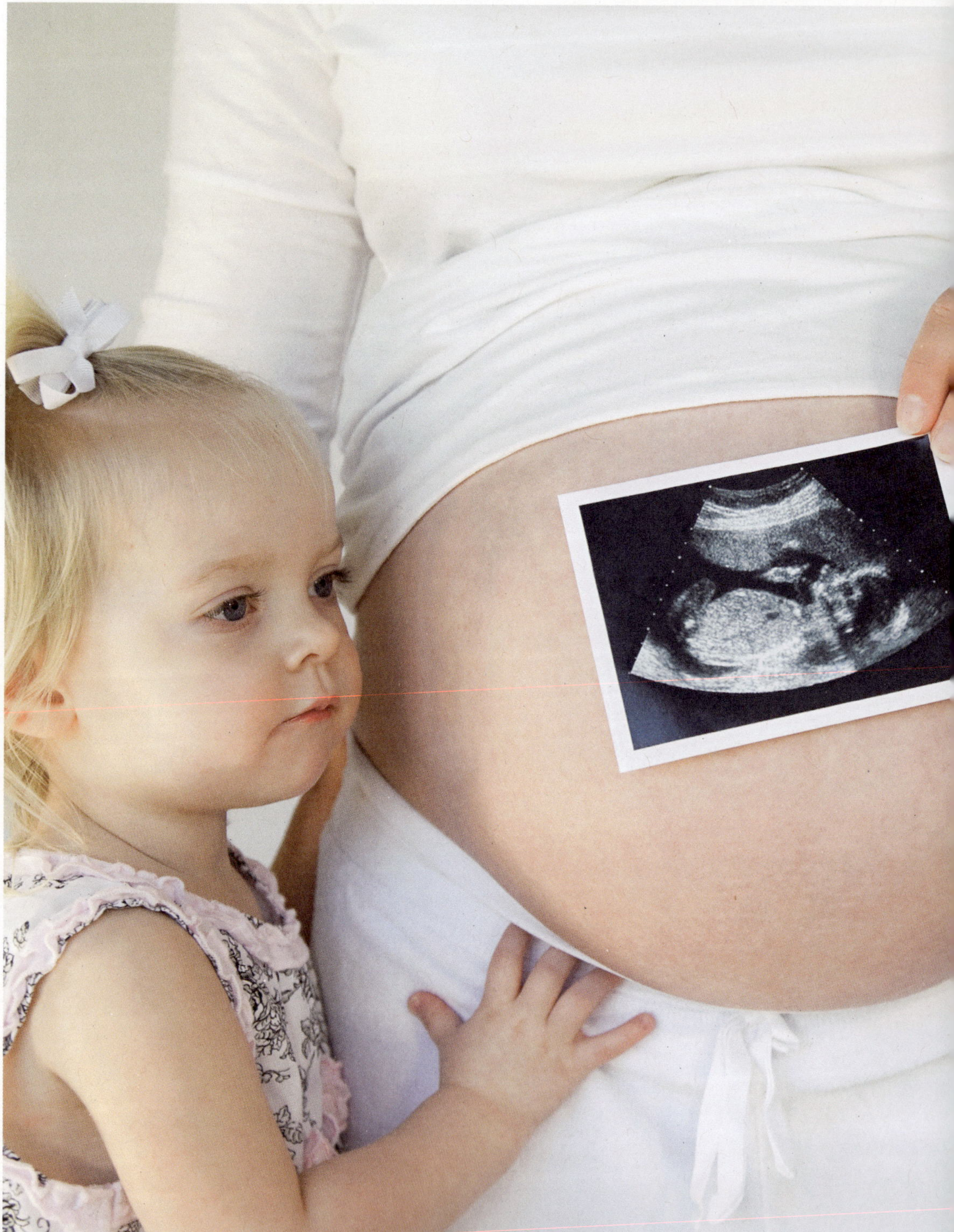

Vorsorge für Schwangere

Jede schwangere Frau hat einen gesetzlichen Anspruch auf zehn Vorsorgeuntersuchungen. Zu Beginn der Schwangerschaft ist die Untersuchung einmal pro Monat vorgesehen, später alle zwei Wochen.

Gesunde Mütter, gesunde Kinder – das sind kurz und knapp gesagt die Ziele der Schwangerenvorsorge, bei der im Verlauf der Schwangerschaft verschiedene Untersuchungen anstehen. Die Untersuchungsergebnisse werden in dem extra dafür vorgesehenen Mutterpass festgehalten und dokumentiert. Als werdende Mutter steht man vor der Entscheidung, wer sich um die Vorsorge kümmern soll: ein Arzt, die Hebamme oder vielleicht beide?

Basis-Vorsorge und IGe-Leistungen

Neben dieser Basis-Vorsorge gibt es aber noch weitere Vorsorgeleistungen: verschiedene pränataldiagnostische (PND) Methoden oder Individuelle Gesundheitsleistungen (IGeL), die man privat bezahlen muss. In diesem Kapitel finden Sie dazu mehrere ausführliche Tabellen, außerdem werden der Mutterpass und alle wichtigen Untersuchungen erklärt.

→ Sie stehen im Mittelpunkt

Aber trotz der vielen medizinischen Fakten: Bedenken Sie, Sie sind die Hauptperson, um die sich die Vorsorge dreht. Versuchen Sie, in Ruhe eine persönliche Position gegenüber allen diesen Angeboten zu finden, mit der Sie sich rundum wohlfühlen.

Vorsorge: Hebammen und Ärzte im Team

Im Rahmen der Schwangerenvorsorge kann jede Frau selbstentscheiden, wer die im Mutterpass vorgesehenen Untersuchungen durchführen soll: die Hebamme, ein Arzt – oder beide.

Mit der Feststellung der Schwangerschaft bekommen Sie von Ihrem behandelnden Arzt oder der betreuenden Hebamme einen Mutterpass. Darin werden alle Vorsorge- und Untersuchungsbefunde zur Schwangerschaft oder zu möglichen Besonderheiten und Risiken eingetragen. Der Pass enthält detaillierte Angaben zur Gesundheit der Mutter sowie zur Entwicklung des Babys. So können Ärzte und Hebammen den Verlauf der Schwangerschaft sowie mögliche Risiken schnell erfassen.

Die medizinischen Angaben, die im Pass eingetragen werden, richten sich also nicht in erster Linie an die werdende Mutter, sondern vor allem an das medizinische Fachpersonal. In der Schwangerschaft sollten Sie Ihren Mutterpass möglichst immer dabeihaben. Bei der Geburt liefert er wichtige Informationen. Und nach der Geburt sollten Sie ihn aufheben, weil alle Angaben im Mutterpass für weitere Schwangerschaften eine wichtige Rolle spielen.

Die im Mutterpass vorgesehenen Untersuchungen dienen der Gesundheit von Mutter und Kind und die meisten entsprechen jahrzehntelanger geburtshilflicher Erfahrung sowie modernen medizinischen Erkenntnissen. Allerdings soll an dieser Stelle auch gesagt sein, dass nicht alle laut Mutterpass vorgesehenen Untersuchungen nach heutigen streng wissenschaftlichen Kriterien geprüft wurden. Einige sind deshalb auch nicht ganz so sinnvoll und nützlich wie andere. Unter anderem deshalb wird der Mutterpass – in den 1950er Jahren entstanden – auch regelmäßig aktualisiert. Zuletzt wurden u. a. Fragen der Ernährungsberatung oder der Zahngesundheit neu aufgenommen, ebenso der Zuckertest zur Feststellung eines Schwangerschaftsdiabetes. Weitere Informationen dazu finden Sie unter „Eine gesunde Ernährung“ (siehe S. 95).

Eine ausführliche Beschreibung aller 16 Seiten des Mutterpasses findet man unter www.familienplanung.de, einem Angebot der Bundeszentrale für gesundheitliche Aufklärung (BZgA) – einfach den Suchbegriff Mutterpass eingeben, dann kommt man zu einer Übersicht mit Links und ausführlichen Erklärungen.

Der Mutterpass ist ein persönliches Dokument, in dem alle während der Schwangerschaft erhobenen wichtigen Befunde stehen. Die Schwangere allein entscheidet darüber, wem er zugänglich gemacht wird. Behörden, Arbeitgeber oder andere Personen oder Organisationen dürfen weder die Einsichtnahme verlangen noch diese erzwingen.

Im Mutterpass sind übrigens auch die Kriterien und Befunde vermerkt, anhand derer eine Schwangerschaft als Risikoschwangerschaft eingestuft wird oder nicht. Abgefragt werden mögliche Risiken gemäß einem standardisierten Katalog von über 50 Fragen: 26 davon beziehen sich auf den allgemeinen Gesundheitszustand der Schwangeren, 26 klären Komplikationen ab, die im Verlauf der Schwangerschaft auftreten können. Im Vergleich mit anderen Ländern ist der deutsche Risikokatalog sehr umfangreich und teilweise streng – ist man zum Beispiel während der Schwangerschaft jünger als 18 Jahre oder älter als 35 Jahre, so wird das bereits als ein Risiko gewertet. Auf dieses Thema wird im Laufe des Kapitels noch genau eingegangen.

Grundsätzlich hat jede Schwangere einen gesetzlichen Anspruch auf zehn Vorsorgeuntersuchungen. Diese Untersuchungen sind eine Art monatlicher Routinecheck, der zu Beginn der Schwangerschaft einmal im Monat und ab der 32. Schwangerschaftswoche alle zwei Wochen durchgeführt wird. Die Kosten dafür trägt die Krankenversicherung, egal, ob man gesetzlich oder privat versichert ist. Bedürftige, nicht erwerbsfähige Schwangere, die weder privat noch gesetzlich krankenversichert oder mitversichert sind, erhalten die Mutterschaftsleistungen über die Sozialhilfe.

Alle Untersuchungen laut Mutterpass, die im nächsten Abschnitt genauer beschrieben werden, wie zum Beispiel Untersuchungen des Blutes oder Urins, können sowohl von Hebammen als auch von Ärzten durchgeführt und im Mutterpass eingetragen werden. Einzige Ausnahme dieser Regelung sind die Ultraschall-Untersuchungen, die insgesamt drei Mal auf dem Vorsorgeprogramm stehen:

- **in der 9. bis 12. SSW** (Schwangerschaftswoche),
- **in der 19. bis 22. SSW** und
- **in der 29. bis 32. SSW.**

Diese Untersuchungen (siehe „Die verschiedenen Vorsorgeuntersuchungen", S. 64) können nur in einer gynäkologischen Praxis durchgeführt werden.

→ Ihre Ansprüche auf Mutterschaftsleistungen

Jede Schwangere hat Anspruch auf ärztliche Betreuung und Hebammenhilfe. Die Kosten der Vorsorgeuntersuchungen übernimmt die Krankenkasse. Zusätzliche Untersuchungen, die nicht Bestandteil der Mutterschaftsrichtlinien sind, müssen als IGe-Leistungen selbst bezahlt werden. Berufstätige Schwangere müssen für sämtliche Vorsorgeuntersuchungen von der Arbeit freigestellt werden, ohne dass ein Verdienstausfall entsteht.

Medizinische Betreuung, ganzheitliche Beratung

Während sich Gynäkologen und Gynäkologinnen in ihrem Praxisalltag vor allem auf die medizinische Betreuung schwangerer Frauen konzentrieren, nehmen sich Hebammen häufig einer eher ganzheitlichen Beratung an. In den ersten Schwangerschaftswochen wissen sie Antworten auf alle Fragen zur Umstellung des Körpers. Sie geben Ratschläge zur Lebensweise sowie Ernährung und können als erfahrene Gesprächspartnerinnen zur Seite stehen, wenn es um die Frage geht, ob und inwieweit man selbst pränatale diagnostische Methoden in Anspruch nehmen möchte. Auch Fragen zur Sexualität kann man oft gut mit der Hebamme besprechen und bei allen Schwangerschaftsbeschwerden kennt sie bewährte praktische Tipps. Natürlich können Sie alle diese Fragen auch mit einer Ärztin oder einem Arzt Ihres Vertrauens besprechen.

Risikoschwangerschaften sollten möglichst von einer Ärztin oder einem Arzt und einer Hebamme gemeinsam betreut werden. Falls im Verlauf einer Schwangerschaft nicht nur Risiken, sondern auch pathologische, also abweichende, Vorgänge festgestellt werden, müssen Hebammen die Schwangere in eine ärztliche Behandlung überweisen. Ganz gleich, ob Sie sich für die Vorsorge einer Hebamme oder einer Ärztin anvertrauen: Wichtig ist, dass Sie sich dort gut behandelt und begleitet fühlen. Viele Schwangere lassen sich im Rahmen der Schwangerenvorsorge sowohl von einer Hebamme als auch einer Ärztin betreuen. In fast allen Städten gibt es mittlerweile auch Gemeinschaftspraxen, in denen sich Ärztinnen und Hebammen gemeinsam um die Schwangerenvorsorge kümmern.

Die verschiedenen Vorsorgeuntersuchungen

Bei den monatlichen Vorsorgeterminen sind folgende Untersuchungen vorgesehen:

- **Kindliche Herztöne** werden gehört.
- **Der mütterliche Blutdruck** wird gemessen. Denn ein möglicher Bluthochdruck könnte die Gesundheit von Mutter und ungeborenem Kind gefährden.
- **Das Gewicht** wird festgestellt, um die Zunahme während der Schwangerschaft zu dokumentieren.

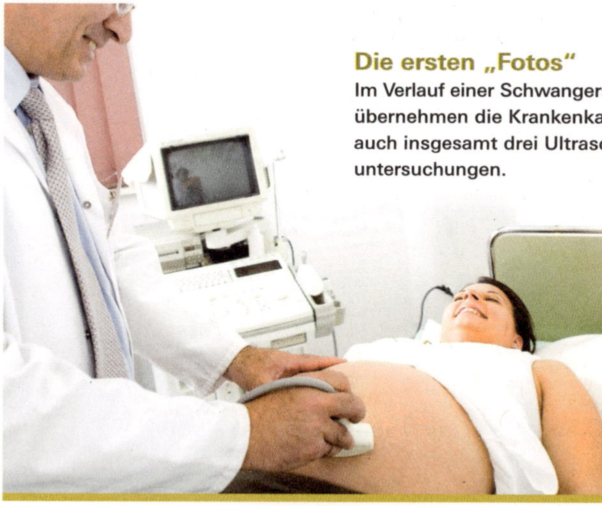

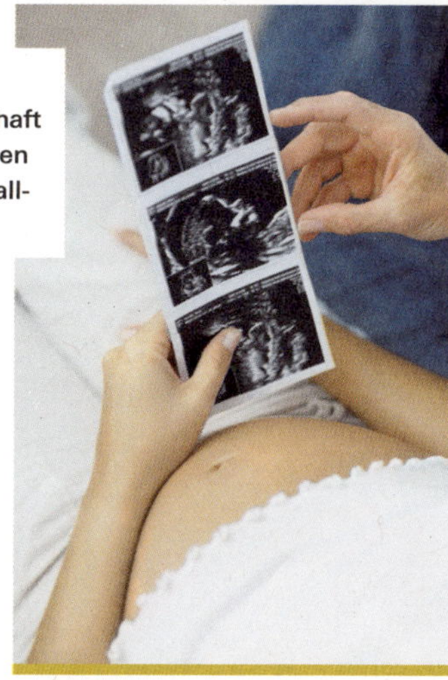

Die ersten „Fotos“
Im Verlauf einer Schwangerschaft übernehmen die Krankenkassen auch insgesamt drei Ultraschall-untersuchungen.

- **Der Urin** wird untersucht, um eine Zuckerkrankheit oder Nierenprobleme auszuschließen.
- **Es wird Blut** abgenommen, um einen möglichen Eisenmangel frühzeitig zu erkennen.
- **Der Unterleib** wird abgetastet, um die Größe und Höhe der Gebärmutter festzustellen sowie die aktuelle Lage des Kindes zu ermitteln.
- **Es wird überprüft,** ob die Schwangere möglicherweise Wassereinlagerungen oder Krampfadern hat. Alle Ergebnisse werden im Mutterpass festgehalten.

In den letzten Schwangerschaftswochen werden häufig mit einem Herzton-Wehen-Schreiber – in der Fachsprache Cardiotokograph (CTG) – die kindlichen Herztöne aufgezeichnet. Die Messung und Aufzeichnung übernehmen ein kleiner Ultraschallkopf und ein Wehendruckmesser. Beide werden am Bauch der Schwangeren befestigt und können so die Herztöne des Kindes und eine mögliche Wehenbereitschaft der Gebärmutter überwachen. Die Befunde werden im Mutterpass vermerkt.

Das medizinische Labor spielt dabei eine wichtige Rolle. Mit weiteren Abstrichen, Bluttests und Laboruntersuchungen werden außerdem zu Beginn der Schwangerschaft verschiedene Infektionskrankheiten abgeklärt. Einige dieser Untersuchungen sind im Rahmen der Schwangerenvorsorge vorgesehen und kostenlos. Andere sind Individuelle Gesundheitsleistungen (IGeL), die medizinisch nicht unbedingt nötig sind und deshalb aus eigener Tasche bezahlt werden müssen. Kostenlos untersucht werden Schwangere auf Rötelnimmunität, auf Chlamydien, Hepatitis B und Lues (Syphilis), denn diese Krankheiten bleiben manchmal unbemerkt und könnten auf das Kind übertragen werden. Auch einen HIV-Test kann man kostenlos durchführen lassen.

Gut zu wissen: Beim Lues-Test wird nur die Durchführung im Mutterpass vermerkt, nicht das Ergebnis. Zum HIV-Test findet nur eine mündliche Beratung und kein schriftlicher Eintrag mehr statt.

Ultraschalluntersuchungen – drei sind vorgesehen

Im Verlauf einer Schwangerschaft bezahlen die Krankenkassen Ultraschalluntersuchungen. Viele Ärzte machen gern mehr als die drei vorgesehenen Untersuchungen. Falls Sie das als unnötig oder störend empfinden, sprechen Sie es an, denn notwendig ist es nicht. Genau genommen, bringen sechs Ultraschalluntersuchungen gegenüber den drei vorgesehenen keinen medizinischen Vorteil, sondern kosten nur unnötig Geld.

Psychosomatisch denkende Ärztinnen und Ärzte weisen zudem darauf hin, dass das gehäufte Baby-Fernsehen auch Nebenwirkungen hat. So tritt dabei die medizinisch exakte Diagnostik in den Hintergrund, wodurch sich das Risiko für falsch positive oder falsch negative Befunde erhöhen kann. Ein anderer Nebeneffekt ist, dass werdende Eltern durch den Ultraschall sehr auf die visuelle Wahrnehmung ihres Kindes konzentriert sind. Wichtige Sinne wie das Tasten, Fühlen und Spüren können dabei schnell zurückbleiben. Sie sind aber wichtig für die Wahrnehmung von Störungen in der Schwangerschaft. Und erst recht sind Eltern mit allen Sinnen gefragt, wenn das Baby auf der Welt ist, um immer wieder neue Situationen einschätzen und bewältigen zu können.

Hier die drei vorgesehenen Untersuchungen im Kurzüberblick – Ärztinnen und Ärzte sind verpflichtet, Sie vor dem Ultraschall über die jeweiligen Vor- und Nachteile aufzuklären:

1. **Erste Untersuchung** (9.–12. Schwangerschaftswoche): Beim ersten Ultraschalltermin untersucht der Arzt, ob einer oder mehrere Embryos in der Gebärmutter liegen und ob der Herzschlag erkennbar ist. Bei Mehrlingen bestimmt er die Anzahl der Fruchtblasen. Und er errechnet anhand der Größe des Embryos den voraussichtlichen Geburtstermin des Kindes (siehe Interview, S. 17). Sollten bei dieser Untersuchung mögliche Hinweise auf eine Erkrankung oder Schädigung des Kindes entdeckt werden, so müssen die werdenden Eltern entscheiden, ob sie weitere pränataldiagnostische Untersuchungen in Anspruch nehmen wollen.
2. **Zweite Untersuchung** (19.–22. Schwangerschaftswoche): Beim zweiten Ultraschall können Sie wählen zwischen einer Basis-Ultraschalluntersuchung oder einer erweiterten Basis-Ultraschalluntersuchung. Bei der Basis-Ultraschalluntersuchung werden die Größe von Kopf und Bauch des Kindes sowie die Länge des Oberschenkelknochens gemessen und die Position der Plazenta beurteilt. Beim erweiterten Basis-Ultraschall werden zusätzlich einige Körperteile genauer untersucht wie Kopf und Gehirn, Hals und Rücken, Herz und Brustkorb oder Magen und Harnblase.
3. **Dritte Untersuchung** (29.–32. Schwangerschaftswoche): Wachstum und Ent-

wicklung des Babys werden nochmals kontrolliert. Außerdem werden die inneren Organe und die Lage des Kindes sowie der Plazenta untersucht und die Fruchtwassermenge bestimmt.

4 **Mögliche weitere Ultraschalluntersuchungen:** Bei auffälligen Befunden wird Ihnen die Ärztin wahrscheinlich weitere Ultraschalluntersuchungen empfehlen. Eine davon ist zum Beispiel die Dopplersonografie. Sie kommt zum Einsatz, wenn der Verdacht besteht, dass das ungeborene Kind nicht ausreichend mit Nährstoffen oder Sauerstoff versorgt wird oder wenn es bestimmte Risiken gibt (etwa bei Bluthochdruck). Dabei wird die Fließgeschwindigkeit des Blutes in den mütterlichen Blutgefäßen, welche die Gebärmutter versorgen, in der Nabelschnur und/oder im kindlichen Gehirn gemessen. Um einen Herzfehler auszuschließen, kann auch der Blutfluss im kindlichen Herz überprüft werden.

Baby-Fernsehen

Die nach dem Mutterpass durchgeführten Ultraschalluntersuchungen liefern zweidimensionale Bilder. Sie zeigen die Länge und Breite des Embryos. Dreidimensionale Bilder erfassen auch die Tiefe, sodass zum Beispiel das Volumen eines Organs erkennbar wird. Bei vierdimensionalen Aufnahmen lässt sich sogar verfolgen, wie sich das Baby bewegt. Das Verfahren liefert also „laufende" Bilder. Medizinisch kann man das 3-D-Verfahren genau wie das 2-D-Verfahren nutzen, um die Schwangerschaftsdauer zu ermitteln oder Wachstumsstörungen aufzuspüren. Die 3-D-Methode ist erheblich aufwendiger als der gewöhnliche Ultraschall, ohne einen zusätzlichen medizinischen Nutzen zu bieten. Drei- oder vierdimensionale Ultraschalluntersuchungen werden daher meist nicht aus rein medizinischen Gründen gemacht (einzige Ausnahme: der Verdacht auf eine Lippen-Kiefer-Gaumen-Spalte), sondern als ärztliche Zusatz- bzw. IGe-Leistung angeboten, um den Eltern ein möglichst anschauliches Bild oder eine Videoaufnahme ihres Kindes auszuhändigen. Ein Tipp: Manche Eltern erschrecken sich, wenn sie zum ersten Mal 3-D- oder 4-D-Bilder sehen. Lassen Sie einen 3-D-/4-D-Ultraschall am besten erst ab der 30. Woche machen – da hat das Baby schon ausreichend Fettgewebe und ist „fotogener".

Vorsorge für junge Schwangere unter 20 Jahre

Manche junge Frauen gehen noch zur Schule, haben gerade einen Ausbildungsplatz gefunden oder sind noch auf der Suche nach einem. Und weil Verhütungspannen immer wieder passieren können – sind sie plötzlich schwanger. Damit stehen gerade sehr junge Frauen vor völlig neuen Herausforderungen. Denn neben dem Lernen und der Schwangerschaft sind sie nicht nur doppelt, sondern eigentlich dreifach belastet: Meist durchleben sie gerade noch ihre Pubertät – mit all den körperlichen Veränderungen – oder haben sie vor Kurzem erst hinter sich gelassen. Und nun verändert sich der Körper während der Schwangerschaft aufs Neue.

Das alles macht das Erwachsenwerden noch komplizierter: Die junge Schwangere und der meist auch junge werdende Vater wollen nun beide schon sehr früh die Verantwortung für ein eigenes Kind übernehmen. Das ist eine echte Belastungsprobe. Auch die jeweiligen Großeltern in spe sind jetzt unter Umständen gefragt: Denn sind ihre Kinder noch minderjährig, tragen sie rechtlich gesehen die Verantwortung. In solchen Fällen unterstützen beispielsweise Familienhebammen.

Denn für junge Schwangere ist es wichtig und außerdem entlastend, wenn sich die Vorsorge nicht nur auf die nötigen medizinischen Untersuchungen beschränkt, sondern auch die vielen sozialen und psychologischen Aspekte einbezieht. Medizinisch gesehen werden junge Schwangere unter 18 Jahren aufgrund ihres Alters zwar als Risikoschwangerschaft eingestuft – Komplikationen in der Schwangerschaft sind aber eher selten. Hilfreich ist die Unterstützung durch eine Hebamme, die bei der Auswahl einer Klinik beraten kann und auch bei bürokratischen Herausforderungen gute Tipps kennt. Und wenn man sich alleingelassen fühlt, kann es guttun, noch jemanden außerhalb der Familie oder des Freundeskreises zu haben, an den man sich wenden kann. Eine Besonderheit sind Familienhebammen. Je nach Bundesland oder Träger betreuen sie junge Schwangere und ihre Babys,

---

Lassen Sie sich nicht zu sehr irritieren! Ab und zu kann man schon mal denken, die eigene Schwangerschaft stecke voller Risiken. In diesem Fall sollte man sich die Kriterien oder Befunde und ihre möglichen Folgen in Ruhe erklären lassen:

- **Nur, weil man die Kriterien einer** Risikoschwangerschaft erfüllt, bedeutet das nicht, dass bestimmte Komplikationen auch tatsächlich auftreten werden. Die Einstufung ist statistisch erfolgt. Sie bedeutet vor allem, dass die Schwangerschaft sorgfältig überwacht wird, um, falls notwendig, rechtzeitig weitere Untersuchungen oder Behandlungen durchzuführen.
- **Sie können Ihre Gesundheit stärken!** Geeignete Vorbeugemaßnahmen sind eine positive Einstellung, Bewegung und ein gesunder Lebensstil. Dazu mehr unter „Fitness und Lifestyle“ siehe ab S. 115.

bis sie ein Jahr alt, bei besonderem Bedarf auch, bis sie drei Jahre alt sind. Zur Unterstützung gehen sie auch mit in die Kinderarztpraxis oder zu einem Amt. Adressen von Familienhebammen kennen die Schwangerenberatungsstellen und das Gesundheits- oder Jugendamt – im Internet findet man sie auch unter www.familienhebamme.de/adressliste.html.

Vorsorge für schwangere Frauen ab 35 Jahre

Auch wenn es komisch klingt und die meisten sich nicht so fühlen: Medizinisch betrachtet zählen Frauen ab 35 Jahren zu den Spätgebärenden – und die Zahl der werdenden Mütter in dieser Altersgruppe steigt seit den 1990er Jahren beständig an. Ein Grund dafür ist einerseits die berufliche Situation vieler Frauen, die sich erst einmal eine möglichst sichere Position an ihrem Arbeitsplatz erobern wollen, bevor sie schwanger werden. Aber auch private und persönliche Gründe spielen eine Rolle: Schließlich muss auch erst mal der Mann gefunden sein, mit dem man sich eine Familie vorstellen kann.

Laut Mutterpass-Richtlinien werden Schwangere über 35 Jahren – wie auch junge Frauen unter 18 Jahre – grundsätzlich als Risikoschwangere eingestuft. Das ist aber vor allem eine statistisch-medizinische Einstufung, denn bei genauer Betrachtung steigen die tatsächlichen Risiken für Mutter und Kind nur leicht. Leicht erhöht ist zum Beispiel die Wahrscheinlichkeit, ein Kind mit Down-Syndrom zu bekommen. Sie beträgt bei einer 30-jährigen Schwangeren 0,1 Prozent (1 von 1000 Kindern), bei einer 35-jährigen 0,3 Prozent (3 von 1000) und bei einer 40-jährigen Schwangeren 1 Prozent (10 von 1000). Auch die Zahlen für Komplikationen in der Schwangerschaft sind leicht erhöht.

Gute Nachricht: Das Alter allein ist kein Risiko!

Tatsächlich stellt aber eine Studie der Bundeszentrale für gesundheitliche Aufklärung zum Schwangerschaftserleben bei schwangeren Frauen ab 35 Jahren fest, dass das Alter nur in seltensten Fällen allein einen Einfluss darauf hat, ob eine Schwangerschaft mit Risiken verläuft oder nicht. Positiv auf den Verlauf der Schwangerschaft wirkt sich aus, dass viele Frauen über 35 Jahre in festen Partnerschaften leben, sich körperlich fit halten und gesundheitsbewusst ernähren.

▶ Auf www.schwanger-unter-20.de gibt es Erfahrungsberichte, ein Schwangerschafts-Lexikon speziell für junge Frauen, praktische Checklisten und Planer für Schülerinnen, Azubis, Studentinnen und werdende junge Väter.

Ärztliche Zusatzleistungen

Was verbirgt sich eigentlich genau hinter den Zusatz- oder IGe-Leistungen – den „individuellen Gesundheitsleitungen"?

Individuelle Gesundheitsleistungen sind ärztliche Leistungsangebote außerhalb der gesetzlichen Krankenversicherung, die über die von den Krankenkassen als notwendig erachtete Basisversorgung hinausgehen. In der Schwangerschaft können das zusätzliche 3-D- oder 4-D-Ultraschalluntersuchungen sein (siehe „Die verschiedenen Vorsorgeuntersuchungen", S. 64) oder auch der Toxoplasmose-Suchtest, mit dem die Immunität gegen eine Toxoplasmose-Infektion geklärt wird (siehe „Welche Tests zu welcher Zeit?", S. 77).

Gynäkologen – Meister im IGeLn

Gesetzlich versicherte Patientinnen müssen individuelle Gesundheitsleistungen extra zahlen, bei den Preisen gibt es laut ärztlicher Gebührenordnung einen großen Spielraum. Unter allen Ärzten in Deutschland sind die Gynäkologinnen und Gynäkologen übrigens die Meister im IGeLn, zu ihren häufigsten Angeboten gehört unter anderem die erweiterte Schwangerenvorsorge, an der Spitze aller IGe-Leistungen liegen die zusätzlichen Ultraschalluntersuchungen.

Hier ein paar Tipps, die Ihnen vielleicht bei einer Einschätzung und Entscheidung helfen können, falls Sie beim nächsten Gynäkologenbesuch auf bestimmte Zusatzleistungen angesprochen werden:

- **Fragen Sie Ihren Arzt,** welchen persönlichen Nutzen Sie von der angebotenen Untersuchung haben und ob mit Risiken zu rechnen ist.

Irrtum 1 über IGe-Leistungen:

- **„Die Leistung ist nicht im Katalog der gesetzlichen Krankenkassen enthalten und wird nicht bezahlt."**

Diese Aussage ist vielfach im Zusammenhang mit Früherkennungsangeboten zu finden und insofern unzutreffend, als die betreffende Leistung bei einem konkreten medizinischen Verdacht auf eine Erkrankung meistens sehr wohl eine Leistung der gesetzlichen Krankenversicherung ist.

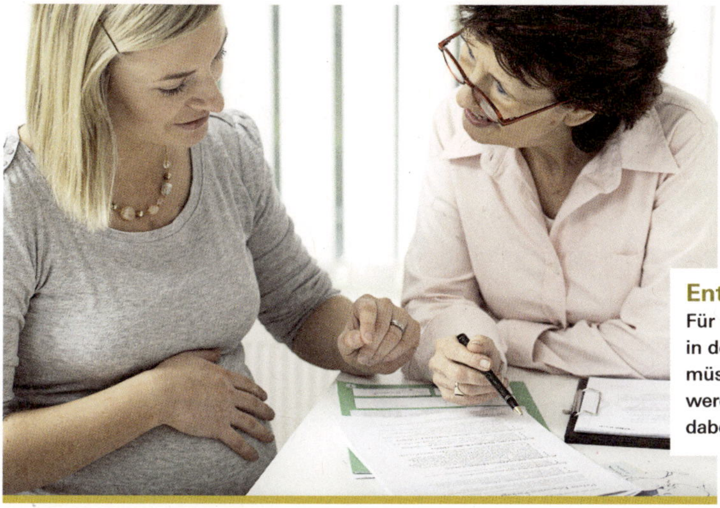

Entscheidungshilfe
Für manche Leistungen in der Schwangerschaft müssen Anträge gestellt werden – clever, wer sich dabei gut beraten lässt.

- **Sind Sie unsicher,** ob überhaupt und wenn ja, welche Untersuchungen genau Sie durchführen lassen wollen, so können Sie sich auch an eine Schwangerschaftsberatungsstelle wenden.
- **Manche Praxen** haben auch bestimmte IGeL-Schwerpunkte.
- **Erkundigen Sie sich** bereits im Vorfeld, wie es nach einem auffälligen Testergebnis weitergeht, welche zusätzlichen Untersuchungen gemacht werden und mit welchen Risiken diese verbunden sind.
- **Denken Sie in Ruhe** über Ihre Entscheidung nach. Fragen Sie dazu auch bei Ihrer Krankenkasse nach, ob die Leistung vielleicht doch übernommen wird oder warum nicht.
- **Vor Beginn der** privat zu zahlenden Untersuchung sollten die gewünschten Leistungen und ein Kostenvoranschlag schriftlich vereinbart werden.

- **Der Arbeitskreis Frauengesundheit** (AKF) hat als Entscheidungshilfe zum Thema IGeL in der Frauenarztpraxis den Flyer „IGeL – Wahlleistungen in der gynäkologischen Praxis" veröffentlicht. Dieser steht im Internet unter www.akf-info.de kostenlos als Download zur Verfügung.

Irrtum 2 über IGe-Leistungen:

- **„Die Leistung ist immer eine wirksame wissenschaftlich und schulmedizinisch abgesicherte Behandlungsmethode."**

Versicherte können davon ausgehen, dass eine solche Leistung dann bereits im Katalog der gesetzlichen Krankenversicherung wäre. Da sie es noch nicht ist, ist die Information unter Umständen nicht ganz zutreffend oder nur die halbe Wahrheit.

Und was bringt Pränataldiagnostik?

Im Rahmen der Früherkennung gibt es weitere Untersuchungen, um nach Störungen oder Fehlbildungen beim Ungeborenen zu fahnden. Der Fachbegriff dafür ist Pränataldiagnostik.

Aber die meisten Verfahren können Ihr Kind leider nicht vor Behinderungen schützen oder bewahren, sondern Behinderungen lediglich ausschließen oder feststellen – beides allerdings auch nur mit einer gewissen Wahrscheinlichkeit. Lediglich genetische Untersuchungen wie die Chromosomenanalyse aus kindlichen Zellen haben eine hohe Treffsicherheit.

Die meisten werdenden Eltern erwarten von der vorgeburtlichen Diagnostik, dass sie ihnen Auskunft darüber geben kann, ob mit ihrem Baby alles in Ordnung ist. Aber in vielen Fällen ist die Auskunft nicht so klar, wie man sich das wünscht. Manchmal führen Ergebnisse zu weiteren Untersuchungen und zu Unsicherheit. Dann werden aus der gewünschten und gut gemeinten Schwangerenvorsorge vor allem Schwangeren„sorgen", die als belastend empfunden werden.

Es empfiehlt sich also, vorher gut zu überlegen, ob und welche vorgeburtlichen (pränatalen) Untersuchungen durchgeführt werden sollen und auf welche man vielleicht aus guten Gründen lieber verzichten möchte. Neben der Kenntnis der einzelnen Untersuchungsmethoden sowie ihrer Möglichkeiten und Grenzen ist es gut, dazu ein paar grundlegende Fakten zu kennen.

Fast alle Kinder kommen gesund zur Welt!

Studien und Statistiken zeigen, dass rund 97 Prozent aller Kinder in Deutschland gesund auf die Welt kommen. Allerdings sollte man berücksichtigen, dass etwa 10 Prozent aller Neugeborenen in eine Kinderklinik verlegt werden, weil sie z. B. Anpassungsstörungen haben. Dennoch zeigen diese Zahlen: Die wenigsten Behinderungen sind angeboren, der weitaus größere Teil wird erst im Lauf des Lebens erworben. Von den wenigen Behinderungen, die von Anfang an da sind, ist wiederum nur ein kleiner Teil vor der Geburt zu erkennen – und davon wiederum nur ein sehr geringer Teil vorgeburtlich therapierbar. Und über die schwersten Fehlbildungen Ungeborener entscheidet die Natur häufig selbst durch Fehlgeburten.

→ Bauchentscheidungen?!

Der Arbeitskreis Frauengesundheit (AKF) hat zu den vorgeburtlichen Untersuchungen interessante Aspekte zusammengestellt, die man kostenlos ausdrucken kann. Unter „Bauchentscheidungen – wissen, was jetzt guttut“, gibt es Infos zu Fragen wie „Nur sehen, ob alles normal ist …“, „Von Zahlen und Wahrscheinlichkeiten“ oder „Hauptsache gesund?“.

Gedanken für werdende Eltern

Hat Ihre Ärztin ein auffälliges Ultraschallergebnis entdeckt? Besteht Verdacht auf eine Stoffwechselerkrankung des Ungeborenen? Oder soll im Rahmen einer genetischen Beratung nach einer vererbbaren Krankheit gesucht werden? Das alles sind Gründe, die für eine vorgeburtliche Spezialuntersuchung sprechen können. Manche Frauen entscheiden sich dafür, weil sie unter keinen Umständen ein behindertes Kind haben möchten. Allerdings gibt es auch Gründe, die gegen diese Untersuchungen sprechen: So bergen sie ein gewisses Fehlgeburtsrisiko und falls ein beunruhigender Befund entdeckt wird, stellt sich meist die Frage nach einem Schwangerschaftsabbruch. Oft ist aber nicht genau voraussagbar, ob und wie schwer ein Kind wirklich betroffen sein wird. Schwierig ist auch, dass die meisten Untersuchungen erst nach der 12. Woche oder noch später durchgeführt werden, wenn viele Schwangere und ihre Partner schon eine Beziehung zu dem ungeborenen Kind aufgebaut haben.

Eine neue Verantwortung

Auf einen besonderen Aspekt der vorgeburtlichen Diagnostik macht die Humangenetikerin und Philosophin Sigrid Graumann aufmerksam. Sie weist darauf hin, dass (werdende) Eltern sowohl biologisch als auch gesellschaftlich gesehen bisher vor allem die Aufgabe hatten und haben, das eigene Kind bedingungslos anzunehmen und zu schützen. Durch die vorgeburtliche Diagnostik kommen Eltern nun in die Situation, diese bedingungslose Annahme von genetischen Untersuchungen abhängig zu machen. Dadurch wird ihnen aber im Grunde genommen eine neue gesellschaftliche Verantwortung zugewiesen: Eltern – ebenso wie die sie behandelnden Ärzte – sind plötzlich verantwortlich für die Gene bzw. den genetischen Code ihrer Kinder und damit auch die genetische Beschaffenheit unserer Gesellschaft. Aber können und wollen Eltern diese Verantwortung übernehmen?

Was ist sinnvoll?

Nicht alle möglichen und angebotenen Untersuchungsmethoden zur vorgeburtlichen Diagnostik oder Früherkennung sind wirklich sinnvoll. Viele Untersuchungen sind den Nachweis ihres Nutzens bisher schuldig geblieben, andere mit Risiken behaftet. Außerdem dienen sie unterschiedlichen

Zwecken: Es gibt Untersuchungen, um anlagebedingte Störungen festzustellen, Untersuchungen auf bestimmte Krankheitserreger, die das Ungeborene schädigen könnten, und es gibt Untersuchungen zum Schwangerschaftsverlauf und zur Entwicklung des Kindes. Einen Überblick, welche Tests und Untersuchungen zu welchem Zeitpunkt angeboten und durchgeführt werden und warum, können Sie den Tabellen in „Welche Tests zu welcher Zeit?", siehe S. 77, entnehmen. Dort finden Sie auch jeweils eine kurze Expertinnen-Bewertung der Stiftung Warentest.

→ Das Gendiagnostikgesetz

Weil der Gesetzgeber erkannt hat, wie heikel vorgeburtliche genetische Untersuchungen sein können, werden wichtige Fragen im Gendiagnostikgesetz geregelt. Es ist seit 1. Februar 2010 in Kraft und soll die mit der Untersuchung menschlicher genetischer Eigenschaften verbundenen möglichen Gefahren sowie genetische Diskriminierung verhindern. Gleichzeitig sollen auch die Chancen des Einsatzes genetischer Untersuchungen für den Einzelnen gewahrt bleiben. Zu den Grundprinzipien des Gesetzes gehören z. B. das Recht auf medizinische und psychosoziale Aufklärung und Beratung ebenso wie das Recht auf Wissen oder Nichtwissen.

Methoden zur Risikoeinschätzung

Ergänzend zum Ultraschall gibt es verschiedene Verfahren zur Risikoeinschätzung von Fehlbildungen. Vor diesen Tests muss der Arzt die Schwangere über Aussagekraft und Risiken der Untersuchungen beraten und ihr schriftliches Einverständnis einholen.

1. **Die Nackenfaltenmessung** (11.–14. Woche) kann im Rahmen des ersten Routine-Ultraschalls oder bei einem zusätzlichen Ultraschall durchgeführt werden. Dabei wird die Nackenfalte des Ungeborenen gemessen: eine Wasseransammlung im Nackenbereich, die nur in einer bestimmten Zeit der Schwangerschaft zu sehen ist. Aufgrund dieses Messwertes erfolgt die statistische Risikoabschätzung (über ein mögliches Down-Syndrom oder einen Herzfehler) mithilfe eines Computerprogramms – je nach Ergebnis kann das die Vorstellung bei einem Spezialisten zur Folge haben. Ein unauffälliger Wert kann ängstliche Frauen beruhigen, aber ein auffälliger Wert kann sehr belastend sein – und muss nicht immer bedeuten, dass tatsächlich eine Fehlbildung vorliegt. Zur weiteren Abklärung wird dann meist eine Fruchtwasseruntersuchung vorgenommen.
2. **Beim Erst-Trimester-Test** (11.–13. Woche) werden das Alter der Schwangeren, die Ergebnisse ihrer Blutuntersuchung (Hormon und Eiweißwerte) sowie die Nackenfaltenmessung in ein Computer-

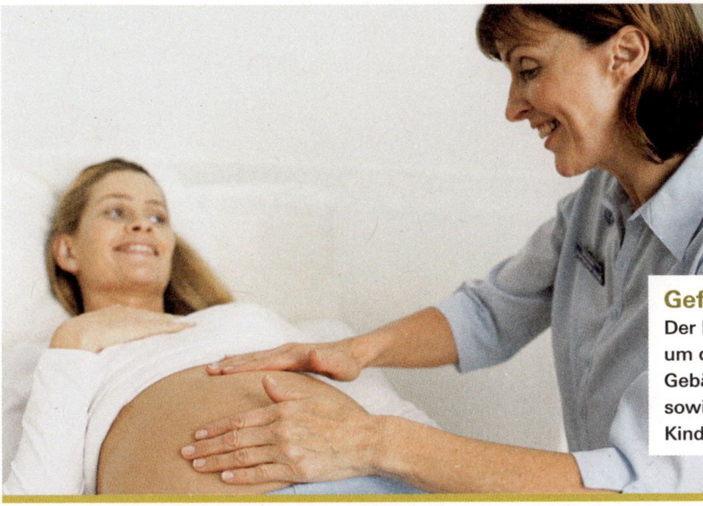

Gefühlssache
Der Bauch wird abgetastet, um die Größe und Höhe der Gebärmutter festzustellen sowie die aktuelle Lage des Kindes zu ermitteln.

programm gegeben – das Ergebnis ist ein statistischer Risikowert, der beruhigen oder je nach Ergebnis auch belasten kann.

3. **Beim Zweit-Trimester-Bluttest** (15.–20. Woche) wird das Blut der Schwangeren u. a. auf die Hormone HCG und Östriol sowie auf das Alpha-Fetoprotein (AFP) untersucht. Das Risiko für eine mögliche Erkrankung oder Behinderung des Ungeborenen wird anhand dieser Blutwerte geschätzt. Einbezogen werden auch Alter und Gewicht der Frau sowie die genaue Schwangerschaftsdauer.
4. **Der Triple-Test** (um die 16. Woche) wird heute nicht mehr empfohlen, weil er relativ ungenau ist.

Spezielle Untersuchungsmethoden

1. **Bei der Chorionzottenbiopsie** (10.–12. Woche) wird mit einer Hohlnadel durch die Bauchdecke in den sich bildenden Mutterkuchen gestochen und Chorionzottengewebe entnommen, aus dem sich später der Mutterkuchen bildet. Die gewonnenen Zellen werden auf ihren Chromosomensatz untersucht – so können Abweichungen und vererbbare Krankheiten festgestellt werden. Die Ergebnisse liegen meist nach ein bis acht Tagen vor, manchmal erst nach zwei Wochen.
2. **Bei der Fruchtwasseruntersuchung** (14.–20. Woche) oder auch Amniozentese, ebenfalls mit einer Hohlnadel durch die Bauchdecke durchgeführt, wird eine kleine Menge Fruchtwasser entnommen und untersucht. Ergebnisse wie zum Beispiel Chromosomenabweichungen oder ein Hinweis auf eine vererbbare Krankheit liegen nach etwa zwei Wochen vor.
3. **Der Fish-Test,** ein Schnelltest, kann nach einem Tag Ergebnisse zu den häufigsten Chromosomenabweichungen bringen. Diese sollten aber überprüft werden, was etwa zwei Wochen dauert.
4. **Bei der Nabelschnurpunktion** (ab 16. Woche) wird durch die Bauchdecke der Frau kindliches Blut aus der Nabelschnur entnommen und untersucht,

z. B. bei Rhesusunverträglichkeit, unklarem Befund nach einer Fruchtwasseruntersuchung oder beim Verdacht auf kindliche Infektionen.

→ Lesetipp

Die Broschüre „Pränataldiagnostik" sowie das Faltblatt „Pränataldiagnostik – Beratung, Methoden und Hilfen" der Bundeszentrale für gesundheitliche Aufklärung (BZgA) stellen Informationen zum Thema bereit. Sie können beide kostenlos bestellen oder aus dem Internet herunterladen unter www.schwanger-info.de.

„Was wollen wir wissen?"

Da die Ergebnisse der Pränataldiagnostik nicht nur beruhigen, sondern auch verunsichern können, ist es wichtig, dass Sie auf die folgenden Fragen die für Sie passenden persönlichen Antworten finden:

- **Möchte ich eine vorgeburtliche** Untersuchung, und wenn ja, welche?
- **Welche Erwartungen** habe ich an diese Untersuchungen?
- **Bin ich bereit,** das Risiko einer Fehlgeburt einzugehen?
- **Wie gehe ich damit um,** wenn bei meinem Kind eine Normabweichung oder Fehlbildung festgestellt wird?
- **Kann ich mir** vorstellen, die Schwangerschaft abzubrechen?
- **Welche Einstellung** habe ich zu Behinderung?
- **Will ich wirklich** alles, was über das ungeborene Kind zu erfahren ist, wissen?

Recht auf Wissen und Nichtwissen

Manche schwangere Frauen fühlen sich sicherer, wenn sie ein unauffälliges Ergebnis bekommen haben. Besonders Frauen, die vielleicht schon ein Kind verloren haben oder in deren Familie eine genetische Erkrankung bekannt ist, können durch vorgeburtliche Untersuchungen beruhigt werden.

Andere Frauen fühlen sich durch mögliche Entscheidungen, die auf sie zukommen können, belastet. Dazu kann die Angst vor einer Fehlgeburt kommen.

Informieren Sie sich in Ruhe, holen Sie sich gegebenenfalls Unterstützung und lassen sich von der Hebamme oder in einer Schwangerenberatungsstelle beraten, bevor Sie bestimmte Untersuchungen in Anspruch nehmen. Schön ist, wenn Sie alle diese Fragen und Aspekte zusammen mit Ihrem Partner oder einer Vertrauensperson besprechen können, denn eine gemeinsam getragene Entscheidung kann stärken. Wenn Partner unterschiedliche Einstellungen haben, kann ein gemeinsames Beratungsgespräch sehr hilfreich sein.

Beratung für Körper und Seele

Manchmal ist man mit einem bestimmten Problem oder auch einer bestimmten Lebenssituation überfordert. Unterstützung können gute Freunde oder Familienangehörige bieten. Auch Mitmenschen oder Teilnehmer von Selbsthilfegruppe, die ähnliche Erfahrungen gemacht haben, sind sehr oft hilfreiche Ansprechpartner.

Zu allen Lebensfragen können schwangere Frauen sich von Experten beraten lassen. In Schwangerschaftsberatungsstellen bekommt man zum Beispiel kostenlos Beratungen zur vorgeburtlichen Diagnostik, zu persönlichen oder partnerschaftlichen Problemen, aber auch Informationen zum Mutterschutz am Arbeitsplatz, zum Unterhaltsrecht oder Unterstützung beim Umgang mit Behörden. Alleinstehende oder minderjährige schwangere Frauen bekommen Hilfe, wenn die Vaterschaft unklar oder der Unterhalt des Kindes nicht gesichert ist.

Unterstützung bei Konflikten

Auch bei Schwangerschaftskonflikten – wenn die Schwangere oder das Paar eine Abtreibung erwägen – helfen Beratungsstellen weiter. Nach einer Konfliktberatung stellen sie gegebenenfalls auch eine Bescheinigung aus, damit die Schwangerschaft innerhalb von zwölf Wochen nach der Empfängnis abgebrochen werden kann. In seltenen Fällen kann auch ein Schwangerschaftsabbruch nach der 12. Woche zur Diskussion stehen.

In dieser Situation stehen werdende Eltern vor einer sehr schweren Entscheidung. Sie sollten sich in diesem Fall – auch, wenn das sehr belastend ist – Zeit zum Informieren und Bedenken rund um diese Entscheidung nehmen und dabei unbedingt eine kompetente medizinische und psychosoziale Beratung einholen.

Wichtig: Niemand, auch nicht der Ehemann, kann eine Schwangere zu einer Entscheidung zwingen – und alle Beratungsstellen unterliegen der Schweigepflicht. Eine Liste verschiedener Beratungsorganisationen finden Sie in „Adressen", S. 326.

Welche Tests zu welcher Zeit?

Auf den folgenden Seiten finden Sie klare Übersichten mit Untersuchungen und Tests, die nach dem Mutterpass durchgeführt werden, und die zusätzlich von Ärzten angeboten werden. Mithilfe einer kurzen Expertinnen-Bewertung können Sie im Gespräch mit dem Arzt leichter entscheiden, welche Untersuchung Sie vornehmen lassen wollen und welche nicht. Die Tests sind danach geordnet, in welcher Schwangerschaftswoche (SSW) sie durchgeführt werden. Außerdem wird dargestellt, wie und warum überhaupt getestet wird und ob die Leistung eine Kassen- oder eine Wahlleistung ist. Zur Beurteilung des Nutzens wurden verschiedene wissenschaftliche Quellen und Studien ausgewertet und auf ihre Zuverlässigkeit geprüft.

▶ **Das umfangreiche Beratungsnetz für werdende Mütter und Väter in Deutschland finden Sie unter www.familienplanung.de/beratung.**

Tests im ersten Schwangerschaftsdrittel

Die Tests sind danach geordnet, in welcher Schwangerschaftswoche (SSW) sie durchgeführt werden, die Bewertung basiert auf wissenschaftlichen Quellen und Studien.

Wann wird der Test angeboten/durchgeführt?	Worauf wird getestet?	Womit wird getestet?	Kassenleistung oder Wahl-/IGe-Leistung?
Möglichst früh	Blutgruppenunverträglichkeit	Blutuntersuchung	Kassenleistung / Untersuchung laut Mutterpass
	Ringelröteln	Blutuntersuchung	Kassenleistung nach erfolgtem Kontakt zu an Ringelröteln Erkrankten bei unbekannter Immunitätslage
	Röteln	Blutuntersuchung	Kassenleistung / Untersuchung laut Mutterpass; sowohl vor als auch in der Schwangerschaft; auch die Impfung ist eine Kassenleistung
gemacht ?	Lues (Syphilis)	Blutuntersuchung	Kassenleistung / Untersuchung laut Mutterpass
	Toxoplasmose	Blutuntersuchung	Kassenleistung nur, wenn Verdacht auf Toxoplasmose besteht, sonst IGe-Leistung
	Zytomegalie	Blutuntersuchung	Kassenleistung nur bei Symptomen, die auf eine Infektion der Mutter hindeuten
Früh	Chlamydien	Urinprobe (Ersturin)	Kassenleistung / Untersuchung laut Mutterpass; zu Beginn der Schwangerschaft

	Warum wird getestet?	Kurze Expertinnen-Bewertung der Stiftung Warentest
	Um bei Unverträglichkeit eine Erkrankung des Babys im Mutterleib in den folgenden Schwangerschaften zu vermeiden.	Sinnvoll
	Immunität feststellen; falls keine Immunität vorliegt, möglichst Kontakt mit Erkrankten vermeiden. Ringelrötelnerkrankung der Mutter kann auch zu einer Erkrankung des Kindes führen.	Nur bei sehr hohem Risiko (z. B. Erzieherinnen) sinnvoll
	Immunität möglichst vor der Schwangerschaft feststellen lassen und impfen, falls Immunität nicht vorhanden ist. Eine Rötelnerkrankung der Mutter kann besonders in den ersten 4 Monaten zu Fehlbildungen führen (Rötelnembryopathie).	Sinnvoll
	Um eine unbekannte oder nicht ausgeheilte Lues festzustellen. Eine Erkrankung des Kindes kann durch eine Penizillinbehandlung verhindert werden.	Heute selten geworden. Da die Behandlung aber sehr effektiv ist, durchaus noch sinnvoll.
	Immunität feststellen. Nur eine Erstinfektion der Mutter ist für das Kind in der Gebärmutter gefährlich. Eine Infektion wird sofort antibiotisch behandelt. Dadurch soll die Infektion des Kindes verhindert oder abgemildert werden.	Umstritten. Die Tests sind sehr schwer interpretierbar, deshalb ist von einer großen Zahl falsch-positiver Befunde auszugehen – Frauen werden dann (unnötig) mit bestimmten Antibiotika behandelt. Allerdings sind kindliche Toxoplasmose-Erkrankungen in Österreich deutlich rückläufig, seit routinemäßig getestet wird.
	Zytomegalie wird durch einen Virus aus der Herpesgruppe ausgelöst und kann zu einer kindlichen Infektion mit Hirnhautentzündung führen. Es gibt neuerdings Immunglobuline (Antikörper), die den Erkrankungsverlauf abmildern sollen. Die Wirksamkeit ist aber (noch) nicht bewiesen.	Als IGe-Leistung nicht sinnvoll, vor allem nicht zu Beginn der Schwangerschaft. Sinnvoller ist, bei unklaren Infekten auch an Zytomegalie-Viren zu denken und sie dann abzuklären.
	Eine Chlamydieninfektion der Frau verläuft oft symptomarm. Bei der Geburt kann ein Neugeborenes sich infizieren und dann Bindehautentzündung und Lungenentzündung bekommen. Das ist vermeidbar.	Vermutlich sinnvoll

Wann wird der Test angeboten/durchgeführt?	Worauf wird getestet?	Womit wird getestet?	Kassenleistung oder Wahl-/IGe-Leistung?
6.–9. SSW	Schwangerschaft außerhalb der Gebärmutter	Ultraschall	Kassenleistung bei Symptomen wie Blutungen, Schmerzen, Kreislaufproblemen; meist auch bei Frauen mit Risikofaktoren (nach Unterleibentzündungen, Endometriose, Sterilitätsbehandlung). Viele Ärzte machen sie auch routinemäßig als Kassenleistung, aber einen Anspruch darauf gibt es nicht.
9.–12. SSW	Dauer der Schwangerschaft	Ultraschall	Kassenleistung/Untersuchung laut Mutterpass
	Fehlbildungen		
	Mehrlinge		
	Wachstumsstörungen		
10.–14. SSW	Chromosomenstörungen	**Ultraschall:** Nackentransparenz Nasenbein **Blutuntersuchung:** HCG, E3 und Alphafetoprotein PAPP-A	Keine Kassenleistung, da die Methoden (bis auf Chorionzottenbiopsie) nicht sicher sind, sondern nur Wahrscheinlichkeiten berechnen können
	Chromosomenstörungen	Chorionzottenbiopsie	Kassenleistung, wenn die Frau ein erhöhtes Risiko hat
	Mukoviszidose	Chorionzottenbiopsie	Kassenleistung bei erhöhtem genetischen Risiko
Ab 12.–13. SSW	Herztätigkeit des Kindes	Stethoskop/Handdoppler-Ultraschall	Kassenleistung/Untersuchung laut Mutterpass

Warum wird getestet?	Kurze Expertinnen-Bewertung der Stiftung Warentest
Wenn die Schwangerschaft in der Gebärmutter nachgewiesen wird, bedeutet dies, dass eine Eileiterschwangerschaft ausgeschlossen ist. Eine Eileiterschwangerschaft kann lebensgefährlich werden: Platzt der Eileiter, kann die Frau verbluten.	Für Frauen ohne Risiken und ohne Symptome ist diese Untersuchung nicht unbedingt sinnvoll, weil sie zu Verunsicherungen führen kann. Zum Beispiel, wenn noch kein Fruchtsack sichtbar ist oder wenn der Fruchtsack nicht so groß ist wie er sein sollte. Daher besser erst nach der 8. Woche (oder 9./10. Woche) untersuchen lassen, da gibt es weniger Fehlermöglichkeiten, die verunsichern.
Beurteilung der Schwangerschaftsdauer und Beurteilung des Kindes oder der Kinder	Sinnvoll
Es wird nur getestet, wenn die Eltern auf Chromosomenstörungen testen lassen wollen – entweder, um die Schwangerschaft dann abzubrechen, oder, um sich auf das Leben mit einem gesundheitlich beeinträchtigten Kind einzustellen.	Sinnvoll sind die Berechnungen z. B. für Frauen, die schon älter sind und damit ein erhöhtes Risiko haben. Für diese bedeutet ein günstiges Ergebnis, dass sie nach eigener Einschätzung auf einen invasiven Eingriff (Chorionzottenbiopsie oder Amniozentese) verzichten können, um die Schwangerschaft nicht zu gefährden. Bei Frauen, die kein erhöhtes Risiko haben, z. B. bei jüngeren Frauen, ist die Wahrscheinlichkeit zu hoch, dass ihnen fälschlicherweise ein erhöhtes Risiko berechnet wird (falsch-positives Ergebnis).
Zum Nachweis von Chromosomenstörungen	Die Chorionzottenbiopsie hat ein höheres Fehlgeburtenrisiko als die Amniozentese. Sie ist also nur sinnvoll, wenn es Gründe gibt, die Diagnose möglichst früh wissen zu wollen.
Gentest, der nur gemacht wird, wenn in der Familie ein erhöhtes Risiko für Mukoviszidose besteht.	Bei erhöhtem genetischen Risiko kann es für die Eltern sinnvoll sein. Etwa, wenn sie bereits ein Mukoviszidose-krankes Kind haben und sich einem zweiten kranken Kind nicht gewachsen fühlen.
Um zu wissen, ob das Kind (noch) lebt – vor allem, solange die Frau es nicht selbst spüren kann.	Sinnvoll

Tests im zweiten Schwangerschaftsdrittel

Die Tests sind danach geordnet, in welcher Schwangerschaftswoche (SSW) sie durchgeführt werden, die Bewertung basiert auf wissenschaftlichen Quellen und Studien.

Wann wird der Test angeboten/durchgeführt?	Worauf wird getestet?	Womit wird getestet?	Kassenleistung oder Wahl-/IGe-Leistung?
15. – 24. SSW	Neuralrohrdefekte (MU – im Rahmen des 2. Ultraschalls 19. – 22. SSW, ohne Blutuntersuchung)	Ultraschall, Blutentnahme bei der Mutter auf Alphafetoprotein; Fruchtwasserentnahme zur Bestimmung des Alphafetoproteins (AFP) im Fruchtwasser.	Ultraschall zur Untersuchung der Wirbelsäule ist eine Kassenleistung/Untersuchung laut Mutterpass (im Rahmen des 2. Ultraschalls 19. – 22. SSW); ohne Blutuntersuchung. Eine ergänzende Fruchtwasseruntersuchung ist nur bei dem Verdacht auf einen offenen Rücken eine Kassenleistung.
16. – 18. SSW (ggf. als Frühamniozentese in der 13. – 15. SSW)	Chromosomenstörungen	Fruchtwasserentnahme (Amniozentese)	Kassenleistung für Frauen über 35 Jahre oder mit anderen Risikofaktoren (z. B., wenn sie schon ein Kind mit Chromosomenanomalie haben)
16. – 18. SSW	Chromosomenstörungen	Blutuntersuchung (z. B. Triple-Test)	Keine Kassenleistung
19. – 22. SSW	Fehlbildungen Lage der Plazenta Wachstumsstörungen	Ultraschall	Alle drei Untersuchungen sind eine Kassenleistung / Untersuchung laut Mutterpass
20. – 24. SSW	Funktion der Plazenta	Dopplersonografie	Kassenleistung bei Risikofaktoren oder auffälligen Befunden (wenn das Kind z. B. zu klein ist)
24. SSW	Muttermundschwäche	Manuelle Untersuchung Ultraschall	Kassenleistung bei vorliegenden Beschwerden

	Warum wird getestet?	Kurze Expertinnen-Bewertung der Stiftung Warentest
	Bestimmte Neuralrohrdefekte erfordern spezifische Versorgungsformen: Manchmal kann eine Entbindung per Kaiserschnitt nötig sein, ein offener Rücken erfordert die sofortige Behandlung durch einen Kinderchirurgen.	Der Ultraschall ist sinnvoll. Die Blutuntersuchung auf Alphafetoprotein ist nicht genau genug. Die ergänzende Fruchtwasseruntersuchung kann als Begleitdiagnostik durchgeführt werden, da sie aber mit einem Fehlgeburtenrisiko verbunden ist, ist sie nur für Frauen mit erhöhtem Risiko sinnvoll (z. B. wenn bereits ein Kind mit offenem Rücken geboren wurde).
	Wenn Eltern auf Chromosomenstörungen testen lassen wollen – entweder, um die Schwangerschaft dann abzubrechen, oder, um sich auf das Leben mit einem gesundheitlich beeinträchtigten Kind einzustellen.	
	Wenn Eltern auf Chromosomenstörungen testen lassen wollen – entweder, um die Schwangerschaft dann abzubrechen, oder, um sich auf das Leben mit einem gesundheitlich beeinträchtigten Kind einzustellen.	
	Beurteilung des Kindes	Die Diagnostik einer Placenta praevia ist beim letzten Ultraschall (siehe S. 86) in der 29.–32. Schwangerschaftswoche zuverlässiger.
	Ausschluss einer Placenta praevia (siehe „Komplikationen in der Schwangerschaft", S. 174)	
	Beurteilung des Kindes	
	Bei Risikofaktoren (z. B. hoher Blutdruck der Mutter) kann die Versorgung des Kindes beurteilt werden.	Sinnvoll bei Risikofaktoren oder auffälligen Befunden. Überflüssig bei gesunden Schwangeren mit unauffälligen Verläufen.
	Mit Ultraschall untersucht wird nur bei Beschwerden, z. B. vorzeitigen Wehen, Bauchschmerzen, tief liegendem Kind. Er ist sinnvoll zur Verlaufskontrolle, da er aussagekräftiger ist als der Tastbefund allein.	Sinnvoll bei vorliegenden Beschwerden

Wann wird der Test angeboten/durchgeführt?	Worauf wird getestet?	Womit wird getestet?	Kassenleistung oder Wahl-/IGe-Leistung?
24. – 27. SSW	Blutgruppenunverträglichkeit (Kontrolle)	Blutuntersuchung	Kassenleistung / Untersuchung laut Mutterpass
24. – 28. SSW	Schwangerschaftsdiabetes	Blutuntersuchung nüchtern	Kassenleistung
25. – 26. SSW	Toxoplasmose (Kontrolle)	Blutuntersuchung	Kassenleistung nur bei Verdacht auf Toxoplasmose, sonst IGe-Leistung

Tests im letzten Schwangerschaftsdrittel

Die Tests sind danach geordnet, in welcher Schwangerschaftswoche (SSW) sie durchgeführt werden, die Bewertung basiert auf wissenschaftlichen Quellen und Studien.

Wann wird der Test angeboten/durchgeführt?	Worauf wird getestet?	Womit wird getestet?	Kassenleistung oder Wahl-/IGe-Leistung?
Ab 26. SSW	Herztätigkeit des Kindes	Abhören mit Stethoskop	Kassenleistung / Untersuchung laut Mutterpass
		Cardiotokografie (CTG)	Keine Kassenleistung nach den Mutterschaftsrichtlinien während einer normalen Schwangerschaft. Das CTG wird aber trotzdem häufig gemacht – meist als Kassenleistung.

Warum wird getestet?	Kurze Expertinnen-Bewertung der Stiftung Warentest
Es wird untersucht, ob sich im Verlauf der Schwangerschaft Antikörper gegen Blutgruppeneigenschaften entwickelt haben.	Sinnvoll, denn wenn Unverträglichkeiten auftreten (das kommt aber selten vor), ist bereits im Mutterleib eine Bluttransfusion möglich.
Durch die Untersuchungen sollen Frauen mit Diabetesneigung entdeckt werden. Diese sollten dann Diät halten und/oder mit Insulin behandelt werden, damit das Kind durch die Zuckerschwemme nicht zu groß wird und es dadurch zu Geburtskomplikationen kommt. Der „Nüchternblutzucker" ist nicht so zuverlässig wie der „Zuckertest", es gibt verschiedene Varianten.	Die Behandlung von Schwangerschaftsdiabetes kann die Rate der Geburtskomplikationen senken. Es ist aber noch nicht geklärt, ob es besser ist, den Test bei allen Frauen zu machen (mit dem Risiko einer hohen Falsch-positiv-Rate) oder ob nur die Frauen mit einem erhöhten Risiko (z. B. Diabetes in der Familie, Übergewicht, älter als 35 Jahre) profitieren. Näheres dazu in „Eine gesunde Ernährung", S. 99.
Um festzustellen, ob es während der Schwangerschaft zu einer Toxoplasmose-Infektion gekommen ist, die man jetzt noch behandeln könnte.	Umstritten. Die Tests sind sehr schwer interpretierbar, deshalb ist von einer großen Zahl falschpositiver Befunde auszugehen – Frauen werden dann (unnötig) mit bestimmten Antibiotika behandelt. Die Kontrolle ist sogar noch eher verzichtbar als die Erstuntersuchung (siehe S. 78).

Warum wird getestet?	Kurze Expertinnen-Bewertung der Stiftung Warentest
Zum einen Lebensnachweis, zum anderen Beurteilung der Herzfrequenz	Es gibt keine Untersuchungen, ob das sinnvoll ist.
	Sinnvoll bei Risikofaktoren und Komplikationen (z. B. hoher Blutdruck, zu kleines Kind oder Gestationsdiabetes). Wird das CTG ohne vorliegende Risiken gemacht, kann es durch Fehlalarm zu unnötiger Beunruhigung kommen (je früher damit begonnen wird, desto häufiger).

Wann wird der Test angeboten/durchgeführt?	Worauf wird getestet?	Womit wird getestet?	Kassenleistung oder Wahl-/IGe-Leistung?
28. – 30. SSW	Blutgruppenunverträglichkeit (Kontrolle)	Anti-D-Spritze	Kassenleistung / Untersuchung laut Mutterpass
28. – 32. SSW	Funktion der Plazenta	Dopplersonografie	Kassenleistung bei Risikofaktoren oder auffälligen Befunden (wenn das Kind z. B. zu klein ist)
	Muttermundschwäche	Manuelle Untesuchung	Kassenleistung
		Ultraschall	Kassenleistung bei vorliegenden Beschwerden
29. – 32. SSW	Fehlbildungen	Ultraschall	Kassenleistung / Untersuchung laut Mutterpass
	Lage der Plazenta		
	Wachstumsstörungen		
Ab 32. SSW	Hepatitis B	Blutuntersuchung	KassenleistungvUntersuchung laut Mutterpass
35. – 37. SSW	Herpes	Abstrich aus Herpes-Bläscheninhalt oder Antikörperbestimmung mittels Blutuntersuchung	Untersuchung unnötig, wird daher heute nicht mehr durchgeführt

Warum wird getestet?	Kurze Expertinnen-Bewertung der Stiftung Warentest
Die Kontrolle wird zwischen der 24. und 27. SSW gemacht (siehe S. 84). Ist der Test in Ordnung, bekommen Frauen, die Rhesus-negativ sind, eine Spritze mit Antikörpern gegen den Rhesusfaktor D. Dadurch wird verhindert, dass im Körper selbst Antikörper gebildet werden, die in einer folgenden Schwangerschaft zu Unverträglichkeiten führen könnten.	Sinnvoll. Noch wichtiger ist aber die Anti-D-Spritze direkt nach der Geburt bei Rhesus-negativen Frauen, die ein Rhesus-positives Kind geboren haben.
Bei Risikofaktoren (z. B. hoher Blutdruck der Mutter) kann die Versorgung des Kindes beurteilt werden.	Sinnvoll nur bei Risikofaktoren oder auffälligen Befunden.
Um Frühgeburten zu vermeiden sowie bei Beschwerden, z. B. bei vorzeitigen Wehen, Bauchschmerzen, tief liegendem Kind. Der Ultraschall ist sinnvoll zur Verlaufskontrolle.	Zu diesem Zeitpunkt ist eine manuelle Untersuchung schon mal sinnvoll, denn nicht jede Muttermundschwäche kündigt sich durch Wehen an. Die Untersuchung per Ultraschall ist aber genauer. Sie ist nur angezeigt bei Beschwerden, oder wenn der manuelle Befund nicht eindeutig ist.
Beurteilung des Kindes, Ausschluss Plazenta praevia. Bei einer Plazenta praevia könnte keine normale Geburt stattfinden, sondern es wäre ein Kaiserschnitt nötig, damit die Frau nicht verblutet.	Sinnvoll
Frauen, die eine Hepatitis B haben, können ihr Kind anstecken. Durch einen Kaiserschnitt und Vorsichtsmaßnahmen kann man die Ansteckung vermeiden. Und das Kind kann sofort nach der Geburt geimpft werden.	Sinnvoll, da es Frauen gibt, die sich unbemerkt mit Hepatitis B angesteckt haben. Es kann auch sein, dass eine Hepatitis B nicht vollständig ausgeheilt ist.
Unnötig, da die Diagnose meist ohne eine solche Untersuchung eindeutig gestellt werden kann. Es gibt ohnehin keine Impfung. Die Viren bleiben nach der Erstinfektion ein Leben lang im Körper. Eine Behandlung kann Symptome lindern, verhindert nicht die Übertragung der Herpesviren auf das Kind, wenn es mit den Viren in Berührung kommt („Gesundheitsfragen", siehe S. 167).	Überflüssig

Wann wird der Test angeboten/durchgeführt?	Worauf wird getestet?	Womit wird getestet?	Kassenleistung oder Wahl-/ IGe-Leistung?
35. – 37. SSW	Streptokokken	Abstrich von Scheide und Enddarm	Kassenleistung nur bei besonderen Risikofaktoren
	Tripper	Abstrich von Gebärmutterhals und Harnröhre	Kassenleistung bei Verdacht auf Tripper
Ab 36. SSW	Lage des Kindes	Abtasten des Bauches	Kassenleistung – die Lagebestimmung (ob mit den Händen oder per Ultraschall) ist Teil der Schwangerenbetreuung / Untersuchung laut Mutterpass
		Ultraschall	

Zeitlich nicht festgelegte Tests

Die folgenden Tests sind vor Eintritt der Schwangerschaft sinnvoll oder jederzeit möglich – auch ihre Bewertung basiert auf wissenschaftlichen Quellen und Studien.

Wann wird der Test angeboten/durchgeführt?	Worauf wird getestet?	Womit wird getestet?	Kassenleistung oder Wahl-/ IGe-Leistung?
Vor der Schwangerschaft sinnvoll	HIV-Infektion	Blutuntersuchung	Kassenleistung / Untersuchung laut Mutterpass
	Ringelröteln	Blutuntersuchung	Kassenleistung nur während der Schwangerschaft bei begründetem Verdacht auf eine Infektion

	Warum wird getestet?	Kurze Expertinnen-Bewertung der Stiftung Warentest
	Streptokokken können für Neugeborene gefährlich sein und Infektionen auslösen (Näheres unter „Gesundheitsfragen", siehe S. 168). Manche Krankenhäuser verlangen einen Streptokokken-Abstrich.	Tendenziell eher sinnvoll. Aber man nimmt damit viele falsch-positive Befunde und Behandlungen mit Antibiotika während der Geburt in Kauf – selbst bei Frauen, deren Baby sich gar nicht angesteckt hätte (das sind die meisten). Frauen sollten selbst entscheiden, ob sie diese Sicherheitsmaßnahme brauchen/wollen oder nicht.
	Wenn Tripper ausgeschlossen ist, kann auf eine Behandlung des Babys nach der Geburt mit Silbernitrat-Augentropfen verzichtet werden.	Sinnvoll nur für Frauen, die sich aktuell infiziert haben könnten. Ist eine Ansteckungsmöglichkeit nahezu ausgeschlossen und besteht eine saure Scheidenflora, kann auch ohne Test auf die Augentropfen beim Baby verzichtet werden.
	Es ist wichtig für die Geburtsleitung, zu wissen, wie das Kind liegt. Das Abtasten des Bauches ist nicht immer zuverlässig, auch nicht durch erfahrene Hebammen, Ärztinnen oder Ärzte. Deshalb wird bei Unklarheit immer ein Ultraschall gemacht.	Sinnvoll

	Warum wird getestet?	Kurze Expertinnen-Bewertung der Stiftung Warentest
	In der Schwangerschaft und während der Geburt gibt es wirksame Maßnahmen, eine HIV-Übertragung auf das Kind zu verhindern oder das Risiko zu senken.	Der Test ist sinnvoll, aber natürlich kann und muss jede Frau selbst entscheiden, ob sie den Test durchführen lassen möchte oder nicht.
	Der Ringelröteln-Test vor der Schwangerschaft bringt nicht viel, da es keine Impfung gibt.	Vor der Schwangerschaft ist die Untersuchung überflüssig.

Wann wird der Test angeboten/durchgeführt?	Worauf wird getestet?	Womit wird getestet?	Kassenleistung oder Wahl-/IGe-Leistung?
Vor der Schwangerschaft sinnvoll	Röteln	Blutuntersuchung	Kassenleistung / Untersuchung laut Mutterpass; sowohl vor als auch in der Schwangerschaft; auch die Impfung ist eine Kassenleistung
	Windpocken, Gürtelrose (Varizella zoster)	Blutuntersuchung	Keine Kassenleistung, da die Untersuchung nicht zur regulären Vorsorge gehört. Wird als IGe-Leistung angeboten.
Alle 4 Wochen	Eisenmangel	Blutuntersuchung	Kassenleistung / Untersuchung laut Mutterpass
Regelmäßig	Bakterien im Urin	Urinprobe	Kassenleistung / Untersuchung laut Mutterpass (alle 3 Tests)
	Schwangerschaftsdiabetes	Urinprobe	
	Schwangerschaftsgestose	Blutdruckmessung/ Urinprobe	
Jederzeit	Bakterien in der Scheide	Abstrich oder Selbsttest	Die Untersuchung ist eine Kassenleistung / Untersuchung laut Mutterpass, wenn Beschwerden bestehen, z. B. Ausfluss. Fast jede Schwangere hat Ausfluss, sodass die Scheidenflora gelegentlich überprüft wird.
	Hepatitis C	Blutuntersuchung	Kassenleistung bei begründetem Verdacht auf eine Infektion
	Listerien	Blutuntersuchung	Kassenleistung bei begründetem Verdacht auf eine Infektion
	3-D-/4-D-Ultraschall	Ultraschall	Keine Kassenleistung, wird als IGe-Leistung angeboten

Warum wird getestet?	Kurze Expertinnen-Bewertung der Stiftung Warentest
Röteln- und Varizellen-Test vor der Schwangerschaft sind sinnvoll, denn Frauen, die nicht immun sind, können sich impfen lassen. Gürtelrose ist eine abgeschwächte Form von Windpocken, wenn der Immunschutz teilweise nachgelassen hat.	Beide Tests sind sinnvoll.
Untersucht wird der Hämoglobingehalt, das heißt, der rote Blutfarbstoff, der Eisen enthält. Ein niedriger Hämoglobingehalt deutet auf Eisenmangel hin.	Für Frauen, die sich vollwertig ernähren, wäre die Untersuchung nicht unbedingt alle 4 Wochen nötig. Für Vegetarierinnen und vor allem für Veganerinnen ist sie sehr wichtig, denn sie müssen meist Eisentabletten nehmen.
Laut Mutterschaftsrichtlinien wird auf Eiweiß und Zucker untersucht. Eiweiß im Urin kann auf eine Nierenkrankheit oder Gestose hinweisen. Zuckerausscheidungen sind nicht sehr aussagefähig, da sie in der Schwangerschaft normal sein können. Meist wird zusätzlich auf Nitrit untersucht (Harnwegentzündung). Auch Blut im Urin wird untersucht (Blasen-/Nierenprobleme); manchmal Leukozyten (weiße Blutkörperchen), deren Anzahl bei Entzündungen erhöht ist.	Teststreifen ergeben häufig falsch-positive Befunde, Spuren von Eiweiß und Blut sind in der Schwangerschaft oft im Urin, ebenso wie Zucker. Größere Mengen Eiweiß oder Blut sind ernstzunehmende Hinweise auf Nierenprobleme. Nitrit und Leukozyten werden mittels Bakterienkultur abgeklärt. Alle Tests sind sinnvoll, wenn ihre Aussagekraft nicht überbewertet wird. Näheres „Gesundheitsfragen", S. 174.
Eine Scheideninfektion mit Bakterien ist mit einem höheren Risiko von Blasensprung und Frühgeburt verbunden. Im Selbsttest wird der pH-Wert gemessen. Bei gesunder Scheidenflora ist dieser sauer, bei bakteriellen Infektionen alkalisch.	Die gelegentliche Untersuchung der Scheidenflora ist ebenso wie der Selbsttest sinnvoll. Der Selbsttest (in Form von einem Handschuh mit pH-Messung) wird von einigen Kassen direkt an die Frauen ausgegeben.
Hepatitis C wird nur bei Verdacht oder Risikofaktoren überprüft, auch um das Übertragungsrisiko auf das Kind zu reduzieren. Anders als bei Hepatitis B gibt es noch keine Impfung gegen Hepatitis C.	Der Test auf Hepatitis C ist nur bei Verdacht oder vorliegenden Risikofaktoren (z. B. Drogenkonsum, Prostitution) sinnvoll.
Sinnvoll, wenn Symptome auf eine Infektion hindeuten, z. B. Durchfall. Listerien werden durch verunreinigte Rohmilchprodukte übertragen.	Nur sinnvoll bei Symptomen. Als vorsorgliche Maßnahme bringt der Test nichts.
3-D-/4-D-Ultraschall bringt keine medizinischen Zusatzinformationen – bis auf die Diagnose einer Lippen-Kiefer-Gaumen-Spalte.	3-D-/4-D-Ultraschalluntersuchungen sind nicht geeignet, die Schwangerschaftsdauer zu bestimmen oder Wachstumsstörungen des Fetus festzustellen, daher medizinisch nicht sinnvoll.

Bringt mehr Vorsorge auch mehr Entlastung?

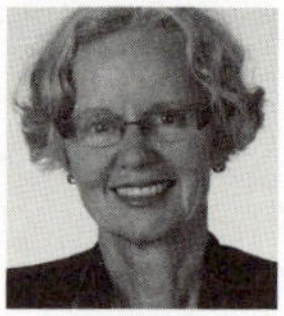

Dr. Maria Beckermann, Frauenärztin und Psychotherapeutin, spricht über die Richtige „Dosis" Vorsorge.

Wie viele Labor- und Normwerte gibt es eigentlich für Schwangere und ihre Babys?

Ich würde mal schätzen, dass ungefähr 10 Werte bei jeder Untersuchung geprüft werden, 10 bis 20 zusätzlich zu verschiedenen Schwangerschaftszeitpunkten und außerdem bei jeder Ultraschalluntersuchung 10 bis 20 Einzelmessungen. Falls Komplikationen auftreten, kommt es schnell zu einem Vielfachen dieser Messwerte. Da sind auch solche Messungen eingerechnet, die zunächst mal ganz harmlos klingen, z. B. das Gewicht der Frau und das Messen des Bauchwachstums.

Gilt das für alle Frauen?

Ja, das sind die üblichen Untersuchungen für gesunde Schwangere. Wenn zu Beginn der Schwangerschaft anhand des Fragenkatalogs im Mutterpass besondere Risiken festgestellt werden, können weitere Untersuchungen hinzukommen

Machen sich schwangere Frauen und ihre behandelnden Ärzte heutzutage zu viele Sorgen um die Vorsorge?

Sagen wir es mal so: Je mehr Untersuchungen gemacht werden, desto größer können die Unsicherheit und die damit verbundenen Sorgen werden. Denn jede Untersuchung hat ihre eigenen Normen und Laborwerte. Diese werden jeweils für einen bestimmten Bereich definiert. Sind die Normwerte zu eng gesetzt, kann es schon mal sein, dass ein neues Risiko oder eine neue Krankheit geschaffen wird.

Aber wie kann ich als Schwangere wissen, ob meine Verunsicherung berechtigt ist – oder nur eine Folge zu strenger Laborwerte?

Zunächst einmal ist es ganz normal, dass man verunsichert ist, wenn man bei einer Untersuchung tatsächlich aus dem Normbereich fällt. Aber Ergebnisse können auch relativiert werden. Wenn eine Ärztin viel Erfahrung hat, ist sie wahrscheinlich gelassener und kennt mögliche Gründe, warum ein Wert so ist, wie er ist. Oder sie veranlasst eine weitere Untersuchung, die dann Entwarnung gibt. Es ist für Ärztinnen und Ärzte heute nicht so einfach, eine gute Balance zu finden zwischen Entlastung der Patientin auf der einen und Entlastung von eigener Verantwortung im Hinblick auf juristische Probleme auf der anderen Seite. Die meisten Ärztinnen und Ärzte haben heute mehr Angst, etwas zu übersehen, als zu viel zu entdecken und damit ihre Patientinnen unnötig zu beunruhigen.

Salopp gesagt: Nicht überall, wo Risiko draufsteht, ist auch Risiko drin?

Da ist etwas dran – man sollte zum Beispiel wissen, dass unter der Risikodiagnose in der gynäkologischen Praxis auch mehr Untersuchungen durchgeführt werden können und das wiederum wirkt sich dann positiv in den finanziellen Abrechnungen aus.

Seit 2012 gibt es nichtinvasive Bluttests, die Anomalien wie eine Trisomie 21 durch eine Analyse des mütterlichen Blutes feststellen können ...

Die Entwicklung und Verbreitung dieser Tests ist teilweise atemberaubend und wird von vielen Medizinerinnen und Medizinethikern sehr kritisch gesehen. Die Tests sind darauf ausgerichtet, die Geburt von Kindern mit Down-Syndrom zu verhindern. Das ist problematisch, denn diese Kinder leiden ja nicht unter ihrer genetisch bedingten Besonderheit, sondern vor allem an den Vorurteilen, die ihnen gesellschaftlich entgegengebracht werden.

Wie sind die nichtinvasiven Bluttests wissenschaftlich abgesichert?

Das ist ein weiteres Problem: Es fehlen nicht nur valide Zahlen, sondern auch strenge und qualitätsbewusste Zulassungsregeln für solche Medizinprodukte.

Abschließend: Was raten Sie Schwangeren, die aufgrund von Untersuchungen verunsichert sind?

Tief durchatmen und dann genau nachfragen, wie das Untersuchungsergebnis zu verstehen ist. So lange, bis alle Fragen und Zweifel ausgeräumt sind. Beim nächsten Test sollen sie möglichst schon vor dessen Durchführung danach fragen, was mit dem Testergebnis auf sie zukommen kann, z. B. ob – und wenn ja, in welche – Entscheidungszwänge sie geraten können. Werdende Mütter, die von sich selbst wissen, dass sie eher ängstlich und leicht zu verunsichern sind, können überlegen, ob sie sich für die Vorsorge nicht bewusst an Frauenärztinnen oder -ärzte mit der Zusatzbezeichnung Psychotherapie wenden wollen.

Genetische Diagnostik, Screening-Verfahren, invasive Methoden – schwirrt Ihnen da auch der Kopf? Im Anhang finden Sie auf den S. 328/329 noch einmal die wichtigsten Fachbegriffe aus der Schwangeren-Vorsorge erklärt.

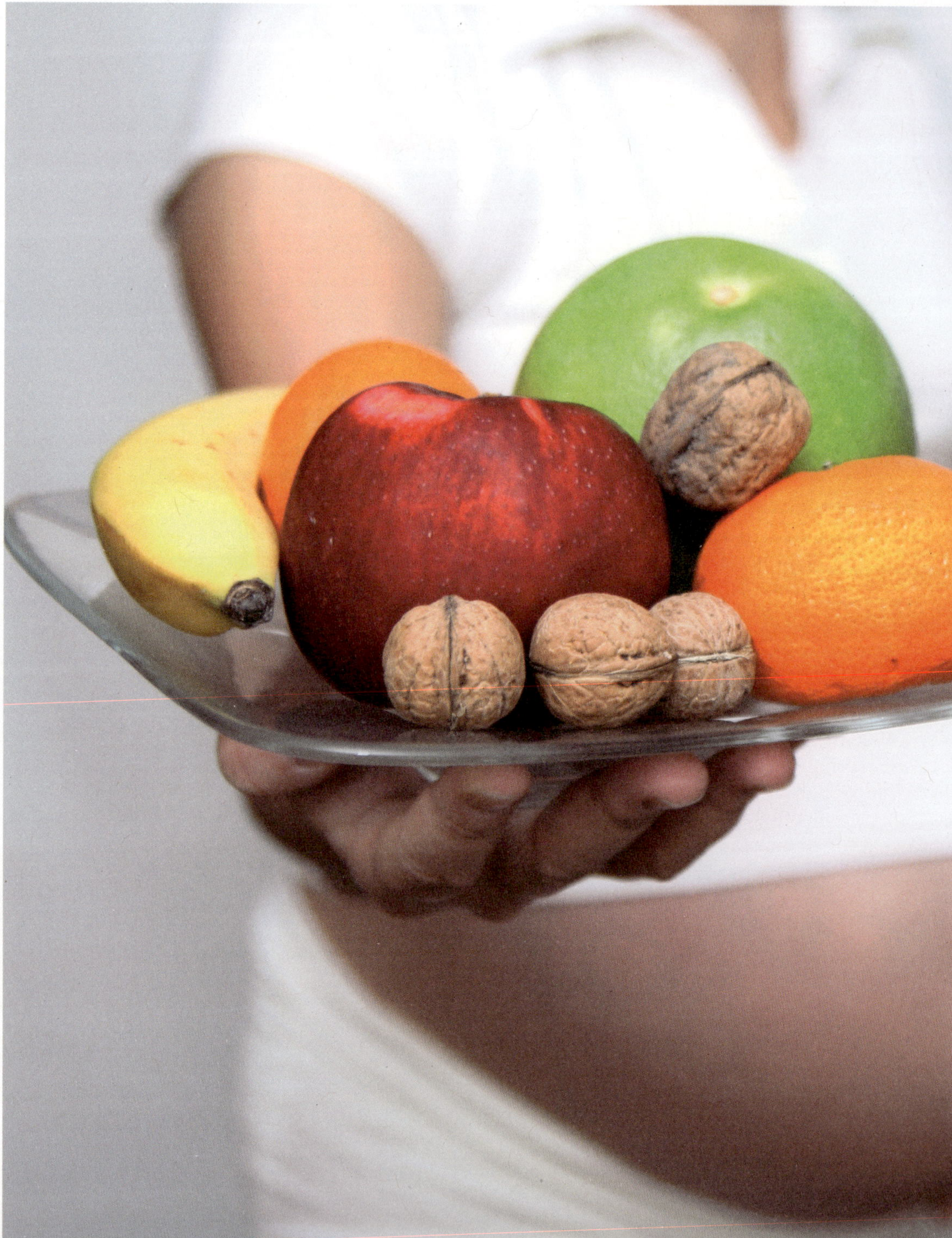

Eine gesunde Ernährung

Wer möchte sich nicht gern ausgewogen und bewusst ernähren? Doch nicht immer schafft man das. In der Schwangerschaft gibt es allerdings zusätzliche Motivation: Das Baby trinkt und isst wie Sie.

„Was tut mir gut und schmeckt?", „Wann lohnt es sich, Bio-Lebensmittel zu kaufen?", „Wie wichtig sind Vitamine, Mikronährstoffe und Spurenelemente?" Antworten auf all Ihre Fragen rund um Einkauf, Zubereitung und Verzehr verschiedener Lebensmittel finden Sie in diesem Kapitel und die Basics einer gesunden Ernährung. Für werdende Mütter, die sich vegetarisch oder vegan ernähren ebenso wie für Allergikerinnen und Diabetikerinnen gibt es Hinweise und Tipps, die sie während der Schwangerschaft und Stillzeit beherzigen sollten.

Genießen ohne Risiko

Vorsicht und konsequenter Verzicht sind in der Schwangerschaft vor allem bei Genussmitteln wie Alkohol und Nikotin geboten, denn sie können die Gesundheit des Kindes nachhaltig gefährden. Bei Koffein ist man heute nicht mehr so streng. Auch einige wenige Lebensmittel bergen gewisse Risiken (siehe „Diese Lebensmittel sind riskant!", S. 100) – doch alles in allem besteht beim Thema Ernährung kein Grund zur Beunruhigung. Sie können und dürfen sich ruhig auf die Signale Ihres Körpers verlassen.

Was guttut und schmeckt!

Ein schöner rotbackiger Apfel, eine Scheibe duftendes Vollkornbrot mit Quark bieten sinnliches Vergnügen und eine solide Basis für die Gesundheit.

Vielen Schwangerschaftsbeschwerden kann man mit einer vielfältigen und bewussten Ernährung vorbeugend entgegenwirken. Und gleichzeitig schaffen Sie damit schon mal eine solide Basis für eine gesunde Lebensweise Ihrer zukünftigen Familie. Die Schwangerschaft ist eine Zeit des Übergangs, in der sich der gesamte Stoffwechsel verändert und im Körper sowie im Leben der Schwangeren viel in Bewegung ist. Eine gute Zeit, um sich mit den Ernährungsgewohnheiten zu beschäftigen, sie vielleicht auch auf den Prüfstand zu stellen und – falls erforderlich – neue Wege im Einkaufsverhalten sowie bei der Zubereitung zu gehen.

Gesundes Essen und Trinken soll vor allem Spaß machen!

In der Schwangerschaft kann die Lust auf bestimmte Nahrungsmittel schwanken. Vielleicht ist Ihnen in den ersten Monaten öfter übel und Sie haben plötzlich eine tiefe Abneigung gegen gerade die Lebensmittel oder Getränke, die Ihnen sonst immer so gut geschmeckt haben und die besonders gesund sind. Und stattdessen probieren Sie völlig neue, manchmal sogar ungewöhnliche Speisekombinationen aus. Dagegen ist nichts einzuwenden. Verlassen Sie sich ruhig auf Ihren Körper – schwangere Frauen haben oft ein klares Bedürfnis nach Lebensmitteln, die genau die Vitamine oder Mineralstoffe enthalten, die ihnen gerade fehlen.

Fehlt ein Vitamin, haben Schwangere oft das Bedürfnis nach dem passenden Essen.

Forscher haben auch herausgefunden, dass Lebensmittel, die wir in positiven Stimmungen zu uns nehmen, über chemische Prozesse im Gehirn unsere Gemütslage beeinflussen können. Mood Food nennen sie solche Lebensmittel. Vielleicht wissen Sie ja auf Anhieb, welche Speisen oder Getränke Ihnen gute Laune machen? Für manche ist ein duftender frischer Kaffee, für andere eine eisgekühlte Cola oder leckere Schokolade Balsam für die Seele.

Und es gilt: Das Auge isst mit! Wenn auf dem Tisch ein kleiner Korb mit frischen Äpfeln oder Birnen steht, greift man eher zu, als wenn sie in einer Plastiktüte sind. Und Pfefferminztee schmeckt mit ein paar frischen Minzeblättern zusätzlich gleich noch mal so gut. Wenn Sie Spaß daran haben, dann machen Sie Ihre Ernährung ab und zu zum kleinen Fest!

Basics einer gesunden Ernährung

Die Regeln sind nicht schwer, sondern lassen sich auf einen simplen Ratschlag reduzieren: Essen Sie über den Tag verteilt fünf Portionen Gemüse und Obst – insgesamt etwa 650 Gramm.

Äpfel, Birnen, Bananen, Weintrauben, Orangen, Pfirsiche ... Zucchini, Tomaten, Fenchel, Blumenkohl, Brokkoli ... Versorgen Sie sich am besten täglich mit frischem Obst zu den Zwischenmahlzeiten und mit einer Portion Salat und/oder Gemüse zum Hauptgericht, dann nehmen Sie schon alle lebenswichtigen Vitamine, Mineral- und Ballast- sowie sekundäre Pflanzenstoffe zu sich. Dabei gilt als eine Portion, was in eine Hand passt, zum Beispiel ein Apfel. Bei zerkleinertem Gemüse oder Salat entspricht eine Portion dem, was in zwei Hände passt. Auch ein Glas Gemüse- oder Fruchtsaft zählt als Portion. Frisches Gemüse und Obst hat die meisten gesunden Inhaltsstoffe. Tiefkühlprodukte sind gut geeignet, da sie, frisch geerntet eingefroren, ihren Vitamingehalt kaum verlieren. Und Konserven sind auch in Ordnung. Wichtig: Von den 650 Gramm sollte der größte Teil möglichst Gemüse sein (etwa 400 Gramm). Das ist auch günstig für die Zuckerbilanz.

Lassen Sie sich nicht vom Kurs abbringen

Legen Sie einen Schwerpunkt Ihrer Ernährung auf viel frisches Obst und Gemüse, dann machen Sie schon fast alles richtig. Natürlich dürfen Sie sich trotzdem ab und zu ein dickes Stück Torte gönnen, Pommes Frites essen oder auch mal mit Süßigkeiten über die Stränge schlagen.

Baby schmeckt mit – Wissenschaftler haben herausgefunden, dass Babys ihre ersten Geschmackseindrücke bereits im Mutterleib sammeln. Aromen wie Vanille, aber auch Aromen aus anderen Speisen werden in das Fruchtwasser abgegeben und dort vom Fetus geschluckt. Ist das Kind geboren, zieht es später Lebensmittel mit Geschmacksstoffen vor, die es bereits kennt. Wenn sich also werdende Mütter gesund und vielseitig, mit aromatischem Obst und geschmacksintensivem Gemüse ernähren, geben sie diese Eindrücke direkt an den Nachwuchs weiter.

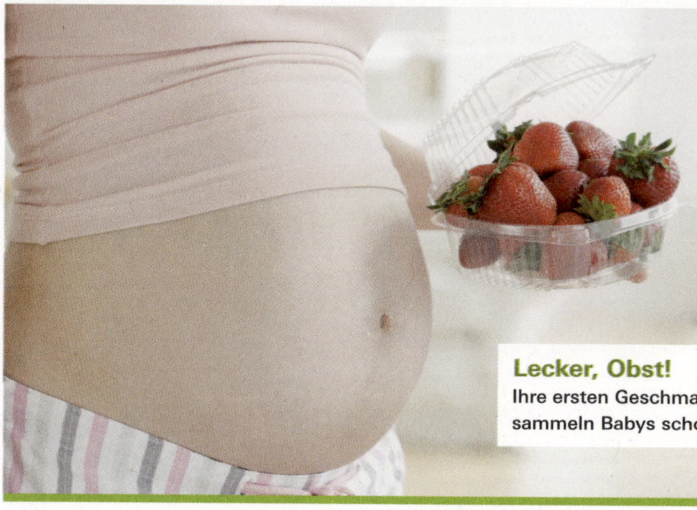

Lecker, Obst!
Ihre ersten Geschmackseindrücke sammeln Babys schon im Bauch.

Wichtig ist nur, dass Sie sich im Großen und Ganzen nicht von Ihrem gesundem Ernährungskurs abbringen lassen und immer wieder zu Obst und Gemüse zurückkehren.

Keine Chance den Übeltätern: Zucker und Fett sparen

Zu viel Zucker und zu viel Fett sind die zwei Hauptübeltäter ungesunder Ernährung. Gehen Sie deshalb sparsam mit Zucker und Süßigkeiten um, lassen Sie fettes Fastfood und Softdrinks im Alltag am besten links liegen. Und ersetzen Sie einfache Kohlenhydrate, die zum Beispiel in Zucker und Limonaden oder Süßigkeiten stecken, durch komplexe Kohlenhydrate aus Vollwertprodukten wie Vollkorn- oder Knäckebrot, Müsli oder Haferflocken, (Pell-)Kartoffeln, Naturreis, Vollkornnudeln oder Hülsenfrüchten.

Fett können Sie sparen, indem Sie vor allem fettarme Milch oder Milchprodukte wie Quark, Joghurt und Käse kaufen. Die versorgen Sie ausreichend mit Kalzium und wichtigen Spurenelementen. Butter oder Sahne sollten Sie möglichst sparsam verwenden – halten Sie sich beim Fett an gesunde Pflanzenöle wie zum Beispiel natives Olivenöl. Noch reicher an gesunden Fettsäuren ist Rapsöl, egal ob nativ oder raffiniert, wählen Sie ruhig nach Geschmack und Preis.

Die Sache mit dem Zucker

Bei Appetitattacken auf sehr süße und kalorienreiche Lebensmittel sollten Sie möglichst nicht allzu oft schwach werden, denn nach neuesten Studien stellen Sie mit Ihrer Ernährung die Weichen für die Gesundheit des Kindes bis ins Erwachsenenalter. Auffällig oft gebären Frauen, die während der Schwangerschaft extrem stark zugenommen haben, besonders große Babys. Die Kleinen haben dann später ein erhöhtes Risiko, selbst übergewichtig zu werden. Auch die Entstehung und den Verlauf von Allergien oder Asthma können Sie als Schwangere mit Ihren Ernährungsgewohnheiten und Ihrer Lebensweise positiv beeinflussen, ebenso wie ein zukünftiges Leben Ihres Kindes ohne Sucht (etwa Alkohol, Drogen oder Nikotin).

Tipp: Wenn die Grundlagen einer gesunden Ernährung für Sie noch recht neu und

Checkliste

Früherkennung Schwangerschaftsdiabetes – welche Tests sind sinnvoll?

Um einen möglichen Schwangerschaftsdiabetes frühzeitig zu erkennen, gibt es drei verschiedene Tests:

Streifentests auf Zucker im Urin Im Rahmen der Vorsorge wird der Urin der Schwangeren regelmäßig per Teststreifen untersucht. Die Streifen ergeben allerdings häufig falsch-positive Befunde, denn Spuren von Eiweiß und Blut sind in der Schwangerschaft oft im Urin, ebenso wie Zucker. Dennoch ist der Test sinnvoll, wenn seine Aussagekraft nicht überbewertet wird.

Nüchternblutzuckertest
Zur Bestimmung des Nüchternblutzuckers wird der Frau morgens vor dem Frühstück Blut abgenommen. Allerdings ist bei Schwangerschaftsdiabetes vor allem die frühe Insulinausschüttung nach einer Mahlzeit unzureichend und die wird durch den Nüchternblutzuckertest nicht erfasst. Sinnvolle Alternative: der Zuckerbelastungstest.

Zuckerbelastungstest (orale Glukosebelastungstests) Beim 50-Gramm-Zuckertest (kleiner Zuckertest) und dem 75-Gramm-Zuckertest (großer Zuckertest) bekommt die Frau eine Flüssigkeit zu trinken, aus der im Körper eine genau bemessene Menge Zucker entsteht. Der Zuckergehalt des Blutes wird dann nach einer bestimmten Zeit ermittelt.

Trifft einer der Risikofaktoren für einen Schwangerschaftsdiabetes auf Sie zu?

- ☐ **Übergewicht** (ab einem Body-Mass-Index von 27).
- ☐ **Diabetes bei** Eltern/Geschwistern.
- ☐ **Diabetes während** einer vorausgegangenen Schwangerschaft.
- ☐ **Bereits ein Kind** mit einem Geburtsgewicht von 4 000 Gramm oder höher.

Falls ja, sollten Sie in der 12.–16. SSW einen Blutzuckertest machen lassen.

Entscheidungshilfe: Welcher Test?

- ☐ **Der Streifentest** auf Zucker ist nicht sehr zuverlässig.
- ☐ **Der Nüchternblutzuckertest** ist nicht so aussagekräftig.
- ☐ **Der 50-Gramm-Zuckertest** wird zwischen der 24. und 28. SSW im Rahmen der Mutterschaftsrichtlinien von der Krankenkasse übernommen. Besorgte Frauen, die ihr Risiko nicht einschätzen können, kann die Blutzuckerbestimmung beruhigen.
- ☐ **Der 75-Gramm-Zuckertest** ist am zuverlässigsten, aber zeitaufwendig, viele Frauen empfinden Abscheu ob der sehr süßen Testlösung.

ungewohnt sind, kann es etwas dauern, bis Sie sich daran gewöhnt haben. Natürlich kann es auch sein, dass Sie an manchen Tagen an liebgewonnenen Gewohnheiten festhalten und ordentlich zuschlagen. Machen Sie sich deshalb keine Vorwürfe – Sie sind ja ein Mensch und keine Maschine. Denken Sie lieber nach vorn und an sich und Ihr Baby. Versuchen Sie jeden Tag von Neuem, die Regeln einer gesunden Ernährung zu beherzigen. Mit der Zeit wird Ihre Lust auf üppige Gelage immer weniger und Ihr Spaß an gesundem Essen immer größer.

→ Heißhunger

In der Schwangerschaft fällt der Blutzuckerspiegel schneller ab – und schon ist er da, der plötzliche Heißhunger! Gut, wenn Sie etwas Kleines zum Essen dabeihaben wie einen Apfel, Knäckebrot, Trockenfrüchte oder Nüsse.

Bauen Sie, wenn möglich, in Ihren Tagesablauf mehrere kleinere Mahlzeiten ein. Dann haben Sie seltener Heißhungerattacken und können Ihren Speiseplan abwechslungsreicher gestalten.

Gönnen Sie sich ruhig alles, was Ihnen schmeckt, aber bedenken Sie, dass Sie nicht für zwei zu essen brauchen – und dass Geschmack viel mit Gewohnheiten zu tun hat. Gewöhnen Sie sich zum Beispiel schrittweise an weniger Zucker, probieren Sie den Tee oder Kaffee einfach mal mit der Hälfte der üblichen Menge. Haben Sie das ein paar Mal getan, dann nehmen Sie alle süßen Dinge auch wieder differenzierter wahr. Und entdecken vielleicht, dass die Nahrungsmittel meist besser schmecken, wenn sie nicht so stark gesüßt sind.

Bei einer bewussteren Auswahl Ihrer Lebensmittel kann Ihnen der Ampelcheck helfen: Diese Art der Nährwertkennzeichnung weist in Rot-Gelb-Grün die wichtigsten Zusammensetzungen gängiger Lebensmittel aus, unterteilt nach Fett, gesättigten Fettsäuren, Zucker und Salz. So erfahren Sie, wie viel Zucker in Ihren Lieblings-Cornflakes ist oder welche Tiefkühlpizza wenig Fett enthält.

Ein guter Einkaufsbegleiter ist dabei die kostenlose Ampelcheckkarte der Verbraucherzentrale. Weitere Infos darüber, einen praktischen Ampelrechner sowie einen saisonalen Einkaufskalender finden Sie unter www.verbraucherzentrale-ampelcheck.de.

Diese Lebensmittel sind riskant!

Es gibt einige wenige Lebensmittel, auf die Schwangere verzichten sollten. Dazu gehören Leber (siehe „Vitamine und Co.“, S. 109), aber auch Produkte aus rohem Fleisch und rohem Fisch sowie aus Rohmilch.

- **Produkte aus rohem Fleisch und Fisch:** Rohes Fleisch sollten Sie während der Schwangerschaft nicht zu sich nehmen. Verboten sind also Tatar, Mett sowie streichfähige Rohwurst wie Tee-

Risiken durch Ernährung

Toxoplasmose und Listeriose. Keine Sorge: Mit ein paar einfachen Regeln haben Sie das Risiko gut im Griff.

Infektionsgefahr beim Verzehr von Produkten aus rohem Fleisch	
Toxoplasmose	**Toxoplasmose** wird vor allem durch Katzenkot und rohes Fleisch übertragen. Nichtschwangere machen meist eine harmlose Infektion durch und bilden dann Antikörper. In der Schwangerschaft können grippeähnliche Beschwerden oder ein Anschwellen der Lymphknoten Anzeichen für eine erstmalige Erkrankung sein.
Verhaltenstipps	**Kein rohes Fleisch** und keine rohe Wurst essen. **Fleisch immer gut durchgaren:** bei 70 Grad mindestens 20 Minuten, bei höheren Temperaturen kürzere Zeit. Diese Vorsichtsmaßnahme empfiehlt sich ohnehin, weil mit ihr auch andere Krankheitserreger, wie zum Beispiel Salmonellen, abgetötet werden. **Rohes Obst und Gemüse** vor dem Essen waschen oder schälen. **Nach Arbeiten mit Erde,** dem Besuch eines Sandspielplatzes und nach dem Zubereiten von rohem Fleisch unbedingt die Hände mit Seife bürsten. **Weil Katzen** Toxoplasmose übertragen können, ist das kein Grund, sie wegzugeben. Füttern Sie nur Dosen- und Trockenfutter und lassen Sie das Katzenklo von jemand anderem reinigen, und zwar mit heißem Wasser.
Infektionsgefahr beim Verzehr von Produkten aus Rohmilch	
Listeriose	**Listeriose** ist eine bakterielle Infektion, die durch bestimmte Lebensmittel vor allem aus Rohmilch übertragen werden kann. Beim Ungeborenen kann sie unter anderem eine Blutvergiftung oder Hirnhautentzündung auslösen.
Verhaltenstipps	**Keine Produkte aus Rohmilch essen.** Anfällig für Listerien sind alle weichen Käse, vor allem solche mit einer Auflage aus rotem oder weißem Schimmel. Auf Softeis verzichten. **Alle Arten von Salat** – auch fertig verpackte – vor dem Verzehr sorgfältig waschen.

oder Zwiebelmettwurst. Sie können Erreger enthalten, die Toxoplasmose auslösen – eine Parasitenerkrankung, die das Ungeborene gefährden kann (siehe „Infektionskrankheiten", S. 169). Ebenso sollte auf rohen Fisch verzichtet werden, der krank machende Keime enthalten kann. Dazu zählen Sushi, Sashimi, kaltgeräucherter Lachs und graved Lachs.

- **Produkte aus Rohmilch:** Nichtpasteurisierte (Roh-)Milch vom Bauern und Rohmilchkäse sind tabu, u. a. wegen der Gefahr einer Listerien-Infektion, die im schlimmsten Fall eine gefährliche Listeriose auslösen kann. Am besten lesen Sie auf den Verpackungen nach oder fragen Sie, ob die Produkte aus unbedenklicher pasteurisierter Milch hergestellt sind.

Wann sich Bio lohnt ...

Bio-Produkte sind gesund, enthalten in der Regel weniger Pestizide und sind besser für Mensch, Tier und Umwelt.

Biokost gibt es längst nicht mehr nur im Reformhaus oder Bioladen, sondern zunehmend auch in Supermärkten, Drogeriemärkten oder Discountern. Eine gute Sache, denn gegenüber herkömmlichen Lebensmitteln bieten gerade Bioprodukte zwei enorme Vorteile: Käufer von Biolebensmitteln können gezielt die Unternehmen unterstützen, die soziale, ethische und ökologische Verantwortung übernehmen – und damit nicht nur an den Profit von heute denken, sondern auch an das Leben von morgen und damit auch an die Lebensbedingungen und an die Zukunft aller Kinder. Außerdem sind Rückstände von Pflanzenschutzmitteln (Pestizide) in Bioware noch seltener zu finden als in konventioneller Ware.

Die Stiftung Warentest hat zwischen 2002 und 2010 insgesamt 85 große Tests verschiedenster Lebensmittel durchgeführt und dabei auch in Sachen Qualität eine Bilanz gezogen. Das Ergebnis: Nach den Qualitätsurteilen sind Biolebensmittel nicht besser als herkömmliche Produkte, aber auch nicht schlechter. Auf beiden Seiten gibt es „sehr gute", aber auch „mangelhafte" Produkte, geprüft wurden unter anderem Schadstoffgehalt, Keime, Geruch und Geschmack.

Einkaufs- und Haushaltstipps
Wahrscheinlich kaufen auch Sie bereits ab und zu oder sogar regelmäßig Bioprodukte. Erkennen kann man sie am grünen EU-Bio-Logo in Blattform mit Sternchen, am Deutschen Bio-Zeichen oder an vielen verschiedenen Biosiegeln unterschiedlicher deutscher Anbauverbände. Das EU-Bio-Logo bedeutet, dass die Zutaten zu 95 Prozent Bio sind und auf chemisch-synthetische Pflanzenschutzmittel, mineralischen Stickstoffdünger und Gentechnik verzichtet wird. Die Tiere werden außerdem artgerecht gehalten.

Wer beim Kauf konventionell angebauter Obst- und Gemüsesorten regional und im Einklang mit den Jahreszeiten einkauft, verhält sich ebenfalls umweltbewusst. Die Produkte haben keine langen Transportwege hinter sich, ihre Herstellung stärkt die Region ökonomisch.

Noch ein paar Tipps:

- **Wechseln Sie beim Einkaufen** öfter mal die Sorten. Das macht Ihren Speiseplan nicht nur abwechslungsreich, sondern senkt auch die Gefahr einer regelmäßigen Schadstoffbelastung, falls sie denn da wäre.
- **Waschen Sie Obst und Gemüse** grundsätzlich mit lauwarmem Wasser ab, dann sind zumindest die Schadstoffe an der Oberfläche verschwunden. Schälen hilft zwar auch – dabei können allerdings wertvolle Nährstoffe aus der Schale verloren gehen.

HÄTTEN SIE'S GEWUSST?

Vegetarisch essen ist in! Mehr als fünf Millionen Menschen in Deutschland haben 2014 das Fleisch von ihren Tellern verbannt. Siehe „Ernährungstipps" S. 110.

Bei Obst und Gemüse sind die Deutschen auf der Überholspur: 400 Gramm am Tag, wie von der WHO empfohlen.

Fruchtberg: Pro Jahr verspeist jeder Deutsche eine Menge von insgesamt 70,5 Kilogramm Obst.

Für Milchmuffel und Menschen mit Laktoseintoleranz: 1 Liter kalziumreiches Mineralwasser kann den täglichen Kalziumbedarf bis zur Hälfte decken.

Kleine Getränkekunde

In der Schwangerschaft ist es besonders wichtig, regelmäßig zu trinken. Trinken Sie möglichst viel Wasser, Saftschorle oder ungesüßte Kräuter- und Früchtetees.

Außerdem können Sie mit ausreichend Flüssigkeitszufuhr typischen Schwangerschaftsbeschwerden wie Müdigkeit, schweren Beinen oder Verdauungsproblemen vorbeugen. Möglichst 1,5 bis 2 Liter sollten es täglich sein, bei großer Hitze gern mehr. Am besten mithilfe eines Trinkplanes und abwechslungsreichen Getränken. Und wenn's schwerfällt? Dann denken Sie an den Knirps in Ihrem Bauch, denn Ihr Baby trinkt schon im 6. Monat täglich 400 Milliliter Fruchtwasser – das sind zwei große Becher.

→ Trinken, trinken, trinken ...

Direkt nach dem Aufstehen Ein großes Glas Wasser (200 ml).
Zum Frühstück Einen großen Becher Tee oder Kaffee (200 ml).
Vormittags Früchte- oder Kräutertee oder Wasser (200 bis 500 ml).
Mittags Ein Glas Saftschorle (200 ml).
Nachmittags Zwei Gläser Wasser oder zwei Becher Tee (400 ml).
Zum Abendessen Ein Glas Wasser oder Tee (200 ml).
Vor dem Schlafengehen Eine Tasse Tee oder warmes Wasser (200 ml).

Wasser – welches ist am besten?

Wussten Sie, dass Trinkwasser hierzulande das am besten und häufigsten kontrollierte Lebensmittel ist? Klar und frisch sprudelt das Wasser aus der Leitung – doch viele zweifeln an der Qualität und greifen lieber zum teuren Mineralwasser. Bei den örtlichen Wasserwerken können Sie sich über die Zusammensetzung Ihres Wassers und über den Nitratgehalt informieren. Damit Sie nicht das abgestandene Wasser aus der Leitung trinken, lassen Sie es kurz ablaufen.

Möglicherweise haben Sie Zweifel an der Qualität Ihres Trinkwassers, zum Beispiel aufgrund alter Bleileitungen, verzinkter Stahlrohre oder eines alten Kupferkessel? Dann sollten Sie Ihr Wasser auf Blei, Kadmium, Kupfer und Zink testen lassen und bis zu einem sicheren Ergebnis das benötigte Trinkwasser oder Mineralwasser besser in Flaschen kaufen. Das empfiehlt sich auch für die Zeit nach der Geburt, wenn Sie für Ihr Kind die ersten Säuglings- und Kleinkindmahlzeiten zubereiten werden.

Wer führt Analysen durch?

Auskunft dazu gibt das zuständige Gesundheitsamt. Es bietet entweder selbst eine

Wasseranalyse an oder vermittelt anerkannte Labore. Für Haushalte, in denen Schwangere oder kleine Kinder wohnen, ist die Messung vielerorts kostenlos, zum Beispiel in Niedersachsen, Hamburg und Berlin. Für alle anderen ist eine einfache Bleianalyse ab ca. 18 Euro zu haben.

Säfte, Tees und Wellnessdrinks

Immer nur Wasser wird allerdings irgendwann auch langweilig. Gut, dass es Säfte und Tees aller Art gibt.

Und schauen Sie bei fertigen Tees und Eistee, wie viel Zucker oder Süßstoffe sie enthalten. Die gesunde Alternative: Kräuter- und Früchtetees selbst kochen und kalt stellen. Im Winter kann man heiße Früchtetees auch einfach zaubern, indem man zum Beispiel Apfelsaft mit kochendem Wasser mischt. Hier die wichtigsten Infos zum gesunden Trinken im Überblick:

- **Wasser** macht es möglich, den Durst ohne Kalorien und Zusatzstoffe zu löschen. Im Prinzip reicht Leitungswasser. Wer natürliches Mineralwasser bevorzugt, bekommt mit einigen Wässern Mineralstoffe mitgeliefert – achten Sie beim Einkauf darauf, dass es mindestes 150 mg Kalzium pro Liter enthält. Welche Mineralwasser für Sie passend sind, können Sie im .Produktfinder der Stiftung Warentest herausfinden (www.test.de/mineralwasser).
- **Saftschorlen:** Mit Mineralwasser halb und halb gemixt, werden Säfte aus Äpfeln oder Orangen zu idealen Durstlöschern. Die Gesamtkalorien sinken und es kommen Vitamine und Mineralstoffe hinzu. Das gilt natürlich auch für alle anderen Säfte.
- **Eistee** hatte früher genauso viel Zucker wie Limonade oder Fruchtsaft: etwa 100 Gramm pro Liter. Heute sind es bei führenden Herstellern etwa 70 Gramm Zucker pro Liter, immer noch reichlich. Einige Anbieter haben den Zucker durch Süßstoffe wie Aspartam oder Cyclamat ersetzt, die aber in der Schwangerschaft

---

Smoothies – sind leider doch nicht so gut wie Früchte. Frisches Obst bleibt unschlagbar – daher sollten Smoothies höchstens eine von fünf empfohlenen Obst- und Gemüseportionen am Tag ersetzen. Grund: In Smoothies wandern meistens geschältes Obst und Gemüse. Dazu wird der Fruchtbrei erhitzt, um ihn haltbar zu machen. Vitamine, sekundäre Pflanzenstoffe und Ballaststoffe gehen so verloren. Außerdem steckt in ihnen verhältnismäßig viel Fruchtzucker.

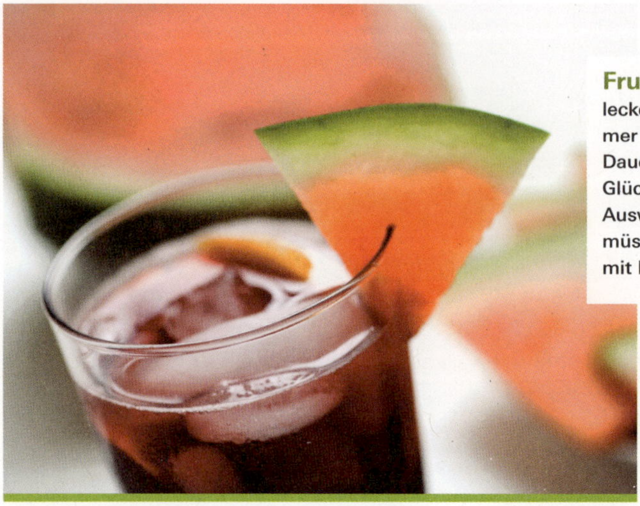

Fruchtcocktail, lecker, greifen Sie zu. Immer nur Wasser wird auf Dauer langweilig! Zum Glück gibt's eine große Auswahl an Obst- und Gemüsesäften, die man sich mit Liebe zubereiten kann.

nicht empfehlenswert sind. Der Tee hat dann zwar kaum Kalorien, schmeckt deswegen aber nicht weniger süß.

- **Wellnessgetränke** geben sich gesund und kalorienarm. Meist sind sie aber wenig natürlich und teuer. Es werden ganz unterschiedliche Wirkungen versprochen. Zum Beispiel „Balance für Körper und Geist" oder „Antistress". Eine tatsächliche Wirkung dürfen Sie aber nicht erwarten. Typischerweise werden sie mit Aromaextrakten aus Guarana, Lemongras oder Malve aufgepeppt. Allerdings nur in geringen Mengen, die dem Geschmack dienen.
- Auf **Getränke mit Vitaminzusätzen** sollten Sie verzichten, da eine unkontrollierte und vor allem überdosierte Zufuhr z. B. von Vitamin A für Schwangere grundsätzlich nicht empfohlen werden kann. Schwangere sollten täglich nicht mehr als 5000 Einheiten Vitamin A zu sich nehmen. Tagesdosen über 10000 Einheiten können zu kindlichen Fehlbildungen führen.

Kaffee, Cola, Tee: Koffein in Maßen

Wenn Sie morgens ohne Ihren Kaffee, grünen oder schwarzen Tee nicht „unter den Lebenden weilen", können Sie ganz beruhigt sein – laut der Deutschen Gesellschaft für Ernährung (DGE) ist Koffein in Maßen erlaubt. Gegen den Genuss von täglich gut zwei Tassen Kaffee oder Tee ist nichts einzuwenden. Kaffee sollte aber wegen seiner anregenden Wirkung auf Herz und Kreislauf nicht literweise oder zum Durstlöschen getrunken werden. Zukünftig werden koffeinhaltige Lebensmittel und Getränke wie Energydrinks EU-weit mit einem gesonderten Warnhinweis für Schwangere und Kinder versehen. In Deutschland beispielsweise mit dem Aufdruck „Nicht zu empfehlen für Kinder oder Schwangere".

Alkohol? Nein danke!

Wenn Sie etwas Alkoholisches zu sich nehmen, gelangt der Alkohol direkt über die Plazenta in das kindliche Blut. Ihr Baby hat also stets den gleichen Alkoholspiegel wie Sie. Mit einem gravierenden Unterschied:

Der kindliche Organismus kann ihn viel schwerer abbauen.

Man geht heute davon aus, dass es Tage während der Schwangerschaft gibt, an denen selbst ein geringer Alkoholkonsum kritische Folgen für das Kind haben kann, und andere Tage, an denen die Auswirkungen nicht so massiv sind. Da sich diese Zeitfenster jedoch nicht vorhersagen lassen, sollten Sie komplett auf Alkohol verzichten. Bei vermehrtem Alkoholkonsum kann Ihr Kind mit einem geringeren Geburtsgewicht, mit körperlichen Schäden z. B. an Nieren oder Herz, mit schweren Fehlbildungen im Gesicht oder Kopfbereich oder aber mit Defiziten in der geistigen Entwicklung zur Welt kommen.

Gesunde alkoholfreie Alternativen

Auf einen leckeren Drink oder Cocktail brauchen Sie aber auch als Schwangere nicht zu verzichten. Mittlerweile gibt es in allen Läden und Restaurants eine große Auswahl an Obst- oder Gemüsesäften oder alkoholfreie Cocktails. Auch leckere Joghurt- oder Milchgetränke oder selbst gemixte Buttermilchshakes mit frischem Orangensaft, Erdbeeren, Himbeeren oder Bananen können eine feine und gesunde Alternative sein.

Vitamine und Co.

Vitamine, Mineralstoffe und Spurenelemente sind lebenswichtige Nahrungsbestandteile.

Der Körper selbst kann sie aber nicht produzieren, sondern nimmt sie aus der Nahrung auf. Die verschiedenen Nährstoffe sorgen für optimale Stoffwechselabläufe und dienen als Bausubstanz für Körperzellen. Deshalb haben Schwangere einen erhöhten Bedarf an Vitaminen und Mineralstoffen, insbesondere an Folsäure und Jod sowie Kalzium und Eisen.

→ Gut zu wissen

Eine gesunde Mischkost mit viel Gemüse und Obst versorgt Sie normalerweise mit allen wichtigen Nährstoffen. Und die Versorgung des Körpers mit Eisen wird regelmäßig in den Vorsorgeuntersuchungen gecheckt und im Mutterpass festgehalten.

Checkliste

Was ist von Anfang an wichtig?

☐ **Folsäure:** Ihr Körper braucht jetzt vermehrt Folsäure und Folate: Diese B-Vitamine sind wichtig für die Blutbildung sowie alle Zellteilungs- und Wachstumsprozesse.
Wo sind sie drin? In Blattsalaten und Gemüse – vor allem Brokkoli, Rosenkohl, Wirsing, Spargel und Vollkornprodukten.
Tipp: Empfehlenswert ist die zusätzliche Einnahme von 400 Mikrogramm Folsäure, um das Risiko eines Neuralrohrdefektes zu verringern – möglichst bereits vier Wochen vor der Empfängnis bis hin zur 12. Schwangerschaftswoche. Die Kosten dafür werden von den gesetzlichen Krankenkassen nicht übernommen.

☐ **Jod** ist wichtig für die Entwicklung der kindlichen Schilddrüse. Eine Über- oder Unterfunktion der vorgeburtlichen Schilddrüse kann zu schweren körperlichen und geistigen Beeinträchtigungen führen. Jod trägt zur Stoffwechselsteuerung, zur kindlichen Körperreifung der Organe und Muskulatur sowie zur Entwicklung des Nervensystems und Gehirns bei.
Wo ist es drin? Es ist vor allem in jodiertem Speisesalz, Milchprodukten und Seefischen enthalten.
Tipp: Verwenden Sie konsequent jodiertes Speisesalz und bevorzugen Sie beim Einkauf auch andere Lebensmittel, die mit Jodsalz hergestellt sind. Wenn Sie außerdem ein- bis zweimal pro Woche Seefisch essen, sind Sie und Ihr Baby ausreichend versorgt. Falls Sie Fisch nicht mögen oder sich vegetarisch oder vegan ernähren, sollten Sie mit Ihrem Arzt besprechen, ob es sinnvoll für Sie ist, zusätzliches Jod (100 Mikrogramm sind ausreichend) in Tablettenform einzunehmen.

☐ **Kalzium** ist der wichtigste Baustein für Knochen und Zähne, außerdem ist es notwendig für den Blutkreislauf, die Nerven und das Gewebe von Mutter und ungeborenem Kind.
Wo ist es drin? In Milch und Milchprodukten sowie Mineralwasser. Meist reicht eine ausgewogene Ernährung, den Tagesbedarf von etwa 1 000 Milligramm zu decken – das Tagessoll hat man zum Beispiel schon mit einem Glas fettarmer Milch, einem Becher Joghurt, einer Scheibe magerem Käse, etwas Magerquark (50 Gramm) sowie einer Portion Brokkoli erreicht.
Tipp: Bevorzugen Sie Mineralwasser, das mindestes 150 mg Kalzium pro Liter enthält. Falls Sie unter einer Milchzuckerunverträglichkeit oder einer Milcheiweißallergie leiden, lassen Sie sich am besten von Ihrem Arzt beraten.

In der Sonderrolle: Vitamin A

Vitamin A: Es ist wichtig für das Wachstum, vor allem für die Entwicklung der Lungen. Es kommt nur in tierischen Nahrungsmitteln vor. Mit einer ausgewogenen Ernährung nimmt man ausreichend zu sich. Viele Pflanzen enthalten zudem Beta-Karotin, eine Vorstufe des Vitamins, die der Darm zu Vitamin A umbauen kann. Vitamin A ist in Fleisch, Innereien, Milchprodukten und Eiern enthalten; Beta-Karotin vor allem in gelben und orangefarbenen Obst- und Gemüsesorten (z.B. Aprikosen, Mango, Karotten) sowie in dunkelgrünen Blattgemüsen (Mangold, Spinat. Sie sollten nicht mehr als 5000 Einheiten täglich zu sich zu nehmen. Deshalb sollten schwangere Frauen keine Vitamine in Form von Kombipräparaten zu sich nehmen und auf Leber sowie Lebertran verzichten. In hohen Mengen vor allem im ersten Drittel der Schwangerschaft kann zu viel davon das Ungeborene schädigen.

☐ **Magnesium** stärkt Herz und Muskeln, ist Bestandteil von Knochen und Zähnen und unterstützt die einwandfreie Funktion des Nervensystems.
Wo ist es drin? In Orangen, Bananen, allen Produkten aus Vollkorngetreide, Gemüse, Kartoffeln, Sojabohnen, Beerenobst, Geflügel und Fisch.
Tipp: Magnesiummangel kann sich in Form von Muskelkrämpfen bemerkbar machen. Dann sollten Sie eine magnesiumhaltige Kost bevorzugen.

☐ **Eisen** spielt eine wichtige Rolle beim Sauerstofftransport des Blutes. Weil die Blutmenge in der Schwangerschaft zunimmt und sich das Kind selbst auch mit Eisen versorgen muss, brauchen Mutter und Baby jetzt deutlich mehr davon.
Wo ist es drin? In Fleisch und Wurst, allen Produkten aus Vollkorngetreide, in Hülsenfrüchten, Spinat sowie Mangold. Und: Es gibt Lebensmittel, welche die Aufnahme von Eisen im Körper hemmen wie zum Beispiel Gerbsäuren in schwarzem Tee und Kaffee.
Tipp: Frucht- und Milchsäure sowie Vitamin C helfen dem Körper, das Eisen aufzunehmen. Deshalb Fleisch oder Salatdressings mit etwas Zitronensaft beträufeln, ins Müsli frische Früchte geben.

Spezielle Ernährungstipps

Vielleicht machen Sie sich Sorgen, weil Sie wenig Appetit haben oder aber bestimmte Lebensmittel nicht essen mögen oder nicht vertragen, weil Sie eine Allergie haben?

Sie sollten sich keine Sorgen machen, sondern können auch in diesem Fall beruhigt sein, denn für alle Ernährungs-Spezialfälle gibt es heutzutage sinnvolle Verhaltensempfehlungen.

Vitamin-Kombipräparate

Kann man den Bedarf an Vitaminen und Co. nicht mit einem Multivitaminpräparat abdecken? Im Handel gibt es spezielle Präparate für Frauen vor, während und nach der Schwangerschaft, manche ärztliche Praxen bieten sie zum Verkauf an. Experten raten aus zwei Gründen ab:

1. **Die meisten Vitamine** und Mineralstoffe nimmt man bei einer ausgewogenen Ernährung ohnehin zu sich.
2. **Nimmt man zusätzlich** ein Kombipräparat, ist die Gefahr groß, dabei zu viel Vitamin A (siehe „In der Sonderrolle: Vitamin A", S. 109) aufzunehmen.

Gegen spezielle Kombipräparate spricht auch, dass sie teilweise ziemlich teuer sind. Es ist viel sinnvoller, fehlende Nährstoffe in der Schwangerschaft – wie Folsäure, Eisen oder Jod – gezielt in der empfohlenen Dosis sowie in Absprache mit Arzt oder Hebamme einzunehmen, anstatt das Risiko von Überdosierungen einzugehen.

Für Vegetarierinnen

Werdende Mütter, die sich vegetarisch ernähren, brauchen sich keine Sorgen machen, dass ihr Körper nicht ausreichend mit Nährstoffen versorgt wird – solange sie sich abwechslungsreich mit viel Obst, Gemüse sowie Vollkornprodukten, Eiern, Milch und Milchprodukten ernähren und weder zu viel Zucker noch zu viel Fett zu sich nehmen.

Allerdings können schwangere Vegetarierinnen schneller unter einem Eisenmangel leiden. Warum kann das passieren? Der menschliche Organismus kann Eisen aus Fleisch und Wurstprodukten leichter und besser verwerten als aus Pflanzen. Pflanzliches Eisen ist vor allem in Vollkorn-Haferflocken, Hirse, Kartoffeln, Hülsenfrüchten wie Linsen und Bohnen sowie Roter Bete, Aprikosen, Nüssen und Leinsamen enthalten.

Zur Beruhigung: Im Rahmen der Vorsorge werden Ihre Eisenwerte regelmäßig untersucht. Sind sie zu niedrig, wird Ihnen der Arzt ein Eisenpräparat empfehlen.

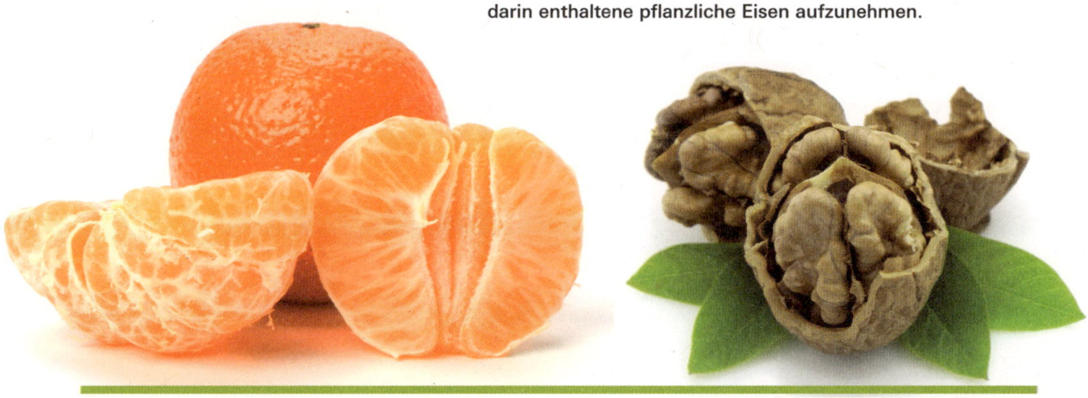

Muntermacher
Nüsse sind pflanzliche Proteinträger, Vitamin C – zum Beispiel in Mandarinen enthalten – hilft dem Körper, das darin enthaltene pflanzliche Eisen aufzunehmen.

Für Veganerinnen

Wie Sie sicher wissen, können Sie durch den Verzicht auf sämtliche tierischen Erzeugnisse Ihren Eisen- und Eiweißbedarf nur decken, indem Sie viele Hülsenfrüchte, Haferflocken, Hirse und andere pflanzliche Proteinträger wie Nüsse, Keime, Getreide, Soja, Tofu und Kartoffeln zu sich nehmen. Außerdem ist es wichtig, dass Sie die verschiedenen Eiweißlieferanten so kombinieren, dass sich ihre biologische Wertigkeit erhöht. Dennoch kann es – insbesondere durch den Verzicht auf Milch und Milchprodukten – passieren, dass die Versorgung Ihres Körpers mit einigen wichtigen Vitaminen und Nährstoffen kritisch werden kann.

Da eine gelungene vegane Ernährung in der Schwangerschaft noch mehr Disziplin, Geschick und besondere Kenntnisse voraussetzt als es diese Ernährungsform ohnehin schon tut, raten die meisten Experten in Deutschland entschieden von einer veganen Ernährung in Schwangerschaft und Stillzeit ab. Ihre Begründung: Sie birgt zu viele Risiken in Bezug auf eine ausreichende Nährstoffversorgung.

Da Vitamin B_{12} ausschließlich in tierischen Lebensmitteln vorkommt, müssen Sie unbedingt (!) darauf achten, Ihre Versorgung mit diesem Vitamin konstant zu gewährleisten. Manche Frühstückscerealien oder für Veganer hergestellte Lebensmittel sind mit Vitamin B_{12} angereichert, auch gibt es Vitamin B_{12} als Tropfen, Tabletten oder Trinkampullen. Der tägliche Bedarf beträgt etwa 0,003 mg.

Ebenso sind Vitamin D und seine Vorstufen vor allem in tierischen Lebensmitteln enthalten. Wird Ihre Haut aber genügend mit Sonnenlicht versorgt (ca. 30 Minuten pro Tag), bildet sie selbst ausreichende Mengen an Vitamin D. Sorgfältig zu beobachten ist auch die Versorgung Ihres Körpers mit Eisen. Da die Werte aber im Rahmen der Vorsorge regelmäßig kontrolliert werden, wird Ihr Arzt oder Ihre Ärztin falls erforderlich ein zusätzliches Eisenpräparat verordnen.

Sinnvoll ist es, Ärztin und Hebamme (später auch den Kinderarzt) darüber zu informieren, dass Sie sich vegan ernähren. Außerdem können Sie auch eine spezialisierte Ernährungsberaterin befragen.

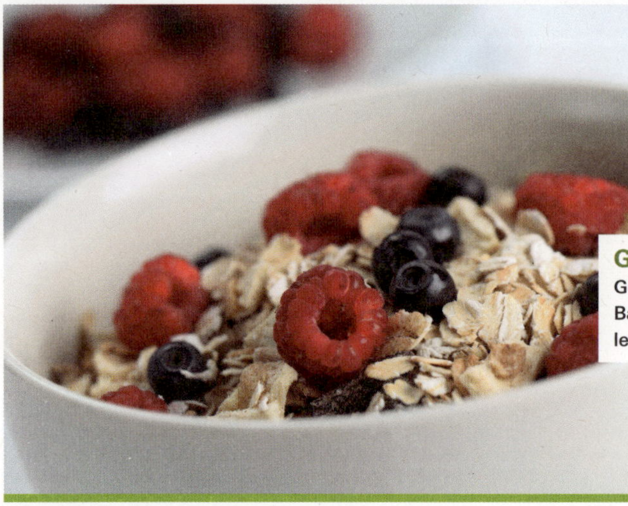

Gesunder Starter
Getreideflocken enthalten Ballaststoffe, die den Cholesterinspiegel senken.

Für Allergikerinnen

Allergien der Haut und Atemwege können sich in der Schwangerschaft verbessern oder verschlechtern.

Plagt Sie oder den Vater Ihres Kindes eine Allergie, so besteht für Ihr Baby ebenfalls ein gewisses Allergierisiko. Grundsätzlich gilt: Auch wenn Eltern alles richtig machen, gibt es keine Garantie dafür, dass ihr Kind allergiefrei bleibt. Vor allem dann, wenn die Familie erblich vorbelastet ist.

Aber Allergieexperten weisen darauf hin, dass Eltern mit drei einfachen Maßnahmen das Allergierisiko für ihr Kind senken, das Aufkommen einer Allergie verzögern und damit einhergehende Beschwerden mildern können.

- **Schwangere und** stillende Mütter sollten sich ausgewogen und abwechslungsreich ernähren. Dabei können sie meist alles essen und trinken, was ihnen schmeckt und sie gut vertragen. Ausnahme: Alkohol, auf den sie in der Schwangerschaft verzichten sollten.
- **Rauchen gehört** zu den größten Allergierisiken. Schwangere und Stillende sollten nicht rauchen. Ihre Partner sollten keinesfalls in der Wohnung rauchen, damit das Kind in einer rauchfreien Umgebung lebt.
- **Studien belegen:** Stillen hilft, Kinder vor Allergien zu schützen. Mütter sollten ihr Kind möglichst die ersten vier bis sechs Monate ausschließlich stillen. Alternativ dazu können allergiegefährdete Babys hypoallergene Nahrung bekommen.

Tipps zur Ernährung kann Ihnen auch eine Ernährungsberaterin geben.

Für Diabetikerinnen

Erhöhte Blutzuckerwerte können die Entwicklung des Ungeborenen beeinträchtigen, gut eingestellte Blutzuckerwerte die Risiken erheblich verringern. Frauen mit einem Typ 2 Diabetes wird daher empfohlen, vor der Schwangerschaft auf Insulin zu wech-

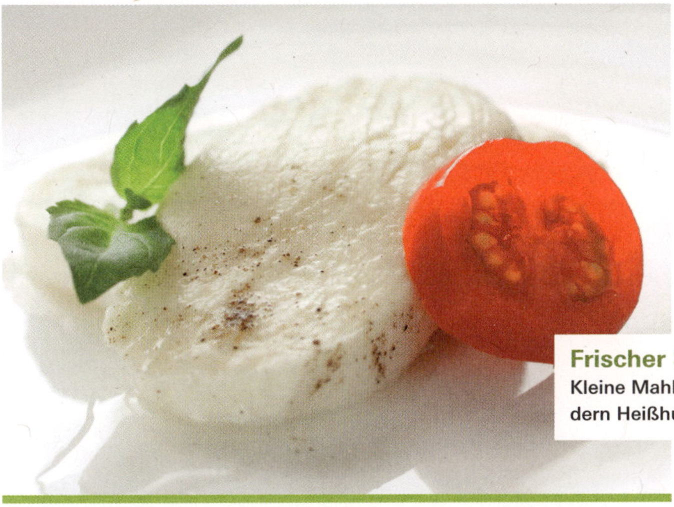

Frischer Snack
Kleine Mahlzeiten verhindern Heißhungerattacken.

seln (siehe „Schwangersein bei einer bestehenden Krankheit", S. 164).

Wurde bei Ihnen ein Schwangerschaftsdiabetes (siehe „Komplikationen in der Schwangerschaft", S. 175) festgestellt, ist es wichtig, dass sich Ihre Blutzuckerwerte bald wieder normalisieren. Hilfreich ist bewusste Ernährung und gut, wenn Sie den Unterschied zwischen einfachen und komplexen Kohlehydraten kennen – Letztere sollten Sie in Ihrer Ernährung bevorzugen.

Einfache Kohlenhydrate lassen den Blutzuckerspiegel relativ schnell ansteigen. Sie sind vorwiegend in Zucker, Süßigkeiten, Honig und einigen Früchten wie Ananas zu finden.

Komplexe Kohlenhydrate sättigen länger, halten den Blutzuckerspiegel relativ stabil und schützen vor Heißhungerattacken. Sie finden sich in Gemüse, Getreide, Kartoffeln, Hülsenfrüchten, Vollkornprodukten. Sie enthalten große Mengen Ballaststoffe, die den Cholesterinspiegel senken.

Starke Blutzuckerschwankung vermeiden

- **Bereiten Sie Mahlzeiten** regelmäßig mit Gemüse, Obst oder Hülsenfrüchten zu.
- **Kombinieren Sie Kohlenhydrate** mit Eiweißträgern wie fettarmer Milch und Milchprodukten, Fleisch, Fisch und Eiern.
- **Bevorzugen Sie Brot,** Nudeln und Reis aus vollem Korn und streichen Sie möglichst Produkte aus weißem Mehl (Baguette, Weißbrot usw.) vom Speiseplan.
- **Verzichten Sie auf Süßigkeiten**, Kuchen, mischen Sie gezuckerte Limonaden oder Fruchtsäfte mit Mineralwasser.
- **Bewegung kann ebenfalls** helfen, optimale Blutzuckerwerte zu erreichen.

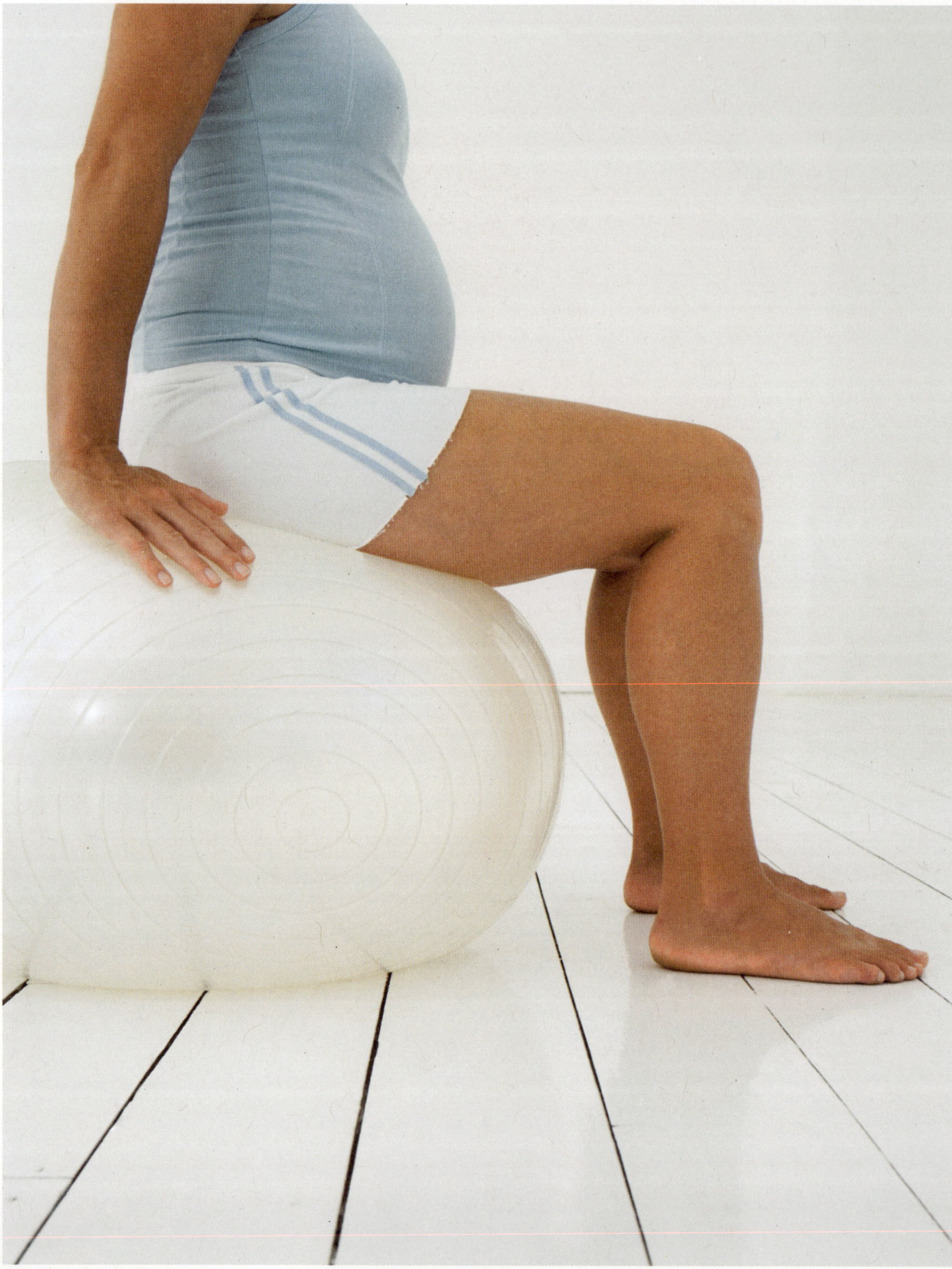

Fitness und Lifestyle

In der Schwangerschaft achten viele Frauen besonders aufmerksam auf Ihren Körper: Was verändert sich jetzt alles? Wie geht es mir damit? Sport fördert wie Wellness oder Entspannung das Körperbewusstsein – und sie haben positive Auswirkungen.

Sind Sie ein sportlicher Typ? Oder zählen Sie, wenn Sie ganz ehrlich sind, doch eher zu den Sportmuffeln? Vielleicht, weil im Alltag einfach zu wenig Zeit bleibt. Oder weil es anderes gibt, was Ihnen wichtiger ist? Wie dem auch sei: In diesem Kapitel finden schwangere Sportfans wichtige Informationen – z. B., wie viel Belastung darf sein und welche Bewegung guttut. Und für alle, die sich gerade nicht so fit und wohl fühlen, gibt es ein behutsames Bewegungs- und Gymnastik-Programm, Dazu erwarten Sie Tipps zu Schönheit, Kosmetik und Wellness.

→ Gut für sich sorgen

Manchmal ist das Leben recht anstrengend und mühsam – bei Stress im Job, wenn man schon Kindern hat und nur wenig Zeit für sich oder wenn es Probleme in der Partnerschaft gibt. Dann heißt es: tief durchatmen – und so gut es geht entspannen. Auch das können Sie lernen!

Bewegung und Sport

Neben einer gesunden Ernährung ist Bewegung das Beste, was Sie in der Schwangerschaft für sich und Ihr Kind tun können.

Dabei kommt es überhaupt nicht darauf an, dass Sie neue sportliche Schwangerschaftsrekorde aufstellen oder sich zu einem ehrgeizigen Gymnastikprogramm zwingen, sondern es geht vor allem darum, dass Sie Ihren Körper fit und beweglich halten und ihn schonend behandeln – gerade jetzt, wo Rücken und Wirbelsäule durch den monatlich größer werdenden Bauch immer mehr belastet werden. Ob Sie durch Ihr gewohntes Sport- oder Fitnessprogramm in Bewegung bleiben oder eher zu den Frauen gehören, die sich den Spaß an der Bewegung noch einmal neu erobern wollen, das werden Sie selbst am besten wissen. Fest steht: Sportliche und bewegliche Frauen leiden weniger unter Schwangerschaftsbeschwerden und -komplikationen, bekommen seltener Diabetes in der Schwangerschaft und sind gut auf die Geburt vorbereitet, weil sie häufig ein besseres Körperbewusstsein und ein verringertes Schmerzempfinden haben.

Wieder in Bewegung kommen

Es ist nur hundert Jahre her, da musste fast jeder Mensch täglich knapp 17 Kilometer zur Arbeit laufen. Heute gehen Berufstätige im Durchschnitt gerade noch 750 Meter, den Großteil ihres Tages verbringen sie sitzend und häufen über die Zeit einen gigantischen Bewegungsmangel an, wenn sie nicht für Ausgleich sorgen. In der Schwangerschaft, wenn Kreislauf und Stoffwechsel durch das wachsende Baby im Bauch noch extra belastet sind, ist es besonders wichtig, diesem Bewegungsmangel etwas Abwechslung entgegenzusetzen. Schon ein kleiner Spaziergang an der frischen Luft schaukelt Ihr Kind beim Gehen sanft hin und her und versorgt Sie beide mit einer Extraportion Sauerstoff. Vielleicht bekommen Sie dabei sogar ein paar wärmende Sonnenstrahlen ab. Sie werden sehen: Das macht gute Laune, denn natürliches Licht – auch durch die Wolken – sorgt dafür, dass Ihr Gehirn mehr von dem Glückshormon Serotonin bildet. Neben Spaziergängen haben Sie vielleicht Lust, einige der sanften Gymnastikübungen, die Sie in diesem Kapitel finden, auszuprobieren. Sie sind einfach nachzumachen und ein großer Gewinn für Ihr allgemeines Wohlbefinden und für Ihr Kind – vor allem, wenn man sie regelmäßig macht. Gleichzeitig sind die Übungen zur Kräftigung und Dehnung der Muskulatur geeignet und bereiten Sie so auch gut auf die letzten Wochen vor der Geburt und auf die Geburt vor.

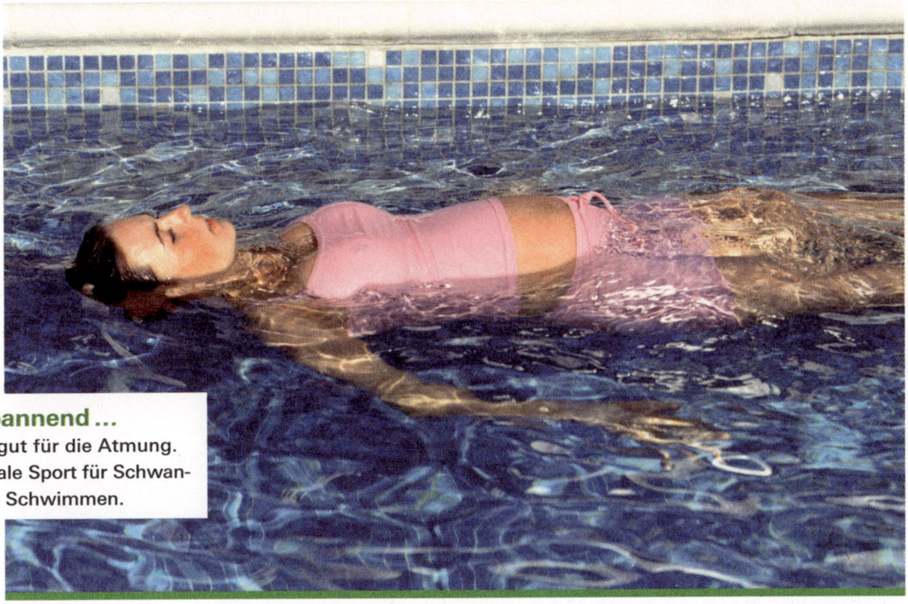

Entspannend ...
... und gut für die Atmung. Der ideale Sport für Schwangere ist Schwimmen.

Vielleicht haben Sie auch ein- oder zweimal pro Woche Lust, an einem Kurs für Schwangere teilzunehmen: Ob Entspannung oder Yoga, Aquafitness oder Geburtsvorbereitung – das Angebot ist vielfältig, sodass Sie bestimmt etwas finden werden, das Ihnen Freude bereitet.

Bleiben Sie am Ball

Wenn Sie bereits ein gut trainierter Sportfan sind, dann bleiben Sie in der Schwangerschaft ruhig dabei. Studien zeigen, dass sportliche Schwangere nicht nur seltener an Rückenschmerzen und Krampfadern leiden, sondern auch einen stabileren Kreislauf haben.

Ein paar Tipps zum Training: Bewegen Sie sich am besten nur so schnell oder so intensiv, dass Sie sich dabei weiter gut mit jemandem unterhalten könnten – dann ist die Versorgung mit Sauerstoff für Sie und Ihr Kind optimal. Achten Sie auf die Signale Ihres Körpers: Wie ist die Atmung? Wie fühlen sich Rücken- und Bauchmuskeln an? Wie geht es den Knien, Gelenken und Bändern? Ihr Körper wird Sie rechtzeitig vor Überlastungen warnen.

Welche Sportarten sind okay?

Sie reiten, laufen für Ihr Leben gern Ski oder sind eine leidenschaftliche Kampfsportlerin? Im Prinzip spricht nichts dagegen, dass Sie auch als Schwangere weiter Ihrem Lieblingssport nachgehen. Sinnvoll ist auf jeden Fall, die Trainer und Mitsportler darüber zu informieren, dass Sie ein Kind erwarten. Und vielleicht sollten Sie als Schwangere nicht unbedingt eine neue, als riskant geltende Sportart ausprobieren – aber ansonsten sind Ihrer Bewegungslust keine Grenzen gesetzt. Als erfahrene Sportlerin werden Sie wissen, welche Signale Ihnen Ihr Körper sendet, und spüren, wenn Ihnen bestimmte Bewegungsabläufe zu heftig oder intensiv sind. Sprechen Sie bei Unsicherheit Ihre Ärztin oder Hebamme an.

Es gibt ein paar Sportarten, die Ihnen jetzt besonders guttun, auch als Bewegungs-Einsteigerin: zum Beispiel Aquagymnastik, Spazierengehen, Radfahren und Nordic Walking. Der ideale Sport für für Schwangere ist Schwimmen. Er kann bis zuletzt ohne Gefahr gemacht werden, fördert die Atmung und entspannt. Es gibt auch Geburtsvorbereitungskurse im Wasser. Empfehlenswert ohne Einschränkung sind ferner Joggen, Aerobic sowie Kraft- oder Gerätetraining im Fitnessstudio. Allerdings: Ihre geraden Bauchmuskeln sollten dabei nicht zu sehr angestrengt werden, also die Bauchmuskeln immer in der Diagonalen trainieren.

Worauf Sie in der Schwangerschaft wegen des veränderten Stoffwechsels und größeren Sauerstoffverbrauches besser verzichten sollten, sind Tauchen (es sei denn, Sie bleiben oberhalb der Dekompression) und Trekkingtouren über 2500 Höhenmeter.

Kein Stress mit dem Gewicht

Bewegung und Sport, um in der Schwangerschaft gut in Form zu bleiben und eine solide Grundlage an Ausdauer und Kraft für die Geburt zu schaffen? Unbedingt! Bewegung und Sport, um abzunehmen? Lieber nicht!

Mit regelmäßiger Bewegung und gesunder Ernährung werden Sie höchstwahrscheinlich nicht mehr zunehmen als die Kilos, die Ihr Baby und Ihr Körper brauchen, um sich wohlzufühlen. Falls Sie ein paar Kilogramm zu viel auf die Waage bringen, machen Sie jetzt bitte keine Diät, um abzunehmen. Es ist jetzt besonders wichtig, dass Sie und Ihr Kind täglich und regelmäßig mit allen Nähr- und Aufbaustoffen versorgt werden. Auf eine gute Ernährung dürfen Sie aber gern achten.

Darüber hinaus gibt es zwei Anhaltspunkte, an denen Sie sich jetzt in puncto Gewichtszunahme orientieren können:

- **Etwa 1 bis 1,5 Kilo** pro Monat dürfen Sie ruhig zunehmen.
- **Insgesamt gelten** zwischen 10 und 15 Kilo Gewichtszunahme in der Schwangerschaft als normal, entscheidend sind aber auch Körpergröße und Wohlfühlgewicht vor der Schwangerschaft.

→ Wie viel darf ich zunehmen?

Eine Frage, die Sie nicht zu eng sehen sollten. Hier ein paar Anhaltspunkte, die natürlich auch mit Ihrem Ausgangs- und Wohlfühlgewicht zusammenhängen: Eine schlanke Frau darf ruhig rund 18 Kilo zunehmen, eine große, kräftige Frau kann auch nur mit 7 Kilo Gewichtszunahme ein gesundes Baby zur Welt bringen. Die deutsche Gesellschaft für Ernährung (DGE) empfiehlt, sich am Body-Mass-Index (BMI) zu orientieren. Sie können ihn berechnen, indem Sie Ihr Ausgangsgewicht vor der Schwangerschaft durch das Quadrat Ihrer Körpergröße dividieren. Also:

$$\frac{\text{Körpergewicht in kg}}{(\text{Körpergröße in m})^2} = \text{BMI}$$

Dabei gelten folgende Richtwerte in puncto Gewichtszunahme während einer Schwangerschaft:

BMI unter 19,8: niedriges Gewicht (Zunahme von 12,5 bis 18 Kilogramm)

BMI 20 bis 26: mittleres Gewicht (Zunahme von 11,5 bis 16 Kilogramm)

BMI über 26: hohes Gewicht (Zunahme von 7 bis 11,5 Kilogramm)

Allerdings: Auch diese Werte sind nur Zahlen – unberücksichtigt bleibt bei dieser Formel zum Beispiel der Körperbau. Manche Leistungssportler haben einen BMI über 25, sind aber deshalb noch lange nicht übergewichtig. Betrachten Sie die Angaben also als Richtwert, der Ihnen auf keinen Fall Stress oder ein schlechtes Gewissen machen soll. Wichtig ist, dass Sie sich rundum wohlfühlen. Auch die regelmäßigen Gewichtskontrollen im Rahmen der Schwangerenvorsorge werden vor allem aus medizinischen Gründen durchgeführt und nicht, um Sie zu stressen oder zu verunsichern. Sie können wichtige Hinweise darauf geben, ob es Ihnen und dem Kind gut geht.

▶ **Das Psychologische Institut der Deutschen Sporthochschule Köln bietet auf der Homepage kompakte Antworten auf die häufigsten Fragen zum Thema Sport. Schwangere können** sich sogar **individuell online coachen lassen: www.dshs-koeln.de/psi/sus**

Gutes für Beine und Rücken

Mit Fortschreiten der Schwangerschaft werden Ihre Beine, der Rücken und der Beckenboden immer stärker beansprucht.

Schwangere Frauen, die berufstätig sind und dabei viel sitzen, haben darüber hinaus vielleicht noch einen verspannten Hals oder Nacken. Da Rücken und Wirbelsäule durch den wachsenden Bauch ohnehin belastet sind, ist es gut, sich an einen rückenschonenden Alltag zu gewöhnen. Im Folgenden finden Sie ein paar Tipps, die Ihnen das Leben leichter machen. Denn die Körperhaltung, die Sie beim Heben und Tragen einnehmen, macht für den Rücken oftmals einen großen Unterschied.

1. **Grundsätzlich gilt:** Schwangere sollten möglichst nichts Schweres heben! Schauen Sie, dass Sie, wann immer möglich, entlastet werden! Schwere Tüten oder Wäschekörbe: Müssen Sie diese Lasten wirklich selbst stemmen? Bestimmt gibt es jemanden (zum Beispiel Ihren Partner), der Ihnen helfen kann.
2. **Falls Sie trotzdem** etwas heben wollen: Gehen Sie dazu in die Hocke und halten Sie die Wirbelsäule möglichst gerade. Wenn Sie die Last mit beiden Händen fassen und sich erheben, soll die Kraft nicht aus dem Rücken kommen, sondern vor allem aus den Beinen – genauer, den Oberschenkeln. Der Oberschenkelmuskel ist einer der größten und kräftigsten Muskeln, den Menschen haben. Zum Heben wie gemacht!
3. **Tragen Sie das Gewicht** – das gilt später auch für Ihr Baby – so nah wie möglich am Körper und verteilen Sie es möglichst gleichmäßig auf beide Arme.
4. **Vermeiden Sie** beim Heben und Aufstehen mithilfe der Oberschenkelmuskeln jegliche Drehbewegungen.
5. **Atmen Sie aus,** während Sie sich erheben – halten Sie gerade bei Anstrengungen nicht die Luft an.
6. **Seien Sie auch** beim Absetzen vorsichtig. Gehen Sie wieder mithilfe der Oberschenkelmuskeln in die Hocke, anstatt das Gewicht mit gekrümmtem Rücken abzulegen.
7. **Wenn Sie während** der Schwangerschaft Anschaffungen tätigen, z. B. einen Kinderwagen kaufen oder den Wickelplatz einrichten, achten Sie auf eine rückenschonende Planung. Optimal ist, wenn die Höhe des Wickeltischs und des Kinderwagens auf Ihre Größe abgestimmt sind.

Fazit: Je aufrechter Sie Ihre Tätigkeiten verrichten können, desto schonender ist es für die Wirbelsäule, für Ihren Rücken und die gesamte Muskulatur.

Aufstehen mit dickem Bauch? In den letzten Schwangerschaftswochen kann das Aufstehen zur Herausforderung werden. Das liegt daran, dass die Bauchmuskulatur durch den dicken Bauch in ihrer Funktion eingeschränkt ist. Man muss sie entlasten, indem man sich aus der Seitenlage hochhievt. Dabei die Füße über Sofa- oder Bettrand baumeln lassen, dann mit dem unten liegenden Unterarm, dann mithilfe der Hand den Oberkörper hochdrücken. Vom Fußboden erhebt man sich am besten, indem man sich aus der Seitenlage zunächst in den Vierfüßlerstand begibt.

Welche Übung bei welchen Beschwerden?

Sanfte Bewegungsideen, die sich im Alltag als wohltuend bewährt haben

Beschwerden	Übung	Seite
Abgeschlagenheit/Müdigkeit Kreislaufprobleme	Bewusstes Atmen Kleine Atemübung Achtsam sein	122 122 132
Hämorrhoiden	Entspannung für das Becken (Knie-Ellenbogen-Lage und Vierfüßlerstand)	129
Kurzatmigkeit	Atemlift	122
Mutterbandschmerzen	Entspannung für das Becken (Knie-Ellenbogen-Lage) Schmetterling	129 123
Rückenschmerzen allgemein	Armbaumeln Kleiner Käfer (sanfte Lockerung) Beweglichkeit plus Kraft Schaukeln für Venen und Rücken Rückenschaukel	124 123 125 128 124
Rückenschmerzen unterwegs	Rückenentlastung für unterwegs	125
Schwere Beine	Fußgymnastik Beingymnastik für Fortgeschrittene	127 127
Verspannungen im Hals- und Nackenbereich	Entspannung für Hals- und Nackenmuskulatur	126
Verspannungen in den Schultern	Entspannung für die Schultern Schulterlift im Sitzen	126 126
Verspannungen in Hüfte und im unteren Rücken	Schmetterling	123
Wadenkrämpfe	Fußgymnastik	127

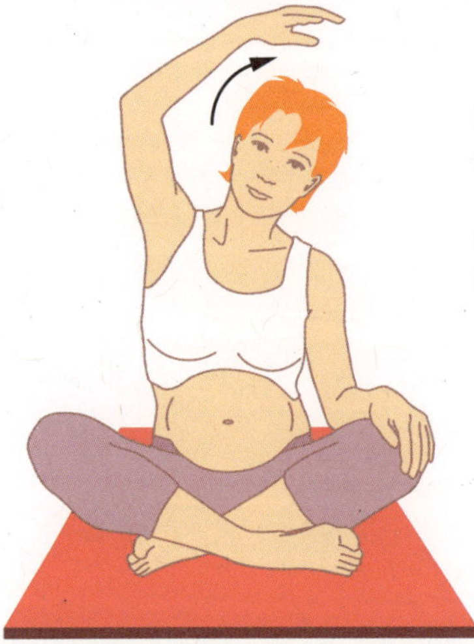

links
Atemlift

rechts
Schmetterling

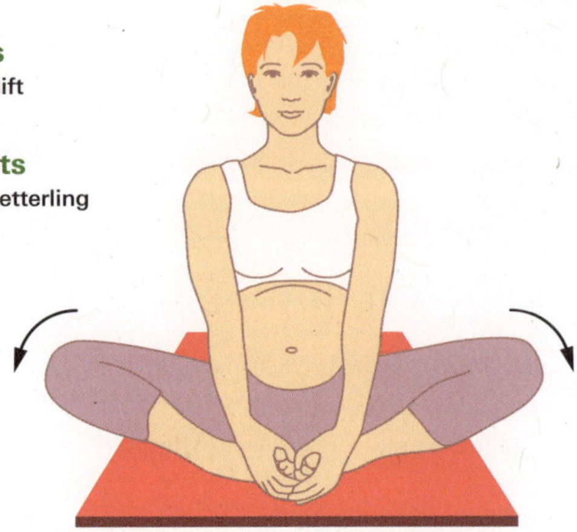

Übungen, die jeden Tag guttun

Gut und hilfreich ist, wenn man Bewegung so in den Alltag einbauen kann, dass es eine Freude ist und keine lästige Pflicht. Deshalb finden Sie hier Bewegungsideen, die sich als effiziente Wohltäter bewährt haben und keinerlei Vorbereitung bedürfen. Einfach mal ausprobieren, vielleicht sogar jetzt gleich?

Bewusstes Atmen

Einatmen, ausatmen, einatmen: Der Atem ist eine Körperfunktion, die man jederzeit bewusst beeinflussen kann – bei frischer Luft atmet man zum Beispiel extra tief ein, in einem stickigen Raum lieber ganz flach. Praktisch, oder? Gleichzeitig wird durch jeden Atemzug das Zwerchfell leicht gedehnt und das Baby dabei sanft geschaukelt. Eine schöne Vorstellung. Atem und Wohlbefinden hängen eng miteinander zusammen, Aufregung und Anstrengung bringen uns leicht außer Atem, sind wir erschöpft oder bedrückt, atmen wir unwillkürlich flacher.

Umgekehrt lassen sich aber Aufregung und Anspannung mit bewusstem Atmen auch wieder positiv beeinflussen: Wenn man einmal tief in den Bauch atmet und dann ganz langsam und bewusst wieder ausatmet, fühlt man sich gleich weniger angespannt. Probieren Sie es mal aus.

- **Eine schöne kleine Atemübung:** Stellen Sie sich an der frischen Luft im Garten, auf dem Balkon oder am offenen Fenster mit leicht gegrätschten Beinen aufrecht hin, die Füße sollten etwa hüftbreit auseinander stehen. Atmen Sie dann tief ein und führen dabei die gestreckten Arme seitlich nach oben über den Kopf, mit dem Ausatmen lassen Sie Ihre Arme locker über die Seiten nach unten schwingen und kreuzen sie entspannt vor dem Bauch. Dann atmen Sie wieder ein, heben die Arme und strecken und dehnen sie Richtung Himmel beziehungsweise Raumdecke. Wenn Sie diese Übung dreimal langsam wiederholen, werden Sie sich bestimmt gelöster und munterer als vorher fühlen.
- **Atemlift:** Diese Übung können Sie auf dem Boden sitzend oder auf einem Stuhl machen (Abbildung oben links). Sie mildert den Druck des Babys auf die

Sanfte Lockerung?
Kleiner Käfer!

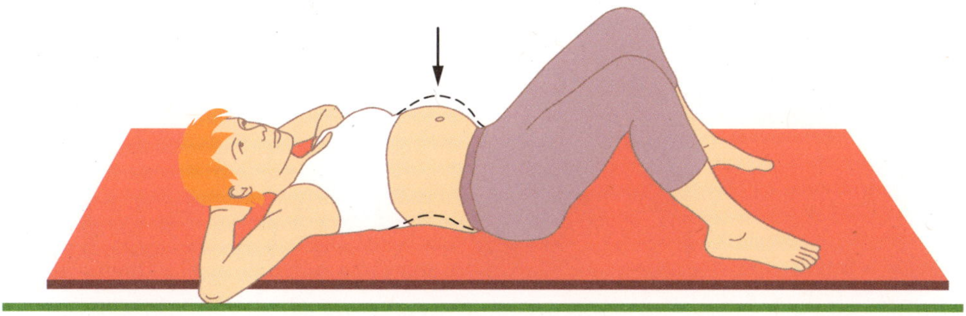

Rippen und kann so das Atmen erleichtern. Zuerst einen Arm so weit und hoch es geht Richtung Decke strecken und dabei einmal tief ein- und ausatmen, dann den Arm leicht über dem Kopf anwinkeln und nochmals tief ein- und ausatmen. Wenn es Ihnen guttut, können Sie sich dabei mit Minibewegungen von Kopf, Schultern und Oberkörper nach links oder rechts neigen – probieren Sie es aus. Machen Sie die Übung immer nacheinander mit beiden Armen, damit keine einseitige Belastung entsteht.

Für den Rücken

- **Schmetterling:** Diese Übung liefert Ihren Hüften und den unteren Rückenmuskeln ein sanftes Stretching – und ist auch gut für die Durchblutung. Dazu setzen Sie sich mit möglichst geradem Rücken im Schneidersitz auf den Boden (Abbildung S. 122 rechts). Wenn Sie es schaffen, können sich dabei Ihre Fußsohlen berühren. Atmen Sie ein paar Mal ruhig ein und aus. Ziehen Sie dann beim Einatmen die Füße so weit es geht an Ihren Körper heran, Sie können die Fußspitzen mit den Händen umfassen und sanft nachhelfen. Halten Sie währenddessen den Rücken möglichst gerade. Drücken Sie nun, während Sie ausatmen, die Knie Richtung Boden – mit einer leicht wippenden Bewegung geht es besser. Wichtig: Dehnen und stretchen Sie sich nur so weit, wie es sich angenehm anfühlt. Gerade zu Anfang nicht übertreiben! Sie können sich ja von Woche zu Woche steigern. Zum Entspannen dürfen Sie den Rücken sanft runden. Wiederholen Sie auch diese Übung nur so oft, wie es sich für Sie gut anfühlt.
- **Kleiner Käfer:** Diese Übung dient der sanften Lockerung Ihrer Wirbelsäule. Sie legen sich entspannt auf den Rücken, winkeln die Knie an, stellen die Füße auf den Boden und atmen ein paar Mal ruhig ein und aus. Achten Sie darauf, dass Ihre Schultern, der obere Rücken und der untere entspannt auf dem Boden liegen – ruckeln Sie sich ein bisschen hin und her, bis Sie ganz gerade liegen. Dann versuchen Sie, den unteren

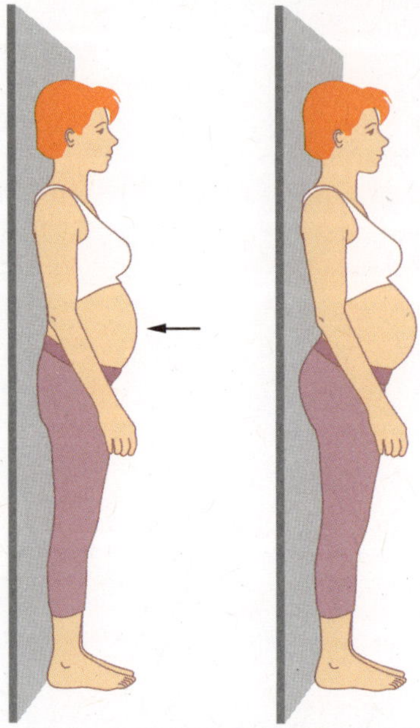

links
Rückenentlastung unterwegs

Rücken noch einmal ganz bewusst in Richtung Boden zu drücken, indem Sie Ihre Po- und Bauchmuskeln anspannen (siehe Abbildung S. 123). Wenn Sie die Muskeln wieder entspannen, werden Sie merken, dass sich der untere Rücken wieder etwas vom Boden erhebt, sodass Sie sogar eine Hand zwischen Rücken und Boden schieben könnten. Wiederholen Sie die Übung mehrmals (bis zu zehnmal). Durch den Wechsel von Anspannung und Entspannung wird Ihre Wirbelsäule sanft bewegt und gelockert.

- **Rückenschaukel:** Wenn der Tag besonders anstrengend war, hilft am Abend ein kleines Mini-Stretching für den Rücken: Dazu entspannt auf den weichen Boden oder eine warme Decke legen, dann die Knie anziehen und – wenn es möglich und angenehm ist – die Hände sanft um die Knie legen und langsam Richtung Bauch ziehen. Nun genüsslich von der linken auf die rechte Seite rollen und zurück – das sanfte Schaukeln tut Körper und Seele gut. Wichtig: Machen Sie die Übung nur so lange, wie Sie gern und ohne Beschwerden auf dem Rücken liegen können. Für das letzte Schwangerschaftsdrittel ist diese Übung unter Umständen nicht so gut geeignet.

→ Die Rückenlage im letzten Schwangerschaftsdrittel …

Für einige Frauen kann die Rückenlage etwa ab der 30. Schwangerschaftswoche sehr unangenehm werden, manchen wird sogar übel. Das liegt daran, dass das wachsende Kind mit seinem Gewicht, liegt man auf dem Rücken, auf die große Hohlvene drücken kann (siehe „Vena-Cava-Syndrom“, S. 154). Manche Frauen haben kaum Probleme damit, anderen wird bereits übel, wenn sie sich im Sessel zurücklehnen. Falls Sie sich in der Rückenlage nicht wohlfühlen, sollten Sie lieber Übungen im Sitzen, Stehen oder in der Seitenlage wählen.

- **Armbaumeln:** Stellen Sie sich – die Beine etwa hüftbreit auseinander – mit leicht gebeugten Knien auf eine weiche und warme Unterlage und lassen Sie Ihre Arme locker nach unten baumeln. Machen Sie dabei einen runden Rücken und lassen Sie sich von dem Gewicht Ihrer Arme etwas nach unten ziehen.

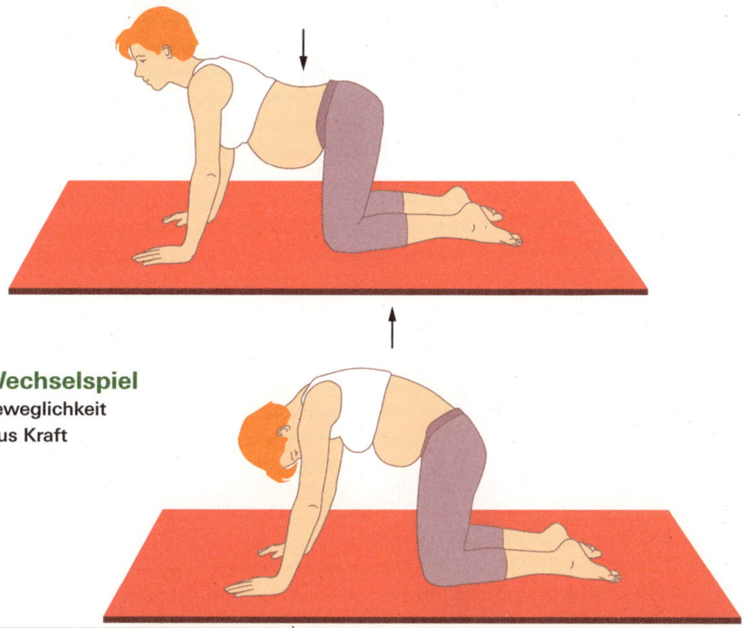

Wechselspiel
Beweglichkeit plus Kraft

Halten Sie die Position etwa fünf Sekunden und richten sich dann ganz langsam, Wirbel für Wirbel, wieder auf. Die Schultern sollten Sie dabei nicht hochziehen.

- **Rückenentlastung unterwegs:** Manchmal braucht der Rücken Entlastung oder eine Pause, aber es gibt ausgerechnet in diesem Moment keine Möglichkeit, sich hinzulegen. Dann hilft diese kleine Übung im Stehen (Abbildung S. 124), die auch für alle gut geeignet ist, die nicht so gern auf dem Rücken liegen. Stellen Sie sich gerade mit dem Rücken an eine Wand, die Füße etwa hüftbreit auseinander, die Knie entspannt bis leicht gebeugt. Die Schultern sind ebenfalls entspannt, die Arme hängen locker herab. Atmen Sie ein paarmal ruhig ein und aus. Dann drücken Sie den unteren Rücken langsam und bewusst gegen die Wand, indem Sie die Pomuskeln anspannen, und halten diese Position ein paar Sekunden, bevor Sie die Muskeln wieder locker lassen. Wenn Sie während dieser Übung einmal die Hände auf Ihre Hüften legen, werden Sie merken, dass das Becken eine winzige Kippbewegung macht. Dabei wird nicht nur Ihr Rücken entlastet, sondern auch Ihr Kind sanft geschaukelt. Je fließender und rhythmischer Sie diese Übung machen, desto schöner ist das Gefühl für Sie und Ihr Baby. Viel Spaß!
- **Beweglichkeit plus Kraft:** Gehen Sie langsam in den Vierfüßlerstand (siehe Abbildung oben). Machen Sie im Wechsel einen Pferderücken, bei dem Sie Po und Kopf nach oben strecken, während der Rücken beziehungsweise die Lenden- und Brustwirbel langsam nach unten sinken – und danach einen Katzenbuckel, bei dem Sie den Rücken rund nach oben strecken und den Kopf nach unten bewegen, bis er locker hängt.

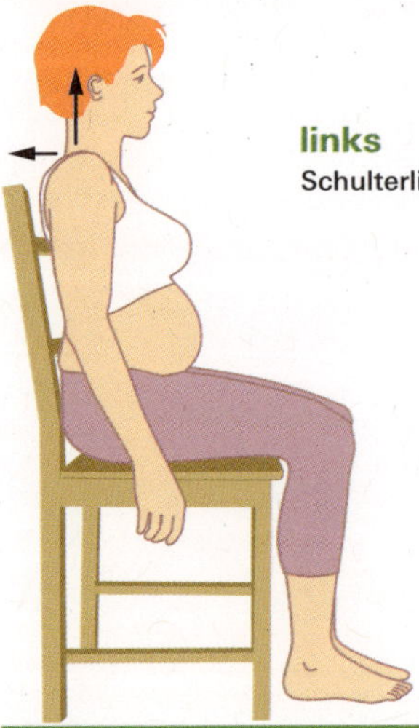

links
Schulterlift im Sitzen

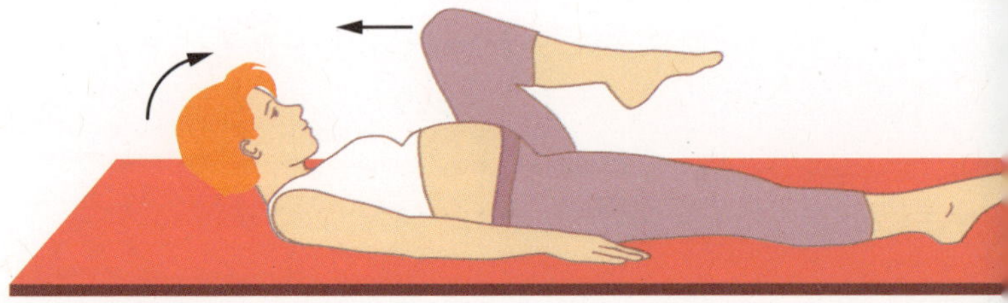

Für Nacken und Schultern

- **Entspannung für Hals und Nacken:** Setzen Sie sich aufrecht auf einen Stuhl, greifen Sie dann mit dem rechten Arm über Ihren Kopf an Ihr linkes Ohr, und ziehen Sie Ihren Kopf langsam und vorsichtig zur rechten Seite. Halten Sie die Position mit geneigtem Kopf für etwa fünf Sekunden, wiederholen Sie dann die Übung zu der anderen Seite.
- **Entspannung für die Schultern:** Legen Sie sich für diese Übung flach auf den Rücken – am besten auf eine weiche Decke oder Unterlage auf den Boden. Stellen Sie die Beine bequem und locker auf. Strecken Sie nun beide Arme schräg nach oben aus und legen Ihre Handflächen übereinander. Dabei liegt ein Arm oben, sodass der obere Handrücken zur Decke zeigt. Der untere Handrücken zeigt zum Bauch. Schieben Sie nun den oben liegenden Arm auf dem unteren Arm sanft nach vorn und wieder zurück, sodass sich Ihre Schulter mitbewegt. Wechseln Sie dann die Position, sodass der andere Arm oben liegt und auch wieder der Handrücken nach oben zeigt. Schieben Sie nun erneut den oberen Arm sanft nach vorn und wieder zurück.
- **Schulterlift im Sitzen:** Machen Sie es sich auf einem nicht zu weich gepolsterten Stuhl gemütlich und setzen Sie sich möglichst gerade und aufrecht hin (siehe Abbildung oben links). Atmen Sie fünfmal in Ruhe tief ein und wieder aus, lassen Sie dabei mit jedem Atemzug Ihre Arme noch etwas lockerer und entspannter herabhängen. Heben Sie dann beide Schultern gleichzeitig an und ziehen Sie die Schultern möglichst weit hoch bis zu den Ohren. Ziehen Sie dann die Schultern zurück Richtung Stuhllehne so weit es geht und Ihnen bequem ist. Entspannen Sie dann den Schulterbereich und den Nacken wieder, indem Sie in die Ausgangsposition zurückkehren und die Schultern und Arme ganz entspannt und locker herabhängen lassen. Sie können diese Übung ebenfalls drei- bis fünfmal wiederholen, wenn es Ihnen gefällt.

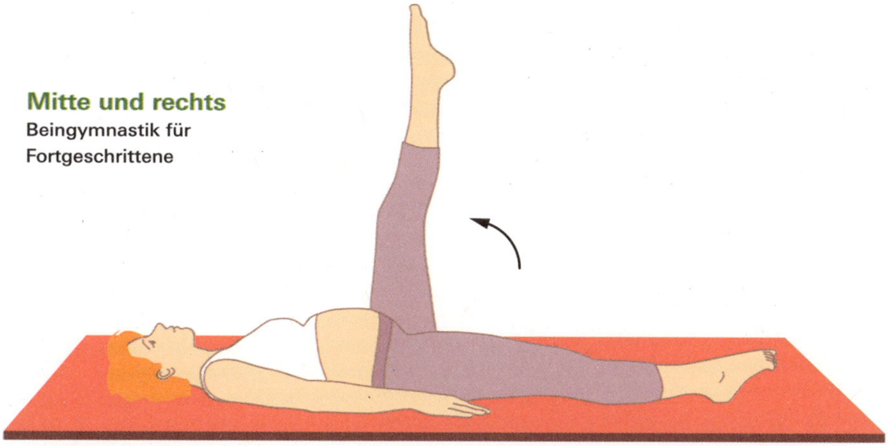

Mitte und rechts
Beingymnastik für Fortgeschrittene

Für Füße und Beine

Während der Schwangerschaft sind Füße und Beine besonders gefordert, denn sie müssen das zusätzliche Gewicht rund um die Uhr tragen. Deshalb sollten sie ab und zu auch verwöhnt werden. Die Füße gehören schließlich zu den raffiniertesten Teilen unseres Körpers: insgesamt 52 Knochen, 66 Gelenke, 38 Muskeln und 214 Bänder. Sie lassen uns hüpfen und tanzen, geben Schwung und erden: Jeder Fuß ist zudem mit über 7000 Nervenenden ausgestattet. Schon Sebastian Kneipp hat deshalb das Barfußlaufen als Element der Gesundheitsvorsorge empfohlen. Er empfahl z. B. barfuß laufen über taufrische Wiesen oder im kühlen Wasser, um den Kreislauf anzuregen und das Immunsystem zu stärken.

- **Wechselgüsse:** Bei schweren, müden Beinen tun Wechselgüsse mit kaltem und warmem Wasser gut! Erst das rechte Bein, dann das linke. Beginnen Sie unten erst mit dem einen Fuß und führen Sie den Wasserstrahl langsam zum Knie hoch. Wichtig: Der erste und der letzte Guss sollten immer kalt sein.
- **Fußmassage:** Oder Sie gönnen Ihren Zehen, Fußballen und Fußsohlen etwas Gutes, indem Sie mit beiden Händen alle Zehen und Muskeln fest durchkneten – ideal für eine schnelle Entspannung.
- **Fußgymnastik:** Bringt die Venen in Schwung und macht kalte Füße warm – üben können Sie im Sitzen auf dem Boden oder auf einem Stuhl. Zunächst die Fußgelenke abwechselnd nach links und rechts kreisen. Danach die Zehen abwechselnd strecken und beugen.
- **Eine kleine Übung im Stehen:** Abwechselnd auf die Zehenspitzen gehen und die Füße wieder ganz abrollen – das kann auch mal morgens zwischendurch in der Küche oder beim Zähneputzen gemacht werden. Lustig ist – auch als Partnerübung –, kleine Gegenstände auf dem Boden einfach mal mit den Zehen zu greifen oder einen Bleistift von Fuß zu Fuß weiterzureichen.
- **Beinübung für Fortgeschrittene:** Legen Sie sich bequem auf einer weichen Unterlage auf den Boden, die Beine liegen ausgestreckt und etwa hüftbreit

nebeneinander. Ziehen Sie jetzt das linke Bein an (Abbildung S. 126 rechts), indem Sie das Knie in Richtung Oberkörper bewegen, und strecken Sie das Bein dann zur Decke (Abbildung S. 127). Verharren Sie einen Moment in dieser Position, winkeln Sie dann das Knie an und legen es wieder auf dem Boden ab. Wiederholen Sie die Übung mit dem rechten Bein. Achten Sie darauf, dass während der Übung vor allem Ihr unterer Rücken möglichst flach auf dem Boden liegt – das können Sie erreichen, indem Sie bewusst versuchen, die Rückenmuskeln Richtung Boden zu drücken. Wiederholen Sie die Übung drei- bis fünfmal (höchstens zehnmal), eben so oft, wie Sie sich dabei gut fühlen.

- **Etwas weniger anstrengend,** aber ebenfalls sehr wohltuend und effektiv: auf dem Rücken liegen und dabei nur Kopf beziehungsweise Nase und Knie diagonal aufeinander zubewegen. Auch diese Übung wird abwechselnd mit dem linken und rechten Bein gemacht – so oft es Spaß macht, bis zu zehn Wiederholungen sind erlaubt.
- **Schaukeln für Venen und Rücken:** Legen Sie sich möglichst ganz entspannt auf den Rücken und atmen Sie mehrmals ruhig ein und aus, die Beine legen Sie dabei erhöht auf einen Sessel oder das Sofa. Nun schaukeln Sie die Beine sanft nach links und rechts. Danach schieben Sie die Beine auf der Sitzfläche langsam nach vorn und ziehen sie wieder zurück – bei der Vorwärtsbewegung heben sich das Becken sowie der untere Rücken leicht an. Wichtig: Machen Sie die Übung nur so lange, wie Sie ohne Beschwerden auf dem Rücken liegen können. Für das letzte Schwangerschaftsdrittel ist diese Übung möglicherweise nicht so gut geeignet.

Für Becken und Beckenboden

Der Beckenboden besteht aus mehreren nicht sichtbaren Muskelschichten (siehe Abbildung unten) und hat drei wichtige, ganz unterschiedliche Funktionen. Sie alle spielen im Leben einer Frau und besonders in der Schwangerschaft eine zentrale Rolle:

- **Stützen** – gegen die Schwerkraft und den Druck der Organe von innen
- **Schließen** – von Anus, Scheide und Harnröhre
- **Erweitern** – sich verlängern und senken bei Geburten

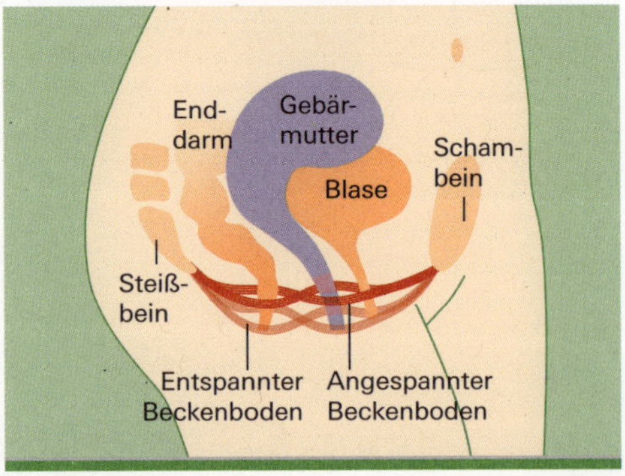

Vierfüßlerstand

Entspannung für das Becken

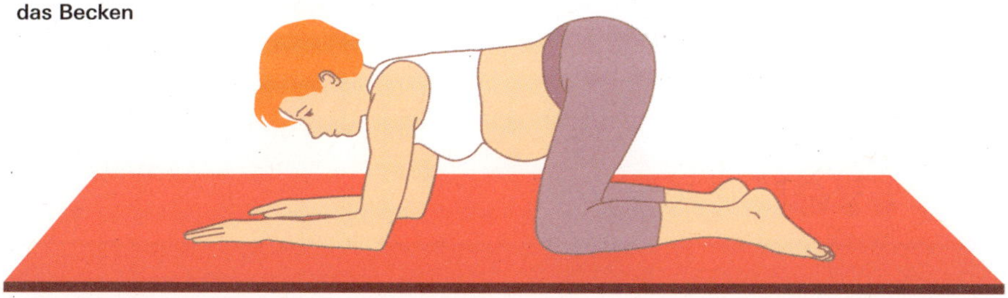

Da mit wachsendem Bauchumfang und mit dem zunehmendem Gewicht des Kindes das Becken immer stärker belastet wird und es bei der Geburt ebenfalls wichtige Aufgaben übernimmt, ist es gut, dem Beckenboden sowie dem Becken von Anfang an ausreichend Aufmerksamkeit zu schenken. Den ersten Schritt dorthin haben Sie ja bereits durch das Lesen dieser Informationen getan. Jetzt brauchen Sie nur noch die eine oder andere kleine Übung in Ihren Alltag einbauen – bestimmt schaffen Sie das und gehen damit schon einen kleinen, aber sehr effektiven Schritt in Richtung Geburtsvorbereitung.

- **Entspannung für das Becken:** Die Knie-Ellenbogen-Lage bewirkt eine Entlastung und Entstauung des Beckenbereichs. Dazu gehen Sie erst in den Vierfüßlerstand, öffnen dann die Knie leicht und stützen sich auf den Unterarmen ab (siehe Abbildung oben). Nun wiegen, schwingen oder kreisen Sie das Becken sanft – so wie es Ihnen guttut. Mit ruhiger Musik kann das besonders angenehm und schön sein.
- **Training für den Beckenboden:** Stellen Sie sich als Training für den Beckenboden in Gedanken ab und zu vor, dass Sie Ihren Scheideneingang zusammenziehen und dann nach innen hochziehen. Bewegen Sie Ihre Muskeln entsprechend – das ist eine simple Übung, die Sie fast überall unbemerkt machen können, da die Bewegung niemand von außen beobachten kann und die gleichzeitig viel zu einer besseren Elastizität des Beckenbodens beiträgt.
- **Ölmassagen:** Vor allem in den letzten Wochen der Schwangerschaft können regelmäßige Ölmassagen des Damms (das ist das Gewebe zwischen Scheide und After) dazu beitragen, dass dieser trotz immer größerer Dehnung elastisch bleibt. Dazu können Sie den Damm am besten ab etwa sechs Wochen vor der Geburt täglich mit einem naturbelassenen Öl in kreisenden Bewegungen massieren. Oder Sie führen nach dem Duschen oder Baden einen oder mehrere Finger in die Scheide ein und dehnen das Gewebe sanft Richtung After. Das intensiviert neben der Dehnungsfähigkeit auch Ihr eigenes Gefühl für Scheide und Beckenboden und erhöht Ihre Entspannungsfähigkeit während der Geburt.

Schönheit, Kosmetik und Wellness

Manche Frauen haben in der Schwangerschaft einen schönen und gut durchbluteten Teint. Andere reagieren mit trockener oder juckender Haut. Es liegt am veränderten Östrogenspiegel.

Einige Frauen lagern jetzt mehr Wasser im Gewebe ein, dadurch verschwinden kleinere Fältchen und die Haut sieht schön rosig aus. Bei anderen regen die Hormone die Talg- und Schweißdrüsen zu einer verstärkten Produktion an – Pickel und Mitesser sind die Folge. Doch oft ist es so, dass sich der Körper etwa ab der Mitte der Schwangerschaft mit den Hormonen arrangiert.

Für Sie als Schwangere ist jetzt vor allem wichtig, nicht zu kritisch mit dem eigenen Erscheinungsbild zu sein. Wenn es Tage gibt, an denen Sie sich nicht so schön oder attraktiv finden, denken Sie immer daran: Die vielen Model-Schwangeren und Hollywood-Mütter, die man regelmäßig in Zeitschriften oder auch in der Werbung sieht, haben einen ganzen Schwarm von Stylisten und Visagisten zur Verfügung, die sich ausschließlich um das Aussehen der Frauen kümmern. Mit einem solchen Team an Ihrer Seite wären Sie genau so „schön“. Und: Sämtliche Fotos, die veröffentlicht werden, sind an allen Ecken und Enden retuschiert und bildbearbeitet!

Machen Sie sich frei von belastenden Klischees

Kein Wunder also, dass man dort nirgendwo auch nur den Ansatz eines Schwangerschaftsstreifens sieht. Im echten Leben ist das anders: Da vergrößert sich der Bauchumfang einer Schwangeren oft um gut 40 Zentimeter – eine Höchstleistung für die Haut und das Gewebe. Die wiederum reagieren auf die starke Dehnung manchmal eben auch mit Dehnungsstreifen – je nachdem, wie das Bindegewebe beschaffen ist. Kann man es verdenken?

Um Haut und Gewebe möglichst elastisch zu halten und Dehnungsstreifen an Bauch, Brust und Oberschenkeln vorzubeugen, können Sie die Durchblutung dieser Hautpartien durch vorsichtige kleine Massagen oder Zupfmassagen fördern.

Es gibt also keine handfesten Gründe, allzu streng mit sich selbst ins Gericht zu gehen. Viel besser: Gönnen Sie sich und Ihrer Haut hin und wieder ein Verwöhnprogramm. Was die Haut in der Schwangerschaft oft besonders gut brauchen kann, sind feuchtigkeitsspendende Cremes mit

Urea (Harnstoff) und reichhaltige Körperlotionen. Gute Feuchtigkeitsbinder sind zum Beispiel Aloe Vera, Algenextrakte oder auch Glyzerin. Gesicht, Hals und Dekolleté freuen sich auch über eine pflegende Maske.

→ Haare künstlich färben?

Bisher hat keine wissenschaftlich anerkannte Studie gezeigt, dass Färbe- oder auch Dauerwellenmittel die Gesundheit der werdenden Mütter oder die der Babys schädigen. Andererseits hat aber auch keine wissenschaftliche Studie erwiesen, dass Färbemittel nicht schädigen, und es gibt tatsächlich Verdachtsmomente. Deswegen wird empfohlen, in der Schwangerschaft möglichst auf Haarfärbemittel zu verzichten. Das gefällt Ihnen nicht? Hier sind zwei unbedenkliche Alternativen: Lassen Sie Ihre Haare tönen, anstatt sie zu färben. Oder weichen Sie auf Strähnchen aus, denn die enden etwa fünf Millimeter vor dem Haaransatz und kommen so kaum in Kontakt mit der Kopfhaut.

Pigmentflecken durch Hormone

Zuständig für Pigmentflecke, die Schwangere manchmal bekommen, ist das MSH (Melanozyten stimulierendes Hormon). Es färbt die Brustwarzen, vorhandene Muttermale oder Sommersprossen dunkler. Tipp: Falls Sie dazu neigen, verzichten Sie möglichst auf ausgiebiges Sonnenbaden und benutzen Sie im Sommer, wenn Sie viel draußen sind, Cremes mit extra hohen Lichtschutzfaktoren (LSF 50+).

Sauna und Wellness? Aber gerne!

Sie mögen's gern heiß? In Finnland saunieren 80 bis 90 Prozent der werdenden Mütter – Sie müssen also nicht auf den Saunabesuch verzichten, wenn Sie ihn bisher gut vertragen haben. Einer der Gründe: Anders als beim heißen Baden kann der Körper in der Sauna seine Temperatur besser durchs Schwitzen regulieren. Die Saunagänge sollten nicht länger als zehn Minuten dauern. Am besten bleiben Sie auf den unteren, nicht ganz so heißen Bänken – aber auch hier gilt als Maßstab vor allem Ihr Wohlgefühl! Empfohlen für Schwangere werden auch längere Abkühlungsphasen und zwischendurch etwas Bewegung, damit das Blut nicht in die Beine sackt. Wichtig: ausreichend Wasser trinken. Vom Sprung ins eiskalte Wasser wird aufgrund der Kreislaufbelastung eher abgeraten. Bei Krampfadern sollten Sie nicht saunieren. Wenn Sie Spaß an Wellnessangeboten haben, ist die Schwangerschaft eine gute Zeit, um sich hin und wieder zu verwöhnen und Körper und Seele besondere Aufmerksamkeit zu schenken. Einige Spaß- und Schwimmbäder bieten ebenfalls extra auf die Bedürfnisse von Schwangeren abgestimmte Angebote an – am besten, Sie erkundigen sich in Ihrer Stadt oder Gegend vor Ort.

Gut für die Seele

Nicht nur Ihr Körper kann jetzt besondere Zuwendung gebrauchen – auch die Seele freut sich über kleine Streicheleinheiten.

Zeit und Ruhe sind wichtig, nicht nur, aber auch in der Schwangerschaft. So kann man ein positives Gegengewicht zu Kummer, Sorgen oder dem einfach nur hektischen Alltag schaffen. Es gibt verschiedene Möglichkeiten, gut für sich zu sorgen: Man kann zum Beispiel bestimmte Gewohnheiten und Rituale pflegen, die in Zeiten großer Veränderungen Sicherheit geben.

Eine andere Möglichkeit besteht darin, sehr achtsam mit sich selbst und den eigenen Wünschen und Bedürfnissen umzugehen und bestimmte Handlungen ganz langsam und bewusst auszuführen. Wenn man etwa einen Apfel voller Achtsamkeit isst, so nimmt man ihn zuerst in die Hand, fühlt das Gewicht und seine Form in den Händen, betrachtet die Farbe und den Glanz der Schale, riecht an der Frucht, um das Aroma zu erahnen, bevor man überhaupt das erste Mal in den Apfel hineinbeißt. Dann kaut man bedächtig und lässt sich dabei den Geschmack des frischen Apfels auf der Zunge zergehen.

Achtsam sein – ein schönes Geschenk

Eine ähnliche Achtsamkeit kann man auch für andere Dinge des täglichen Lebens entwickeln – zum Beispiel kann man beim Spazierengehen auf die einzelnen Schritte beim Gehen achten oder den Weg, den man schon

Kontaktlinsen oder Brille? Während der Schwangerschaft kann es sein, dass Kontaktlinsen nicht mehr so gut vertragen werden oder anders sitzen als gewohnt. Zum Beispiel, weil sich die Zusammensetzung der Tränenflüssigkeit ändert und sich die Augen trockener anfühlen. Oder weil sich die Hornhaut durch den Östrogeneinfluss verdickt, wodurch sich die Sehfähigkeit verschlechtern kann. Manchmal helfen dann Augentropfen (künstliche Tränen) oder man lässt sich vorübergehend Wochen- oder Monatslinsen anpassen. Mitunter ist es sinnvoll, zeitweilig auf die Brille umzusteigen. Gut zu wissen: Meist ist nach der Geburt wieder wie vorher.

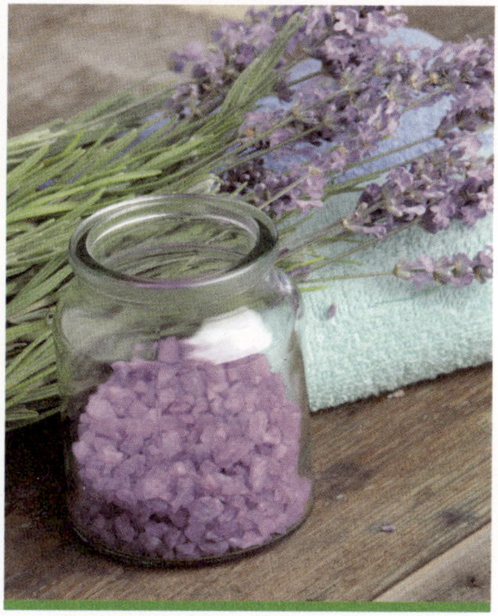

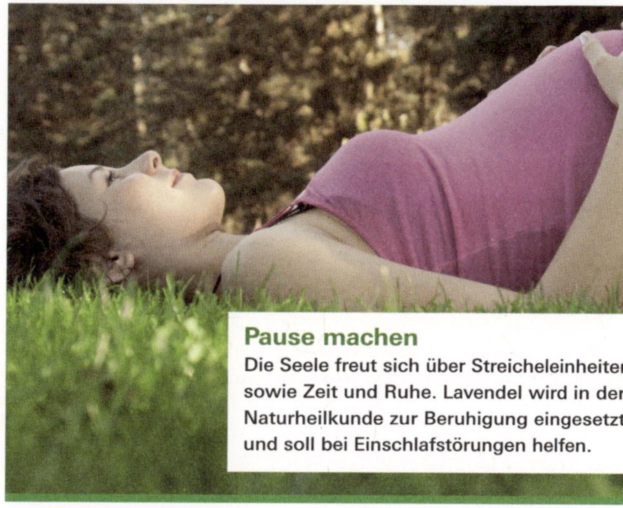

Pause machen
Die Seele freut sich über Streicheleinheiten sowie Zeit und Ruhe. Lavendel wird in der Naturheilkunde zur Beruhigung eingesetzt und soll bei Einschlafstörungen helfen.

tausendmal gegangen ist, noch einmal ganz genau betrachten und unter die Lupe nehmen. Man kann auf diese Art und Weise auch durch den eigenen Garten gehen oder ein warmes Wohlfühlbad mit duftenden Zusätzen nehmen.

Wirkung und Zweck der Achtsamkeitsübungen sind vor allem, dass man sich auf die eigene Wahrnehmung sowie die eigenen Sinne konzentriert und dabei durch diese besondere und nicht alltägliche Konzentration alle störenden Gedanken vergisst. Gleichzeitig kann man damit das persönliche Körperbewusstsein schulen und lernt sich selbst sowie die Signale und Impulse des Körpers immer besser kennen. So gesehen ist Achtsamkeit ein schönes Geschenk und eine sehr sanfte Art, es sich einfach gutgehen zu lassen und damit auch eine positive, sichere Grundlage für die Geburt zu schaffen.

Musik kann beflügeln

Forscher haben herausgefunden, dass Musik für gute Laune und mehr Energie sorgen kann. Es gibt nämlich eine direkte Verbindung zwischen dem Hörnerv und dem Gefühlszentrum – dem Limbischen System: Warum legen Sie also nicht ab und zu mal Ihre Lieblings-CD ein oder rufen Ihren Lieblingssong auf der Playlist ab und tanzen einfach ein bisschen dazu. Das tut der Beweglichkeit von Rücken und Becken ebenfalls gut und lockert alle Muskeln.

Betörende Düfte?

Düfte sollen aufheitern, entspannen und beleben, so das Versprechen der Werbung: Lavendel beruhigt Nerven, Orangenduft vertreibt Sorgen. Wissenschaftlich untermauert sind nur noch wenige dieser Behauptungen. Fakt ist jedoch, dass Gerüche unmittelbar Gefühle wecken können. Doch Achtung: Etliche Duftstoffe gelten als starke Allergene. Schwangere sollten deshalb prinzipiell auf Luftbedufter verzichten.

Tipps für kleine Alltagsrituale

Auch wenn Sie wahrscheinlich nicht so lange schlafen können wie Sie gerne würden: Gönnen Sie sich morgens noch ein paar Extraminuten im Bett, bevor der Tag so richtig losgeht. Wohlig räkeln, gähnen und strecken, die ersten fünf Minuten des Morgens in Ruhe beginnen – damit können Sie die Weichen für den Tag stellen und einen kleinen Guten-Morgen-Gruß an das Kind in Ihrem Bauch schicken.

Manchmal ist es auch angenehm, nach einem anstrengenden Arbeitstag ein kleines Ruheritual einzulegen, bevor man in den Abend startet.

Und ein Nickerchen zwischendurch tut einfach so gut: Sie brauchen dazu einen gemütlichen Stuhl oder Sessel, ein bequemes Kissen, damit Sie den Kopf gut abstützen können – und dann legen Sie die Beine hoch und schließen Ihre Augen. Nun konzentrieren Sie sich auf Ihre Atmung (regelmäßig ein- und ausatmen) und dösen so ein Viertelstündchen vor sich hin – vielleicht bei schöner Entspannungsmusik?

Freizeit und Reisen

Falls Sie einen Urlaub planen, so ist der ideale Zeitraum dafür etwa zwischen der 14. bis 24. Schwangerschaftswoche.

In dieser Zeit liegen größere Anpassungsschwierigkeiten hinter Ihnen und der Bauch ist noch nicht so groß, dass das Reisen beschwerlich werden könnte. Gleich mehrere Argumente sprechen dafür, nicht zu weit weg zu fahren:

- **Ihr Körper muss sich** dann nicht umstellen und an ein anderes Klima oder andere Ernährungsweisen gewöhnen.
- **Die Anreise dauert** nicht zu lange. Ideal sind Reiseziele, die ohne oder mit kurzen Flügen erreichbar sind.
- **Sie sollten nich**t in eine Gegend reisen, in der Malaria oder Dengue-Fieber vorkommen, da im Erkrankungsfall und selbst zur Malaria-Vorbeugung keines der dann einzusetzenden Medikamente für die Schwangerschaft risikolos wäre.
- **Bei Fernreisen** gilt es zu bedenken, dass möglicherweise Impfungen notwendig sind. Darauf können Sie in Europa verzichten. Falls Impfungen notwendig sind, klären Sie die Verträglichkeit unbedingt mit dem Arzt ab.

Gut informieren, sicher reisen, die Zeit genießen

Sicher reisen Sie, wenn es am Urlaubsort gute medizinische Behandlungsmöglichkeiten gibt. Manchmal kann sich das ungewohnte

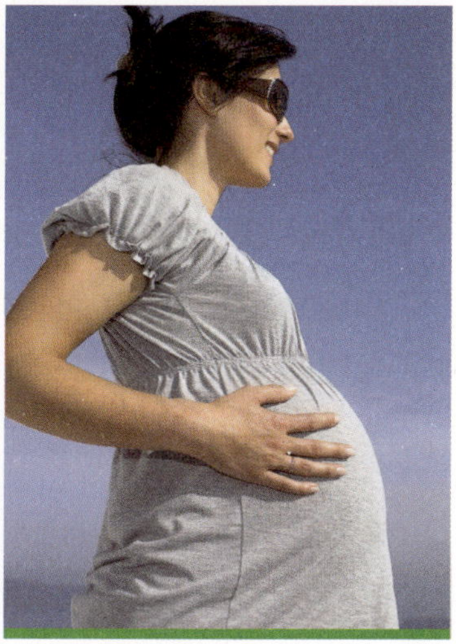

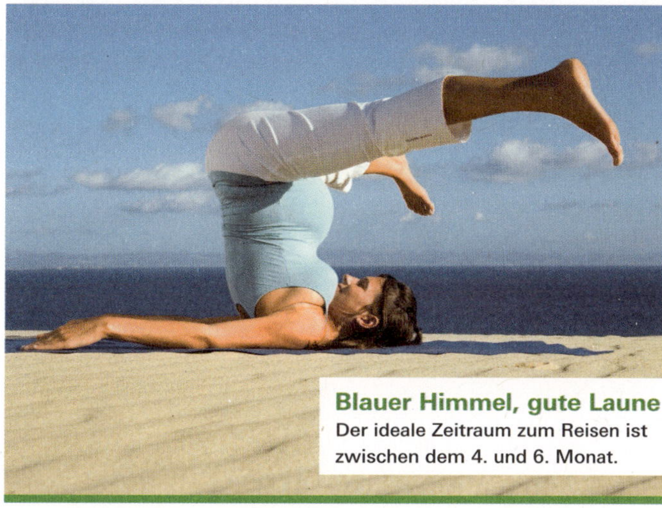

Blauer Himmel, gute Laune
Der ideale Zeitraum zum Reisen ist zwischen dem 4. und 6. Monat.

Klima in tropischen Ländern ungünstig auf das Wohlbefinden auswirken. In einigen tropischen Regionen gehen sogar von Gesundheitseinrichtungen Informationen zu Krankheitsrisiken aus. Deshalb sollten Sie, wenn Sie in tropische und entlegene Gebiete fahren möchten oder müssen, Ihre Reise sorgfältig planen – am besten mit einer auslandserfahrenen Hebamme oder Ärztin. Ebenfalls sehr wichtig: eine geeignete Reisekrankenversicherung (siehe „Wichtige Versicherungen für Familien“, S. 325).

→ Gut zu wissen

Tauchurlaube und Höhentrekking bergen zusätzliche Risiken – etwa aufgrund einer möglichen eingeschränkten Sauerstoffversorgung. Taucherinnen sollten deshalb oberhalb der Dekompression bleiben, Trekkerinnen nicht höher als 2 500 Meter hinauf reisen. Und außergewöhnliche Anstrengungen sollten möglichst bei jeder Art von Reise in der Schwangerschaft gemieden werden.

Vorsicht beim Sonnenbaden!

Extreme Sonnenbäder sollten Sie jetzt vermeiden. Auf der sicheren Seite sind Sie, wenn Sie sich an die gute alte Regel „Zwischen elf und drei ist sonnenfrei!“ halten – später mit einem kleinen Baby werden Sie das ohnehin tun. In einigen südlichen Ländern sollte man die Sonnen-Siesta im Hochsommer sogar bis 16 Uhr ausdehnen. Ebenfalls empfehlenswert: Sonnenlotionen oder -cremes mit extrahohen Lichtschutzfaktoren (LSF 50+). Gut für das empfindliche Gesicht und die Augen sind Sonnenhut und Sonnenbrille.

Mit dem Flieger unterwegs

Am besten sollten Sie nur Kurzflüge planen, da bis zum dritten Monat (12. Schwangerschaftswoche) die Höhenstrahlung bei langen, interkontinentalen Flügen Risiken birgt. Andererseits: Wenn private oder familiäre Gründe einen Flug unbedingt notwendig machen, ist dieses Risiko vertretbar. Bei allen längeren Reisen mit dem Flugzeug kann es guttun, stützende Kompressionsstrümpfe aus der Apotheke zu tragen.

Längeres Sitzen und Bewegungsmangel behindern den Blutkreislauf, deshalb ist es wichtig, regelmäßig aufzustehen und sich zu bewegen.

Hier noch ein paar Tipps fürs Fliegen:

- **Praktisch zum Aufstehen** und Bewegen ist ein Platz am Gang.
- **Ebenfalls wichtig:** Nehmen Sie während des Fluges möglichst viel Flüssigkeit zu sich.
- **Die Durchblutung** in den Beinen können Sie auch ankurbeln, indem Sie Ihre Zehen hochziehen oder die Füße von den Fersen bis zu den Zehen abrollen und zurück.
- **Die Sicherheitskontrollen** mit einem Metalldetektor (Magnetstab) stellen keine Gefährdung für Schwangere dar.
- **Im mittleren Schwangerschaftsdrittel** sind Flugreisen gut möglich. Allerdings ist die Belastung der ionisierenden Strahlen im Flugzeug leicht erhöht – vergleichbar mit der im Hochgebirge.
- **Ab der 28. Schwangerschaftswoche** verlangen die meisten Airlines ein Attest von der Hebamme, dem Arzt oder der Ärztin, dass die Flugtauglichkeit durch die Schwangerschaft ganz sicher nicht eingeschränkt ist.
- **Ab der 34. Schwangerschaftswoche** sollten keine Flüge mehr unternommen werden. Schwangere werden regulär ab diesem Zeitpunkt dann auch nicht mehr im Flugzeug mitgenommen.
- **Einige Fluglinien** verlangen eine Bescheinigung des betreuenden Haus- und Facharztes über den voraussichtlichen Entbindungstermin. Erkundigen Sie sich vor Buchung Ihrer Reise beim Anbieter.
- **Das Bodenpersonal** darf beim Einchecken auf die Vorlage einer ärztlichen Bescheinigung bestehen.

Auf Tour mit Auto oder Bahn

Autofahren gilt als unbedenklich, solange Sie etwa alle zwei Stunden eine Pause mit leichter Bewegung einplanen und regelmäßig etwas trinken.

Achten Sie darauf, dass Ihr Sicherheitsgurt richtig sitzt, nämlich unterhalb des Bauches und zwischen den Brüsten – so sind das Kind und alle inneren Organe weitgehend geschützt. Den Autositz schieben Sie am besten so weit wie möglich nach hinten, damit der Abstand zum Airbag möglichst groß ist, die Rückenlehne am besten eher steil einstellen.

Bahnreisen können eine entspannte Alternative zum Auto sein. Wann immer Sie sich bewegen möchten, können Sie aufstehen und durch den Zug gehen.

Außerdem haben Studien gezeigt, dass kritische oder gefährliche Verkehrssituationen nicht nur die schwangeren Versuchsteilnehmerinnen belasteten, sondern auch ihre Babys, die beispielsweise mit heftigem Strampeln oder Herzklopfen auf die Simulation reagierten.

Stress erkennen und vermeiden

Laut WHO ist Stress die größte Gesundheitsgefahr des 21. Jahrhunderts. Auch in der Schwangerschaft können Sorgen, Anspannung oder Überforderung das Wohlbefinden belasten. Hier sind ein paar Ideen, die bei Stress das Leben leichter machen.

→ **Dafür ist es gut, wenn man** herausfinden kann, woher der Stress kommt. Denn nur so ist es möglich, die Stressauslöser möglichst klein zu halten. Intuitiv hat jeder Mensch schon bestimmte Stressbewältigungsstrategien entwickelt, um den Anforderungen des Lebens besser gewachsen zu sein. Nur: Diese Strategien sind nicht immer optimal.

Kommt Ihnen hier vielleicht etwas bekannt vor?

Doch wie kann man herausfinden, womit man den eigenen Stress am besten abschüttelt? Indem man herausfindet, wie der Stress zustande kommt. Vielleicht erkennen Sie sich in einer der folgenden vier Beschreibungen wieder. Dann können Sie dort auch nachlesen, welche Entspannungsmethode gut für Sie geeignet ist, weil sie sich direkt auf Ihr Stressverhalten bezieht.

Man unterscheidet vier verschiedene Stresstypen:

1. **Stichwort: Leistung** Sie sind ein leistungsorientierter Mensch und machen gern alles korrekt, gründlich und richtig. Aufgeben, wenn etwas noch nicht fertig ist? Sie doch nicht! Je größer die Herausforderungen sind, die an Sie herangetragen werden, desto mehr strengen Sie sich an – auch in der Schwangerschaft. Sie können Belastungen am ehesten vermeiden, indem Sie lernen, in anstrengenden Belastungssituationen einfach mal loszulassen. Eine Entspannungsmethode, die dazu sehr gut passt, ist die progressive Muskelentspannung, die genau auf dem Prinzip von An- und Entspannung aller Muskelgruppen basiert.
2. **Stichwort: Hektik** Sie fühlen sich im Alltag manchmal so gehetzt, als seien Sie auf der Flucht. Jagt man Sie auch noch zusätzlich mit bestimmten Terminen oder Fristen, dann reagieren Sie mit dem Verhalten, das Ihnen am meisten liegt: Sie machen lieber alles noch ein bisschen schneller!
So können Sie Belastungen vermeiden: Als Gegenwicht zu Ihrer inneren Hektik brauchen Sie eine Entspannungsstrategie, mit der Sie ihr eigenes Verhalten

100

VON HUNDERT DEUTSCHEN …

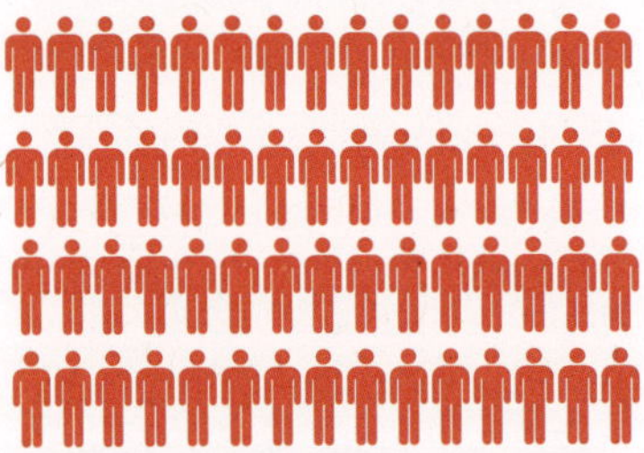

… empfinden **60** ihr Leben als stressig, Frauen sind im Durchschnitt gestresster als Männer, junge Leute stärker als ältere.

Statistisch gesehen ist der typische gestresste Mensch eine 36-jährige Frau, die mit Mann und Kind in einer Großstadt in Süddeutschland wohnt. Sie ist gebildet, arbeitet und verdient entsprechend. Ein schönes Leben – und doch ist es schwer, alles unter einen Hut zu bringen. Im Alltag steht sie unter Druck, auch aufgrund der Ansprüche an sich selbst.

Quelle: Umfrage im Auftrag der Techniker Krankenkasse

steuern können, statt kopflos zu agieren. Die passende Entspannungsmethode für Sie könnte das Autogene Training sein, denn das ist eine Anleitung zu gezielter Selbstbeeinflussung.

3 **Stichwort: Perfektion** Eigentlich ganz geschickt, was Sie alles machen und unternehmen, um Stress erst gar nicht aufkommen zu lassen. Sie sind ganz einfach stets aufs Perfekteste vorbereitet, aber selten wirklich entspannt dabei. So können Sie Belastungen vermeiden: Sie brauchen im Alltag mehr Gelassenheit, um Ihren inneren Drang nach Perfektion auch mal hinter sich zu lassen, wenn das nötig ist. Eine passende Entspannungsmethode, mit der Sie Ihr Leben neu ausbalancieren könnten, ist Yoga.

4 **Stichwort: Verantwortung** Wenn Sie im Berufs- oder Privatleben in Belastungssituationen geraten, schauen Sie intuitiv auf alles, was links und rechts von Ihnen passiert. Ihr Motto unter Stress: Achte gut auf die anderen! Das Problem dabei: Sie vergessen, gut auf sich selbst zu achten. So können Sie Belastungen vermeiden: Sie brauchen vor allem innere Kraft und Stärke, um mehr bei sich und Ihren Gefühlen bleiben zu können, anstatt auf die anderen zu achten – ideal für Sie ist deshalb Entspannung in Form von sanften Ausdauertrainings wie Schwimmen oder Walken.

Entspannungsmethoden für Schwangere

Loslassen, ruhig werden, die eigene Selbstwahrnehmung stärken: Entspannungsmethoden wirken auf verschiedenen körperlichen und seelischen Ebenen. Einfach mal ausprobieren, beispielsweise Progressive Muskelentspannung, Autogenes Training oder Yoga!

- **Progressive Muskelentspannung:** Mit der von dem amerikanischen Physiologen Edmund Jacobson entwickelten progressiven Muskelentspannung lernt man, den Unterschied zwischen Anspannung und Entspannung deutlich wahrzunehmen. Dieses Gefühl kann einem nämlich im anstrengenden Alltag schnell abhandenkommen. Mit den Übungen erzielt man durch aufeinanderfolgendes – also progressives – An- und Entspannen bestimmter Muskelgruppen eine tiefe Entspannung. Man setzt sich zum Beispiel locker auf einen Stuhl, ballt eine Hand zur Faust und drückt sie nach und nach immer fester zusammen. Dabei zählt man langsam bis fünf, dann entspannt man die Faust wieder, lässt sie also los. Auf genau diesem Loslass-Effekt beruht die Muskelentspannung. Man arbeitet sich nach der Anleitung auf einer CD Stück für Stück durch alle Körperteile durch: Oberarme, Gesicht, Brust, Schultern, Rücken, Bauch, Oberschenkel, Po, Beine und Füße.
- **Autogenes Training:** „Ich bin ganz ruhig", „Mein rechter Arm ist ganz schwer", „Mein Körper ist angenehm warm" – das autogene Training basiert auf diesen und ähnlichen Übungsformeln, die man anfangs am besten täglich wiederholt. Eine Art Selbstbeeinflussung, die hilft, sich besser auf den eigenen Körper und die eigene Befindlichkeit zu konzentrieren und Stress oder Anspannung abzubauen. Autogenes Training stützt sich auf die Tatsache, dass man das vegetative Nervensystem über konzentrierte Selbstentspannung gezielt beeinflussen kann: Es ist möglich, Stress auch willentlich abzubauen. Die Übungen entspannen nicht nur Muskeln und Gefäße, sondern wirken auch harmonisierend auf die Atem- und Herztätigkeit.

→ Tipp zur Entspannung

Falls Sie die Methoden der Muskelentspannung oder auch des autogenen Trainings gern kennenlernen möchten, finden Sie online verschiedene Entspannungs-CDs im Angebot und meistens kann man auch in das Übungsprogramm hineinhören. So bekommen Sie eine Vorstellung davon, ob Ihnen die Methode gefallen könnte. Kurse zu beiden Methoden bieten auch die Volkshochschulen sowie manche Fitness- und Gesundheitscenter oder Sportvereine an. Fragen Sie bei Ihrer Krankenkasse nach. Manche bezuschussen die Kurse auch im Rahmen von Anti-Stress-Programmen (oft unter dem Stichwort Stress-Prävention).

- **Yoga-Übungen für Schwangere:** Yoga setzt gleich auf drei Ebenen an. Körperübungen sorgen für Dehnung, Beweglichkeit und entspannen die Muskulatur. Bewusste Atemübungen beruhigen und vertiefen die Atmung. Und meditative Anteile beruhigen und erhöhen die Sensibilität für das eigene Befinden. In der westlichen Welt wird Yoga vor allem als eine Art Körperarbeit gelehrt, im alten Indien galt es als der Weg zur Selbstverwirklichung. So entwickelten sich über die Jahrhunderte viele Methoden und Techniken, Körper und Geist zu schulen. Hierzulande hat sich vor allem die körperbetonte Form des Hatha Yoga etabliert. Im Yoga-Unterricht für Schwangere lernen Frauen bestimmte Bewegungsabfolgen und Körperhaltungen, die guttun können. Auch für Yoga und für Schwangeren-Yoga gibt es ein breites Angebot an Büchern und CDs. Jedoch eignet sich Yoga nicht ganz so gut zum eigenständigen Ausprobieren und Üben. Besser – vor allem für Anfängerinnen: ein Yoga-Kurs für Schwangere. Fragen Sie bei den Yoga-Schulen vor Ort. Oft bieten auch Volkshochschulen solche Kurse an.

Stress in der Schwangerschaft – was tun?

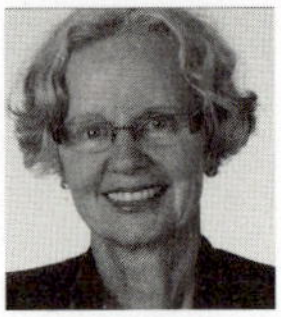

Dr. Maria Beckermann, Gynäkologin und Psychotherapeutin in Köln, zu der Frage ob Stress in der Schwangerschaft denn nun wirklich so schlimm ist?

Stress in der Schwangerschaft – sind davon viele Frauen betroffen?

Ja, sehr viele. Weil auf den Frauen – überhaupt auf jungen Paaren – heute eine unglaubliche Verantwortung lastet. Sie sollen ein gesundes und möglichst unkompliziertes Baby produzieren. Das allein macht schon Stress.

Woran merkt man das?

Ich denke, einerseits ist der Druck durch die Möglichkeiten der Geburtenkontrolle und Pränataldiagnostik gestiegen. Wir haben heute die Illusion, wir könnten genau bestimmen, wie viele Kinder wir wann bekommen, und da die meisten Paare sich heute nur für ein oder zwei Kinder entscheiden, sollen diese dann auch den Wünschen der Eltern, aber auch den gesellschaftlichen Vorstellungen entsprechen. Andererseits ist es doch so: Schreit ein Baby viel oder ist ein Kleinkind sehr aktiv, dann wird sofort gefragt und von allen Seiten signalisiert: Was hat die Mutter falsch gemacht?

Das alles ist ja auch schon wieder Stress …

Richtig. Das Leben an sich ist nie stressfrei, auch nicht in der Schwangerschaft. So eine entspannte, wunderbare, sorgenfreie Zeit, wie sie uns in der Werbung vorgetäuscht wird – das ist doch eine Illusion. Natürlich gibt es Schwangere, die sind weniger gestresst. Und andere dafür mehr. Aber ich finde, Menschen sind so, wie sie sind. Wenn ich nun mal eine bin, die eher schnell gestresst ist, dann muss ich mir deshalb doch jetzt nicht auch noch zusätzlichen Stress machen, weil ich nicht so relaxt und entspannt bin wie in der Werbung, oder?

Aber ist der Stress nicht schädlich für das Kind?

Es ist für das Baby auch wichtig, Stress zu erleben. Es kann ruhig ein bisschen Adrenalin und Kortisol abbekommen. Es soll ja schließlich lebenstüchtig werden.

Was kann eine Schwangerschaft Ihrer Erfahrung nach noch stressig machen?

Werdende Mütter stehen unter einer unglaublichen gesellschaftlichen Kontrolle. Sie sollen sich perfekt verhalten und rund um die Uhr alles richtig machen. Aber wer schafft das denn schon? Als Schwangere selbst ist es wichtig, da nicht genauso überperfekt und streng mit sich selbst umzugehen. Man kann und darf dieser Überkontrolle und den vielen hohen Erwartungen ruhig etwas entgegensetzen.

Aber wie kann man das tun?

Indem man sich vor allem auf die eigenen Gefühle und Bedürfnisse verlässt, anstatt zu versuchen, Dinge zu erfüllen, die andere von einem erwarten. Schwangerschaft kann ein Anlass sein, aufmerksam für sich zu sorgen. Zu überlegen: Was tut mir gut? Wo und mit wem fühle ich mich wohl? Und was ist mir vielleicht zu viel? Ob beruflich oder privat: Wenn einem bestimmte Dinge zu viel sind, sollte man das wirklich sagen. Dafür haben fast alle Mitmenschen Verständnis. Viele Frauen machen in der Schwangerschaft die positive Erfahrung, dass Nein sagen gar nicht so schwer ist – und gleichzeitig ein großer Gewinn an Ruhe für sich selbst und das Baby.

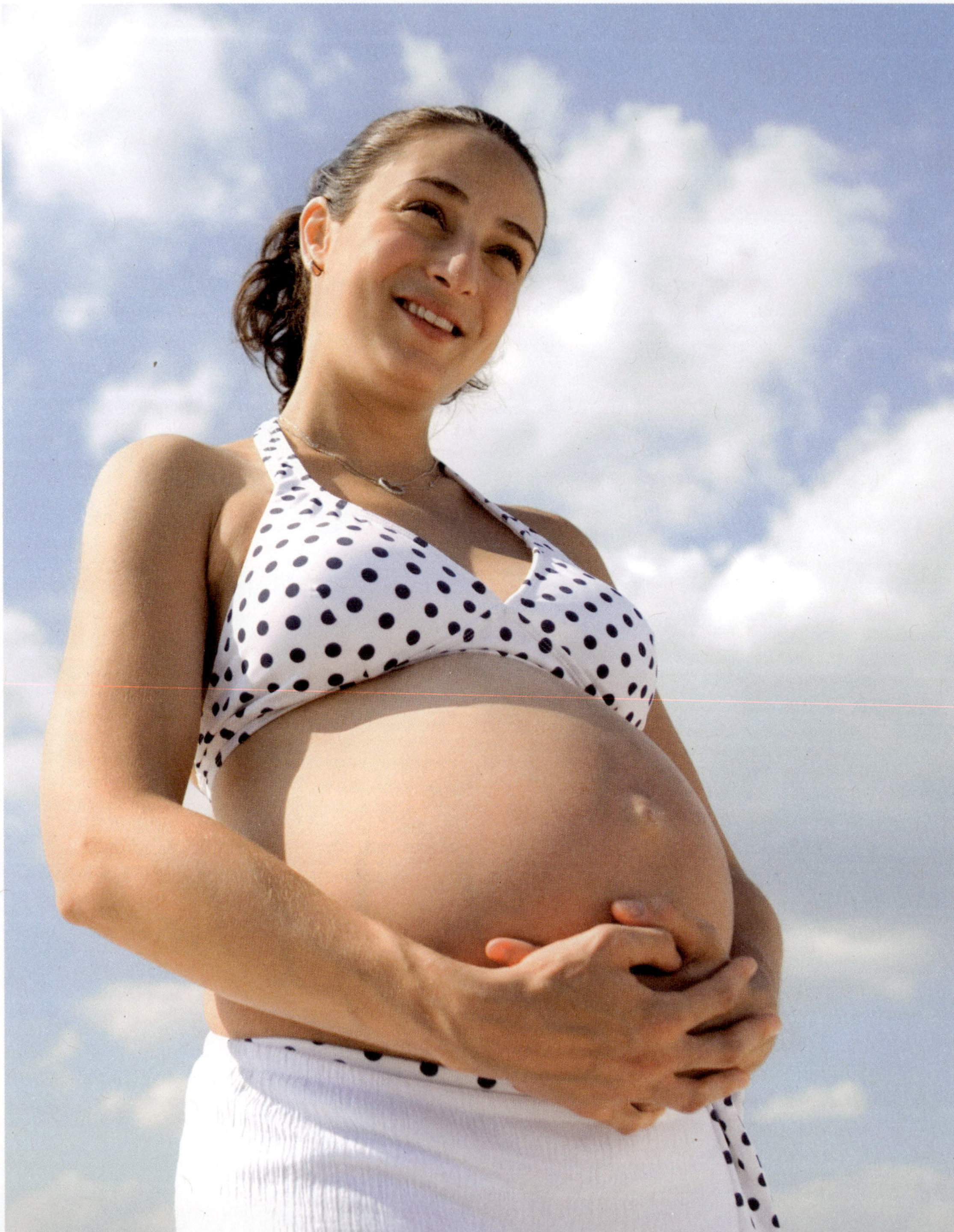

Wichtige Gesundheitsfragen

Vielleicht haben Sie sich erkältet? Leiden unter bestimmten Schwangerschaftsbeschwerden oder sind aus anderen Gründen krank? Hier finden Sie Informationen zu Gesundheitsfragen.

→ **Ob Sodbrennen oder nächtliche Wadenkrämpfe,** Schlaf- oder Kreislaufprobleme: Die meisten Schwangerschaftsbeschwerden können einem phasenweise zwar den Alltag verleiden – gefährlich sind sie aber nicht. In diesem Ratgeberkapitel finden Sie die häufigsten Beschwerden plus Tipps, was Sie tun können, darüber hinaus eine Zusammenstellung möglicher Komplikationen während der Schwangerschaft und einen Überblick über Infektionskrankheiten, die das Ungeborene gefährden können. Dazu werden in Kurzform die jeweiligen Behandlungsmethoden beschrieben. Alle Beschwerden und Krankheiten sind jeweils nach dem Alphabet geordnet.

→ Und noch ein Wohlfühltipp

Benutzen Sie dieses Kapitel wie ein Lexikon zum Nachschlagen, falls Sie während Ihrer Schwangerschaft mit Beschwerden oder Komplikationen in Berührung kommen – und lassen Sie sich nicht von den möglichen Krankheiten ängstigen. Mit innerer Ruhe und dem Gefühl von Sicherheit können Sie Ihre Gesundheit unterstützen!

Schwangerschaftsbeschwerden – was hilft?

Nicht alle Anpassungsprozesse des Körpers in der Schwangerschaft laufen ohne das ein oder andere Wehwehchen ab.

Die im Folgenden beschriebenen Beschwerden sind so gesehen fast normal – auch wenn Sie Ihnen das Leben im Alltag manchmal ganz schön schwer machen können. Aber: Sie müssen die Beschwerden nicht hilflos ertragen. Es gibt verschiedene Möglichkeiten, darauf zu reagieren: mit bewährten Verhaltenstipps, wirksamen Körperübungen, Hausmitteln – oder auch Medikamenten, wenn die Beschwerden anders nicht zu lindern sind. Probieren Sie selbst, was Ihnen am besten hilft. Denn jeder Körper reagiert anders und in der Bewertung der Beschwerden spielt die Psyche auch immer eine Rolle.

Abgeschlagenheit und Müdigkeit

In den ersten drei Monaten fühlen sich Schwangere oft müde. Ursache dafür ist die Umstellung des Hormon- und Immunsystems sowie des Stoffwechsels. Manche Stoffe, die in diesem Zusammenhang gebildet werden, lösen Müdigkeit aus.

- **Verhaltenstipps:** Ruhen Sie sich aus, wenn Sie erschöpft sind. Am besten, indem Sie die Beine hochlegen. Versuchen Sie, nicht alles perfekt zu machen – auch das spart wertvolle Kraft und Energie. Die Müdigkeit ist eine Schutzfunktion und ein Signal, dass Ihr Körper Ruhe braucht für die Arbeit, die er jetzt leisten muss. Geben Sie der Müdigkeit nach, wann immer es möglich ist. Schlafen Sie so viel und so lange Sie können und mögen. Bei ganz extremer Müdigkeit dürfen Sie auch ruhig mal einen Tag der Arbeit fernbleiben und ihn im Bett verbringen, denn Sie können sich darauf verlassen, dass dieser Zustand nur vorübergehend und spätestens nach drei Monaten vorbei ist.

Blähungen

Blähungen können vor allem zu Beginn der Schwangerschaft auftreten. Eine der Ursachen: der erhöhte Progesteronspiegel, der aber wiederum entspannend auf die inneren Organe wie zum Beispiel die Blase oder auch den Darm wirkt.

- **Verhaltenstipps:**Langsames Essen und bewusstes Kauen wirken vorbeugend. Wurzelgemüse wie Karotten, Fenchel und auch Tomaten tun jetzt gut. Auch regelmäßige Bewegung und viel Trinken

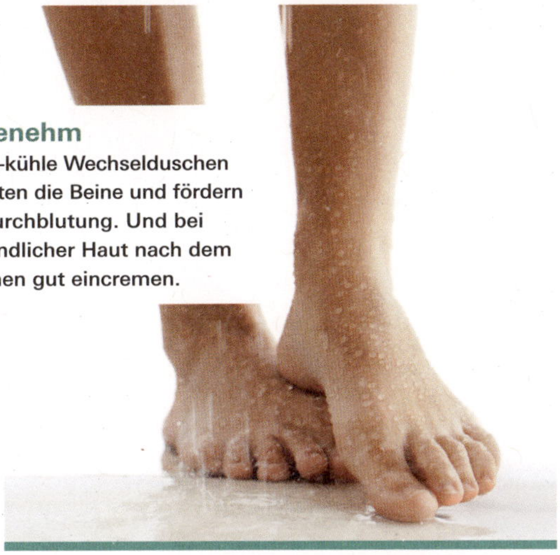

Angenehm
Warm-kühle Wechselduschen entlasten die Beine und fördern die Durchblutung. Und bei empfindlicher Haut nach dem Duschen gut eincremen.

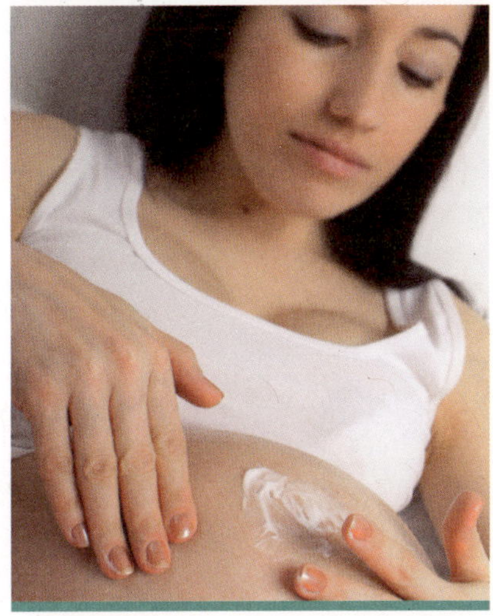

helfen. Die Getränke sollten möglichst wenig Kohlensäure enthalten. Und wenn es geht: Geben Sie den Winden freien Lauf.

- **Hausmittel:** Fenchel-, Pfefferminz-, Kümmel- oder Anistee in kleinen Schlucken wirken wohltuend. Auch eine Wärmflasche oder eine sanfte Bauchmassage können helfen.
- **Medikamente:** Die Wirkstoffe Dimeticon oder Simeticon können Sie während der Schwangerschaft anwenden.

Brustspannen/-schmerzen

Das Wachsen des Busens kann sich durch ein unangenehmes Spannungsgefühl und besondere Empfindsamkeit bemerkbar machen, besonders in den ersten drei Schwangerschaftsmonaten. Wenn Sie zu trockener Haut neigen, kann es außerdem sein, dass die Brustwarzen jucken.

- **Verhaltenstipps:** Manchen Frauen hilft das vorübergehende oder ständige Tragen eines gut stützenden BHs. Er sollte dehnungsfähig sein und auf keinen Fall Druckstellen verursachen. Vielleicht lassen Sie sich von einer Fachverkäuferin bei der Anprobe beraten?
- **Hausmittel:** Sanfte Massagen mit Körperöl können lindernd wirken. Wenn das Spannungsgefühl sehr unangenehm wird, probieren Sie es mal mit warmen Lavendelumschlägen oder einem warmen Lavendelbad.

Geruchsempfindlichkeit

Im Restaurant riechen Sie den Alkohol, der in einem Glas Wein enthalten ist, auf zwei Meter Entfernung? Oder den Rauch von Zigaretten finden Sie unerträglich? Empfindlichkeit für Gerüche aller Art machen werdenden Müttern vor allem im ersten Schwangerschaftsdrittel manchmal das Leben schwer. Aber das Ganze hat eine schützende Funktion: So werden Sie keine Dinge essen oder trinken, die Ihnen nicht guttun.

- **Verhaltenstipps:** Erste Hilfe bei Übelkeit durch Gerüche kann sein, an einer aufgeschnittenen Zitrone oder Zitronenöl zu riechen. Sie können auch ein Taschentuch bei sich tragen, das nach Ihrem Lieblingsparfüm duftet.

Hautveränderungen/ Schwangerschaftsstreifen

In der Schwangerschaft erhöht sich der Melatoninspiegel – Folgen davon sind eine verstärkte Hautpigmentierung der Brustwarzen sowie des Genital- und Analbereiches, außerdem reagiert Ihre Haut jetzt unter Umständen empfindlicher auf Sonnenlicht (siehe „Schönheit, Kosmetik und Wellness", S. 131). Viele Frauen haben während der Schwangerschaft eine besonders trockene Haut. Neben der Haut wird auch das Gewebe direkt unter der Haut vor allem an Bauch, Brust und Oberschenkeln stärker als üblich beansprucht, der Bauchumfang vergrößert sich in der Schwangerschaft nicht selten um etwa 40 Zentimeter. Bei einigen Frauen entstehen bläulich schimmernde Dehnungsstreifen, die nach der Geburt als feine, meist aber nur noch schwach sichtbare Linien oder Narben zurückbleiben.

- **Verhaltenstipps:** Unterstützen Sie die Dehnungsfähigkeit Ihrer Haut mit gezielten Zupf- und Knetmassagen. Hilfreich ist auch, wenn Sie darauf achten, nicht zu viel Gewicht auf einmal zuzunehmen und wenn Sie regelmäßig viel trinken. Aber machen Sie sich keine Vorwürfe, wenn Sie trotzdem Dehnungsstreifen bekommen. Die Konsistenz Ihres Bindegewebes können Sie in der Schwangerschaft nicht wirklich beeinflussen.
- **Körperübungen:** Gymnastik, Schwimmen und Wechselduschen fördern Durchblutung und Elastizität der Haut.

→ Pilz-Scheideninfektionen

Hormonelle Veränderungen, vor allem der erhöhte Östrogenspiegel, können das Entstehen einer Pilzinfektion in der Schwangerschaft begünstigen. Anzeichen sind meist Juckreiz, ein brennendes Gefühl, Ausfluss und weiße Beläge im Vulvabereich. Eine Pilzinfektion ist zwar unangenehm, wird aber nicht auf das Ungeborene übertragen. Während der Geburt kann der Pilz jedoch auf die Schleimhäute des Neugeborenen wandern. Pilzinfektionen lassen sich mit Vaginalcremes oder Zäpfchen behandeln. Clotrimazol ist der bevorzugte Wirkstoff. Eine Sechs-Tage-Therapie niedrig dosiert ist während der Schwangerschaft eher zu empfehlen als eine Kurzbehandlung. Am besten führen Sie die Vaginaltabletten mit dem Finger ein und gehen bei Cremes mit dem Applikator vorsichtig um. Der Partner sollte mitbehandelt werden.

Hämorrhoiden

Hämorrhoiden können sich oft gegen Ende der Schwangerschaft entwickeln, wenn Baby und Gebärmutter immer stärker auf den Enddarm drücken. Dadurch werden die Venen im Becken gestaut, es kann zu schmerzhaften sowie juckenden Krampfadern am Darmausgang kommen. Auch kann die hormonell bedingte Darmträgheit, die oft mit Verstopfung einhergeht, Hämorrhoiden be-

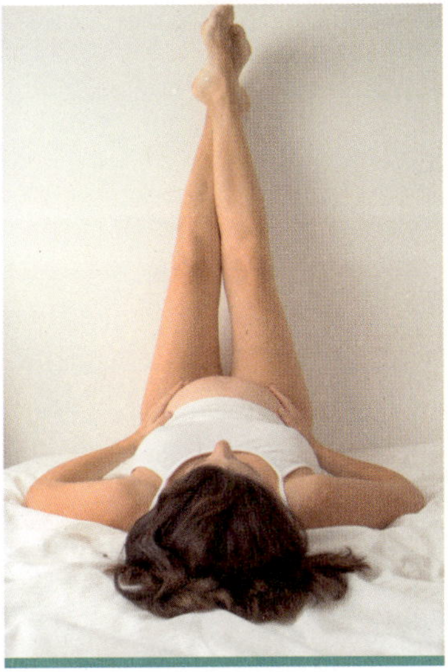

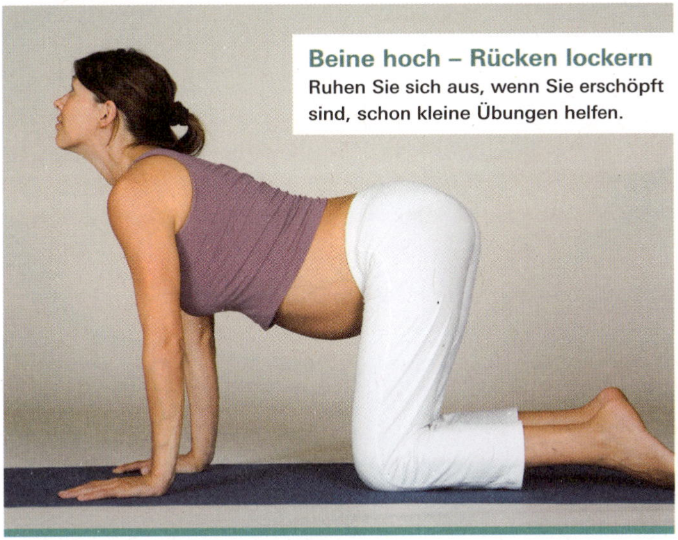

Beine hoch – Rücken lockern
Ruhen Sie sich aus, wenn Sie erschöpft sind, schon kleine Übungen helfen.

günstigen. Meist bilden sich die Hämorrhoiden kurz nach der Geburt zurück.

- **Verhaltenstipps:** Essen Sie ballaststoffreich und trinken Sie viel. Wenn Sie sich ausruhen, legen Sie die Beine hoch – das entlastet die gestauten Venen. Wenn Hämorrhoidenknoten sich vor den After wölben, sollten sie nach dem Stuhlgang möglichst in den Analkanal zurück gedrückt werden.
- **Körperübungen:** Speziell den Schließmuskel können Sie entlasten, indem Sie zu Hause öfter im Vierfüßlerstand das Becken nach oben strecken. Dadurch rutscht das Kind in Richtung Bauchmitte und das Blut kann wieder besser zirkulieren.
- **Hausmittel:** Lindern können Auflagen aus Ringelblumensalbe oder Hamamelisextrakt. Und Eiswürfel, die, in einen kleinen Baumwolllappen eingewickelt, kühlend auf die Hämorrhoiden gelegt werden und abschwellend wirken.
- **Medikamente:** Um Schmerzen und Juckreiz im Zusammenhang mit Hämorrhoiden zu lindern, sind Hämorrhoidensalben oder Zäpfchen geeignet, die das Lokalbetäubungsmittel Lidokain enthalten.

Heißhunger

In der ersten Schwangerschaftshälfte bekommen viele Schwangere Appetit auf ganz bestimmte, manchmal auch kuriose Sachen: saure Gurken oder Rollmops, Schokolade oder Weingummis. Welche Delikatessen zählen gerade zu Ihren Favoriten? Nicht wundern, das ist ebenfalls eine Folge der veränderten hormonellen Situation. Normalerweise regelt das Hormon Insulin den Zuckergehalt des Blutes. Durch die gesteigerte Insulinproduktion in der Schwangerschaft kommt es schneller zu einem Abfall des Blutzuckerspiegels. Deshalb kann es manchmal zu plötzlich auftretenden Heißhungergefühlen kommen, die gelegentlich sogar von einem Zittern begleitet werden.

- **Verhaltenstipps:** Wenn es nicht gerade rohes Fleisch, Rohmilchkäse oder roher Fisch wie Sushi sind (siehe „Diese Lebensmittel sind riskant!", S. 101), auf die Sie Lust haben, müssen Sie sich nicht zusammenreißen. Essen Sie, wonach Ihnen der Sinn steht. Achten Sie aber auf die Mengen, versuchen Sie, Maß zu halten. Denn: Allzu üppige Gelage belasten den Blutzuckerspiegel überdurchschnittlich – und Ihren Körper durch zusätzliche Gewichtszunahme. Am besten haben Sie immer etwas zum Essen dabei, einen Apfel, Knäckebrot, Trockenfrüchte oder Nüsse. Grundsätzlich ist es sinnvoll, mehrere kleine Mahlzeiten über den Tag verteilt zu essen. Mit Süßem und Lebensmitteln aus weißem Mehl sollten Sie eher knausern. Diese Kohlenhydrate sind chemisch gesehen Ein- und Zweifachzucker, die schnell vom Körper abgebaut werden. Die nächste Heißhungerattacke wird nicht lang auf sich warten lassen. Komplexe Kohlenhydrate wie in Kartoffeln oder in Vollkornbrot werden nach und nach verdaut. Sie sättigen nachhaltig und lassen Heißhungerattacken seltener oder nicht mehr auftreten.

Krampfadern

Vermehrte Blutflüssigkeit belastet die Venen, die zusätzlich durch Schwangerschaftshormone geweitet sind. Das kann die Ventile in den Adern überfordern, die das Blut zum Herzen zurücktransportieren, und Besenreiser (kleine bläuliche Äderchen unter der Haut) oder Krampfadern können entstehen. Sie kommen vor allem an den Beinen, seltener auch im Schamlippenbereich vor. Die Beschwerden in den Beinen gehen sehr oft mit einem Schweregefühl einher.

- **Verhaltenstipps:** Achten Sie darauf, dass Sie tagsüber nicht zu lange stehen, und tragen Sie flache und bequeme Schuhe. Wann immer Sie eine Pause machen, lagern Sie Ihre Beine möglichst hoch. Bei ausgeprägten Krampfadern können Stützstrümpfe eine Erleichterung sein. Und: Meiden Sie große Temperaturschwankungen wie in der Sauna oder ausgedehnte Sonnenbäder. Gut für die Nacht: Die Beine mit einer kühlenden Lotion sanft eincremen und leicht erhöht auf einem Kissen lagern.
- **Körperübungen:** Hilfreich sind durchblutungsfördernde Fuß- und Beingymnastik. Ebenfalls zur Anregung des Blutkreislaufes geeignet: leichte Bewegungen wie Radfahren, Tanzen oder Schwimmen.
- **Hausmittel:** Warm-kühle Wechselduschen sind angenehm und entlasten die Beine – man beginnt die Beindusche mit warmem Wasser und endet mit kaltem Wasser. Spezielle Bein-Cremes oder Gele tun Beinen und Füßen allenfalls durch den Massageeffekt beim Einreiben oder durch die kühlende Wirkung der Gele wohl. Das lässt sich ebenso gut mit im Kühlschrank gelagerten Körperölen oder Feuchtigkeitslotionen erreichen.

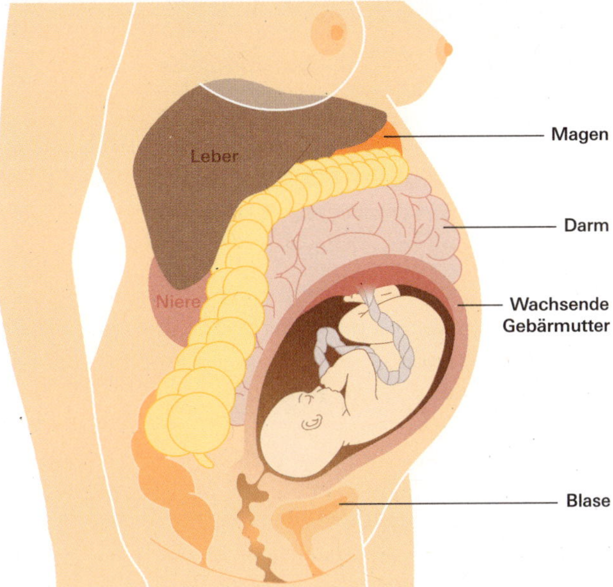

Kleiner Einblick
In der zweiten Schwangerschaftshälfte dehnt sich die Gebärmutter immer mehr aus und drückt dabei auf die anderen inneren Organe.

Kreislaufprobleme (Schwindel/Ohnmacht)

Durch die vielen körperlichen Umstellungen haben Schwangere vor allem in den ersten drei Monaten oft einen zu niedrigen Blutzuckerspiegel und niedrigen Blutdruck. Die Folgen können Schwindel, in selteneren Fällen auch Ohnmacht sein.

Andererseits kann Schwindel auch auf Bluthochdruck hinweisen. Falls er in der zweiten Schwangerschaftshälfte vermehrt auftritt, sollten Sie die Hebamme oder den Arzt informieren. Im letzten Schwangerschaftsdrittel kann der Schwindel auch mit dem sogenannten Vena-Cava-Syndrom (siehe „Schwangerschaftsbeschwerden – was hilft?, S. 154) zusammenhängen.

- **Verhaltenstipps:** Wenn Sie irgendwo sitzen oder liegen, stehen Sie stets langsam auf und bewegen Sie vor dem Aufstehen Ihre Hände und Füße. So hat das Blut auch etwas Zeit, um zum Kopf zu fließen. Nehmen Sie viel und regelmäßig Flüssigkeit zu sich. Um einem niedrigen Blutzuckerspiegel vorzubeugen, essen Sie am besten regelmäßig Nahrungsmittel aus komplexen Kohlenhydraten wie Vollkornbrot und Reis (siehe „Spezielle Ernährungstipps", S. 113).
- **Körperübungen:** Bewegung und Wechselduschen halten den Kreislauf in Schwung – oder Sie probieren es mit regelmäßigen Atemübungen (siehe „Fitness und Lifestyle", S. 122).

Kurzatmigkeit

Vor allem in der zweiten Schwangerschaftshälfte dehnt sich die Gebärmutter immer weiter in den Bauchraum aus (siehe Abbildung oben) und drückt dabei andere Organe wie beispielsweise das Zwerchfell hoch und damit die Lungen zusammen – das Atmen wird schwieriger und anstrengender.

- **Verhaltenstipps:** Lassen Sie sich im Alltag möglichst nicht hetzen, nehmen Sie sich die Zeit, die Sie brauchen.

- **Körperübungen:** Probieren Sie zur Entlastung den Atemlift in „Fitness und Lifestyle“, S. 122 aus. Sie müssen sich dazu nicht auf den Boden setzen, Sie können die Übung auch im Sitzen auf einem Stuhl machen.

Mutterbandschmerzen

Um die 20. Woche herum können die Mutterbänder durch das Wachsen der Gebärmutter stark gedehnt werden – diese Bänder halten die Gebärmutter im Becken und Kreuzbein. Die dumpfen, manchmal auch stechenden Schmerzen spüren Schwangere vor allem im Unterbauch, in der Leistengegend sowie im unteren Rückenbereich.

- **Verhaltenstipps:** Achten Sie darauf, dass Sie sich jetzt nicht überanstrengen. Machen Sie regelmäßig Pausen und legen Sie im Sitzen Ihre Beine hoch. Hilfreich sind flache und bequeme Schuhe.
- **Körperübungen:** Erleichterung kann Ihnen vielleicht die Knie-Ellenbogen-Lage verschaffen (siehe „Fitness und Lifestyle“, S. 129) oder die Übung „Schaukeln für Venen und Rücken“. Auch eine möglichst tiefe Bauchatmung führt zu einer sanften Dehnung der Mutterbänder. Beim Ausatmen können die Bänder dann wieder entspannen.

Nasenbluten

Ihre Schleimhäute sind jetzt besser durchblutet und empfindlicher, deshalb kann manchmal schon durch kräftiges Putzen Ihre Nase anfangen zu bluten. Das sieht meist bedrohlicher aus, als es ist, der Blutverlust ist minimal. Sollte das Bluten allerdings länger als zwanzig Minuten andauern oder öfter auftreten, wenden Sie sich an Ihren Arzt.

- **Verhaltenstipps:** Beugen Sie sich leicht nach vorn und drücken die Nasenflügel zwischen Zeigefinger und Daumen einige Minuten lang fest zusammen. Hilfreich: ein kaltes Tuch auf die Nasenwurzel legen. Nach dem Nasenbluten sollte man beim nächsten Schnäuzen vorsichtig sein, damit sich der getrocknete Schorf in der Nase nicht gleich wieder löst und die Nase erneut zu bluten beginnt. Vorbeugend hilft es, viel zu trinken und die Nasenschleimhaut möglichst feucht zu halten – zum Beispiel mit Salzwasserspülungen oder einem Nasenspray mit Meerwasser oder isotonischer Kochsalzlösung.

Rückenschmerzen

Mit wachsendem Bauchumfang und hormonell bedingter Lockerung der Bänder verlagert sich der Körperschwerpunkt in der Schwangerschaft – dadurch können Fehlhaltungen wie ein runder Rücken oder ein Hohlkreuz entstehen, die wiederum Rückenschmerzen zur Folge haben.

Falls die Rückenschmerzen einseitig und länger anhaltend sind, kann ein Nierenstau die Ursache sein. Außerdem können sich hinter Rückenschmerzen in der zweiten Schwangerschaftshälfte auch vorzeitige Wehen verbergen. Wenn Sie diesen Verdacht haben, wenden Sie sich an Ihre Ärztin.

- **Verhaltenstipps:** Tragen Sie bequeme Schuhe und laufen Sie möglichst oft barfuß. Auch ein warmes Bad oder regelmäßiges Bewegen im warmen Wasser tut jetzt gut. Rückenschwimmen entlastet besonders und kann helfen, die Körpermitte wiederzufinden. Manchmal leisten auch eine warme oder kalte Wärmflasche oder ein Kirschkernkissen gute Dienste – je nachdem, was Ihnen angenehmer ist. Grundsätzlich empfiehlt es sich, bei Rückenschmerzen trotz der Beschwerden aktiv zu bleiben, denn kleine Aktivitäten und Bewegung tun dem Rücken gut.
- **Körperübungen:** Achten Sie immer wieder bewusst auf Ihre Körperhaltung und bewegen Sie sich möglichst rückenschonend durch den Alltag, indem Sie weder schwer tragen und heben noch lange stehen (siehe „Fitness und Lifestyle", S. 119). Durch die Verlagerung des Körperschwerpunktes nach vorne gehen schwangere Frauen automatisch mehr ins Hohlkreuz. Bei Rückenschmerzen sollten Sie sich immer wieder darum bemühen, das Hohlkreuz auszugleichen. Das geht besonders gut im Stehen, indem Sie das Becken kippen und die Wirbelsäule nach hinten drücken. Im Liegen ziehen Sie das Kreuzbein gegen den Boden, sodass keine Hand mehr darunter passt. Im Vierfüßlerstand versuchen Sie den Rücken wie bei einem Katzenbuckel so weit wie möglich nach oben zu schieben. Ein kräftiger und beweglicher Beckenboden unterstützt die Rückenmuskulatur. Die eben kurz beschriebenen Übungen für Rücken und Becken finden Sie in „Fitness und Lifestyle" ab S. 123.
- Medikamente: Beeinträchtigen Rückenschmerzen trotz der allgemeinen Maßnahmen das Wohlbefinden sehr, können Sie in Absprache mit dem Arzt nur für kurze Zeit Parazetamol oder in den ersten sechs Monaten der Schwangerschaft auch Ibuprofen einnehmen.

Schlafstörungen

Ob ein bisschen innere Aufregung oder das Vermissen liebgewonnener Einschlafpositionen: In der Schwangerschaft kann es auch immer mal sein, dass Sie nicht so gut schlafen – vor allem in den letzten Wochen, wenn Sie vielleicht schon gar nicht mehr wissen, wie Sie sich lagern sollen. Dazu kommt womöglich noch, dass Sie nun schon die Schlaf-Wach-Phasen Ihres Kindes mitbekommen, wobei die Wachphasen meist immer genau dann beginnen, wenn Sie selbst kurz vorm Einschlafen sind.

- **Verhaltenstipps:** Je nachdem, welche Ursache Ihre Schlafstörungen haben, gibt es unterschiedliche Möglichkeiten, darauf zu reagieren. Bei Nervosität oder Aufregung kann ein kleines Schwangerschafts-Tagebuch ein netter Begleiter sein, dem man seine nächtlichen Gedanken oder Sorgen anvertraut. Hilfreich kann manchmal auch schon ein Blatt mit Stift neben dem Bett sein, auf dem Sie alles notieren, was Sie erledigen wollen oder was Ihnen durch den Kopf geht. Dadurch wird Ihr Kopf wieder frei und Sie kommen besser zur Ruhe. Wenn Sie ungemütlich liegen, kann ein anpassungsfähiges Stillkissen auch schon vor der Geburt des Babys hilfreiche Dienste leisten – ob zur Abstützung des Bauches oder in Seitenlage unter dem höherliegenden Bein. Fragen Sie Ihre Hebamme, bestimmt kennt sie zusätzliche Tipps zur bequemen Lagerung.

- **Körperübungen:** Entspannend kann eine kleine Kopfmassage sein: Bewegen Sie dazu Ihre Hände mit sanftem Druck auf der Kopfhaut – ähnlich wie beim Haarewaschen. Entspannen können Sie sich auch mithilfe des autogenen Trainings oder der Muskelentspannung nach Jacobsen (siehe „Fitness und Lifestyle", S. 138).
- **Hausmittel:** Tees aus Pflanzen wie Hopfen, Baldrian, Melisse, Passionsblume oder Lavendel können helfen – sie sind alte Mittel der Volksheilkunde. Oder Sie legen kleine Kissen mit Füllungen aus diesen Kräutern neben Ihr Kopfkissen. In der Schwangerschaft ist – wenn Sie zuvor mit Ihrem Arzt oder Ihrer Ärztin darüber gesprochen haben – eine Anwendung von Baldrian als Schlafhilfe bei Bedarf vertretbar. Nehmen Sie eine halbe Stunde vor dem Schlafengehen die Anzahl der Tabletten (oder Dragees) ein, die 2–3 Gramm getrockneter Baldrianwurzel entsprechen. Das sind je nach Produkt etwa 300–600 Milligramm Trockenextrakt.

Sodbrennen

Weil einerseits die größer werdende Gebärmutter auf den Magen drückt und andererseits der Magenschließmuskel hormonell bedingt entspannter ist, kann Magensäure in die Speiseröhre gelangen und Sodbrennen verursachen – besonders im Liegen.

- **Verhaltenstipps:** Sie können ausprobieren, ob sich die Beschwerden bessern, wenn Sie Kräutertee (z. B. Kamille, Malve oder Eibisch), ein Glas stilles Mineralwasser oder rohen Kartoffelsaft trinken. Auch der beim Kauen von Kaugummi vermehrt gebildete Speichel kann die Magensäure verdünnen und Sodbrennen lindern. Milch zu trinken ist nicht ratsam, weil sie den Magen anregt, vermehrt Säure zu produzieren. Milde breiige Speisen wie Karotten-, Kartoffel-, Grieß- und Reisbrei binden die Magensäure und können auf diese Weise Sodbrennen bessern. Manchmal hilft es auch, bestimmte Speisen und Getränke, die leicht Sodbrennen auslösen (z. B. Schokolade, Tomatensoße, Wein, Obstsaft), zu meiden. Wichtig ist vor allem, dass Sie nachts mit etwas er-

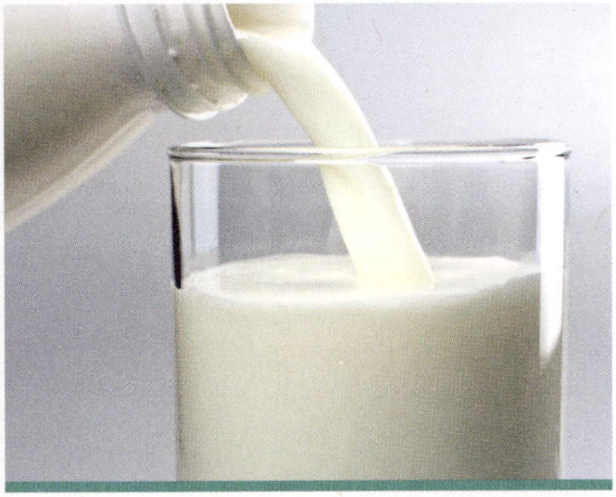

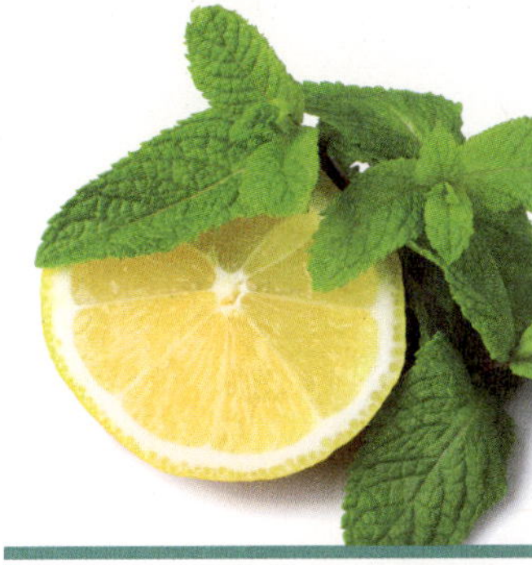

Kleine Hilfen
Bei Sodbrennen ist Milch nicht ratsam, sie regt die Produktion von Magensäure an. Bei Übelkeit können manchmal angenehme Düfte helfen, zum Beispiel von einer aufgeschnittenen Zitrone.

höhtem Kopfteil schlafen (ein dickes Kissen, einen Keil unter die Matratze legen) und sich zum Einschlafen auf die linke Seite drehen. Schlafen Sie nämlich auf der rechten Seite, kann der Mageninhalt – anatomisch bedingt – leichter in die Speiseröhre zurückfließen.

- **Medikamente:** In hartnäckigen Fällen oder wenn Sie sehr unter dem Sodbrennen leiden, können Sie kurzzeitig und in niedriger Dosierung ein Antazidum einnehmen. Bei andauernden Beschwerden sollten Sie Ihre Ärztin befragen.

Taubheitsgefühle (Karpaltunnelsyndrom)

Taubheitsgefühle in den Fingern, Händen und Armen hängen meistens mit starken Wassereinlagerungen zusammen. Dabei schwillt der am Handgelenk liegende Karpaltunnel an und kann auf dort vorbeiführende Nerven drücken. Das kann zwar recht unangenehm werden, ist aber harmlos. Häufiges Fahrradfahren oder andere Anstrengungen der Arme und Hände können die Beschwerden verschlimmern.

- **Verhaltenstipps:** Halten Sie Ihre Hände und Unterarme in kaltes Wasser und danach hoch, oberhalb der Herzebene. Besonders nachts sollten Sie sich eine Haltung suchen, in der die Hände oberhalb der Herzebene liegen.
- **Körperübungen:** Hilfreich ist Händekreisen; die Hände auszuschütteln oder zu massieren kann ebenfalls lindern.
- **Hausmittel:** Vielleicht versuchen Sie es auch mit lauwarmen oder kalten Wassergüssen – bei den Fingern beginnend bis zum Ellbogen.

Übelkeit/Erbrechen

Vor allem im ersten Schwangerschaftsdrittel werden manche Frauen von Übelkeit und Erbrechen geplagt – eine Folge der hormonellen Umstellung. Das ist unangenehm, aber dem Baby macht das meistens nichts aus. Im letzten Schwangerschaftsdrittel kann Übelkeit unter Umständen auch ein Hinweis auf andere sich ankündigende Krankheiten sein. Deshalb sollten Sie sicherheitshalber Ihre Hebamme oder die Ärztin darüber informieren.

- **Verhaltenstipps:** Vermeiden Sie Hektik am Morgen. Ein Zwieback, ein Stück trockenes Brot vor dem Aufstehen kann hilfreich sein. Manchmal tun angenehme Düfte gut, indem man zum Beispiel an einer aufgeschnittenen Orange oder Zitrone riecht. Um die Wasser- und Salzverluste auszugleichen, ist es wichtig, viel zu trinken, eventuell auch Salzhaltiges wie Brühe. Manchmal spielen bei anhaltender Übelkeit auch seelische Gründe eine Rolle. Viele Hebammen und Ärzte wissen das oder haben schon erlebt, wie hilfreich ein klärendes oder unterstützendes Gespräch sein kann. Suchen Sie das Gespräch, wenn Sie meinen, das könnte auch auf Sie zutreffen. Selten hält die Übelkeit an und nichts hilft. Wenn Sie trotzdem essen können, ist das medizinisch gesehen problemlos. Müssen Sie sich dauernd erbrechen und können nichts bei sich behalten, sollten Sie ärztlich behandelt werden.

- **Hausmittel:** Eine Tasse Ingwertee kann beruhigend wirken. Eine kurzzeitige Anwendung von pulverisierter Ingwerwurzel in der Schwangerschaft ist vertretbar.
- **Alternative Heilmethoden:** Akupunktur hatte in einigen Studien bei Schwangerschaftserbrechen nachweislich einen Nutzen. Auch homöopathische Mittel gegen Übelkeit können versuchsweise eingesetzt werden. Sie schaden sicher nicht, dass sie nutzen, ist nicht belegt.
- **Medikamente:** Wenn Sie unter sehr starker und anhaltender Übelkeit leiden, sprechen Sie mit Ihrem Arzt oder Ihrer Ärztin. Sind die Beschwerden sehr stark, können kurzfristig Mittel mit Metoclopramid oder auch Domperidon verschrieben und eingenommen werden. Domperdion aber nur, wenn keine Beschwerden am Herz bekannt sind.

Vena-Cava-Syndrom

In der Rückenlage drückt das Kind auf die obere Hohlvene (Vena cava), die an der Wirbelsäule entlangläuft. Dadurch kann der mütterliche Blutfluss zurück zum Herzen gestört sein und es kommt zum Blutdruckabfall, der wiederum Schwindel oder leichte Übelkeit oder sogar eine Ohnmacht verursachen kann. Auch der Blutfluss zur Plazenta ist gestört. Alle Symptome verschwinden aber rasch, wenn die Frau ihre Position wieder verändert.

- **Verhaltenstipps:** Es reicht schon, wenn Sie sich ein klein wenig auf die Seite drehen, am besten nach rechts. Gut tut es, wenn Sie sich auf eine Tischplatte oder Stuhllehne mit beiden Händen aufstützen und den Bauch nach vorne aushängen lassen.

Verstopfung

Während der Schwangerschaft arbeitet das gesamte Verdauungssystem viel langsamer. Der aufgrund von Hormonen entspannte Darm ist träger als gewöhnlich und neigt zu Verstopfung. Vor allem, wenn man stopfende Lebensmittel wie Schokolade, Bananen, Weißbrot oder Kuchen gegessen hat.

- **Körperübungen:** Probieren Sie es mal mit einer sanft kreisenden Bauchmassage. Auch ein Spaziergang oder andere Bewegung wie Walking oder Schwimmen beugen der Darmträgheit vor.
- **Hausmittel:** Manchmal hilft es schon, am Morgen vor dem Aufstehen ein Glas

warmes Wasser zu trinken und dann die Darmmuskulatur durch mehrmaliges Anspannen und Loslassen des Schließmuskels anzuregen. Auch ballaststoffreiche und verdauungsanregende Lebensmittel wie Vollkornprodukte, Obst, Gemüse oder Trockenfrüchte regen die Darmmuskulatur durch Volumenzunahme an. Vor allem, wenn Sie dazu ausreichend trinken, am besten zwei Liter Wasser oder Kräutertee pro Tag. Es braucht nur etwas Geduld, da es einige Tage dauert, bis sich ein Erfolg zeigt. Auf stopfende Nahrungsmittel wie Schokolade oder Bananen sollten Sie besser verzichten.

- **Medikamente:** Abführmittel, die als Quellmittel wirken wie zum Beispiel Leinsamen, Weizenkleie, indische Flohsamenschalen, oder osmotisch den Darminhalt vergrößern (Laktulose), können in der Schwangerschaft eingesetzt werden. Wichtig: Darmreizende Abführmittel wie Bisacodyl und Natriumpicosulfat sowie die pflanzlichen Abführmittel Aloe und Sennesblätter sind in der Schwangerschaft tabu. Sie können möglicherweise vorzeitige Wehen auslösen!

Wadenkrämpfe

Wadenkrämpfe sind teilweise recht schmerzhafte Verhärtungen einzelner Muskelgruppen in der Wade und treten meistens nachts auf. In der Schwangerschaft können sie mit wachsendem Bauchumfang häufiger vorkommen und können mit einem Mangel an Magnesium, Kalzium, Eisen, Kalium oder Vitamin B zusammenhängen.

- **Verhaltenstipps:** Wenn Sie einen Krampf haben oder sich ein Krampf ankündigt, dann ziehen Sie am besten die Zehen Richtung Körper oder Knie und massieren Sie vorsichtig die angespannte Muskulatur. Vor dem Schlafengehen

---

können Sie diese Streckung auch vorbeugend machen – vielleicht in Verbindung mit einer sanften Massage. Vorbeugend wirken magnesium- und kalziumhaltige Nahrungsmittel wie Vollkorn- und Milchprodukte, grünes Gemüse, geschälte Mandeln und Nüsse.

- **Körperübungen:** Laufen Sie möglichst viel barfuß, gehen Sie dabei immer mal wieder abwechselnd auf Zehenspitzen oder auf den Fersen. Eine ähnliche Übung können Sie auch im Stehen machen, indem Sie zwischen Zehenspitzen und Fersen hin- und herwippen.

Wassereinlagerungen (Ödeme)

Wassereinlagerungen im Gewebe, sogenannte Ödeme, kommen vor allem gegen Ende der Schwangerschaft vor. Sie können sich aber auch schon vorher bemerkbar machen. Meistens sind die Füße, Fußgelenke oder Beine geschwollen, aber auch Finger und Hände können betroffen sein. Das merkt man zum Beispiel daran, dass die Ringe an den Fingern plötzlich nicht mehr richtig passen – vor allem an besonders heißen oder besonders anstrengenden Tagen oder gegen Abend.

Meist sind Ödeme harmlos. In sehr seltenen Fällen können sie jedoch auch Anzeichen für ernste Komplikationen wie eine Gestose sein, vor allem, wenn sie ganz plötzlich und sehr heftig auftreten, wenn die Waage von einem Tag auf den anderen plötzlich einige Kilogramm Gewicht mehr anzeigt. Auch wenn Sie morgens mit außergewöhnlich stark angeschwollenen Händen oder Füßen aufwachen, sollten Sie sicherheitshalber Ihre Hebamme oder den Arzt informieren.

- **Verhaltenstipps:** Vorbeugend hilft eine ausgewogene Ernährung – eine salzarme Kost wird im Gegensatz zu früher nicht mehr empfohlen. Und auch, wenn es komisch klingt: Trinken Sie reichlich! Denn das viele Wasser, das im Gewebe eingelagert ist, könnte in den Gefäßen fehlen. Dadurch wird das Blut dickflüssiger und das Thromboserisiko steigt. Wenn Sie viel trinken, tragen Sie dazu bei, eine Eindickung des Blutes zu vermeiden und so das Thromboserisiko zu vermindern. Deshalb sollten Sie auch keine entwässernden Methoden auf eigene Faust anwenden. Tipp: Legen Sie Ihre Ringe ab, bevor diese sich zu sehr in Ihre Haut einschneiden. Auch stützende Strumpfhosen können die Beschwerden lindern, weil dann weniger Blut in die Beine sacken kann.
- **Körperübungen:** Wechselduschen, Massagen und vor allem das Hochlagern der Beine können bei geschwollenen Beinen Linderung verschaffen.
- **Hausmittel:** Ein dreißigminütiges, maximal 37 Grad warmes Wannenbad kann bewirken, dass durch den Wasserdruck das Wasser aus dem Gewebe in die Blutbahn gebracht und dann mit dem Urin ausgeschieden wird.

Zahnfleischbluten

Durch die hormonelle Umstellung lockert sich das Körpergewebe und wird stärker durchblutet. Dies macht auch das Zahnfleisch empfindlicher als gewöhnlich, so dass es leicht anschwillt und oft schon beim Zähneputzen blutet.

- **Verhaltenstipps:** Linderung verschaffen kann das Spülen mit Kamillen- oder Salbeitee. Massieren Sie morgens das Zahnfleisch mit einer weichen Zahnbürste und achten Sie auf kalzium- und vitaminreiche Ernährung.

Zahnpflege

Während der Schwangerschaft sind die Zähne anfälliger für Karies, weil sie jetzt mehr Mineralstoffe brauchen. Durch die hormonelle Umstellung enthält der Speichel mehr Säure und greift deshalb den Zahnschmelz eher an. Am besten Sie benutzen einmal pro Woche Zahngel mit Extrafluoriden. Meistens ist es jetzt angenehmer, die Zähne mit einer weicheren Zahnbürste und vielleicht auch einer milderen Zahnpasta zu pflegen, da beides den empfindlichen Mundraum sowie das Zahnfleisch weniger strapaziert.

Manchmal ist selbst das Gefühl, eine Zahnbürste im Mund zu haben, schon Anlass zu erneuter Übelkeit. Dann können eine kleinere oder weichere Zahnbürste, aber auch Zahnseide und desinfizierende Mundwasser eine Alternative sein. Schwangere, die sich häufig übergeben müssen, sollten wegen der Magensäuren, die den Zahnschmelz angreifen, nach dem Erbrechen nicht direkt die Zähne putzen, sondern lieber nur kurz den Mund ausspülen und die Zähne etwa eine halbe Stunde später bürsten.

Ein Entzündungsherd im Körper der Mutter kann über das Blut die Entwicklung des Babys beeinträchtigen – auch wenn das Zahnfleisch entzündet ist. Vermutlich bildet das mütterliche Immunsystem bei einer Entzündung bestimmte Antistoffe, die zwar einerseits entzündungshemmend wirken, andererseits aber im Verdacht stehen, vorzeitige Wehen zu fördern.

“ Chronische Zahnfleischentzündung? Dann schnell zum Doktor!

Grundsätzlich ist es sinnvoll, in der Schwangerschaft noch einmal zur zahnärztlichen Kontrolle zu gehen – ein guter Zeitpunkt dafür liegt zwischen dem 4. und 7. Monat. Umfangreichere und nicht dringend notwendige Behandlungen sollten nach Möglichkeit auf später verschoben werden.

Nicht unwichtig: Soll man sich bei einer eventuellen Behandlung eine Betäubungsspritze geben lassen oder nicht? Besprechen Sie das am besten mit Ihrem Zahnarzt. Eine kleine Information dazu schon einmal vorab: Es gibt Betäubungsmittel mit und ohne Adrenalin – die ohne Adrenalin sind für Schwangere eher zu empfehlen.

Husten, Schnupfen, Fieber – und nun?

Vor einer Erkältung ist man leider auch in der Schwangerschaft nicht gefeit, aber Sie brauchen sich deshalb nicht um Ihr Kind zu sorgen! Weder plötzliches Niesen noch lautes Husten und selbst ein leichtes Fieber schaden dem Ungeborenen nicht.

Hilfreich ist vor allem Ruhe – und möglichst viel trinken. Neben Hausmitteln gibt es, wenn es Sie arg erwischt hat, auch lindernde Medikamente, die man trotz Schwangerschaft einnehmen darf. Worauf Sie unbedingt verzichten sollten: die häufig in Apotheken angebotenen Erkältungsmittel, die meist aus Wirkstoffkombinationen bestehen und manchmal Alkohol oder auch bestimmte Schmerzmittel enthalten. Diese Mittel sind in der Schwangerschaft ungeeignet.

Durchfall

Die meisten Magen-Darm-Infekte treten ohne Ankündigung auf und sind oft nach ein oder zwei Tagen vorbei. Auch eine ungünstige Ernährung oder Nahrungsmittelunverträglichkeiten können Durchfall verursachen. Manchmal werden Probleme im Magen- und Darmbereich aber auch durch Stress oder Aufregung verursacht. Was auf jeden Fall gilt, ist: Ein nur kurz anhaltender Durchfall hat überwiegend keine Auswirkungen auf das Baby.

Aber: Wenn sich die Beschwerden nach zwei bis drei Tagen nicht geben und womöglich Fieber dazukommt, sollten Sie zum Arzt oder zur Ärztin gehen.

- **Verhaltenstipps:** Wichtig ist, dass Sie viel trinken, und zwar mehr als sonst: 3 bis 4 Liter täglich sollten es sein, um zu vermeiden, dass der Körper zu sehr austrocknet. Ruhen Sie sich ordentlich aus – das hilft oft am besten. Mit Essen sollten Sie allerdings vorsichtig sein, da sich Ihr Körper erst wieder beruhigen sollte. Nehmen Sie zu schnell wieder etwas zu sich, können die Probleme von Neuem beginnen. Deshalb am besten mit bekömmlichen geriebenen Äpfeln oder Bananen starten. Auch ein Aufguss aus getrockneten Heidelbeeren, mit Wasser verdünnter Heidelbeersaft, eine Karottensuppe aus passierten Möhren und Brühe oder ein mit Brühe zubereiteter Haferschleim können den Durchfall lindern.
- **Hausmittel:** Bewährte Teesorten sind Kamille, Fenchel oder Schwarzer Tee –

am besten körperwarm getrunken. Manchmal lassen sich Magen und Darm auch mit einer warmen (nicht heißen!) Wärmflasche auf dem Bauch beruhigen. Feuchtwarme Leibwickel können Bauchkrämpfe lindern.

- **Medikamente:** Für eine ausreichende Salzzufuhr gibt es in der Apotheke Mischungen aus Zucker und Elektrolyten.

Fieber

Bei Erkältungen ist Fieber im Grunde eine hilfreiche und wünschenswerte Reaktion des Körpers, um den Infekt zu bekämpfen. Eine erhöhte Temperatur bis 38,5 Grad Celsius steigert die Abwehrtätigkeit Ihres Immunsystems. Und ist ein ganz klares Signal: Sie brauchen jetzt auf jeden Fall Ruhe und gehören ins Bett. Wenn das Fieber nicht durch eine Erkältung bedingt ist, sollten Sie die Ursachen mit Arzt oder Ärztin abklären.

- **Verhaltenstipps:** Hinlegen, ausruhen – und noch mehr ausruhen! Trinken Sie viel. Ab 38,5 Grad sollten Schwangere das Fieber senken, denn sonst haben sie ein erhöhtes Risiko für vorzeitige Wehen. Ganz wichtig: Bleibt die Temperatur hartnäckig erhöht oder ist von Beginn an sehr hoch (über 39 Grad), sollten Sie in jedem Fall einen Arzt aufsuchen!
- **Hausmittel:** Feuchte Wadenwickel sind angenehm, leiten durch Verdunstungskälte Hitze aus dem Körper ab und können so die erhöhte Temperatur senken. Achten Sie darauf, dass Ihre Füße und Ihr Körper während der Wickel warm bleiben. Für die Wickel kann man einfach kaltes Wasser nehmen – oder kaltes Wasser und Obstessig zu gleichen Teilen mischen. Dann Geschirrtücher darin tränken, auswringen und um die Waden wickeln. Darum herum je ein Frotteehandtuch schlagen. Die Wickel wechseln, bevor sie warm werden. Es genügen meist drei Wickelvorgänge, um das Fieber zu senken.
- **Medikamente:** Bei Fieber ab 38,5 Grad Celsius können Sie am besten nach Absprache mit dem Arzt oder der Ärztin vorübergehend für kurze Zeit Parazetamol oder Ibuprofen einnehmen, Letzteres aber nur während der ersten sechs Schwangerschaftsmonate.

Husten

Manchmal äußern sich Erkältungen oder Infekte auch mit einem mehr oder weniger hartnäckigen Husten. Das wiederum ist körperlich anstrengend, manchmal schmerzen von dem starken Husten auch die ohnehin schon beanspruchten Rückenmuskeln.

- **Verhaltenstipps:** Sorgen Sie vor allem im Herbst und Winter für ein angenehmes, nicht zu trockenes Raumklima. Sie sollten viel trinken, um die Schleimhäute feucht zu halten. Dafür können Sie auch Hustenbonbons lutschen – am besten ohne Zucker. Warme Dämpfe fördern die Durchblutung in den Schleimhäuten, befeuchten die Atemwege und

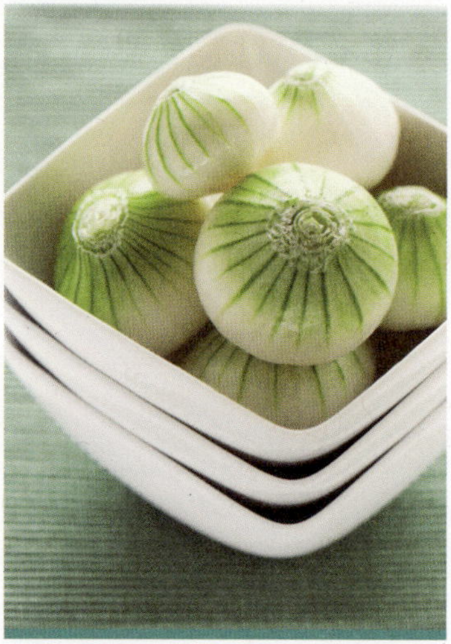

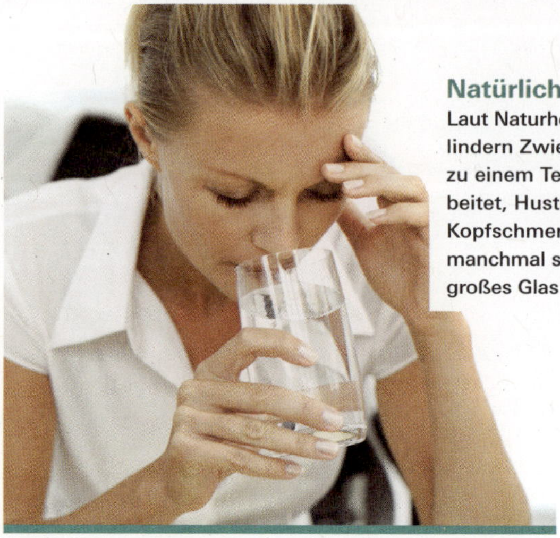

Natürlich
Laut Naturheilkunde lindern Zwiebeln, zu einem Tee verarbeitet, Husten. Bei Kopfschmerzen hilft manchmal schon ein großes Glas Wasser.

tragen dazu bei, dass sich der Schleim verflüssigt. Gießen Sie kochendes Wasser in eine große Schüssel, decken Sie Kopf und Schultern mit einem großen Frotteehandtuch ab und atmen Sie die aufsteigenden Dämpfe mit geschlossenen Augen durch die Nase ein.

Gut und wichtig zu wissen: Bei Asthmatikerinnen oder Frauen mit überempfindlichen Atemwegen kann es vorkommen, dass sich durch das Inhalieren die Bronchien verengen. Dann sollten Sie das Inhalieren abbrechen.

- **Hausmittel:** Bei Husten und Halsschmerzen kann Gurgeln mit Salbeitee helfen. Warme Brustwickel mit Lavendelöl können den Hustenreiz lindern. Auch Zwiebelsaft soll gegen Husten helfen (2 Zwiebeln würfeln, in einem Glas mit 2 Esslöffel Zucker mischen, nach 2 Stunden sondert sich der Saft ab).
- **Medikamente:** Bei trockenem Reizhusten sind zur kurzzeitigen Anwendung in Absprache mit dem Arzt oder der Ärztin Dextromethorphan-haltige Hustentropfen oder Hustensäfte erlaubt.

Kopfschmerzen

Von Erkältung über Nackenverspannung: Kopfschmerzen können ganz unterschiedliche, meistens harmlose Ursachen haben.

Allerdings: Wenn Sie in der zweiten Schwangerschaftshälfte starke und andauernde Kopfschmerzen plagen und Ihnen außerdem übel ist, sollten Sie den Arzt aufsuchen. Dann kann er prüfen, ob unter Umständen ein zu hoher Blutdruck der Grund dafür ist.

- **Verhaltenstipps:** Linderung bei Kopfschmerzen können manchmal schon ein großes Glas Wasser und ein Spaziergang an der frischen Luft bringen. Auch Nacken- oder Schultermassagen können sehr wohltuend sein. Bei einer kleinen Kopf- oder Schläfenmassage helfen die eigenen Hände: mit leichtem Druck langsam kreisende Bewegungen mit einem oder mehreren Fingern auf die schmerzenden Stellen ausüben – schon drei bis fünf Minuten sind ausreichend.
- **Hausmittel:** Pfefferminzöl auf der Haut ist angenehm erfrischend, kühl und entspannt die Muskulatur – Sie

können ein paar Tropfen davon auf die Stirn oder Schläfen tupfen und leicht in kreisenden Bewegungen mit den Fingerspitzen einmassieren.

- **Medikamente:** Vor der Einnahme von Schmerzmitteln sollte die Ärztin befragt werden. Bei stärkeren Kopfschmerzen können Sie für kurze Zeit Parazetamol oder Ibuprofen einnehmen, Letzteres nur während der ersten sechs Monate.

Schnupfen

Wenn die empfindlicher gewordenen Nasenschleimhäute zusätzlich aufgrund einer Erkältung anschwellen, ist das nicht gerade angenehm, aber zum Glück für Sie und das Baby völlig harmlos.

- **Verhaltenstipps:** Meiden Sie jede Überanstrengung. Ruhen Sie sich aus, bis es Ihnen wieder besser geht. Sorgen Sie vor allem im Herbst und Winter für ein angenehmes, nicht zu trockenes Raumklima, indem Sie einen Luftbefeuchter nutzen oder feuchte Wäsche in der Wohnung aufhängen.
- **Medikamente:** Salzlösungen können eingesetzt werden, um die Nasenschleimhäute zu befeuchten und den Sekretfluss anzuregen. Wenn der Schnupfen die Nachtruhe beeinträchtigt, können nach Rücksprache mit dem Arzt auch schleimhautabschwellende Mittel wie Xylometazolin (ohne Konservierungsmittel) für kurze Zeit angewendet werden.

Checkliste

Wohlfühlen und gut für sich sorgen? Hier ein paar Ideen!

- ☐ Wo fühlen Sie sich in Ihrer Wohnung am wohlsten? Halten Sie sich möglichst viel dort auf.
- ☐ Spazieren gehen, ein Bad nehmen, Musik hören, autogenes Training: Was bekommt Ihnen besonders gut?
- ☐ Gibt es Speisen und Getränke, die Sie besonders gern mögen und mit denen Sie ein wohliges Gefühl verbinden? Verwöhnen Sie sich damit.
- ☐ Was hilft Ihnen bei einer Erkältung schnell wieder auf die Beine – zwölf Stunden schlafen, eine Hühnersuppe, mit Wärmflasche auf dem Sofa liegen? Ihr „Hausrezept“ können Sie bei anderen Beschwerden ausprobieren.
- ☐ Frische Luft, weiche Kissen, angenehmer Duft, eine breite Matratze: Was brauchen Sie, um besonders gut zu schlafen?
- ☐ Wie angestrengt oder auch entspannt ist Ihr Leben gerade? Versuchen Sie, Ruhe zu finden.

Medikamente in der Schwangerschaft: Ist das schlimm?

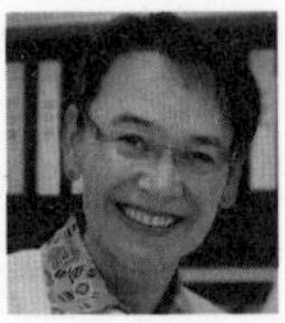

Prof. Dr. Petra Thürmann vom Institut für Klinische Pharmakologie in Wuppertal erläutert, was man tun kann, damit man bei Medikamenteneinnahme in der Schwangerschaft wirklich auf Nummer sicher geht?

Ich habe so starke Migräneanfälle, dass mir mein Arzt jetzt geraten hat, ein Medikament zu nehmen. Aber ich bin unsicher, weil es doch immer heißt: Möglichst keine Medikamente in der Schwangerschaft …

Die meisten Schwangeren sind verunsichert, wenn sie ein Medikament einnehmen müssen, aber ich kann Sie beruhigen: Unsere Erfahrung zeigt, dass die Angst vor den Nebenwirkungen ungleich größer ist als die wahren Risiken. Nur einige wenige Arzneistoffe sind in der normalen Dosierung wirklich gefährlich für das Ungeborene.

Gilt das für alle Medikamente?

Es gilt für die meisten Medikamente. Manche Arzneistoffe sind nicht so gut für Schwangere geeignet – deshalb ist es sinnvoll, sich sorgfältig zu erkundigen. Aber grundsätzlich kann ich sagen: Es gibt für fast jede Krankheit und fast jedes Problem ein Medikament, das für Schwangere geeignet ist. Auch bei Beschwerden wie Übelkeit, Sodbrennen oder Schmerzen gilt: Keine Schwangere sollte sich unnötig quälen und leiden, denn wenn es einem immer schlecht geht, ist das für das Ungeborene und die Mutter auch alles andere als optimal.

Wie ist das mit Psychopharmaka, zum Beispiel Antidepressiva?

Auch hier gibt es gute Erfahrungen – vor allem für ältere Wirkstoffe, die nachweisen, dass die Einnahme unbedenklich ist. Ein Medikament, das man regelmäßig einnehmen soll, einfach nicht einzunehmen, weil man denkt, es könnte dem Baby schaden, ist nicht immer der beste Weg.

Was raten Sie schwangeren Frauen?

Sie sollten die Einnahme von Medikamenten – egal, um welche es sich handelt – auf jeden Fall sorgfältig mit Ihrem Arzt absprechen. In Berlin gibt es ein großes Beratungszentrum zur Arzneisicherheit in Schwangerschaft und Stillzeit – im Internet findet man es unter www.embryotox.de. Das ist die Abkürzung für Embryonaltoxikologie, die Toxikologie ist die Lehre von Giftstoffen, Vergiftungen und der Behandlung von Vergiftungen. Dort werden in einer ständig wachsenden Datenbank wichtige Erkenntnisse und aktuelle Studien zur Wirkung von

Arzneistoffen in der Schwangerschaft und Stillzeit gesammelt. Bei Zweifeln – ob zum Medikament selbst oder auch zur Höhe der Dosierung – sollten Sie Ihren Arzt bitten, sich dort beraten zu lassen.

Wirken Medikamente in der Schwangerschaft anders?

Ja, das tun sie. Der Stoffwechsel im Körper der schwangeren Frau verändert sich, Ausscheidungsprozesse laufen zum Beispiel viel schneller ab, verschiedene Arzneimittel werden unterschiedlich verstoffwechselt. Deshalb sollte man bei jeder ärztlichen Behandlung – ganz gleich, ob beim Hausarzt, Orthopäden oder Zahnarzt – immer darauf hinweisen, dass man schwanger ist. Auch wenn man gerade versucht, schwanger zu werden, ist es sinnvoll, das jedes Mal zu sagen. Manche Standardantibiotika oder auch Standardschmerzmittel sind nicht so gut für Schwangere geeignet und problemlos durch unbedenkliche Arzneistoffe zu ersetzen.

Gibt es noch einen guten Rat oder Wunsch, den Sie schwangeren Frauen gern mit auf den Weg geben möchten?

Wenn Sie in der Schwangerschaft ein Arzneimittel eingenommen haben und jetzt im Beipackzettel lesen: „sollte in der Schwangerschaft möglichst vermieden werden", dann bedeutet das nicht die höchste Alarmstufe. Aus haftungsrechtlichen Gründen wird von der Medikamentenanwendung in der Schwangerschaft meist abgeraten. Informieren Sie oder Ihr Arzt sich bei der Berliner Beratungsstelle (siehe vorherige Seite), dort kann man Ihnen die bisherigen Erfahrungen mit dem von Ihnen eingenommenen Medikament mitteilen und Sie oder Ihren Arzt über mögliche Schritte zur Überwachung informieren.

Impfen – ja oder nein? – In der Schwangerschaft sollten keine Lebend-Impfstoffe angewendet werden, da Fehlbildungen beim Ungeborenen nicht ausgeschlossen werden können. Solche Impfstoffe werden bei Impfungen gegen Masern, Mumps, Röteln und Windpocken eingesetzt. Ausdrücklich empfohlen ist in der Schwangerschaft eine Impfung gegen Tetanus und Polio (Totimpfstoffen), sofern kein ausreichender Schutz vorliegt. Ideal ist ein vollständiger Impfschutz vor Eintreten einer Schwangerschaft.

Zur Grippeimpfung gilt: Schwangere haben laut Robert-Koch-Institut bei Influenzaerkrankungen mit schweren Krankheitsverläufen zu rechnen. Die ständige Impfkommission (STIKO) rät Schwangeren zur Impfung, aber erst ab dem zweiten Schwangerschaftsdrittel.

Schwangersein bei einer bestehenden Krankheit

In der Schwangerschaft ändert sich der Stoffwechsel und deshalb ist es wichtig, jede Medikation der neuen Situation möglichst optimal anzupassen.

Ob Asthma, Bluthochdruck oder Migräne: Wenn Sie an einer bestehenden Krankheit leiden und schwanger sind, werden Sie Ihrem behandelnden Arzt wahrscheinlich schon einen Besuch abgestattet haben, um mit ihm zu besprechen, wie Sie sich verhalten sollen (siehe Interview).

Allergien

Rund ein Drittel aller Schwangeren leidet an einer Allergie – Allergien der Haut und der Atemwege können sich in der Schwangerschaft verbessern oder verschlechtern. Wie die jeweilige Allergie behandelt und welches Medikament eingesetzt werden soll, besprechen Sie am besten mit Ihrer Ärztin. Leiden Sie oder der Vater Ihres Kindes an einer Allergie, so besteht für Ihr Baby ebenfalls ein gewisses Allergierisiko, das Sie aber mit einigen vorbeugenden Maßnahmen gering halten können (siehe „Ernährung", S. 112).

Asthma

Untersuchungen zeigen, dass Asthma in der Schwangerschaft einen unterschiedlichen Verlauf nehmen kann: Bei etwa je einem Drittel der betroffenen Schwangeren hat es sich verbessert, verschlechtert oder ist gleich geblieben. Bei ungenügender Therapie können Schwangerschaftskomplikationen auftreten – bei einer guten medikamentösen Einstellung sind die Risiken für Mutter und Kind nur gering. Besprechen Sie mit Ihrer Hebamme oder Frauenärztin, wie Sie sich am besten auf die Wehen und die Geburt vorbereiten können.

Bluthochdruck (Hypertonie)

Bluthochdruck in der Schwangerschaft kann zu Gefäßveränderungen im Mutterkuchen und den mütterlichen Organen führen. Deshalb wird der Blutdruck im Rahmen der Vorsorgeuntersuchungen regelmäßig gecheckt. Anhaltend hohe Werte (über 160/100 mmHg) in der Schwangerschaft sollten unbedingt medikamentös behandelt werden. Mittel der Wahl ist Methyldopa.

Diabetes mellitus

Erhöhte Blutzuckerwerte können die Entwicklung des ungeborenen Kindes beeinträchtigen, durch den erhöhten Zuckergehalt des mütterlichen Blutes kann es zu groß werden, was häufig zu Geburtskomplikationen führt. Außerdem kann sich die Reifung der Organe, speziell der Lunge, verzögern. Oder die Entwicklung des Mutterkuchens wird gestört – dies kann zu einer Mangelversorgung des Ungeborenen führen. Manchmal tritt ein Diabetes erstmalig in der Schwangerschaft auf, dann ist eine medizinische Betreuung der Schwangerschaft und eine entsprechende Diät notwendig (siehe „Komplikationen“, S. 175).

Gut eingestellte Blutzuckerwerte verringern die Risiken erheblich. Frauen mit einem Typ 2 Diabetes wird empfohlen, vor der Schwangerschaft rechtzeitig auf Insulin zu wechseln, falls sie vorher Diabetes-Tabletten genommen haben. Im Verlauf der Schwangerschaft steigt der Insulinbedarf. Deshalb sollten Schwangere lernen, ihren Bedarf selbstständig zu kontrollieren und die Insulindosis anzupassen.

Epilepsie

Am besten wäre es, wenn eine Frau mit Epilepsie ihren Wunsch nach einem Kind mit dem Arzt bespricht, bevor sie schwanger wird. Wenn möglich, wird er die Behandlung der Frau dann so umstellen, dass das heranwachsende Kind keinen vermeidbaren Gefahren ausgesetzt wird. Dazu wird er die Therapie auf Epilepsiemedikamente umstellen, bei denen dieses Risiko gering ist. Als das sicherste Medikament wird derzeit Lamotrigin angesehen. Hat die Frau sonst mehr als ein Medikament eingenommen, versucht man in der Schwangerschaft, mit nur einem Antiepileptikum auszukommen. Oberstes Gebot bleibt, die Anfallsbereitschaft ausreichend zu dämpfen, denn jeder Krampfanfall gefährdet das Ungeborene.

Migräne

Studien haben gezeigt, dass bei fast 70 Prozent aller schwangeren Migränepatientinnen eine deutliche Verbesserung oder ein völliges Ausbleiben der Migräne festzustellen ist – besonders in den letzten zwei Dritteln der Schwangerschaft. Lässt sich eine medikamentöse Therapie nicht vermeiden, sprechen Sie mit Ihrer behandelnden Ärztin. Bei leichten Anfällen kann für kurze Zeit Parazetamol, bei schweren Anfällen Sumatriptan zum Einsatz kommen. Metoprolol kann zur Prophylaxe genommen werden.

Neurodermitis

Da bei der Entstehung von Neurodermitis viele Faktoren eine Rolle spielen können, sind die genauen Ursachen immer noch nicht eindeutig geklärt. Umwelt, Vererbung, Ernährung, aber auch Psyche und Stress können ebenso von Bedeutung sein wie eine veränderte Immunität. Die Behandlung einer Neurodermitis gehört während der Schwangerschaft in ärztliche Hände. Dies gilt auch, wenn sich eine bestehende Neurodermitis verschlimmert. Als Medikamente kommen schwach wirkende Glukokortikoide zum Einsatz, um die Gefahr für unerwünschte Wirkungen möglichst gering zu halten. Angewendet werden Mittel mit Hydrokortison oder Prednisolon oder mit Substanzen, die in der Haut zu diesen Wirkstoffen abgebaut werden (etwa Prednicarbat).

Psychische Krankheiten

Die häufigsten psychischen Störungen in der Schwangerschaft sind depressive Verstimmungen und vielfältige Ängste. Auch rasche Stimmungswechsel kommen vor. Ob es einen schützenden Effekt der Schwangerschaft für psychische Erkrankungen gibt, ist noch nicht abschließend geklärt. Oft kommen Wiedererkrankungen bei vorher bestehenden psychischen Störungen vor – vor allem, wenn Medikamente plötzlich und ohne ärztliche Absprache wegen der Schwangerschaft abgesetzt werden. Deshalb ist es wichtig, Änderungen in der Medikamenteneinnahme mit den Ärzten abzustimmen. Sie können beruhigt sein: Wenn eine Behandlung mit Psychopharmaka in der Schwangerschaft notwendig ist, steht eine Reihe von wirksamen Präparaten zur Verfügung, die nach entsprechender Nutzen-Risiko-Abwägung auch in der Schwangerschaft gegeben werden können, ohne dass relevante Nebenwirkungen auftreten oder Spätfolgen beim Kind zu erwarten sind. Wichtig: Wenn Sie sich in der Schwangerschaft psychisch sehr belastet fühlen, sollten Sie unbedingt Rat und Hilfe suchen – ob bei Ihrer Frauenärztin oder Hebamme, dem Hausarzt oder Psychiater. Oder, wenn Sie aufgrund eines bestimmten Problems belastet sind (zum Beispiel in der Partnerschaft), auch bei einer entsprechenden Beratungsstelle.

Gut zu wissen: In Berlin gibt es das Beratungszentrum „Embryotox" (siehe Interview „Medikamente in der Schwangerschaft", S. 162). Die Expertinnen und Experten dort haben alle aktuellen Informationen zum Thema „Medikamente und Frauen und psychische Erkrankungen" vor, während und nach der Schwangerschaft zusammengetragen. Bei Unsicherheiten in der Verschreibung und Dosierung von bestimmten Psychopharmaka kann sich Ihre Ärztin oder Ihr Arzt auch dort informieren.

Schilddrüsenerkrankungen

Sowohl eine unbehandelte Schilddrüsenunterfunktion als auch -überfunktion (Hyperthyreose) kann zu kindlichen Erkrankungen führen. Deshalb ist es wichtig, durch medikamentöse Behandlungen vor und während der Schwangerschaft eine normale Schilddrüsenfunktion herzustellen. Eine Überfunktion der Schilddrüse wird durch eine Schwangerschaft positiv beeinflusst, während sich die Unterfunktion noch verschlimmern kann. Bei einer Unterfunktion wird die Dosis des einzunehmenden Schilddrüsenhormons an den steigenden Bedarf der Schwangeren angepasst und im Wochenbett entsprechend reduziert. Da es sich um körpereigene Schilddrüsenhormone handelt, sind keine schädlichen Nebenwirkungen zu befürchten.

Infektionskrankheiten

Leiden Sie an einer Infektionskrankheit, ist neben der Behandlung immer zu klären, ob das Baby mit infiziert werden kann.

Manche Infektionskrankheiten werden im Rahmen der Schwangerenvorsorge abgeklärt (siehe „Welche Tests zu welcher Zeit?“, S. 78), andere können während der Schwangerschaft erstmalig auftreten und sollten dann dringend medizinisch behandelt werden.

Chlamydien

Die Chlamydieninfektion gehört zu den sexuell übertragbaren Krankheiten und wird häufig nicht erkannt, weil sie oft symptomarm verläuft. Da die Mutter das Neugeborene bei der Geburt infizieren kann und es dann eine Bindehautentzündung oder auch Lungenentzündung bekommen könnte, sollte eine Chlamydieninfektion unbedingt ärztlich behandelt werden. Meist reicht eine einmalige hohe Antibiotika-Dosis. Wie bei allen sexuell übertragbaren Krankheiten ist es sehr wichtig, dass sich auch der Partner untersuchen lässt!

Hepatitis (Gelbsucht)

Eine Hepatitis ist eine durch Viren verursachte Leberentzündung. Man unterscheidet Hepatitis A, B und C. In der Schwangerschaft kann Hepatitis B gefährlich werden, da in seltenen Fällen der Virus über den Mutterkuchen auf das Kind wandern kann. Häufiger findet eine Übertragung aber kurz vor oder während der Geburt statt. Jede Schwangere kann sich kostenlos auf Hepatitis B untersuchen lassen. Im letzten Schwangerschaftsdrittel wird während der Vorsorge das Blutserum der Schwangeren untersucht, damit bei einem positiven Befund das Neugeborene geimpft werden kann.

Herpes

Herpes genitalis ist eine verbreitete Virusinfektion, die Diagnose lässt sich meist zweifelsfrei stellen. Nach der Erstinfektion bleiben die Viren ein Leben lang im Körper und können bei Stress neue Infektionen auslösen. Eine Behandlung der Schwangeren kann Symptome lindern, aber nicht die Übertragung auf das Kind verhindern, falls es z. B. bei der Geburt mit dem Bläscheninhalt in Berührung kommen sollte. Für das Kind ist Herpes bedrohlich, weil er z. B. Hirnhautentzündungen auslösen kann. Deswegen wird bei einer akuten Genitalinfektion ein Kaiserschnitt gemacht.

HIV

HIV kann bei der Geburt von der Mutter auf das Kind übertragen werden. Ist bekannt, dass die Schwangere HIV-positiv ist, lässt sich das vermeiden. Dank medikamentöser Therapien sind heute bei der Geburt weniger als 5 Prozent der Kinder von HIV-infizierten Müttern selbst infiziert. Im Rahmen der Vorsorge kann man sich testen lassen, das Ergebnis steht nicht im Mutterpass.

Listeriose

Listeriose ist eine bakterielle Infektion mit Listerien (siehe „Eine gesunde Ernährung", S. 101), die durch bestimmte Lebensmittel übertragen wird. Die Symptome sind oft grippeähnlich und meist mit Durchfall verbunden. Beim Ungeborenen kann Listeriose unter anderem eine Blutvergiftung oder Hirnhautentzündung auslösen. Deshalb sollten Sie Rohmilchprodukte meiden. Behandelt wird mit Antibiotika.

Lues (Syphilis)

Lues ist eine Geschlechtskrankheit, die auch das Ungeborene schädigen kann. Im Rahmen der Vorsorge wird deshalb bei der Untersuchung des Blutes auch nach Lues-Bakterien gesucht. Bei einem positiven Ergebnis wird geprüft, ob die Infektion abgeheilt ist oder noch besteht. Im Mutterpass wird nicht das Ergebnis festgehalten, sondern nur, dass der Test durchgeführt wurde.

Ringelröteln (Viruserkrankung)

Ringelröteln sind eine seltene, von Parvovirus B 19 verursachte Kinderkrankheit – eine Infektion während der Schwangerschaft kann auch zu einer Erkrankung des Kindes führen. Eine Impfung oder spezifische Behandlung gibt es nicht.

Röteln (Rubella)

Schwangere, die als Kind Röteln hatten oder vollständig geimpft wurden, sind immun. Der Immunstatus wird zu Beginn einer Schwangerschaft im Rahmen der Vorsorge geprüft und in den Mutterpass eingetragen. Nichtimmune Schwangere sollten den Kontakt mit an Röteln erkrankten Kindern unbedingt vermeiden, da eine Infektionen in den ersten zwölf Schwangerschaftswochen beim Ungeborenen schwere Schäden auslösen kann, zum Beispiel Herzfehler, Augenschäden, Schwerhörigkeit oder eine geistige Behinderung. Im weiteren Verlauf der Schwangerschaft nimmt das Risiko kontinuierlich ab. Eine Impfung während der Schwangerschaft ist nicht möglich.

Streptokokken B

Streptokokken sind häufig vorkommende Bakterien, die verschiedene Krankheiten auslösen können. Streptokokken B sind für Erwachsene meist ungefährlich, oft besiedeln sie Mund, Darm und Scheide. Für Neugeborene sind Streptokokken B gefährlich. Sie können eine frühe oder späte Infektion auslösen. Besonders die frühen Infektionen sind gefürchtet, weil es mitunter vorkommt, dass ein Baby daran stirbt. Weist ein Abstrich zwischen 35. und 37. Schwangerschaftswoche Streptokokken B nach, bekommt die Frau während der Geburt ein Antibiotikum, damit sich das Kind nicht ansteckt. Eine frühere Behandlung ist sinnlos, da die Streptokokken dann während der Geburt wieder da sein könnten. Manche Krankenhäuser verlangen einen Streptokokken-Abstrich, weil sie vermeiden wollen, dass in ihrer Klinik ein Kind daran stirbt.

Toxoplasmose

Toxoplasmose ist eigentlich eine harmlose Infektion, die durch rohes Fleisch oder Katzenkot übertragen werden kann. Viele Menschen haben diese Krankheit schon einmal durchlebt und haben deshalb Antikörper im Blut. Bei Personen mit einem gesunden Immunsystem verläuft sie in etwa neun von zehn Fällen beschwerdefrei – auch bei Schwangeren. Sehr selten kommt es zu leichtem Fieber, Kopf- und Gliederschmerzen, Müdigkeit und Lymphknotenschwellungen im Halsbereich. Liegt eine Infektion vor, sollte sie umgehend mit Medikamenten behandelt werden. Denn das Ungeborene könnte bei Ansteckung schwer geschädigt werden.

Windpocken (Varizella zoster)

Schwangere, die als Kind Windpocken hatten oder vollständig geimpft sind, sind immun – bei Zweifeln können die Antikörper im Blut überprüft werden. Eine Windpockenerkrankung einer nichtimmunen Schwangeren kann bei etwa 1–2 Prozent der Ungeborenen Fehlbildungen hervorrufen, eine Gabe von Antikörpern kann die Infektion verhindern oder abschwächen.

Zytomegalie

Zytomegalie wird durch einen Virus aus der Herpesgruppe ausgelöst und kann zu einer kindlichen Infektion mit Hirnhautentzündung führen. Es gibt neuerdings Immunglobuline (Antikörper), die den Erkrankungsverlauf abmildern sollen. Die Wirksamkeit ist aber (noch) nicht bewiesen.

Diskussion zu Parazetamol – zwei Studien haben 2014 einen Zusammenhang zwischen der Einnahme von Parazetamol in der Schwangerschaft und Entwicklungsauffälligkeiten beim Kind diskutiert. Doch reichen die Ergebnisse nicht aus, um die Empfehlung von Parazetamol als Schmerzmittel in der Schwangerschaft einzuschränken. Dennoch sollten Sie Parazetamol nur nehmen, wenn Sie ein Schmerzmittel dringend benötigen (www.embryotox.de).

Komplikationen in der Schwangerschaft

Für die meisten Komplikationen in der Schwangerschaft gibt es wirksame medizinische Behandlungsmöglichkeiten.

Manche Komplikationen, wie zum Beispiel Schwangerschaftsdiabetes, werden im Rahmen der ärztlichen Vorsorge entdeckt, andere kündigen sich so wie vorzeitige Wehen durch bestimmte Beschwerden an.

Anämie (Blutarmut)

Bei einer Blutarmut sind die Zahl der roten Blutkörperchen (Erythrozyten, Referenzbereich 4,1–5,4 Millionen/µl) und der rote Blutfarbstoff Hämoglobin reduziert. In Verbindung mit Eisen sorgt Hämoglobin für den Sauerstofftransport im Körper der Mutter und zum Ungeborenen. Liegt der während der Schwangerenvorsorge im Blut gemessene Hämoglobinwert unter 10,5 g/dl, sollte die Sauerstoffversorgung des Kindes durch Einnahme von Eisenpräparaten sichergestellt werden.

Blutgruppenunverträglichkeit/ Bestimmung des Rhesusfaktors

Wenn die Blutgruppe der Mutter Rhesus negativ, die Blutgruppe des Vaters aber Rhesus positiv ist, kann das Baby ebenfalls Rhesus positiv sein. Wenn dem so ist, bilden sich im Blut der Mutter möglicherweise Abwehrstoffe (Antikörper) gegen die Eigenschaften der kindlichen roten Blutkörperchen und es kann zu einer Blutgruppenunverträglichkeit kommen, die früher manchmal schwere Erkrankungen des Babys ausgelöst hat.

Seitdem diese Ursache bekannt ist, wird vorbeugend bei allen Schwangeren das Blut auf eine Blutgruppenunverträglichkeit getestet (siehe „Welche Tests zu welcher Zeit?", S. 78). In der 24. bis 27. Woche findet eine Kontrolle statt und alle Rhesus negativen Mütter werden dann in der 28. bis 30. Schwangerschaftswoche mit Anti-D-Immunglobulin geimpft, um zu verhindern, dass Antikörper gegen die Eigenschaften der roten Blutkörperchen des Kindes gebildet werden. Deshalb hat die Blutgruppenunverträglichkeit heute kaum noch Folgen.

Wird bei der Blutuntersuchung des Kindes nach der Geburt festgestellt, dass es Rhesus positiv ist, bekommt die Mutter innerhalb von 72 Stunden erneut Anti-D-Immunglobulin.

Blutungen in der Frühschwangerschaft (bis zur 12. Woche)

In der Frühschwangerschaft sind Blutungen häufig ein harmloses, hormonell bedingtes Umstellungsproblem des Körpers und treten meist um den Zeitpunkt der erwarteten Periode auf, aber sehr viel schwächer. Suchen Sie sicherheitshalber zur Abklärung der Gründe trotzdem Ihre Ärztin/Ihren Arzt auf. Es könnten Anzeichen einer Eileiterschwangerschaft sein. Ein anderer Grund mögen aber auch winzig kleine Verletzungen am Muttermund sein, die beim Sex oder einer gynäkologischen Untersuchungen passieren können. Stärkere Blutungen mit ziehenden Schmerzen im Unterleib können auf eine bestehende Eileiterschwangerschaft oder eine mögliche Fehlgeburt hinweisen und sollten möglichst schnell ärztlich untersucht werden.

→ Was ist eine Eileiterschwangerschaft?

Bei einer Eileiterschwangerschaft nistet sich das befruchtete Ei nicht in der Gebärmutter ein, sondern in der Schleimhaut des Eileiters. Erste Anzeichen sind ähnlich wie bei einer normalen Schwangerschaft, z. B. Ausbleiben der Menstruation und Übelkeit. In der 6. bis 9. Schwangerschaftswoche setzen meist Unterleibsschmerzen und ungewöhnliche Schmierblutungen ein.

Blutungen gegen Ende der Schwangerschaft

Im letzten Schwangerschaftsdrittel können Blutungen die Ankündigung einer Frühgeburt sein, deshalb sollten Sie in jedem Fall sofort medizinische Hilfe suchen. Manchmal liegt auch die Plazenta falsch (siehe „Plazenta-Komplikationen“, S. 174).

Fehlgeburt

In der Frühschwangerschaft bis zur 12. Woche werden die meisten Fehlgeburten durch eine grundlegende Störung bei der Befruchtung oder bei der Einnistung verursacht. Vermutlich endet etwa die Hälfte, weil der Embryo nicht überlebensfähig gewesen wäre. Es kann aber auch bei einer Ultraschalluntersuchung festgestellt werden, dass das Herz des Kindes nicht mehr schlägt. In diesen seltenen Fällen wird eine Ausschabung vorgenommen, um den Embryo und die Reste der Plazenta aus der Gebärmutter zu entfernen.

Im zweiten Schwangerschaftsdrittel bis etwa zur 22. Woche nach der Empfängnis wird keine Ausschabung mehr gemacht, wenn es zu einer Fehlgeburt kommt, weil das Kind dann schon zu groß ist. Das tote Kind muss mit medikamentöser Unterstützung auf natürlichem Weg zur Welt gebracht werden.

Manchmal beginnt eine Fehlgeburt aber auch von selbst. Danach kann ebenfalls eine Ausschabung unter Narkose erforderlich

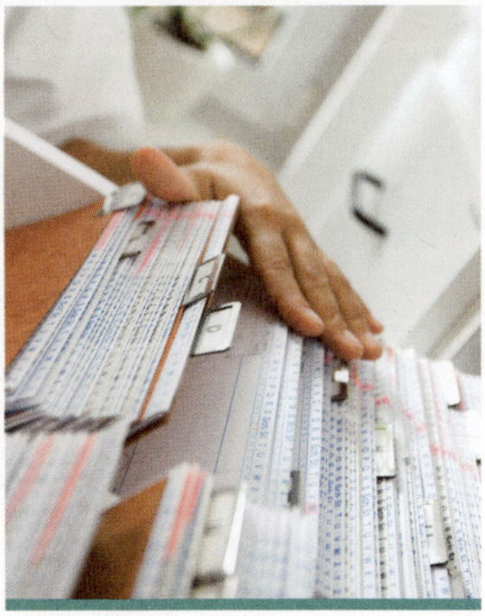

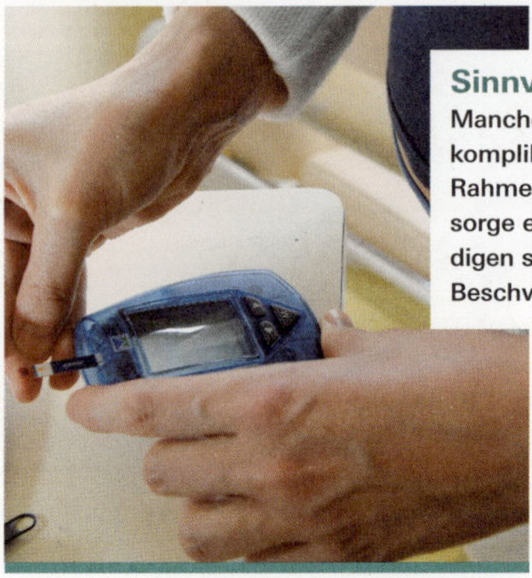

Sinnvolle Vorsorge
Manche Schwangerschaftskomplikationen werden im Rahmen der ärztlichen Vorsorge entdeckt, andere kündigen sich durch bestimmte Beschwerden an.

sein, damit keine Plazentareste in der Gebärmutter zurückbleiben.

Nach der 24. Woche, wenn das Kind während der Schwangerschaft oder bei der Geburt stirbt und mindestens 500 Gramm wiegt, spricht man – rein medizinisch betrachtet – von einem Totgeborenen. Laut Statistik kommen bei 1000 Geburten zwei bis drei Kinder tot zur Welt.

Eine Fehlgeburt oder Totgeburt ist für die schwangere Frau und das werdende Elternpaar ein heftiger Schicksalsschlag. Es ist schwer und braucht viel Zeit und Raum, innerlich Abschied von dem Kind zu nehmen und zu trauern. Hilfreich ist, wenn man sich in dieser Zeit seelisch unterstützen lässt – am besten von einem Psychotherapeuten oder spezialisierten Beratern (siehe Interview S. 230), Adressen finden Sie im Anhang.

Neue Hoffnung

Die Weltgesundheitsorganisation WHO empfiehlt, nach einer Fehlgeburt mindestens ein halbes Jahr zu warten, bevor man wieder schwanger wird. Eine neue Studie der Universität Aberdeen ist nach der Auswertung umfangreicher Daten aber zu dem Ergebnis gekommen, dass die Aussichten auf eine komplikationslose Schwangerschaft am besten sind, wenn diese innerhalb von sechs Monaten nach dem Verlust beginnt. Expertinnen raten zu einer mindestens dreimonatigen Erholungspause.

Frühgeburt

Kommt ein Baby früher als drei Wochen vor dem errechneten Termin (also vor dem Ende der 37. Woche) zur Welt, so spricht man von einer Frühgeburt. Dank der modernen Medizin haben Frühgeborene heute im Vergleich zu früher deutlich bessere Überlebens- und Entwicklungschancen, wobei es auch darauf ankommt, wie viele Wochen zu früh sie geboren wurden: von extrem früh Geborenen spricht man bei weniger als 28 Schwangerschaftswochen, von sehr früh Geborenen bei 28 bis 31 Schwangerschaftswochen und von mäßig früh Geborenen bei 32 bis 37 Schwangerschaftswochen.

Es gibt die Schwangerschaft belastende Umstände, die das Risiko für eine Frühgeburt erhöhen können. Dazu zählen Nikotin- und Alkoholkonsum während der Schwangerschaft oder sehr starke seelische Belastungen, aber auch Fehlbildungen des

Kindes, der Gebärmutter oder der Plazenta. Auch bestimmte Erkrankungen wie eine Präeklampsie (siehe „Präeklampsie (Gestose)“, S. 174), ein Diabetes mellitus (siehe „Schwangersein bei einer bestehenden Krankheit“, S. 164) oder eine bakterielle Scheideninfektion können möglicherweise eine Frühgeburt auslösen. Und Mehrlinge kommen häufig vor dem errechneten Geburtstermin zur Welt.

→ Gut zu wissen

Bei vorhandenen Risiken wie vorzeitigen Wehen oder einer vorangegangenen Frühgeburt können sich schwangere Frauen per ärztlichem Attest von einer Haushaltshilfe unterstützen lassen – die Kosten übernimmt die Krankenkasse.

Harnstau

Gegen Ende der Schwangerschaft kann es in seltenen Fällen passieren, dass die Gebärmutter auf den in die Blase führenden Harnleiter drückt, sodass sich der Harn bis in die Nieren zurückstaut. Dauert dieser Zustand länger als einen Tag, sind meistens starke, krampfartige Schmerzen die Folge. Das ändert sich sofort, wenn der Harn wieder in die Blase ablaufen kann.

Die Frau kann das Ablaufen des Harns unterstützen, indem sie sich auf die Seite legt, auf der der Harnleiter nicht gestaut ist. Meist gibt der Arzt oder die Ärztin begleitend entkrampfende Medikamente.

Harnwegsinfekte

Da in der Schwangerschaft Progesteron und andere Stoffe entspannend auf die Harnwegmuskulatur wirken und Keime oder Bakterien daher leichter in die Harnröhre gelangen können, sind manche Frauen jetzt anfälliger für eine Blasenentzündung. Die Symptome: ständiger Harndrang, Brennen und Schmerzen beim Wasserlassen, Blut im Urin oder Fieber. Das Risiko, dass die Entzündung aufsteigt und die Nieren einbezieht, ist in der Schwangerschaft besonders hoch. Deshalb sollten Schwangere bei Verdacht auf eine Blasenentzündung ihren Arzt aufsuchen. Vorbeugend, aber auch während eines Infektes ist es hilfreich, viel zu trinken!

Muttermund- und Gebärmutterhalsschwäche (Zervix-Insuffizienz)

Der Gebärmutterhals (Zervix) ist der untere, schmale Teil der Gebärmutter. Er mündet mit seiner Öffnung, dem Muttermund, in die Scheide. In der Schwangerschaft verkürzt sich der Gebärmutterhals durch das Gewicht des Kindes. Eine Schwäche oder Zervix-Insuffizienz liegt vor, wenn sich der Gebärmutterhals auf weniger als drei Zentimeter verkürzt. Dann ist die Schließkraft herabgesetzt, manchmal öffnet sich dabei auch schon der Muttermund. Im Allgemeinen liegen der vorzeitigen Verkürzung des Gebärmutterhalses vorzeitige Wehen zugrunde. In diesem Fall ist eine medizinische Behandlung erforderlich, weil sonst die Gefahr einer Fehl- oder Frühgeburt besteht.

Plazenta-Komplikationen

Liegt die Plazenta, der Mutterkuchen, im unteren Teil der Gebärmutter vor dem Muttermund und versperrt damit den Geburtsweg, handelt es sich um eine Plazenta praevia. In diesem Fall kann das Baby nur durch einen Kaiserschnitt auf die Welt kommen. Plazenta-Insuffizienz ist eine Leistungsschwäche des Mutterkuchens, die den Stoffaustausch zwischen Mutter und Kind und damit die lebenswichtige Versorgung des Kindes beeinträchtigt. Sie kann zu einer Mangelernährung des Ungeborenen und schließlich zu einer Mangelgeburt führen. Bei Verdacht wird eine spezielle Ultraschalluntersuchung – die Dopplersonografie – durchgeführt. Damit kann man den Blutfluss in der Gebärmutter und Plazenta der Mutter sowie in den Nabelschnurgefäßen und im Herzen des Fetus messen. Sollte sich dabei der Verdacht auf eine Unterversorgung bestätigen, ist eine medizinische Betreuung in der Klinik notwendig, um genau den Zeitpunkt herauszufinden, zu welchem das Baby, bei Abwägung aller Risiken, außerhalb der Gebärmutter besser versorgt werden kann als im Bauch.

Präeklampsie (Gestose)

Gestose ist der Oberbegriff für schwangerschaftsbedingte Erkrankungen, die man früher auch als Schwangerschaftsvergiftung bezeichnet hat. Etwa 3 bis 4 Prozent aller Frauen erkranken im Laufe ihrer Schwangerschaft an einer Gestose, die Ursachen dafür sind unklar. Typische Anzeichen einer Gestose sind Bluthochdruck und/oder Eiweiß im Urin. Da Gestosen das Risiko einer Frühgeburt stark erhöhen und auch für die Mutter gefährlich werden können, sollten sie unbedingt medizinisch behandelt werden. Bei der Gestose in der 2. Schwangerschaftshälfte ist Bluthochdruck das wichtigste Symptom, außerdem wird Eiweiß über den Urin ausgeschieden. Schwindel, Herzklopfen und Kopfschmerzen können dazukommen. Man spricht von Präeklampsie. Es folgen Übelkeit, Schmerzen in der Bauchregion, Sehstörungen, Krämpfe und mitunter Bewusstlosigkeit. Eine solche Eklampsie ist ein lebensbedrohlicher Zustand und es ist eine sofortige intensivmedizinische Betreuung nötig.

→ Ein schwere Variante: das HELLP-Syndrom

HELLP = **H**ämolyse (Blutabbau), **E**levated **L**iverenzymes (erhöhte Leberenzyme), **L**ow **P**latelets (geringe Anzahl an Blutplättchen für die Blutgerinnung). Kennzeichen des HELLP-Syndroms sind ein Ansteigen der Leberwerte, extreme Blutarmut und eine deutliche Verschlechterung der Gerinnungswerte. Wird das HELLP-Syndrom nicht erkannt, kann es lebensbedrohlich für Mutter und Kind werden. Meist ist eine sofortige Entbindung notwendig.

Schwangerschaftsdiabetes

Schwangerschaftsdiabetes (Gestationsdiabetes) bleibt oft unbemerkt und hängt mit dem veränderten Hormonhaushalt zusammen. Übergewichtige Frauen und Schwangere, die familiär vorbelastet sind, haben ein höheres Risiko (siehe „Eine gesunde Ernährung“, S. 99). Da die erhöhten Blutzuckerwerte das Ungeborene in seiner Entwicklung beeinträchtigen können, ist eine medizinische Betreuung und Überwachung der Schwangerschaft notwendig. Die Behandlung erfolgt mit Insulin – manchmal genügt eine Diät (siehe „Eine gesunde Ernährung“, S. 112).

Thrombose

Bei einer Thrombose verschließt sich ein Blutgefäß durch ein Gerinnsel (Thrombus) – am häufigsten geschieht das in den Beinvenen. Anzeichen sind eine plötzlich auftretende einseitige Beinschwellung, eventuell auch Druckschmerz in dem betroffenen Bein oder Fieber.

Thrombosen müssen unbedingt medizinisch behandelt werden, meistens wird hierzu der Wirkstoff Heparin eingesetzt, bei dem keinerlei Risiken für das Baby zu befürchten sind. Während der Schwangerschaft und im Wochenbett ist das Risiko für eine Thrombose erhöht.

Viel trinken, regelmäßige Bewegung, Fußgymnastik (siehe „Fitness und Lifestyle“, S. 127) und Wechselduschen der Beine wirken vorbeugend.

Vorzeitige Wehen

Etwa jede dritte Schwangere bekommt Wochen, manchmal Monate vor dem Geburtstermin vorzeitige Wehen. Die können unterschiedliche Ursachen haben wie zum Beispiel eine Stoffwechselstörung oder Gestose. Auch Stress, große Sorgen oder körperliche Überbelastung können vorzeitige Wehen auslösen. In diesen Fällen sind sie ein wichtiges Signal des Körpers, sich unbedingt mehr Pausen zu gönnen und gut für sich zu sorgen. Meistens verordnen Hebamme oder Arzt Ruhe und Entspannung. Hilft das nicht, kommen wehenhemmende Medikamente zum Einsatz. Diese werden aber zunehmend kritisch gesehen, da sie nur begrenzt wirken und starke Nebenwirkungen haben. Meist werden sie in die Blutbahn gespritzt, entspannen die Gebärmuttermuskulatur und schwächen so die Wehentätigkeit. Da sie aber auch alle anderen Muskeln entspannen, wird der Kreislauf schwächer und der Herzschlag steigt. Nebenwirkungen wie Herzrasen, Angstgefühle und Schlaflosigkeit sind daher nicht selten. Deshalb empfiehlt die Deutsche Gesellschaft für Gynäkologie und Geburtshilfe, Wehenhemmer nur zwischen der 24. und 34. Schwangerschaftswoche und nicht länger als zwei Tage einzusetzen. Die früher übliche vollständige Bettruhe wird auch nicht mehr empfohlen, da auch diese Maßnahme – ähnlich wie die Wehenhemmer – die Frühgeburtsrate nicht senken konnte, aber im Gegenteil das Thromboserisiko erhöht.

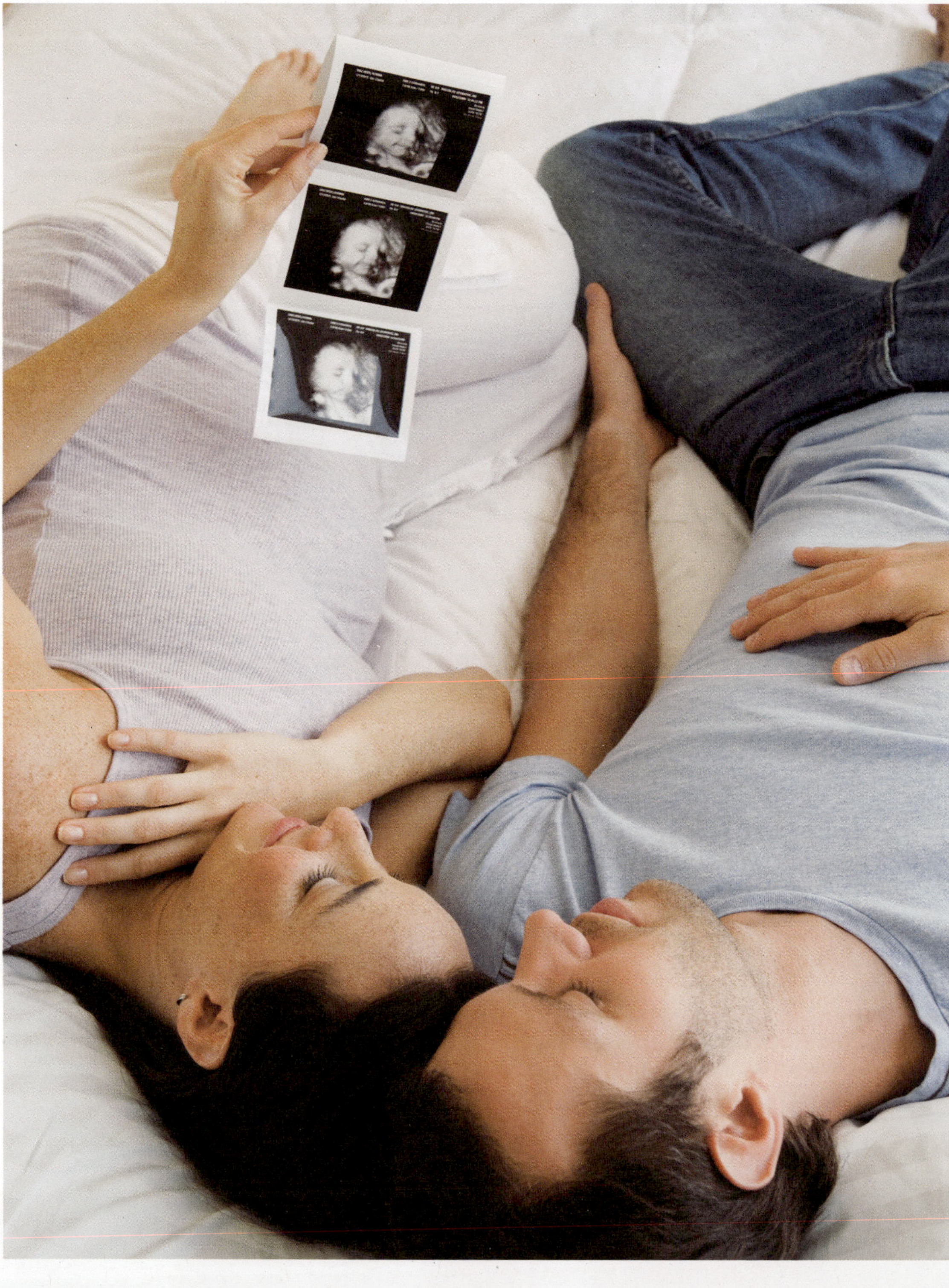

Schwanger in der Partnerschaft

Paare erleben jetzt eine aufregende Zeit – mit mehr oder weniger ähnlichen Gedanken, Zukunftsplänen, intensiven Momenten, neuen sexuellen Erfahrungen, vielleicht auch mit Ängsten oder Streit, denn der gehört natürlich dazu.

Auf den nächsten Seiten geht es um die Liebe, um Lust – und das Leben. Das wartet nämlich auf werdende Eltern mit vielen neuen Aufgaben und Herausforderungen, mit Höhen und Tiefen, gemeinsamer Vorfreude und gemeinsamen Sorgen. Deshalb werden in diesem Kapitel Fragen behandelt wie: Was kommt auf uns zu? Was ist neu? Was bleibt? Und wie laufen Veränderungsprozesse psychologisch ab? Es geht um Zukunftsvorstellungen und -planungen, um private und berufliche Entwicklungswege und um persönliche Fragen wie die nach dem eigenen Mutter- oder Vaterbild. Dieses Kapitel möchte werdende Eltern ermuntern, sich in ihrer Partnerschaft möglichst frei und offen über Kinderkriegen und Familiengründung auszutauschen.

→ Gehen Sie auf Entdeckungstour

Das Wichtigste ist: Jede Partnerschaft ist einzigartig – und jede neue Familie! Was Ihnen jetzt guttut, wissen Sie selbst eigentlich am besten. Finden Sie es gemeinsam heraus.

Was ist neu? Was kommt? Und was bleibt?

In der psychologischen Forschung wird die Schwangerschaft als eine eigene Entwicklungsphase betrachtet.

Sie geht nicht nur mit körperlichen Veränderungen der werdenden Mutter einher – auch manche koschwangeren Partner erleben Schwangerschaftsbeschwerden, haben z. B. Rückenschmerzen, Probleme mit der Verdauung oder nehmen an Gewicht zu (siehe „Das Spiel der Hormone", S. 18). Neben diesen körperlichen Veränderungen passieren in jeder Schwangerschaft entscheidende psychologische Entwicklungsschritte.

Vier Veränderungsphasen

Entwicklungspsychologen haben die Schwangerschaft mal genauer unter die Lupe genommen und festgestellt, dass in einer Partnerschaft der Übergang zur Elternschaft in verschiedenen Phasen abläuft.

- **Phase 1:** Vieles ist neu und unsicher: Bis zur 12. Woche kann es sein, dass sich Ihre Partnerschaft in unruhigem Fahrwasser bewegt. Vielleicht war die Schwangerschaft gar nicht geplant oder einfach noch nicht so schnell erwartet? Oder es ist plötzlich so viel Gefühl da, dass Sie beide durcheinander sind. Sie erwarten gemeinsam ein Kind. Womöglich steht Ihre finanzielle Zukunft auf wackeligem Boden. Und wie stabil ist Ihre Partnerschaft? Wie lange kennen Sie sich schon? Unzählige neue Gefühle und Gedanken – und alle gehen plötzlich nicht mehr nur Sie allein etwas an, sondern die meisten betreffen auch Ihren Partner beziehungsweise Ihre Partnerin. Das ist für manche Paare vielleicht ungewohnt und verunsichernd. Psychologen haben herausgefunden: Partner, die sich füreinander interessieren und Gefühle austauschen, kommen mit der Unsicherheit besser zurecht.

- **Phase 2:** Langsam wird der gemeinsame Alltag mit der Schwangerschaft stabiler: Etwa bis zur 20. Woche sind die größten Unsicherheiten vorbei, die Gefühle in der Partnerschaft stabilisieren sich, die gemeinsame Vorfreude auf die Schwangerschaft und auf das Kind steigt. Beide haben sich an die neue Situation angepasst. Gute Zeiten, um kleine oder größere gemeinsame Zukunftspläne zu schmieden, das Paarleben entspannt

Ein Schulhof in sechs Jahren

Auf einem fiktiven Schulhof im Jahre 2019 tummeln sich 200 Erstklässler: 100 Mädchen und 100 Jungen aus dem Jahrgang 2013.

Die 10 häufigsten Namen

2013 vergebene Rufnamen in Prozent nach Geschlecht[1]

Mia (2,66)
Emma (2,18)
Hannah* (2,04)
Sophia* (1,78)
Anna (1,48)
Lea (1,47)
Emilia (1,47)
Marie (1,41)
Lena (1,40)
Leonie (1,36)

Ben (2,22)
Luca* (1,82)
Paul (1,74)
Jonas (1,64)
Finn (1,61)
Leon (1,60)
Luis* (1,57)
Lukas* (1,57)
Maximilian (1,57)
Felix (1,50)

Gut klingen soll er

Motive der Vornamenswahl, Angaben in Prozent[2]

Besonders wichtig ist, dass er …

… gut klingt, sich schön anhört	72
… gut zum Nachnamen passt	52
… dem Kind keine Nachteile bringt	42
… zu jedem Alter passt	31

Namensverteilung

2013 vergebene Rufnamen nach ihrer Häufigkeit in Prozent[1]

14 Platz >500

17 Platz 1–10

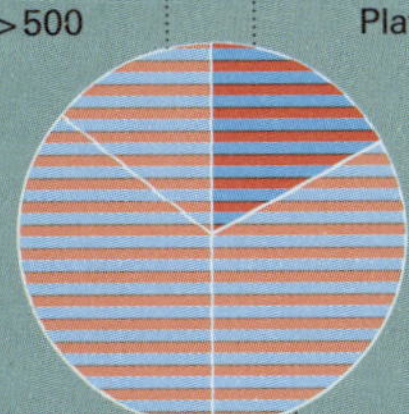

36 Platz 56–500

33 Platz 11–55

Namensregeln:

Innerhalb 1 Woche nach Geburt (Verlängerung möglich).

Fünf Vornamen sind maximal zulässig.

Das Geschlecht sollte erkennbar sein.

Der Name sollte nicht lächerlich wirken oder Anstoß erregen.

Standesamt

Bei den Namen mit * wurden auch andere Schreibweisen berücksichtigt.

Quellen: 1) www.beliebte-vornamen.de, Knud Bielefeld 2) Auszug aus: Allensbacher Archiv, IFD-Umfrage 11015, 2013

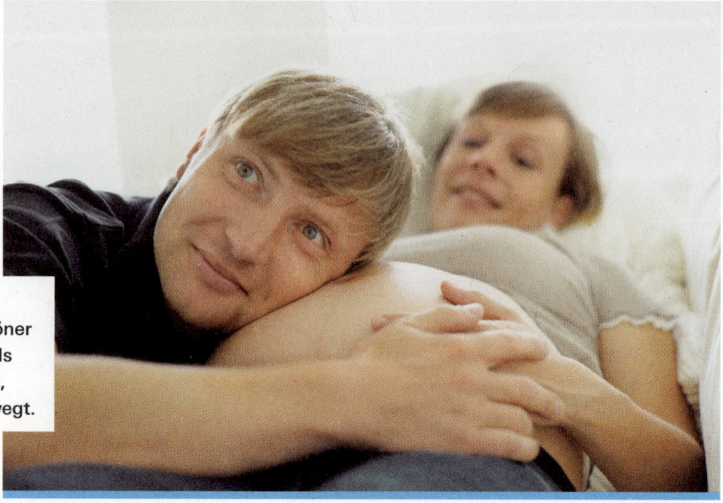

Zusammen sein
Immer wieder ein schöner Moment, wenn man als werdender Vater spürt, wie sich das Baby bewegt.

und in Ruhe zu genießen. Die zweite Schwangerschaftshälfte läutet auch eine Art partnerschaftlichen Countdown ein: Jetzt beginnen Ihre vorerst letzten Wochen als Paar ohne Kind. Sie möchten beide gern zum Sport oder Ihre Freunde treffen? Sie wollen gern zusammen ins Kino? Oder haben Lust, in Ihr gemeinsames Lieblingsrestaurant zu gehen? Dann machen Sie das.

- **Phase 3:** Es wird konkreter – willkommen im Club: Bis etwa zur 32. Woche wird beiden Partnern immer klarer: Wir werden tatsächlich Eltern! Ein toller Moment, wenn der werdende Vater das erste Mal spürt, wie sich sein Baby im Bauch bewegt. Und der Bauch wächst unermüdlich weiter und macht Freunden, Familienangehörigen oder Kollegen klar: Schaut mal her, wir bekommen ein Kind! Die jetzt für die Umwelt deutlich erkennbare Schwangerschaft macht Eindruck auf die anderen. Familie, Freunde und Kollegen beginnen, Sie beide mehr und mehr auch wie ein werdendes Elternpaar zu behandeln. Das stärkt Ihr Selbstbewusstsein als werdende Mutter oder werdender Vater. Gleichzeitig spüren Paare in dieser Phase ganz deutlich, dass sie demnächst nicht mehr nur zu zweit, sondern tatsächlich zu dritt sein werden. Jetzt kann man sich immer besser vorstellen, wie das Leben als Familie werden könnte, und es tut gut, sich gegenseitig davon zu erzählen und Pläne zu schmieden.

- **Phase 4:** Gemeinsame Konzentration auf die Geburt: Eines Tages zählt man nicht mehr, wie lange die Schwangerschaft schon dauert, sondern, wie viele Tage es noch sind bis zur Geburt. Mit dem Perspektivwechsel steht für die werdenden Eltern die Aufgabe an, sich immer mehr mit Fragen der Geburtsvorbereitung und der Geburt auseinanderzusetzen. Für die schwangeren Frauen fängt der Mutterschutz an, während die meisten Männer weiterarbeiten. Gefühlsmäßig können diese Wochen noch einmal anstrengend für beide werden.

Denn während sich die werdende Mutter für eine Zeit lang erst einmal von ihrem Job verabschiedet und sich immer mehr auf das neue Leben als Mutter, aber auch immer mehr auf alle Fragen und Sorgen rund um die Geburt einstellt, läuft das Berufsleben des werdenden Vaters weiter wie bisher. Es ist in dieser Zeit hilfreich, miteinander im Gespräch zu bleiben. Dabei ist es wichtig, zu verstehen, dass beide Partner ihre ganz eigene Art haben, sich auf die Geburt einzustellen. So wie sie später auch ihre eigene Art haben werden, die Mutter- oder Vaterrolle in der Familie einzunehmen. Aber an manchen Abenden gehen die Bedürfnisse vielleicht nicht zusammen – und das ist normal.

Mutter, Vater, Eltern werden

Nun ist eine gute Zeit, um sich Gedanken darüber zu machen, wie man sich wohl einmal als Mutter oder Vater verhalten wird.

Die folgenden kleinen Listen enthalten Fragen zu den unterschiedlichen Aufgaben und Herausforderungen. Auf den ersten Blick sind dies eine ganze Menge, aber Sie müssen nicht alle auf einmal beantworten. Vielleicht haben Sie sich die eine oder andere Frage bereits gestellt?

Fragen für werdende Mütter

- **Welcher Typ Mutter** möchte ich sein? Habe ich ein Vorbild? Ähnlich wie meine Mutter? Falls ja, warum? Falls nein, warum nicht? Was beunruhigt mich, wenn ich an das Mutterwerden denke?
- **Will ich so viel Zeit** wie möglich mit meinem Kind verbringen?
- **Möchte ich mich** am liebsten allein um mein Baby kümmern? Oder kann ich mir vorstellen, es zeitweise auch von anderen Menschen betreuen zu lassen?
- **Wo und von** welchem Geld leben wir?
- **Wie wichtig ist** mir mein Beruf? Mache ich nach der Geburt eine Pause? Höre ich ganz auf? Wie würde sich das auf meine Karriere oder auf meine spätere Rente auswirken?
- **Welchen Typ Mann und Vater stelle ich mir vor?** Ist mir klar, dass mein Partner oder auch ich weniger Zeit für die Familie haben werden, wenn sich einer von uns entscheidet, Alleinverdiener zu sein?

- **Möchte ich mehrere Kinder?** Und wie soll mein Kind aufwachsen: allein oder mit anderen Kindern zusammen?

Fragen für werdende Väter

- **Welcher Typ Vater** möchte ich sein? Habe ich ein Vorbild? Ähnlich wie mein Vater? Falls ja, warum? Falls nein, warum nicht? Was beunruhigt mich, wenn ich an das Vaterwerden denke?
- **Will ich so viel Zeit** wie möglich mit meinem Kind verbringen? Und wie könnte ich das beruflich und privat organisieren?
- **Wo und von** welchem Geld leben wir?
- **Wie wichtig ist** mir mein Beruf?
- **Bleibe ich in meinem Beruf**/meiner Position oder bin ich ggf. bereit, etwas daran zu ändern, um meinen Job familienfreundlicher zu gestalten? Wie würde sich das auf meine Karriere oder auch auf meine spätere Rente auswirken?
- **Will ich Elternzeit** nehmen? Wenn ja, wie lange?
- **Möchte ich mehrere** Kinder? Und wie soll mein Kind aufwachsen: allein oder mit anderen Kindern zusammen?
- **Welchen Typ Frau** und Mutter stelle ich mir vor? Ist mir klar, dass meine Partnerin oder ich weniger Zeit für die Familie haben werden, wenn sich einer entscheidet, Alleinverdiener zu sein?

Vorfreude: gemeinsam – und jeder für sich

Elternwerden ist für die Partnerschaft eine besondere Lebensphase – zehn gemeinsame Monate …

Als schwangeres Paar kann man gar nicht genug positive Energie tanken, z. B., indem man es sich gemeinsam so oft wie möglich gutgehen lässt. Neben den vielen organisatorischen Fragen und Aufgaben ist es schön, sich auch um die Gefühle füreinander zu kümmern. Denn gemeinsames Planen und Fühlen können sich gut ergänzen. Vielleicht gibt es einen festen Termin in der Woche, den Sie gemeinsam miteinander verbringen wollen. Vielleicht lassen Sie die gemeinsamen Stunden aber auch einfach so

Gemeinsame Zukunftsreise – Was wird sich am Alltags ändern? Wer wird Frühstück bereiten? Den Einkauf machen? Putzen? Wer wird das Kind ins Bett bringen? Wer steht auf, wenn es schreit? Wenn wir beide arbeiten: Kommt für einen oder beide Teilzeit infrage? Wer wird das Kind betreuen? Wie malen wir uns als Paar die Zukunft aus? Ab wann können wir uns vorstellen, das Baby von anderen betreuen zu lassen?

auf sich zukommen. Manchmal ist es allerdings auch gar nicht so einfach, neben dem Beruf, den vielen Erledigungen und etwas Gemeinsames auf die Beine zu stellen. Viel zu schnell ist wieder eine Woche vergangen, ohne dass man sich besonders umeinander gekümmert hat. Zum Trost: Das geht vielen Paaren so – nur die in der Werbung haben immer ganz viel Zeit und Aufmerksamkeit füreinander! Hier sind einige Ideen, wie man trotz des Alltagstrubels hin und wieder einige innige Momente miteinander verbringen kann:

- **Hören Sie sich abends** doch einfach für ein halbes Stündchen gemeinsam Ihre Lieblingsmusik an, die Sie vielleicht schon so lange nicht mehr gehört haben. Dabei muss man gar nicht viel reden.
- **Sie können sich gegenseitig** etwas Schönes vorlesen.
- **Vielleicht haben Sie auch Lust**, gemeinsam ein Tagebuch für Ihr Baby zu führen? Dort schreiben Sie zum Beispiel einmal pro Woche hinein, wie es Ihnen gerade geht, was Sie miteinander unternehmen, was Sie gerade beschäftigt oder Ihnen durch den Kopf geht.

Wann und wo geht es Ihnen gut?

Hilfreich ist, wenn Sie beide herausfinden, wann und wo Sie sich besonders wohl miteinander fühlen. Die Bedürfnisse können ganz unterschiedlich sein. Manche Paare schwören zur Entspannung auf gegenseitige Massagen, andere gehen lieber essen oder sind mit ihrer Clique unterwegs. Manche Männer cremen den Bauch ihrer Partnerin sehr gern, andere fühlen sich dabei eher komisch. Dafür finden sie vielleicht einen ganz eigenen Weg, Kontakt zu dem kleinen Wesen im Bauch aufzunehmen.

Bereichernd für eine Partnerschaft ist vor allem, wenn man es erreicht, sich gegenseitig Aufmerksamkeit sowie Offenheit zu schenken. Dann wird jeder spüren, welche Wünsche und Bedürfnisse der andere hat, und bestimmt auch einen gemeinsamen Raum und gemeinsame Wege finden, damit diese Wünsche und Bedürfnisse gerne und mit Freude befriedigt werden können.

Schwangerschaft – ein Ausnahmezustand?

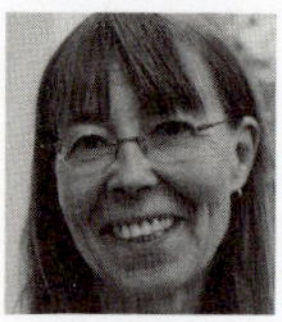

Dr. Angelica Ensel, Hebamme in Hamburg, berichtet von ihren Eindrücken aus der Arbeit mit Paaren während einer Schwangerschaft.

Hat sich das Verhalten werdender Eltern in den letzten Jahren verändert?
Ja. Werdende Eltern beziehen heute selbstverständlich Informationen über Schwangerschaft und Geburt aus dem Internet. Sie kommunizieren in Foren und benutzen Apps, die sie in den einzelnen Schwangerschaftswochen mit spezifischen Informationen versorgen. Einerseits sind viele Eltern heute informierter als früher und kommen oft mit umfangreichem Vorwissen zur Vorsorge oder Beratung. Andererseits gibt es viel mehr Unsicherheit und Verunsicherung – insbesondere in Bezug auf das, was der Frauenkörper in den allermeisten Fällen von Natur aus kann und prima macht. Schwanger sein und ein Kind zu bekommen ist heute immer weniger selbstverständlich und mit vielen Ängsten behaftet. Die Frauen vertrauen viel weniger auf ihren eigenen Körper und ihre Kraft. Bei den Männern beobachte ich, dass sie selbstverständlicher als früher an der Schwangerschaft teilhaben und dass sie sich bewusster auf das Vaterwerden vorbereiten. Für viele ist klar, dass sie ihr Vatersein ganz aktiv leben und Verantwortung übernehmen wollen.

Wo kommen schwangere Paare Ihrer Meinung nach an ihre Grenzen?
Wenn es zum Beispiel um vorgeburtliche Diagnostik geht, stehen die Eltern heute vor vielen Entscheidungen. Sie müssen sich sehr früh mit den Untersuchungsmethoden auseinandersetzen und oft geraten sie ohne dass es ihnen vorher bewusst war in eine Spirale von Diagnostik und Verunsicherung. Manchmal stehen sie vor ganz existenziellen Entscheidungen. Hier ist es oft so, dass die Männer sich eher auf eine rationale Ebene beziehen, während die Frauen, die mit dem Kind ganz intensiv verbunden sind, das meist nicht können und nicht wollen. Es ist gut, wenn die Eltern sich dann Hilfe holen, zum Beispiel bei einer Schwangerenberatungsstelle.

Was war das Schönste, was Sie mit einem schwangeren Paar erlebt haben?
Es war eine junge Frau, die gemeinsam mit ihrem Partner zu mir kam. Die beiden hatten sich schon viele Gedanken gemacht, was sie sich wünschen: welche Art der Schwangerenvorsorge sie wollen und wel-

che Umstände sie für die Geburt ihres Kindes wollten. Nachdem wir über vieles gesprochen hatten, schlug die Frau ihren Mutterpass auf und sagte: „Jetzt möchte ich wissen, welche dieser Untersuchungen wirklich wichtig sind." So ein Selbstbewusstsein ist heute selten. Ich wünsche es jeder schwangeren Frau.

Im Fernsehen und in den Medien ist Schwangerschaft ständig präsent. Hat das Auswirkungen auf die Paare?

Die Medien haben einen erheblichen Einfluss. Weil schwangere Frauen einen großen Bedarf an Austausch und Informationen haben, werden die Fernsehserien über Geburt sehr viel gesehen. Leider zeichnen sie fast immer ein falsches Bild vom Gebären, das mit der Wirklichkeit nicht viel zu tun hat. Das ist gefährlich. Ich glaube, dass diese Sendungen eher zur Verunsicherung beitragen und Ängste schüren können.

Was wollten Sie werdenden Müttern immer schon mal sagen?

Hören Sie auf Ihre Intuitionen, folgen Sie Ihren Bedürfnissen und vertrauen Sie auf Ihre Kraft. Wenn Sie gesund sind, haben Sie allen Grund, guter Hoffnung schwanger zu sein und darauf zu vertrauen, dass Ihr Körper alles sehr gut kann.

Und was den werdenden Vätern?

Ihre Partnerin braucht es jetzt, dass Sie hinter ihr stehen. Wichtige Entscheidungen sollten unbedingt gemeinsam getroffen werden und für beide stimmen. Achten Sie als werdender Vater aber auch auf sich selbst und nehmen Sie Ihre Gefühle ernst. Vielen Männern hilft der Austausch mit anderen werdenden Vätern. Im Kreißsaal müssen Sie nicht die Hebamme ersetzen.

Welche Ratschläge geben Sie jedem schwangeren Paar mit auf den Weg?

Sprechen Sie miteinander, was Sie in dieser bewegenden Zeit beschäftigt. Versuchen Sie, Ihre unterschiedlichen Gefühle zu akzeptieren. Holen Sie sich Hilfe, wenn Sie meinen, Sie brauchen den Blick von außen.

„Couvade"-Syndrom – der Begriff kommt aus dem Französischen (couver = bemuttern) und bezeichnete Rituale, mit denen sich Männer in traditionellen Kulturen auf die Geburt des Kindes vorbereiten. Heute bedeutet er „Ko-Schwangerschaft" und meint, dass werdende Väter häufig über ähnliche Beschwerden klagen wie ihre schwangeren Partnerinnen. So berichteten indische Väter in einer Studie u. a. über Appetitveränderungen, Müdigkeit und Stimmungsschwankungen. Wie verbreitet das Phänomen ist, ist sehr strittig – Zahlen reichen von 11 bis 97 % aller Partner.

Rund um Liebe, Lust & Sex

Die Liebe wird gleich doppelt bereichert: durch neue erotische Anziehungskräfte – und hormonelle Veränderungen.

Viele Frauen sind in der Schwangerschaft besonders sexuell erregbar, weil sich Vagina und Klitoris hormonell bedingt verändern: Die Scheidenschleimhaut bildet zum Beispiel mehr Sekret, die Vagina wird schneller feucht, der gesamte Genitalbereich ist besser durchblutet. Gleichzeitig finden viele Männer die neuen weiblichen Rundungen ihrer Partnerin sehr attraktiv. Und auf viele Frauen wirkt ihr Partner als werdender Vater besonders männlich. Die körperlichen Voraussetzungen für ein lustvolles Sexualleben in der Schwangerschaft sind also gut. Zumindest in der Theorie. Denn genauso kann es auch sein, dass ein oder beide Partner zunächst erst einmal erschrocken oder befremdet auf die neue Situation und die neuen körperlichen Umstände reagieren.

Die körperlichen Voraussetzungen für guten Sex sind da – jedenfalls in der Theorie.

Ob und wie sich die sexuellen Gewohnheiten und Vorlieben in jeder einzelnen Partnerschaft verändern, lässt sich nicht voraussagen. Ob das Bedürfnis nach zärtlichen Küssen steigt oder eher nach leidenschaftlichem Sex, ob beide total Lust haben, miteinander zu schlafen oder gerade eher nicht – all das wird sich zeigen. Am besten, Sie machen sich gar nicht zu viele Gedanken darüber, sondern vertrauen auf Ihre Gefühle und einen offenen und vertrauensvollen partnerschaftlichen Kontakt zueinander.

Alles, was Lust macht, ist erlaubt

Gibt es sexuelle Praktiken oder Stellungen, auf die man während der Schwangerschaft besser verzichten sollte? Ärzte, Ärztinnen und Hebammen geben Entwarnung: Alles, was Ihnen Spaß und Lust bereitet, ist erlaubt – und das gilt natürlich für beide Partner. Allerdings: Mit dem Fortschreiten der Schwangerschaft kann es sein, dass bestimmte Stellungen (vor allem die Missionarsstellung) schwierig durchzuführen oder schlichtweg unangenehm sind. Stellungen, bei denen die Frau ihrem Partner den Rücken zuwendet, fühlen sich jetzt wahrscheinlich wesentlich besser an.

Vielleicht haben Sie beide als Paar Lust, sich in einem intimen Moment einmal grundsätzlich über Ihre Einstellung und Ihre Gefühle zum Sex in der Schwangerschaft auszutauschen: Empfinden Sie das sexuelle Neuland als positive und aufregende Bereicherung Ihres Liebeslebens? Oder ist Ihnen die ganze Sache eher ein bisschen unheimlich?

Viele werdende Väter und Mütter machen sich in der Schwangerschaft auch Gedanken oder Sorgen darüber, dass das Ungeborene im Bauch den Sex vielleicht mitbekommen könnte? Was soll man davon halten? Ist das nicht komisch? Oder sogar gefährlich?

Vertrauen Sie auf Ihren Körper

Die klare Antwort darauf lautet: Nein, ist es nicht. Erstens würde es ohne Sex das Ungeborene ja überhaupt nicht geben. Und zweitens ist es in der Gebärmutter bestens geschützt. Nicht nur durch verschiedene Muskel- und Gewebsschichten, sondern vor allem auch durch die dehnbare Hülle der Fruchtblase und durch das Fruchtwasser, in dem es schwimmt. Wird Druck auf die Fruchtblase ausgeübt, so kann dieser aufgrund der Flexibilität der Fruchtblase ausweichen. (Interessant ist, dass dieser Schutz so gut funktioniert, dass Ungeborene selbst bei schwereren Autounfällen selten verletzt werden.) Das gilt übrigens bis zum Ende der Schwangerschaft. Wenn Sie Lust haben, können Sie also ganz unbeschwert die Freuden der Liebe genießen. Aus Sicht des Babys ist nichts dagegen einzuwenden.

Und wenn der Bauch beim Sex plötzlich hart wird? Keine Sorge, genau das passiert bei jedem Höhepunkt und ist ebenfalls vollkommen ungefährlich für die werdende Mutter und das Ungeborene. Die Gebärmutter zieht sich einfach nur zusammen. Das tut sie ohnehin mehrmals täglich, die Kontraktionen sind sozusagen ein sinnvolles und wichtiges Training für die Geburt.

→ Ausnahmen bestätigen die Regel: Wann Sex tabu ist …

Es gibt allerdings auch einige wenige Situationen, in denen Sie besser auf Sex verzichten sollten – sprechen Sie im Zweifel mit Ihrer Hebamme, dem Arzt oder der Ärztin:

- wenn es Anzeichen gibt, dass der Muttermund verkürzt ist
- wenn es Hinweise auf vorzeitige Wehen gibt
- bei Blasenproblemen
- bei Blutungen
- bei einem vorzeitigen Blasensprung.

Fühlen Sie sich müde und sind Sie vollkommen lustlos? Möchten Sie einfach nur seine oder ihre körperliche Nähe spüren? Haben keine Lust auf Sex, aber dafür ein Bedürfnis nach Rückzug und Ruhe? Auch das ist vollkommen in Ordnung. In den vielen Monaten, in denen das Liebespaar gemeinsam ein Kind erwartet, sind Rückzugstendenzen oder sogar Sendepausen nichts Ungewöhnliches – egal, ob sie von der werdenden Mutter oder dem werdenden Vater ausgehen. Für die jeweiligen Partner ist diese Situation natürlich nicht immer einfach. Vor allem dann, wenn man selbst gerade ganz viel Lust auf den anderen hat. Umso mehr kommt es darauf an, Rückzug und sexuelle Absagen nicht als persönliche Ablehnung einzuordnen und beleidigt darauf zu reagieren. Hilfreich ist jetzt vor allem Verständnis. Zum Beispiel, wenn eine Frau ihre Schwangerschaft als sehr anstrengend empfindet, wenn sie sich körperlich unwohl fühlt und deshalb lustlos ist oder wenn ihre Brüste gerade sehr schmerzempfindlich sind. Oder wenn ein Mann sich überfordert fühlt, weil seine Partnerin plötzlich so viel öfter mit ihm schlafen will als sonst. Oder wenn er gegen Ende der Schwangerschaft trotz aller medizinischen Bedenkenlosigkeit einfach nicht mehr mit ihr schlafen möchte – aus welchen Gründen auch immer.

Gefragt: Gegenseitiges Verständnis – und sexuelle Kreativität
Dann ist es für die Partnerschaft wichtig, miteinander im Kontakt zu bleiben und die jeweiligen Gefühle möglichst offen auszutauschen. So kann man einander nahbleiben und die Situation wirkt weniger befremdlich und verletzend.

Selbstbefriedigung ist erlaubt!
Ist das sexuelle Bedürfnis beider Partner in der Schwangerschaft unterschiedlich groß, so gibt es zur Lösung angespannter Situationen auch die Selbstbefriedigung. Selbstbefriedigung ist in der Schwangerschaft, genau wie alles, was Lust und Spaß macht, ausdrücklich erlaubt und kann bei Bedarf ein gutes Ventil für die eigene Lust sein.

Beziehungsprobleme und mehr

Bei allen Veränderungen während der Schwangerschaft geht der Beziehungsalltag eben auch ganz normal weiter – mit Höhen, Tiefen und den ganz normalen Streitereien.

Streitereien sind Teil jedes Beziehungsalltags. Zum Glück, denn oft führen Auseinandersetzungen dazu, dass im Raum stehende Fragen geklärt oder Probleme aus dem Weg geräumt werden können. Versuchen Sie also bei aller Emotionalität, den Streit nicht tragischer zu machen oder zu sehen als er ist. Denken Sie währenddessen auch daran, was Sie am Anfang dieses Kapitels gelesen haben: Psychologen stufen die Schwangerschaft als eine eigene Entwicklungsphase ein – ähnlich wie die

Pubertät. Und können Sie sich noch erinnern, wie viel Streitereien, enormen Stress, neue Erfahrungen, Sinnkrisen und so weiter Sie in der Pubertät mitgemacht haben?

Auch bei Streit in Kontakt bleiben

Trotz aller Auseinandersetzungen sollte man miteinander in Kontakt bleiben und immer wieder das Gespräch suchen. Dabei können die Grundprinzipien der Gewaltfreien Kommunikation hilfreich sein. Der amerikanische Psychologe Marshall B. Rosenberg, sozusagen der Erfinder der Gewaltfreien Kommunikation, geht davon aus, dass jeder Mensch bereit ist, etwas Gutes für einen anderen Menschen zu tun, sofern dabei bestimmte Voraussetzungen erfüllt sind:

- **Man ist ehrlich** miteinander und spricht möglichst offen über die eigenen Bedürfnisse und Gefühle.
- **Dinge, die man mitteilt** oder erreichen möchte, formuliert man nicht als Forderung („Du musst doch verstehen, dass ich mal etwas nur mit dir allein unternehmen will"), sondern als Bitte oder Wunsch („Ich wünsche mir, dass wir mal wieder etwas Schönes zu zweit unternehmen, mir fehlt das"). Für das Gegenüber macht es einen Unterschied, ob man ein Anliegen als Forderung oder als Bitte formuliert. Forderungen geben dem Gegenüber das Gefühl, eine Pflicht abarbeiten zu müssen – und wer möchte das schon, wenn es um gemeinsame Pläne oder Gefühle geht?

HÄTTEN SIE'S GEWUSST?

Streitigkeiten in der Partnerschaft? Vollkommen normal.

Neun von zehn Paaren (94 % Prozent) streiten regelmäßig.

Aufgabenverteilung im Haushalt ist der Hauptstreitpunkt von Frauen (30 %). Männer klagen eher über zu wenig gemeinsame Zeit 29 %.

Fast gleichauf folgen: Bei einem Viertel der Frauen „Dass mir mein Partner nicht mehr richtig zuhört". Bei Männern kommt nun die Aufgabenverteilung im Haushalt (24 %).

Deutlicher weniger Streit gibt es um das Sex- und Liebesleben: Frauen 8 %, Männer 9 %.

Es gibt Situationen, da ist eine Trennung der bessere Weg

Es kann allerdings auch passieren, dass eine Schwangerschaft für die werdende Mutter oder den werdenden Vater so schwierig und konfliktbeladen ist, dass eine vorläufige – vielleicht sogar eine endgültige – Trennung ansteht. Das ist nicht schön, aber manchmal für die zukünftigen Eltern und das Ungeborene einfach die bessere Lösung. Manchmal sind die Lebensauffassungen zu unterschiedlich. Manchmal sind vielleicht auch Gewalt, Alkohol oder Drogen im Spiel.

Wenn Sie während der Schwangerschaft in eine schwere Paarkrise geraten, sollten Sie unbedingt die Unterstützung in einer Beratungsstelle oder bei einer Mediatorin oder einem Mediator suchen (hilfreiche Adressen siehe S. 326). Auch, um zusammen herauszufinden, ob und welchen Weg es vielleicht trotz der Trennung gibt, die Verantwortung für das Kind als Mutter und Vater gemeinsam zu übernehmen, ohne ein Liebespaar zu sein. Beraterinnen und Mediatoren kennen ganz unterschiedliche Modelle gütlicher Einigung – vielleicht ist eins für Sie dabei. Ihr gemeinsames Kind würde davon in jedem Fall profitieren, denn Kinder fühlen sich am wohlsten, wenn sie zu beiden Elternteilen ein gutes Verhältnis haben können. Als alleinerziehender Elternteil kann man sich liebevoll um das Kind kümmern, aber man wird ihm zum Beispiel im Hinblick auf männliche oder weibliche Vorbilder nicht den fehlenden Vater oder die fehlende Mutter ersetzen können. Deshalb ist es ideal, wenn sich Vater und Mutter im Guten trennen, sodass der andere Elternteil für das Kind so präsent wie möglich bleibt.

Allein die Verantwortung tragen

Tragen Sie die Verantwortung für Ihr Baby allein, so ist es sinnvoll, sich von Anfang an dabei unterstützen zu lassen – von Ihrer Familie, in der Nähe wohnenden Geschwistern, guten Freunden oder Gleichgesinnten, die Sie vielleicht in einem Netzwerk kennenlernen können. Allein ein Kind zu bekommen ist eine große und nicht immer leichte Aufgabe. Mehr dazu finden Sie in „Allein ein Kind großziehen", S. 300.

Getrennte Wege – **Wenn werdende Eltern sich trennen, sollten sie möglichst einvernehmliche Vereinbarungen zugunsten des Kindes treffen. Die Deutsche Arbeitsgemeinschaft für Jugend- und Eheberatung gibt trennenden Eltern Hilfestellungen – www.dajeb.de.**

Partnerschaftlich denken

Ein Kind gemeinsam großziehen – das stellt die Partnerschaft auf eine neue Ebene und erfordert Rahmenbedingungen, über die sich beide Partner auf Augenhöhe einigen sollten.

Dabei spielen unterschiedliche Ansichten, Erfahrungen und Überzeugungen eine große Rolle, natürlich gibt es kein Patentrezept, aus welchen Zutaten man eine junge glückliche Familie backen kann. Aber es gibt Tipps, die man von Anfang an beherzigen kann:

- **Nehmen Sie sich Zeit und Ruhe,** wenn Sie miteinander über Ihre Vorstellungen und Zukunftspläne sprechen. Manche Gedanken, Ideen und Lösungen brauchen vielleicht Wochen oder Monate, um zu reifen. Das ist normal. Schließlich wissen die wenigstens Menschen immer sofort, wie etwas geht, oder?
- **Wenn Sie Ihre Gedanken,** Erfahrungen und Vorstellungen austauschen, gilt unbedingt: Beide Partner sind gleichberechtigt, beide Meinungen haben gleich viel Gewicht. Gleichzeitig ist es wichtig, auch die Interessen des jeweils anderen im Blick zu behalten, denn die erste anstrengende Zeit nach der Geburt lässt sich besser zusammen bewältigen.
- **Wenn während der Gespräche** bei einem oder beiden Partnern Ungeduld, Unverständnis oder ein ungutes Gefühl aufkommen, sprechen Sie darüber und verschieben Sie das Gesprächsthema möglichst auf einen anderen Tag – das ist überhaupt nicht schlimm. Wer kann schon immer einer Meinung mit anderen sein? Wichtig ist vor allem, dass man sich gut zuhört und gegenseitig ausreden lässt. Ob man das heute, morgen oder übermorgen tut, ist nicht so wesentlich.

Hauptsache, beide Partner können ihre Ideen und Wünsche in einer guten und positiven Gesprächsatmosphäre entwickeln! Auf so eine positive Stimmung zu achten und die gegenseitige Wertschätzung zu pflegen, das ist ein echtes Paar-Projekt.

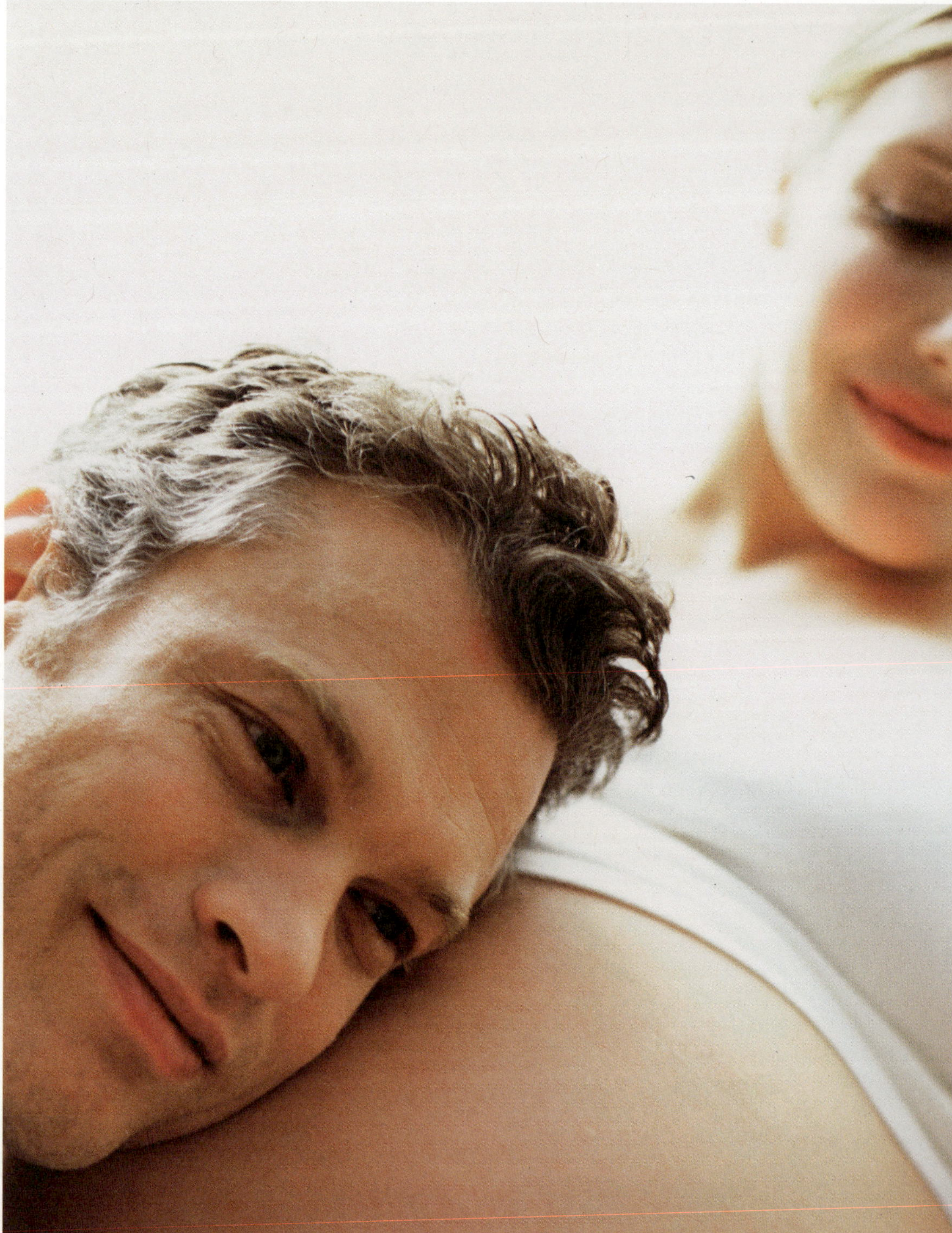

Tipps für werdende Väter

Ein Kind erwarten, Vater werden – das ist ein echtes Abenteuer. Da sind Stolz und Freude! Aber man wird auch mit jeder Menge Gefühl und Verantwortung konfrontiert.

Aber was wird eigentlich alles von Männern erwartet? Der Großteil dieses Ratgebers befasst sich mit der werdenden Mutter. Außerdem sind da noch die wichtigen Themen rund um die Geburtsvorbereitung und Geburt. Mit allen diesen Themen können und dürfen Sie sich als werdender Vater beschäftigen, um die Partnerin an Ihrer Seite bestmöglich zu unterstützen. Dabei möchte Sie dieses Kapitel beraten. Andererseits ist es als werdender Vater auch sehr wichtig, sich gut um die eigenen Bedürfnisse zu kümmern. Das ist oft nicht so einfach, denn neben Ihrer Arbeit, die vielleicht schon stressig genug ist, und neben Ihren Interessen, die schon in „normalen" Zeiten zu kurz kommen, tut sich da plötzlich noch ein Lebensraum auf, der Ihre Aufmerksamkeit beansprucht.

→ Standpunkte finden

Wie Sie sich auf die nächsten Monate am besten einstimmen und wie Sie Verantwortung übernehmen können, das werden Sie ganz bestimmt selbst herausfinden. Jetzt erst einmal viel Spaß beim Lesen!

Ich werde Vater

Das ist schon ein besonderer Moment, wenn man erfährt, dass man Vater wird. War es für Sie überraschend oder unpassend?

Vielleicht haben Sie sich die Nachricht auch lange gewünscht und sind überglücklich. Es gibt genau genommen so viele verschiedene Reaktionen auf diese Nachricht, wie es Väter gibt. Auch wenn Sie in dem Moment vielleicht nicht so gefühlvoll oder freudig reagiert haben, wie Sie sich das selbst oder die Partnerin gewünscht hätten, so ist es doch Ihre ganz eigene Art gewesen, die Nachricht aufzunehmen.

Ambivalente Gefühle

Hin und wieder muss man im Leben eine völlig neue Situation erst einmal sacken lassen und verdauen. Und das kann durchaus – auch wenn die Nachricht noch so toll und positiv ist – mit gemischten Gefühlen einhergehen. Wenn man zum Beispiel endlich einen neuen Job mit viel mehr Verantwortung und einem viel größeren Wirkungskreis angeboten bekommt, sind da immer wieder kleine oder größere Schrecksekunden, in denen man plötzlich Angst vor den neuen Aufgaben hat. Mit anderen Worten: Ambivalente – also gemischte – Gefühle gerade in den ersten Monaten der Schwangerschaft kennen nicht nur die meisten werdenden Mütter, sondern auch fast alle werdenden Väter. „Warum gerade jetzt, wir wollten doch noch eine tolle Reise machen?" – „Na ja, dann ist der Spaß jetzt wohl vorbei ..." – „Was können wir einem Kind schon bieten?" Zwischen Zweifeln, Sorgen und Befürchtungen einerseits und großer Freude und Stolz auf die eigene Potenz andererseits nehmen viele erst mal ein ordentliches Gefühlsbad. Das ist ganz normal und dient psychologisch gesehen dazu, sich neu zu sortieren. Dieser Prozess braucht Zeit, aber zum Glück dauert eine Schwangerschaft mehrere Monate, sodass Sie sich diese Zeit auch nehmen können. Hilfreich in dieser Situation ist, über die vielen neuen Gefühle und Gedanken zu sprechen – ob mit der Partnerin, anderen Vätern oder guten Freunden.

Erwartungen an den Vater

Gerade in diesem Lebensbereich unserer Gesellschaft hat sich in den letzten Jahrzehnten eine Menge geändert – und ändert sich noch. In den sechziger Jahren war es üblich, dass die Männer ihre Frau ins Krankenhaus begleitet haben – dort auf dem Flur oder zu Hause auf das befreiende „Ihr Baby ist da!" gewartet haben. Erst mit der Studenten- und Frauenbewegung in den Siebzigern und den zunehmenden Rufen nach partnerschaftlicher Gleichberechtigung nahmen

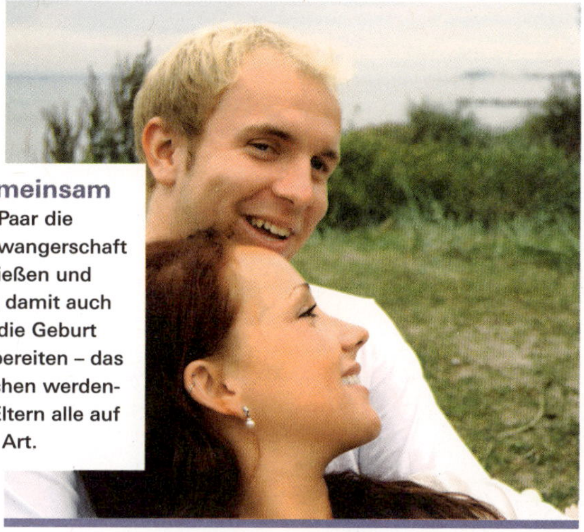

Gemeinsam
Als Paar die Schwangerschaft genießen und sich damit auch auf die Geburt vorbereiten – das machen werdende Eltern alle auf ihre Art.

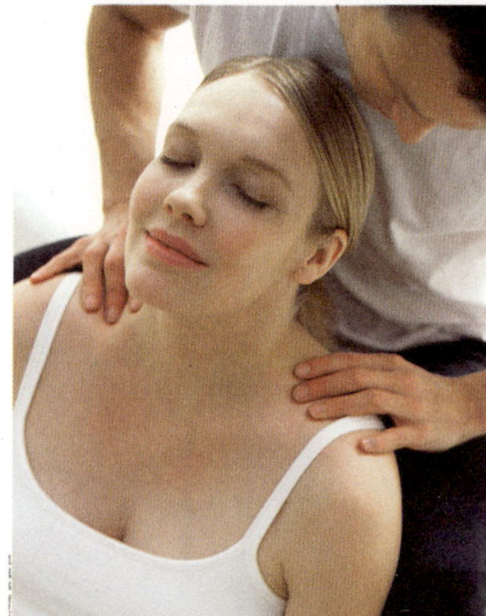

sich immer mehr Frauen den Mann als Unterstützung mit in den Kreißsaal. Heute begleiten etwa 95 Prozent aller Männer ihre Partnerin, um sie bei der Geburt des gemeinsamen Kindes zu unterstützen. Noch gibt es nur wenige wissenschaftliche Studien darüber, wie werdende Väter die Zeit der Schwangerschaft oder die Geburtsbegleitung wahrnehmen und verarbeiten. Aber es gibt Hinweise aus der Väterforschung, in der Wissenschaftler versuchen, explizit mehr über das Verhalten, Denken und Erleben von Vätern zu erfahren. Und es gibt immer mehr spezielle Schwangerschafts- und Geburtsvorbereitungskurse oder -workshops für werdende Väter.

Fest steht, Väter sind heute in diesem Sinn noch wahre Pioniere und betreten neues, teils unbekanntes Terrain, zum Beispiel bei der Beantragung von Elternzeit. Fest steht auch, dass die Begleitung von Schwangerschaft und Geburt sowie das Kümmern um ein Neugeborenes sehr berührende und gefühlsmäßig intensive Erlebnisse sein können, die den zukünftigen Zusammenhalt als Familie prägen.

Einen eigenen Standpunkt haben

Wo Neuland betreten wird, ist es wichtig, eine persönliche Position zu finden. Es hat z. B. keinen Zweck, die Geburt zu begleiten, wenn man selbst absolut ängstlich ist. Und es ist sinnlos, Dinge zu tun, weil man – ausgesprochen oder unausgesprochen – meint, das müsse ein werdender Vater so machen. Viel wichtiger ist es, sich in der eigenen Partnerschaft offen auszutauschen. Um gemeinsame Entscheidungen zu fällen und genau das zu tun, von dem man überzeugt ist, dass es für einen selbst und die Partnerin passend und angemessen ist.

▶ Väter-Netzwerk gefällig?
Manchmal tut es gut, wenn man sich mit anderen Vätern austauscht. Mittlerweile gibt viele engagierte Väter, Initiativen und Vereine und informative Internetseiten. Hier einige Beispiele:
www.familienplanung.de/wissenswertes-fuer-maenner
www.papainstitut.de
www.vaeter-und-karriere.de
www.vaeter.de
www.vaeter-nrw.de

Warum sind Väter in der Schwangerschaft wichtig?

Und was wird von ihnen heute eigentlich im Umgang mit der Schwangerschaft so alles erwartet?

Für die werdende Mutter ist das Schwangersein von Beginn an deutlich spürbar. Ihr Körper verändert sich und in ihrer Rolle als schwangere Frau, die sie im wahrsten Sinne des Wortes von Woche zu Woche mehr ausfüllt, werden bestimmte Dinge von ihr erwartet – etwa, dass sie die Vorsorgetermine wahrnimmt, in den Mutterpass eintragen lässt oder besonders gut auf ihre Ernährung und Gesundheit achtet.

Weder gibt es einen Väterpass noch wird von Vätern ähnlich wie von den Müttern erwartet, dass sie jetzt besonders gut auf ihren Körper achten oder aus Rücksicht auf die Gesundheit des Babys komplett auf Alkohol verzichten. Das Deutsche Krebsforschungszentrum empfiehlt werdenden Eltern explizit einen gemeinsamen Rauchstopp, da gemeinsames Aufhören die Gefahr eines Rückfalls bei der werdenden Mutter verringert.

Erwartet wird vor allem – und das macht vielen Männern auch besonders viel Stress –, dass man in der Lage ist und es auch zukünftig sein wird, eine Familie zu ernähren. Und gleichzeitig soll man auch noch als Vater präsent und aktiv sein und ein liebevoller Ehemann sowieso.

Doch auch hier soll festgestellt werden, dass sich die Zeiten und Lebensbedingungen für werdende Mütter und Väter in unserer Gesellschaft gerade rasant verändern. Die Arbeitswelt ist nicht sehr gut auf das Leben mit Kindern abgestimmt, viele Arbeitsplätze sind nicht sicher, Überstunden an der Tagesordnung, in puncto Elterngeld werden immer wieder andere Gesetze erlassen – mit anderen Worten: Die Zeiten für Familienernährer und -ernährerinnen sind wirklich alles andere als optimal. Umso wichtiger ist es, als Paar zusammenzuhalten und sich gegenseitig zu unterstützen.

Ein kleines Gedankenspiel …

Doch zurück zu der Frau an Ihrer Seite, zur Schwangerschaft – und zu der Art und Weise, wie Sie als Mann und werdender Vater diese Zeit begleiten und gestalten wollen. Dann stellt sich erst einmal die Frage: Wollen Sie das überhaupt? Oder fühlen Sie sich eigentlich von der ganzen Sache eher überfordert? Andererseits: Wenn Sie uninformiert sind und nicht eine bewusste und aktive Position beziehen, stehen Sie im Prinzip allen Erwartungen ziemlich hilflos gegen-

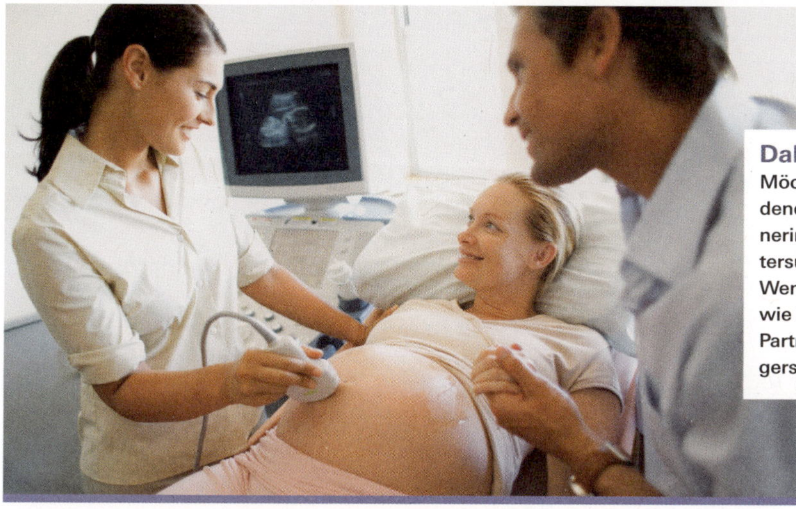

Dabei sein
Möchten Sie als werdender Vater Ihre Partnerin zur Vorsorgeuntersuchung begleiten? Wenn ja, wann? Und wie betrachten Sie als Partner die Schwangerschaft Ihrer Frau?

über und können schnell in den einen oder anderen Sachzwang geraten.

Vielleicht ist es hilfreich, sich per Gedankenspiel damit zu beschäftigen, wie man sich als vollkommen gleichberechtigter Vater – ausgestattet mit einem Vaterpass – verhalten würde, um sich optimal auf eine Schwangerschaftsbegleitung einzustellen.

Vorsorge: Mitgehen oder nicht?

Aufgrund der im Mutterpass festgeschriebenen Richtlinien und Kriterien ist Ihre Partnerin von Anfang an in das Thema Schwangerenvorsorge eingebunden. Das heißt, sie nimmt regelmäßig die monatlichen Untersuchungstermine bei der Hebamme oder beim Arzt wahr und muss entscheiden, ob – und wenn ja, welche – zusätzlichen Untersuchungen sie durchführen lassen will.

Die Fragen an Sie als werdender Vater lauten: Wie viel Zeit und Offenheit sind Sie bereit für dieses Thema aufzubringen? Ist Ihnen klar, dass es dabei teilweise um weitreichende Fragen und Entscheidungen geht, vor allem, wenn es um den Einsatz pränataldiagnostischer Methoden geht? Möchten und können Sie Ihrer Partnerin bei diesen Fragen ein gut informierter Gesprächspartner sein? Und wie mag es auf Ihre Partnerin wirken, wenn Sie diesen Fragen eher uninteressiert oder gleichgültig gegenüberstehen würden? Nachdenkenswert als Schwangerschaftsbegleiter ist auch die Frage, wie man selbst die Schwangerschaft der Partnerin betrachtet? Ist das die normalste Sache der Welt? Oder ist es ein unwägbares Risiko? Ihre eigene Einschätzung – ob sie bewusst ist oder nicht – hat natürlich Einfluss darauf, wie Sie sich Ihrer Frau gegenüber verhalten.

Ernährung und Lebensstil: Wollen auch Sie sich umstellen?

Werdende Mütter bekommen im Rahmen der Schwangerenvorsorge eine Ernährungsberatung. Werdende Väter nicht. Dennoch ist es als Schwangerschaftsbegleiter wichtig, auch bei diesem Thema einen eigenen Standpunkt zu haben. Wie bewusst oder gesund ernähren Sie sich selbst? Wer kocht und kauft ein in Ihrer Partnerschaft? Wie finden Sie beide diese Rollenaufteilung?

Hinter allen Fragen steht eine große Überlegung beziehungsweise Entscheidung: Wie engagiert wollen Sie sich in puncto Ernährung und Lebensstil zeigen? Fest steht, dass es sich bei diesem Lebensbereich um eine der Grundsäulen für ein gesundes und ausgeglichenes Leben handelt. Rauchen Sie und/oder Ihre Partnerin? Vielleicht schaffen Sie gemeinsam, mit dem Rauchen aufzuhören? Und wie ist das mit dem Thema Alkohol? Werden Sie sich als werdender Vater ebenfalls einschränken, um Ihrer Partnerin den Verzicht leichter zu machen? Oder meinen Sie, Ihr eigenes Verhalten hat rein gar nichts mit dem Ihrer Partnerin zu tun?

“ Werdende Mütter bekommen eine Lifestyle- und Ernährungsberatung – werdende Väter nicht.

Auch hier kommt es der Partnerschaft zugute, wenn Sie sich über diese Fragen austauschen und gegenseitig voneinander erfahren, was der jeweils andere sich wünscht oder welches Verhalten erwartet wird.

Falls Sie mit dem Rauchen oder Trinken aufhören möchten und es Ihnen sehr schwerfällt, sollten Sie überlegen, welche Unterstützung Sie sich holen können, um Ihr eigenes Verhalten zu ändern. Informationen dazu bekommen Sie zum Beispiel bei Beratungsstellen (siehe „Hilfe“, S. 326) oder auch bei Ihrer Krankenkasse.

Stress und Entspannung: Wie sieht's da bei mir aus?

Wahrscheinlich wünschen Sie sich – genau wie Ihre Partnerin – eine möglichst unbelastete und entspannte Schwangerschaft. Aber natürlich kann man ja nicht auf alles Einfluss nehmen, was während dieser Zeit passiert. Klar kann es auch Stress oder Anlass zur Sorge geben. Dann wird man gemeinsam versuchen, damit zurechtzukommen.

Hier soll es aber darum gehen, wie man den eigenen Alltag grundsätzlich eingerichtet hat. So können Sie sich selbst, aber auch Ihre Partnerin einmal fragen: Wie ist unser Alltag: eher angespannt oder eher relaxt? Wie ist die Belastung im Job: normal oder zu hoch? Was kann man eventuell ändern? Haben wir genug Zeit füreinander? Und soll alles bleiben, wie es ist? Oder möchten wir vielleicht etwas ändern?

Und wenn die Situation gerade angespannt ist: Wie kann man sich gegenseitig in einer aktiven Entspannung unterstützen, zum Beispiel durch gemeinsame Spaziergänge, Schwimmbadbesuche oder auch gegenseitige Wellnessmassagen?

Interessant ist bei dieser Gelegenheit auch noch eine andere Frage, nämlich die, welche Art von Vater Sie selbst später einmal sein möchten: Der sportlich-aktive Mann, der mit den Kindern herumtobt und Fußball spielt? Oder eher der gemütlichbequeme Typ, der im Liegestuhl liegt, Zeitung liest und ab und zu mal einen zufriedenen Blick auf die Kleinen wirft? Vielleicht auch beides? Was halten Sie für realistisch? Und wie passt Ihr momentaner Lebensstil, den Sie gerade pflegen, zu Ihren eigenen Zukunftsvorstellungen? Vielleicht ist gerade jetzt eine gute Gelegenheit, den eigenen Lebensstil zu hinterfragen – und, falls Sie selbst damit unzufrieden sind – einige Dinge zum Positiven zu verändern.

Gemeinsam Verantwortung übernehmen – auf allen Ebenen

Positiv für werdende Eltern ist, wenn sich beide Partner gleich aktiv um die Übernahme verschiedener Verantwortlichkeiten kümmern und sich vor allem regelmäßig darüber austauschen, wer wofür zuständig ist. Einige Verantwortlichkeiten hat die Natur bereits aufgeteilt, ohne zu fragen: Das Baby wächst im Bauch der werdenden Mutter heran und daraus resultieren einige Verhaltensempfehlungen und Herausforderungen, mit denen sich Ihre Partnerin auseinandersetzen muss.

Die Frage ist nun, worum Sie als werdender Vater sich während der Schwangerschaft kümmern wollen. Vielleicht können Sie ja der Experte und die treibende Kraft für anstehende Renovierungen oder wichtige Anschaffungen wie den Kinderwagen oder eine Babyschale für das Auto werden?

Oder Sie machen sich schlau, welche Behördengänge nötig sind, um den Nachwuchs

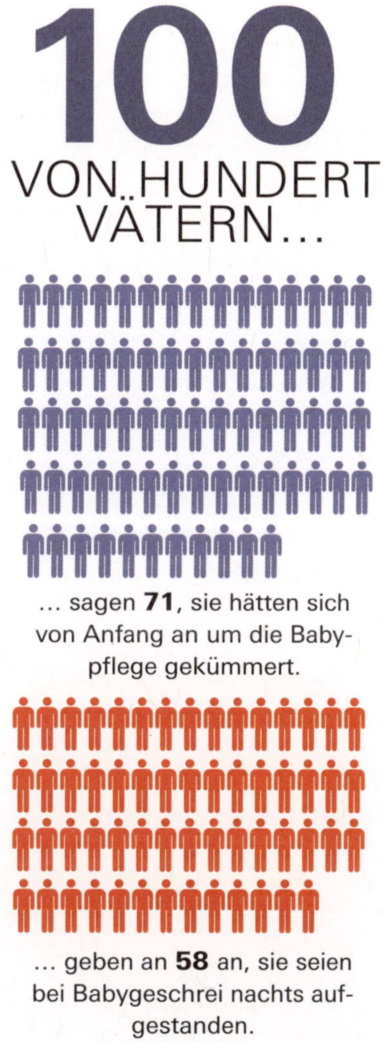

Quelle: Forsa 2014 im Auftrag der Zeitschrift „Eltern" (1 000 befragte Vätern und Stiefvätern)

anzumelden, und kümmern sich um die erforderlichen Dokumente und Papiere? Auch nach der Geburt im Wochenbett können Sie als Vater wichtige Aufgaben übernehmen und damit signalisieren, dass Sie präsent sind und sich gut um Ihre junge Familie sorgen (siehe Interview „Wochenbett", S. 280).

Wichtig ist vor allem, dass Sie sich aktiv mit diesen Fragen auseinandersetzen und Vorschläge machen, worum Sie sich kümmern wollen, anstatt wichtige anstehende Entscheidungen rund um das Kinderkriegen Ihrer Partnerin zu überlassen oder auf die lange Bank zu schieben.

Den Nachwuchs anmelden – wichtige Behördengänge

Mit der Geburt Ihres Kindes kommt auch Bürokratie auf Sie zu. Hier die Unterlagen, die Sie benötigen:

1. **Personalausweis**
2. **Familienstammbuch oder Heiratsurkunde** (je nach Familienstand) oder die eigene Geburtsurkunde
3. **Drei Geburtsurkunden** des Kindes vom Standesamt (eventuell auch mehr)
4. **Einkommensnachweis**
5. **Lohnsteuerkarte**

- **Standesamt:** Innerhalb einer Woche müssen Sie die Geburt beim Standesamt anzeigen. Das ist oft schon im Krankenhaus möglich, die Geburtsurkunden müssen Sie aber beim Standesamt abholen. Je nach Familienstand benötigen Sie unterschiedliche Dokumente: Verheiratete Eltern bringen das Familienstammbuch oder die Heiratsurkunde mit. Ledige Mütter und unverheiratete Väter, die ihre Vaterschaft anerkannt haben, brauchen ihre Geburtsurkunde.
- **Krankenversicherung:** Melden Sie Ihr Kind bei Ihrem Krankenversicherer an. Dafür brauchen Sie eine Geburtsurkunde.
- **Kinder- und Elterngeld:** Sie brauchen eine Geburtsurkunde für beides und einen Einkommensnachweis für das Elterngeld. Wer kein Arbeitseinkommen hat, erhält 300 Euro Elterngeld/Monat. Hartz-IV-Bezieher gehen leer aus.
- **Finanzamt:** Der Kinderfreibetrag verringert von Anfang an Kirchensteuer und Solidaritätsbeitrag. Lassen Sie beim Finanzamt einen Vermerk auf der Lohnsteuerkarte machen.
- **Gemeinsames Sorgerecht:** Das gemeinsame Sorgerecht beantragen Sie beim Standes- oder Jugendamt. Am besten, Sie vereinbaren vorab einen Termin und erkundigen sich genau, welche Unterlagen und Dokumente Sie mitbringen sollten.

▶ **Ausführliche Informationen** zu den Themen Finanzen, Zuschüsse und Versicherungen siehe „Damit können Eltern rechnen", S. 307.

Guter Kontakt zur Partnerin

Wie es der Frau an Ihrer Seite wirklich geht, können Sie am besten im direkten Kontakt zueinander herausfinden.

Mal ist man viel zusammen, ist unbeschwert, genießt gemeinsam das Leben und die Aufregung und Freude, zusammen ein Kind zu erwarten. Dann wieder kann es sein, dass sich einer oder beide zurückziehen, weil man sich mit eigenen Gedanken beschäftigt oder der Beruf gerade Kräfte und Energien aufzehrt. Manchmal fühlt man sich vielleicht etwas unbeholfen oder bekommt nicht den richtigen Draht zueinander, um ein offenes und positives Gespräch zu führen. Dann können vielleicht folgende Überlegungen helfen.

Nähe und Distanz im Wandel

Alles wird anders? Große Veränderungen stehen bevor? In solchen Zeiten kann es immer wieder zu kleinen oder größeren Machtkämpfen und Meinungsverschiedenheiten in der Beziehung kommen. Da will man vielleicht noch mal die Grenzen abstecken, sich womöglich gegenseitig erziehen?

Der Hintergrund solcher Phasen ist gar nicht so dramatisch, denn es geht nur darum, neue Vereinbarungen und Sicherheiten in der Partnerschaft zu schaffen. „Worauf kann ich mich als werdende Mutter oder werdender Vater verlassen?", „Was brauche ich vom anderen, wo unsere Beziehung auf eine neue Ebene umzieht? Und aus zwei Menschen bald drei werden?"

Wichtig ist, dass Sie und Ihre Partnerin im Kontakt bleiben – auch, wenn der im Alltag nicht immer gleich gut ist und nicht alles nach Wunsch läuft. Bleiben Sie im Gespräch, statt sich zurückzuziehen. Und stellen Sie nicht gleich die ganze Beziehung infrage. Manchmal kann es sein, dass sich die Lust auf Sex in der Schwangerschaft verändert – ob beim werdenden Vater, der werdenden

Sicherheit gewinnen – Überlegen Sie genau, was Sie an Informationen, Gesprächen oder Erfahrungen brauchen, um sich gut vorbereitet auf die Geburt zu fühlen. Dann werden Sie sich sicherer fühlen – und diese Sicherheit auf Ihre Partnerin ausstrahlen.

Mutter oder bei beiden (siehe „Rund um Liebe, Lust & Sex“, S. 186).

Doch auch wenn die Distanz bei bestimmten Themen gerade ziemlich groß ist, kann man sich zum Beispiel durch kleine Zärtlichkeiten oder liebevolle Gesten nahbleiben.

Zeit haben – und sich Zeit nehmen

In unserer Gesellschaft ist das vielleicht das Schwierigste: sich Zeit füreinander zu nehmen, geduldig miteinander zu sein, Sehnsüchte und Zukunftsträume zu teilen.

Gemeinsam ein Kind zu erwarten ist ein Abenteuer, das viele Menschen nicht mehr als ein oder zwei Mal erleben. So gesehen ist die Schwangerschaft eine besondere Lebensphase, in der man sich ruhig extraviel Zeit nehmen sollte – für die Liebe genauso wie für unvorhergesehene Entwicklungen.

Sich als werdender Vater einmal etwas umfassender Gedanken darüber zu machen, wie man eigentlich mit der eigenen Zeit umgeht, ist noch aus einem anderen Grund sinnvoll: Ihr zukünftiges Leben mit Kind(ern) verlangt nämlich ebenfalls nach Ihrer Zeit. Vor allem kleine Kinder brauchen viel Zeit und Aufmerksamkeit.

Männer und Geburt

Gleichzeitig zeigen Umfragen aber auch, dass sich nur etwa jeder fünfte Vater gut auf die Geburt vorbereitet fühlt. 5 Prozent aller Männer verzichten darauf, ihre Partnerin bei der Geburt zu begleiten, und diese Männer haben ihre Gründe dafür. Das ist weder lieb-

Checkliste

Was nehme ich mit in die Klinik?

- ☐ Ein **bequemes Outfit**
- ☐ **T-Shirts** zum Wechseln
- ☐ Eventuell **warme Socken**
- ☐ Eine **Thermoskanne** mit Tee oder andere Getränke
- ☐ **Nervennahrung** wie Schokolade, Traubenzucker oder Müsliriegel
- ☐ **Mobiltelefon**
- ☐ **Telefonnummern** von wichtigen Personen
- ☐ **MP3-Player** oder CDs mit Lieblingsmusik
- ☐ **Fotoapparat** oder Videokamera
- ☐ Gegebenenfalls **Massageöl**

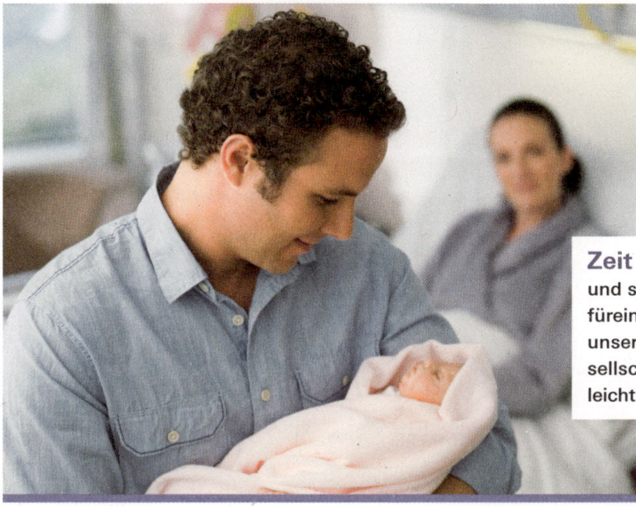

Zeit haben – und sich bewusst Zeit füreinander nehmen: In unserer hektischen Gesellschaft ist das vielleicht das Schwierigste.

los noch feige, sondern kann im Gegenteil ein verantwortungsbewusster und fürsorglicher Schritt sein. Schließlich leiden die meisten Männer im Kreißsaal mit und sind emotional stark beteiligt. Gleichzeitig legt die psychobiologische Theorie der Spiegelneuronen (das sind Spiegel-Nervenzellen im Gehirn) nahe, dass Dinge, die man beobachtet, sich ähnlich anfühlen und auswirken können wie Erfahrungen, die man selbst macht.

Deshalb ist es gut und sinnvoll, sich als werdender Vater zusammen mit der Partnerin sorgfältig zu überlegen, ob und wie Sie die Geburt gern begleiten möchten. Und wie das vonstatten gehen kann, dass sich beide – Sie und Ihre Partnerin – gut und wohl damit fühlen. Anregungen dazu finden Sie auch im Interview „Sind Männer wirklich die besten Geburtsbegleiter?“, S. 204.

Ein besonderer Moment

Die Geburt eines gemeinsamen Kindes ist ein ganz besonderer, intimer Moment für jedes Liebespaar – und es ist schön, wenn man sich darauf gemeinsam vorbereiten kann. Allerdings ist es auch wichtig, dass Sie als werdender Vater sich mit der Art der Geburtsvorbereitung sowie der Geburtsbegleitung wohlfühlen. Manchmal kann es zum Beispiel auch eine gute Idee sein, dass eine weitere, beiden Partnern vertraute Person die Geburt begleitet. Das kann sehr entlasten, vor allem, wenn alle Personen die Möglichkeit haben, die Situation jederzeit zu verändern – so, wie es gerade am besten passt.

Schwierig ist für Männer während der Geburt vor allem, dass sie verschiedene Rollen zu übernehmen haben und dabei auch in Konflikte geraten können: Vor allem sollten sie in den emotional aufwühlenden Stunden rund um die Geburt gut auf sich selbst achten. Gleichzeitig sind sie der Mann ihrer Frau, der Vater des Kindes, sie leiden fast körperlich mit (man denke an die Spiegelneuronen-Theorie), aber können selbst in dieser Situation eigentlich nicht viel tun. Und dass, obwohl sie ja auch noch die „Beschützer-Rolle“ für ihre Frau übernehmen. Angesichts dieser vielen Aufgaben und Herausforderungen ist es kein Wunder, dass sich nur etwa 20 Prozent aller Männer ausreichend vorbereitet fühlen.

Sind Männer wirklich die besten Geburtsbegleiter?

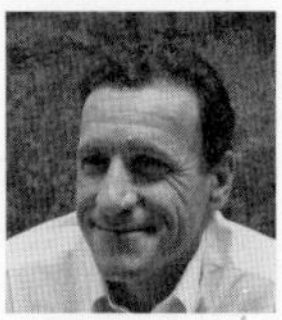

Dr. Wolf Lütje, Chefarzt am Hamburger Amelie Sieveking Krankenhaus, berichtet aus den Entbindungszimmern, Kreißsälen und Operationsräumen, in denen Väter heute nicht mehr wegzudenken sind.

Gibt es aktuelle Zahlen, wie viele Männer ihre Frauen heute zur Geburt begleiten?
Ja, fast alle – genauer gesagt 95 Prozent aller werdenden Väter. Auch der Anteil türkischer Männer steigt und ist schon jetzt bei 75 Prozent. 80 Prozent aller werdenden Väter gehen auch mindestens einmal mit zur Hebamme oder zur Ärztin oder zum Arzt und mehr als jeder Zweite, nämlich 60 Prozent, begleiten ihre Partnerin zur Geburtsvorbereitung. Das Engagement werdender Väter heutzutage ist also beeindruckend.

Und hilft es den Frauen, wenn ihre Männer dabei sind?
Ich habe 251 Frauen befragt, wer oder was ihnen bei der Geburt am meisten geholfen hat. 125 Frauen haben geantwortet: die Hebamme, 110 Frauen haben geantwortet: mein Mann. Weitere Nennungen waren PDA (9 Frauen) sowie Arzt (4 Frauen). Neue Untersuchungen sind da zu etwas kritischeren Ergebnissen gekommen. Im Mittelpunkt stehen jetzt eher Fragen wie: Stören die Männer auch nicht? Und achten sie gut auf sich, sodass die Frauen im Kreißsaal nicht auch noch auf ihre Partner aufpassen müssen?

Wie, ist Ihr Eindruck, geht es den Männern bei der Geburt?
Die meisten Männer leiden mit – durch ihre Anwesenheit im Kreißsaal sind sie emotional sehr stark beteiligt. Dabei wollen sie sich einerseits gern auf die moderne Geburtshilfe mit ihren Hightech-Methoden verlassen, andererseits haben aber auch sie Sehnsucht nach einer natürlichen Geburt. Schwierig für die Männer ist, dass sie verschiedene Rollen zu übernehmen haben: Sie müssen auf sich selbst achten, sich an ihrer Partnerin, der Hebamme und den Ärzten orientieren. Außerdem sind sie unter der Geburt noch vollkommen in ihrer Partnerrolle, sorgen sich um ihre in den Wehen liegende Frau, oft führt das sogar dazu, dass die Männer im Kreißsaal glauben, ihre Partnerin verteidigen zu müssen. Und gleichzeitig steht mit der Geburt unmittelbar bevor, dass die Männer ihre Rolle als Vater übernehmen und sich um das Ba-

by ebenso sorgen. Das ist ganz schön viel auf einmal.

Sind die Männer Ihrer Meinung nach ausreichend vorbereitet?

Aus Umfragen wissen wir, dass sich nur etwa 20 Prozent aller Männer selbst ausreichend vorbereitet fühlen. Das hängt vielleicht auch mit den aktuellen Geburtsvorbereitungskurse, zusammen. Es ist wichtig für Männer, auch mal nur unter Männern zu sein. Nur dann können sie wirklich ohne Befangenheit alle Fragen stellen, die sie beschäftigen. Solange die Partnerin dabei ist, halten sich viele aus Rücksicht zurück. Männerkurse oder Workshops werden zunehmend von Kliniken und Hebammen angeboten, die BZgA hat dazu sogar eine Broschüre für interessierte Fachkräfte veröffentlicht.

Welche Fragen sind das Ihrer Erfahrung nach zum Beispiel?

Typische Fragen sind zum Beispiel: Soll ich mir das wirklich alles ansehen? Darf ich bei der Geburt weinen? Was tun gegen Hilflosigkeit und Ohnmacht? Ich denke, das sind wichtige Fragen, die man aber eigentlich erst in der Geburtssituation selbst entscheiden kann. Ich rate werdenden Vätern zum Beispiel, sich nicht unbedingt alles anzusehen. Hilfreich ist auf jeden Fall, wenn Paare sich die gegenseitige Erlaubnis geben, aus der gemeinsamen Geburtssituation auszusteigen, wenn sie es nicht mehr aushalten. Für den Fall, dass es dem Mann zu viel wird, sollte er die Erlaubnis seiner Partnerin haben, herauszugehen. Umgekehrt sollte auch die Frau die Erlaubnis haben, ihn rausschicken zu dürfen, wenn sie es – aus welchen Gründen auch immer – nicht mehr ertragen kann, dass er dabei ist.

Kann sich ein Mann heutzutage überhaupt noch trauen, seine Frau nicht zur Geburt zu begleiten?

Das hoffe ich doch sehr. Denn ich finde, man sollte ein Tabu nicht durch ein Gegentabu ersetzen. Während der Geburt draußen zu bleiben, das ist das weder feige noch lieblos, sondern kann manchmal sehr vernünftig, schützend und hilfreich sein.

Wann zum Beispiel?

Wenn ein Vater so mitleidet, dass er es kaum ertragen kann – und die Frau dann wiederum denkt, dass sie sich nicht richtig gehen lassen und leiden darf, weil sie ihn vor noch mehr Mitleid beschützen muss. In dem Fall ist es tatsächlich fürsorglich und schützend, wenn jemand anderes die Geburtsbegleitung übernimmt.

Wie kann ich als Mann herausfinden, ob es richtig für mich ist, mitzugehen oder nicht?

Oft gibt es klare Argumente, aber wer unsicher ist, kann auch andere junge Väter im Freundeskreis nach ihren Erfahrungen fragen, vielleicht sogar den eigenen Vater. Jede Geburt ist auf ihre Art einzigartig. Gerade deswegen sollte man sich nicht einer neuen Norm anpassen, sondern die Entscheidung treffen, die persönlich passt – zum Schutz der eigenen Intimsphäre sowie der Intimsphäre des anderen.

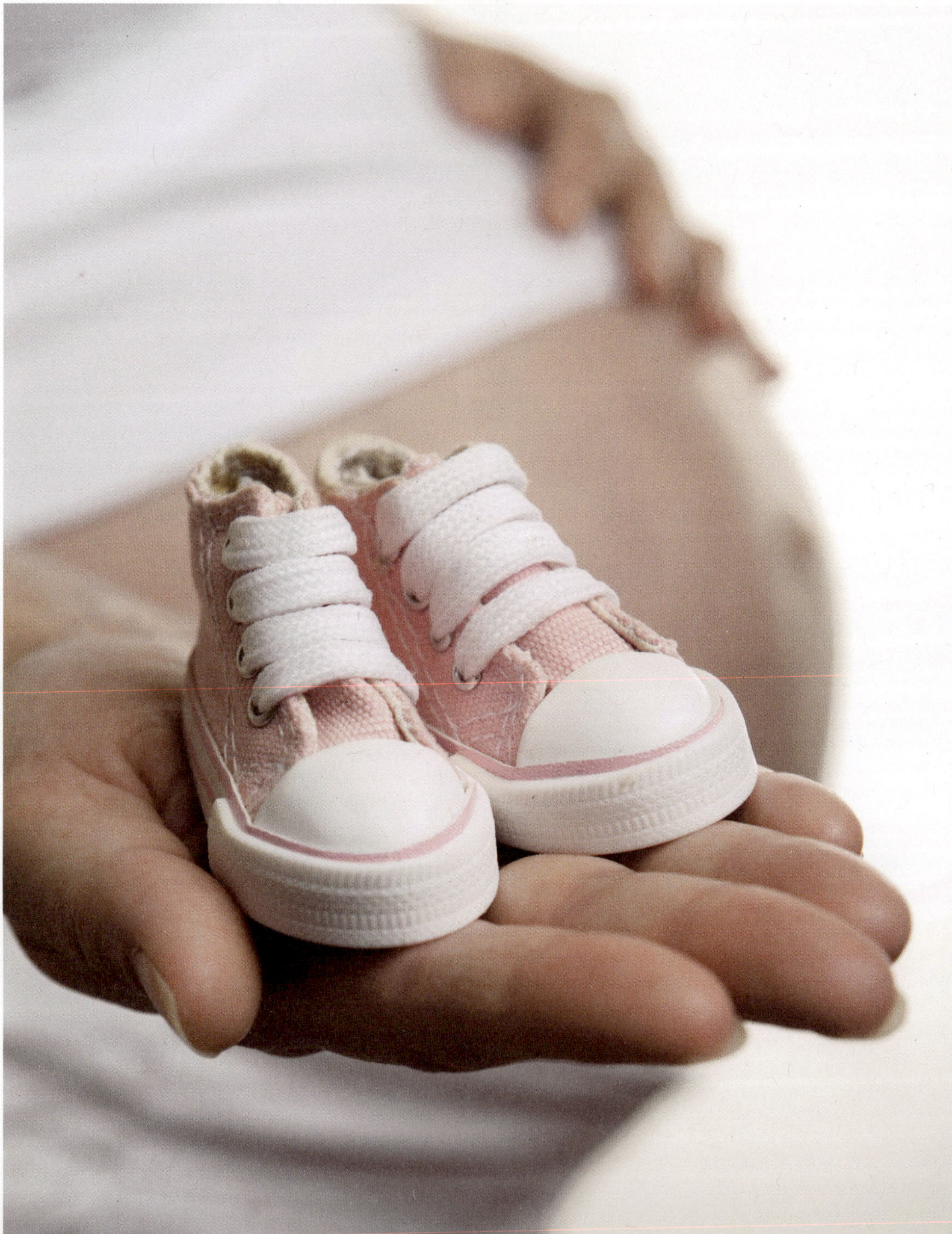

Was das Baby braucht

Mit den ersten Anschaffungen für das Kind rückt Ihr neues Leben als Familie immer näher. Fragen über Fragen – und jede Menge testgeprüfte Antworten.

Wo soll das Kinderbett stehen? Wo und wie soll das Babyzimmer eingerichtet werden? Was ist beim Kauf von Kinderwagen und Babyschalen für das Auto zu beachten? Welche Windeln sind die besten? Brauchen wir das wirklich? Und wenn ja, muss es so teuer sein? An welchen Qualitätskriterien soll ich mich orientieren? Dieses Kapitel möchte Ihnen helfen, die nötigen Anschaffungen gut zu planen und bewusst zu tätigen – mit einigen grundsätzlichen Überlegungen und vielen praktischen Einkaufstipps. Dazu gibt es einen Überblick über alle wichtigen und seriösen Gütesiegel sowie aktuelle Informationen zum Schadstoffthema Plastik beziehungsweise Plastikweichmacher.

→ Einkaufen ohne Stress

Achten Sie darauf, dass Sie schön entspannt bleiben und sich Zeit lassen. Lieber mal Pause machen oder in den nächsten Tagen wiederkommen, als Kaufentscheidungen gestresst und überstürzt zu fällen.

Die Erstausstattung

Am besten machen Sie sich einen Einkaufszettel und überlegen vorher gut, was Ihr Kind und Sie wirklich brauchen.

Gerade in den ersten sechs Monaten wachsen Babys meist schnell und sind im Nu zu groß für die Erstausstattung. Im Grunde genommen kommen Eltern mit wenigen Basisteilen gut zurecht. Beim Einkauf lohnt es sich, auf die Textilsiegel zu achten.

Secondhand ist schadstoffärmer

In vielen Gemeinden und Städten gibt es eigene Flohmärkte für Baby- und Kindersachen. Das Stöbern und Umschauen macht Spaß und lohnt sich, denn in den ersten Monaten nutzen Babys ihre Kleidung, Spielsachen oder andere Alltagsgegenstände kaum ab. Man kann also viele schöne Sachen finden und ein nettes Gespräch übers Kinderkriegen und Elternsein bekommt man meistens noch dazu.

Wichtige Textilsiegel

Die Zahl der Umweltsiegel steigt – aber was genau bedeuten sie?

- **Öko-Tex Standard 100:** Ein Siegel für schadstoffgeprüfte Textilien. Es gelten strengere Grenzwerte als gesetzlich vorgegeben, gesundheitskritische Farbstoffe etwa sind verboten. Aber nur die Endprodukte werden stichprobenartig kontrolliert. Umfassender ist der Öko-Tex Standard 100plus, der auch eine umwelt- und sozialverträgliche Produktion vorsieht. 14 unabhängige Institute vergeben die Öko-Tex-Zeichen.

- **naturtextil ivn zertifiziert „best":** Das Siegel des Internationalen Verbands der Naturtextilwirtschaft (IVN) ist strenger als der Global Organic Textile Standard. Es gilt nur für Textilien aus Naturfasern, die zu 100 % aus ökologischem Material bestehen müssen.

- **toxproof:** Der TÜV Rheinland vergibt das Zeichen für schadstoffgeprüfte Textilien, Kinderzubehör und anderes. Es gelten strengere Grenzwerte als gesetzlich vorgegeben; Weichmacher, allergene und krebserregende Farbstoffe sind tabu. Nur Endprodukte werden stichprobenartig kontrolliert.

- **Global Organic Textile Standard:** Das ist ein weltweiter Naturtextilstandard – das Siegel steht für hohe Öko- und Sozialstandards in der Textilherstellung. Die Kriterien, die auch deutsche Hersteller anwenden, gehen über Öko-Tex 100 hinaus. Der GOTS-Standard berücksichtigt sämtliche Stufen des Produktionsprozesses – von der Rohstoffernte bis zum Vertrieb. Mindestens 70 Prozent der Fasern müssen aus kontrolliert biologischem Anbau stammen. Gesundheitsschädliche Chemikalien sind tabu, von Accessoires darf kein Allergierisiko ausgehen.

Der Wickelplatz

Wo Sie Ihr Baby wickeln, ist eine Frage persönlicher Vorlieben.

Ob Sie eine neue Wickelkommode kaufen wollen, ein bestehendes Möbelstück umfunktionieren, einen Wickelaufsatz für die Badewanne erwerben oder das Baby am liebsten auf einer weichen Unterlage auf dem Boden wickeln, ist auch eine Frage des Platzes. Bevor Sie sich für die eine oder andere Variante entscheiden, gibt es einiges zu bedenken. Da Sie Ihr Kind nicht nur in den nächsten Wochen, sondern in den nächsten zwei bis drei Jahren täglich mehrmals wickeln werden, sollten Sie darauf achten, dass Sie selbst als Mutter und Vater sich dort gern aufhalten und Ihr Kind so wickeln können, dass es Ihren Rücken nicht unnötig belastet (siehe „Gutes für Beine, Rücken und Beckenboden", S. 120). Babys genießen den Körperkontakt und die Körperpflege beim Wickeln, Ihr Baby sollte dort nicht beengt liegen, sondern ausreichend Platz haben, um zu strampeln und die Ärmchen auszustrecken.

Hauptsache, auch Sie finden den Wickelplatz rundum gemütlich

Wenn Sie beim Wickeln mit Ihrem Baby spielen, es streicheln und versorgen, ist es noch einmal besonders wichtig, dass auch Sie sich an dem von Ihnen eingerichteten Wickelplatz rundum wohlfühlen. Überlegen Sie, wo Sie Wickelutensilien wie Windeln, Cremes und Tücher griffbereit unterbringen können. Schubladen sind ideal. Wandregale sind es nur in den ersten Monaten, solange Ihr Baby noch wie ein kleiner Käfer auf dem Rücken liegt und nicht nach allem greift, was sich in seinem Umkreis befindet. Eine gute Wickelauflage sollte ebenfalls ausreichend groß, weich und möglichst (ab)-waschbar sein.

Sehr wichtig für später: Lassen Sie Ihr Kind niemals allein auf dem Wickeltisch oder anderen erhöhten Flächen wie dem Sofa oder Sessel zurück. Und haben Sie bei allem, was Sie am Wickeltisch tun, immer eine Hand am Kind!

Windeln – aber welche?

Auch das ist eine Entscheidung, die meist ansteht, bevor das Baby da ist, denn für die ersten Tage und Wochen ist es sinnvoll, bereits einen kleinen Windelvorrat anzulegen oder einen Windeldienst (Adressen siehe Telefonbuch) zu bestellen, falls man Stoffwindeln benutzen möchte.

Bis ein Baby und später dann Kleinkind aus dem Windelalter herausgewachsen ist, muss es rund 5000 mal gewickelt werden. Bundesweit käme da bei etwa 650000 Neugeborenen pro Jahr die stattliche Windelzahl von vier Millionen Stück pro Tag zusammen.

Bei der Frage, ob Wegwerf- oder Stoffwindeln umweltfreundlicher sind, steht eine unabhängige Ökobilanz noch aus. Die Recherche der Stiftung Warentest ergab bislang kein eindeutiges Pro und Contra. Hier die wichtigsten Informationen und Stichworte rund um die Windeldiskussion.

- **Ökobilanz:** Ob Baumwollwindeln wirklich umweltschonender sind, ist nicht geklärt. Zellstoffmüll und Produktionsaufwand für Wegwerfwindeln stehen gegen den Wasser-, Energie und Waschmittelverbrauch, der bei Mehrwegwindeln anfällt. Eine unabhängig erstellte Ökobilanz gibt es laut Umweltbundesamt noch nicht (Stand 2014).
- **Verträglichkeit:** In einer hochsaugfähigen Wegwerfwindel liegen Babys meist

---

Babykosmetik – ja oder nein? Babys brauchen in der Regel weder Shampoos noch Badezusätze. Im Gegenteil: Seife oder Badezusätze können die zarte Babyhaut entfetten und austrocknen. Beim Baden (etwa ein- bis zweimal pro Woche) und Haarewaschen genügt es, vorsichtig eine Handvoll warmes Wasser über den Kopf zu schöpfen. Für unterwegs sind Feuchttücher praktisch, am besten parfümfrei und sensitiv. Wischen Sie damit nicht mehr als nötig, denn die Tenside in der Pflegelotion können den Säure-Base-Mantel der zarten Haut angreifen.

trockener als in Stoffwindeln. Eine Hautentzündung (Windeldermatitis) tritt nachweislich seltener auf. Manchmal vertragen Babys Baumwollwindeln aber besser. Da hilft nur Ausprobieren.

- **Schadstoffe:** Das Gift Tributylzinn (TBT) ist aus den Windeln verschwunden. Auch verbotene Azofarbstoffe, allergieauslösende Dispersionsfarbstoffe, krebsverdächtiges Formaldehyd oder problematische Chlorverbindungen sind heute kein Thema mehr. Weichmacher ebenso wenig. Weiß werden sie durch vergleichsweise harmlose Sauerstoff- oder Chlordioxidbleiche.
- **Gesundheit:** Vor Jahren sorgte eine Studie für Furore, nach der die Temperatur in Einwegwindeln ca. ein Grad höher ist als in Baumwollwindeln. Das soll Jungs unfruchtbar machen, weil es die Hoden schädigt. Bewiesen ist das nicht.
- **Reinigung:** Wenn Sie die Baumwollwindeln nicht selbst waschen wollen: Windeldienste stellen Leihwindeln und eine geruchsdichte Tonne. Sie holen schmutzige Windeln ab und liefern Nachschub.
- **Kosten:** Nutzen Sie Sonderangebote und Großpackungen. Ein Babyleben in Wegwerfwindeln kostet etwa 1000 bis 2000 Euro (je nach Stückpreis und Wickelhäufigkeit). Für eine Hochrechnung bei Stoffwindeln erfragen Sie am besten direkt beim Windeldienst die Preise.

Checkliste

Welche Kleidung braucht das Kind?

Erste Basisteile

- ☐ **5 bis 6 Bodys** (Größe 56 bis 62)
- ☐ **5 bis 6 Strampler** (Größe 56 bis 62)
- ☐ **1 bis 2 weiche Mützen** (Größe 34 und darunter)
- ☐ **1 bis 2 Wolljäckchen**
- ☐ **1 bis 2 Paar dickere Wollsöckchen** oder Babyschuhe
- ☐ **1 Paar Handschuhe** und Wollschuhe (im Winter)
- ☐ **1 Jacke** oder 1 Schneeanzug für draußen (nach Jahreszeit)
- ☐ **6 weiche Spucktücher** oder Lätzchen

Einem Secondhandkauf ist absolut nichts entgegenzusetzen. Viele junge Eltern kaufen einen Teil der Babygarderobe in Secondhandläden oder auf Flohmärkten. Das ist nicht nur günstiger, sondern Babywäsche, die bereits häufiger gewaschen wurde, ist auch schadstoffärmer!

Rund ums Babybett

Kinder schlafen viel länger als Erwachsene – im ersten Jahr jeden Tag rund 14 Stunden.

Zur höheren Schlafdauer kommt hinzu, dass Kinder empfindlicher auf Schadstoffe reagieren. Deshalb sind ein solides Gitterbett und eine gute und gesunde Matratze wichtig. Da allerdings in einigen Matratzen oder deren Verpackungen Schadstoffe entdeckt wurden, sollte jede neue Matratze bei geöffnetem Fenster mindestens einen Tag lang ausgelüftet werden. Lüften ist auch angeraten, weil einige Matratzen tatsächlich einen recht strengen Geruch ausdünsten. Schuld daran sind organische Verbindungen, die mit der Zeit verfliegen. Unmittelbar gefährlich sind sie nicht.

→ Gut gebettet im „Basislager"

Tests der Stiftung Warentest ergaben, dass die meisten gängigen Matratzen ordentliche Liegeeigenschaften bieten. Sie stützen den kleinen Körper, sind nicht zu hart, nicht zu weich und bleiben auch nach längerer Beanspruchung elastisch und stabil. Das Material – ob Schaumstoff, Kaltschaum oder Latex-Kokos – spielt dabei keine Rolle. Wichtig: Achten Sie auf Siegel wie „Der Blaue Engel" oder „Öko-Tex Standard 100". Sie zeigen, dass unabhängige Prüfinstitute die Matratze auf Schadstoff hin kontrolliert haben. Mehr zu Kindermatratzen, worauf Sie achten sollten und Testergebnisse finden Sie unter www.test.de.

Wo soll das Bettchen stehen?

Am allerbesten ist im ersten Jahr ein eigenes Babybett im Schlafzimmer der Eltern, da man das Kleine möglichst wenig allein lassen sollte. Beim Kauf sollten Sie prüfen, ob das Kindergitterbett der DIN EN 716 und dem Produktsicherheitsgesetz entspricht. Achten Sie daher auf das GS-Prüfzeichen. Wichtig ist auch, dass Sie auf Gummiauflagen oder Schutzbezüge aus Kunststoff verzichten. Sie behindern den Austausch von Feuchtigkeit und Luft. Ausnahme: Verwenden Sie einen speziellen Matratzenbezug für Allergiker, wenn Ihr Kinderarzt dazu rät. Gut zu wissen: Einige wenige Kinderbetten tragen das Umweltzeichen „Blauer Engel – weil emissionsarm".

Besser: Schlafsack statt Decke

Decken sind ein Risikofaktor, weil Babys sich darunter verheddern können und dann zu wenig Luft bekommen. Besser ist ein gut sitzender Schlafsack – nicht zu lang und nicht

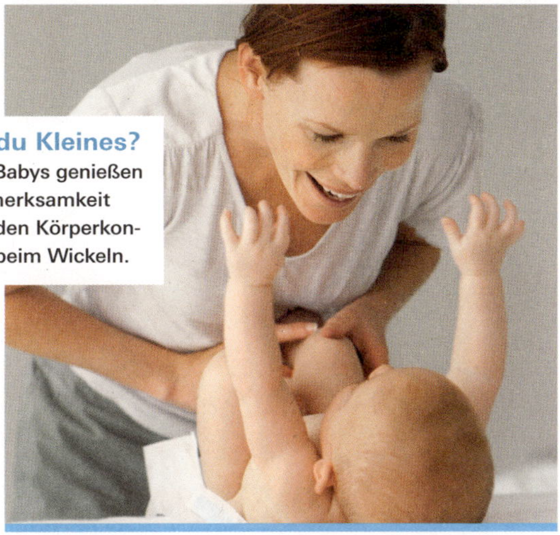

Na du Kleines?
Alle Babys genießen Aufmerksamkeit und den Körperkontakt beim Wickeln.

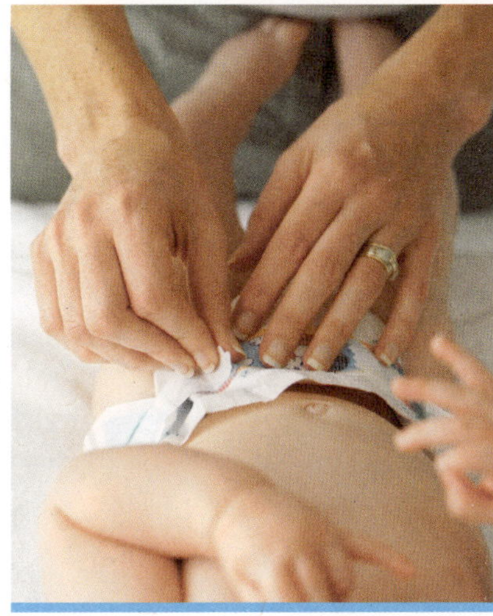

zu weit. Legen Sie bitte keine „Nestchen" – das ist die innen am Gitter vorbeilaufende Umrandung aus (meist) Schaumstoff – und auch keine weichen Unterlagen wie Schaffelle ins Bett. Warum nicht? Weil man heute aus der Forschung zum plötzlichen Kindstod weiß, dass alle diese Teile für schlafende Babys zum Risiko werden und ihr Atmen behindern können. Seit einigen Jahren geht die Zahl der Säuglinge, die am plötzlichen Kindstod (unerwartet und ohne erkennbare Ursache) sterben, glücklicherweise stetig zurück. Auch weil Eltern die Maßnahmen zur Vorbeugung kennen und umsetzen. Nach der aktuellen Studienlage gelten folgende Empfehlungen:

- **Legen Sie Ihr Baby** zum Schlafen bitte immer auf den Rücken (nicht auf den Bauch!).
- **Empfehlenswert** ist eine eher harte Matratze.
- **Bevorzugen Sie** einen Schlafsack.
- **Rauchen Sie nicht** in der Wohnung.
- **Vermeiden Sie** eine Überwärmung durch zu viel Kleidung, das Tragen einer Mütze im Bett oder eine zu hohe Zimmertemperatur. 16 bis 18 Grad reichen völlig aus.
- **Lassen Sie Ihr Baby** im Elternzimmer schlafen – so können Sie intuitiv auf Veränderungen reagieren.
- **Schläft Ihr Baby** mit im Familienbett, so sollte dieses den Sicherheitsanforderungen eines Babybetts genügen – praktisch sind Anstellbetten. Folgende Studienergebnisse sollten Sie kennen: Das Schlafen im Familienbett ist vor allem dann riskant, wenn die Eltern Raucher oder durch Alkohol/Medikamente in ihrer Reaktionsfähigkeit eingeschränkt sind. Zur Gefahr im Elternbett könnten – so wird vermutet – auch die großen Decken und Kissen, sehr weiche Matratzen und Spalten zwischen den Matratzen oder zwischen Bett und Wand werden. Andererseits kann das gemeinsame Schlafen dem Baby auch Schutz bieten: Atmung und Bewegung der Mutter oder des Vaters wirken möglicherweise wie ein Takt- und Rhythmusgeber für das Schlaf- und Atemregulationszentrum im Gehirn des Babys.

Der Kinderwagen

Worauf sollten Eltern beim Kinderwagenkauf achten? Zur Auswahl stehen eine ganze Menge unterschiedliche Modelle.

Wer sich umschaut, wird feststellen, dass es heute neben dem klassischen Kinderwagen und dem Kombikinderwagen ein große Auswahl an Shoppern, Zwillingswagen, Joggern, Fahrradanhängerkinderwagen und natürlich Buggys gibt. Und dann ist da noch der Preis: Zwischen etwa 300 und 1000 Euro kosten Kinderwagen heute, einige sogar fast 2000 Euro – viel Geld.

Dennoch erreichte beim letzten Test der Stiftung Warentest im Februar 2015 nur einer (!) von vierzehn Kinderwagen das Qualitätsurteil „gut". Geprüft wurden verschiedene Kombi-Kinderwagen, die sich vom Säugling bis zum Kleinkind von etwa dreieinhalb Jahren eignen. Bei den nicht mit „gut" geprüften Wagen gab es verschiedene Schwächen, bei einigen waren zB. die Tragetaschen recht klein oder die Sitze waren nicht kindgerecht gebaut. So bekamen acht Kinderwagen das Urteil „ausreichend", weil sie den Babys nicht genug Platz einräumten. Zwei Wagen wurden als „mangelhaft" befunden – Grund sind Schadstoffe, die über die Haut in den Körper gelangen und Eltern und Kind belasten. Zum Vergleich: Im Test vom 2009 waren noch zehn Kinderwagen wegen hoher Schadstoffwerte mangelhaft. Damals wie heute wurden in den beanstandeten Wagen u. a. polyzyklische aromatische Kohlenwasserstoffe (PAK) im Bezug oder Weichmacher (Chlorparaffine) im Kunststoff der Schiebergriffe gefunden.

Kaufberatung

1. **Transport und Gewicht:** Wer den Kinderwagen oft tragen oder transportieren muss, sollte ein leichtes Modell wählen. Nehmen Sie eventuell Ihr Auto mit, weil nicht jedes Kinderwagenmodell in jeden Kofferraum passt.
2. **Räder:** Auf holprigen Wegen wie im Wald oder auf Kopfsteinpflaster fährt es sich mit vier großen Rädern am besten. Kleine, schwenkbare Vorderräder können an Bordsteinkanten den Wagen zum Kippen bringen. Mit vier Rädern passiert das nicht so schnell.
3. **Schieber:** Griffe sollten am besten höhenverstellbar sein. Optimal ist, wenn man beim Schieben den Unterarm annähernd horizontal halten kann.
4. **Bremse:** Die Feststellbremse, die mit dem Fuß betätigt wird, sollte auf zwei Räder wirken.
5. **Babytransport:** Bis Säuglinge selbstständig sitzen können, sollten sie lie-

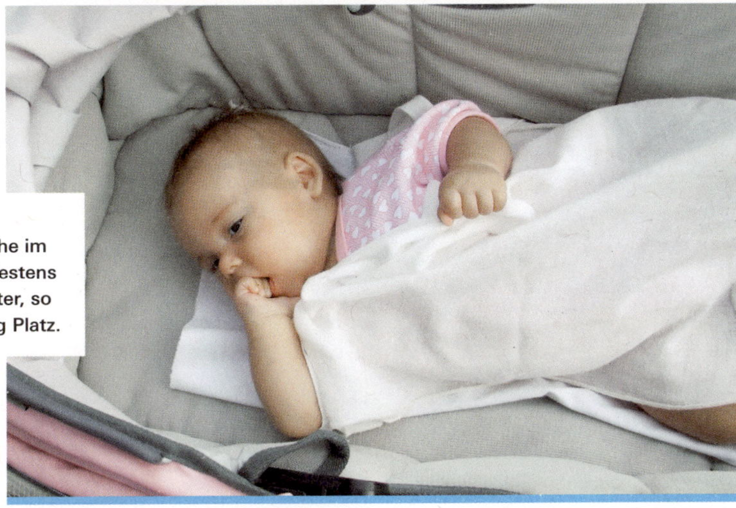

Gemütlich!
Misst die Liegefläche im Kinderwagen mindestens 78 mal 35 Zentimeter, so hat das Baby genug Platz.

gen und werden im Kinderwagen in der Babyschale transportiert. Wichtig ist vor allem die Größe der Schale: Kinder bis sechs Monate brauchen eine Liegefläche, die mindestens 78 x 35 cm groß ist, damit sie genug Bewegungsfreiheit genießen können.

6 **Transportkorb unter dem Wagen:** Der Korb sollte gut zugänglich sein und einigen Stauraum bieten, damit auch Großeinkäufe – zum Beispiel sperrige Windelpakete – erledigt werden können.

7 **Sitz- und Sportwagenfunktion:** Soll später die Sportwagenfunktion genutzt werden, müssen die Sitzmaße stimmen. Experten empfehlen eine Sitztiefe von 21 bis 24 Zentimeter und eine Sitzbreite von 35 Zentimetern.
Die Lehne sollte mindestens 50 Zentimeter hoch sein, größere Kinder können sonst ihren Hinterkopf nicht abstützen. Tipp: Wenn später der Sitz zum Einsatz kommt, ist es schön, wenn dieser sich in beide Richtungen drehen lässt.

8 **Gurte und Fußstützen:** Beides wird ebenfalls erst interessant, wenn die Sportwagenfunktion genutzt wird. Am besten sind Fünfpunktgurte. Sie laufen über beide Schultern, beide Hüften und den Bauch, der durch einen Schrittgurt gesichert ist. Die Fußstützen sollten höhenverstellbar sein.

9 **Geschwistertransport:** Wenn es notwendig ist, eignet sich ein Rollbrett, das am Wagen montiert wird. Wichtig ist, dass das Brett die Bremsen sowie die Lenkbarkeit des Kinderwagens nicht behindert. Auf keinen Fall sollten Bruder oder Schwester auf dem Rand oder der Liegefläche des Kinderwagens sitzen – Kippgefahr!

10 **Gebrauchte prüfen:** Wenn Sie einen Kinderwagen im Internet oder auf dem Flohmarkt kaufen, kennen Sie die Vorgeschichte nicht. Hören Sie sich besser bei Bekannten um. Prüfen Sie: Gibt es Brüche? Funktionieren Gurt, Verriegelungen, Schieber und Bremsen? Ersatzteile sind nur begrenzt erhältlich. Die Gebrauchsanleitung sollte dabei sein.

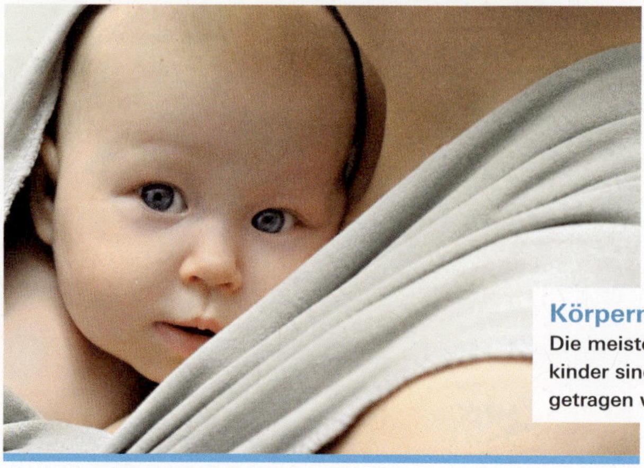

Körpernah und kuschelig
Die meisten Babys oder Kleinkinder sind zufrieden, wenn sie getragen werden.

Sind Tragetücher sinnvoll?

Und sind sie auch gesund für Eltern und Kind? Orthopäden haben jedenfalls keine Einwände.

Immer wieder sieht man Mütter oder Väter, die ihre kleinen Babys in einem Tragetuch oder Tragegestell transportieren, und Anhängerinnen der Tragetücher stellen fest, dass Babys zufriedener sind, wenn sie getragen werden. Denn Babys lieben Körperwärme. Worauf es ankommt, ist vor allem, dass die Tragehilfe richtig sitzt. Am variabelsten sind lange und breite Tücher. Körpergröße und Umfang der Mutter oder des Vaters spielen aber bei der Wahl des Tuches auch eine Rolle. Vielleicht lassen Sie sich beim Kauf von einer Hebamme beraten, die sich mit verschiedenen Binde- und Knottechniken auskennt. Der Stoff sollte weder zu starr noch zu weich sein und in der Diagonalen etwas nachgeben. Leicht raue Tücher lassen sich gut knoten. Die Bindetechniken brauchen ein wenig Übung, lassen sich aber nach Anleitung oder in einem Kurs schnell lernen.

Ob Bauchtrage, Tragesitz oder rucksackähnliches Gestell: Wichtig ist, dass sich die Tragehilfen dem Kind sowie dem Träger anpassen. Das Kind soll sicher sitzen und darf nicht in sich zusammensacken. Vor allem bei den ganz Kleinen ist wichtig, dass der Kopf gut gestützt ist. Tragehilfen sollten mehrere verstellbare Gurte und Bänder haben, damit das Kind eng am Körper getragen werden kann. Rückengestelle eignen sich nicht für Babys, sondern erst für stabil sitzende Kinder. Wichtig sind dabei Kopf-, Bein- und Rückenhaltung sowie die Blickrichtung: Beim Einstellen beziehungsweise Binden der Tragetücher oder Tragehilfen sollten Sie auf folgende Aspekte achten:

- **Der Kopf** muss bei jungen Babys gut gestützt werden.
- **Die Beine** sollten nicht schlaff nach unten hängen. Das könnte die korrekte Ausbildung der Hüftgelenkpfanne hemmen.

Baby unterwegs …

Trage/Tragetuch

Alter 1 2 3 4 5

+ Keine Unterkühlungsgefahr
  Gut für enge Situationen
  Geringer Platzbedarf

– Gewicht bei Einkäufen

Kinderwagen

Alter 1 2 3 4 5

Ab ca. 6 Monaten Sitz oder Sportwagen

+ Bei jedem Wetter (Schutzhaube)
  Einkäufe passen in den Korb
  Kombination mit ÖPNV möglich
  Trittbrett für Geschwister

– Mitunter schwierig bei Treppen

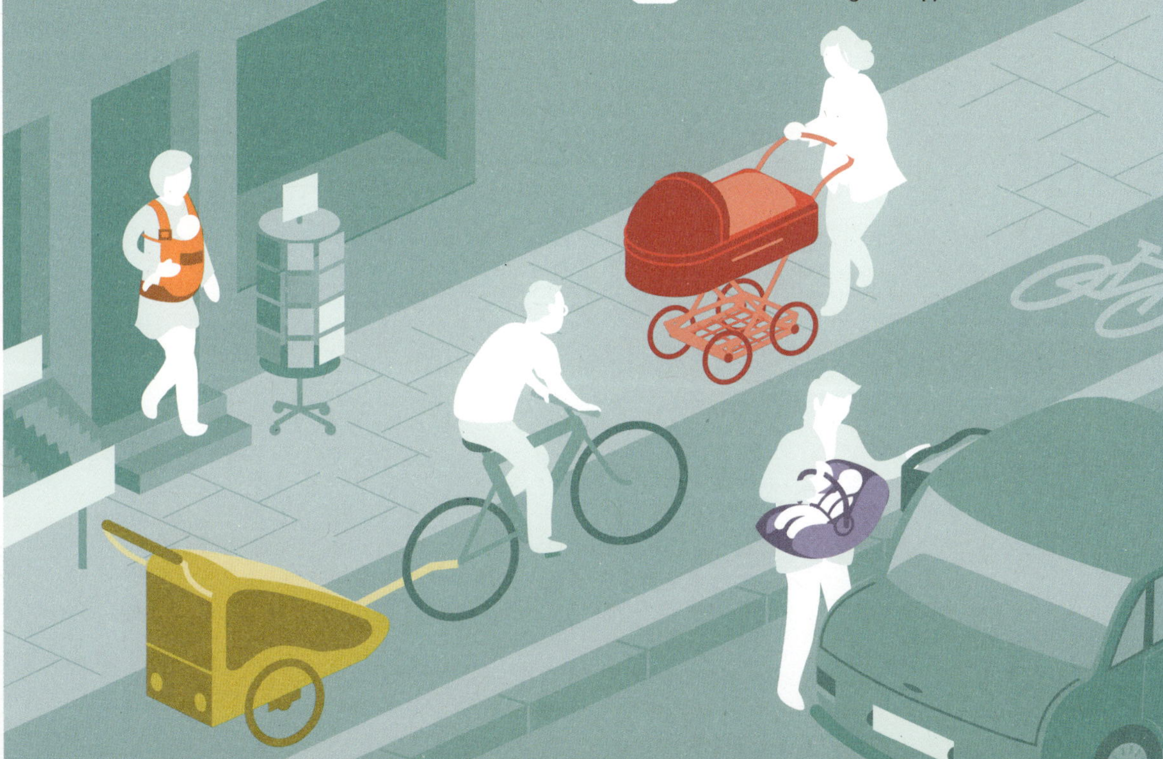

Fahrradanhänger

Alter 1 2 3 4 5

Für Säuglinge spezielle Babyschale

+ Bei jedem Wetter
  Einkäufe passen ins Gepäckfach
  Oft auch als Kinderwagen nutzbar
  Auch für Geschwister oder Freund

– Stellplatz nötig

Autoschale

Alter 1 2 3 4 5

Gruppe 0: bis 10 kg (ca. 9 Monate)
Gruppe 0+: bis 13 kg (ca. 18 Monate)

+ Komfortabel
  Bei jedem Wetter
  Für weite Wege und große Einkäufe

– Nicht alle Ziele erreichbar
  Kinderwagen/Trage zusätzlich erforderlich

Die ideale Position: angewinkelte Beine, die zur Seite zeigen. Der Steg, auf dem die Babys sitzen, sollte von Knie zu Knie reichen und weder zu schmal noch zu weich sein.

- **Das Kind** sollte möglichst aufrecht sitzen, auch im Schlaf. Das klappt, wenn es eng am Körper liegt. Ein Rundrücken ist normal, weil die Rückenmuskulatur schwach ist. Ein Tipp für die Trägerin: Je höher das Baby sitzt, desto weniger belastend ist sein Gewicht.
- **Im ersten halben** Jahr sollten Babys nur zum Träger sehen. Das schützt sie nicht nur vor einem Hohlkreuz, sondern auch vor visueller Überforderung.

Autositze – auf großer Fahrt

Wegen des hohen Verletzungsrisikos von Babys und Kindern im Auto gibt es seit 1993 die Kindersitzpflicht.

In verschiedenen Tests haben Babyschalen gut abgeschnitten – allerdings: Günstige Auto-Kindersitze aus dem Internet sind nach einem Test der Stiftung Warentest selten zu empfehlen. Bei einem Test von zehn online vertriebenen Sitzen für weniger als 70 Euro fielen sechs mit der Note „mangelhaft" durch.

Stiftung Warentest und ADAC raten Eltern deshalb, die Angaben der Verkäufer im Online-Versandhandel kritisch zu hinterfragen und nur als empfehlenswert getestete Produkte zu kaufen. Diese dürfen auch durchaus preiswert sein – oft ist das Vorgängermodell von qualitativ hochwertigen Produkten eine preisgünstige, gute Alternative. Überzeugend sind Modelle, die mit einer zusätzlichen Isofixbasis – einer genormten Steckverbindung – im Auto befestigt werden können. Isofix ist in fast allen neueren Pkw integriert. Falls Sie unsicher sind, beachten Sie das Typenverzeichnis des Sitzherstellers.

Welcher Sitz passt?

Kinder bis zum 12. Lebensjahr müssen im Auto einen altersgerechten Kindersitz benutzen. Die Sitze sind in Normgruppen eingeteilt (0+ für Babys bis III für größere Kinder), die sich am Gewicht orientieren.

Babyschalen 0+ (bis 13 Kilogramm) reichen für Kleinkinder bis zu 18 Monaten. In diesem Alter sind die Kleinen 76 bis 88 Zentimeter groß. Für später: Der Sitz ist zu klein, wenn der Kopf des Kindes den oberen Schalenrand überragt.

Wer einen mitwachsenden Kindersitz kauft, kann sparen. Modelle der Gruppe 0/I vereinen Babyschale und Kindersitz für kleine Kinder. Mitwachsende Sitze der Gruppe I/II/III schützen Kinder von ein bis 12 Jahren.

Tipp: Der Produktfinder Kindersitze auf test.de zeigt die besten Autokindersitze für alle Altersklassen .

Wichtig zu wissen

1. **Wohin schaut das Baby?** In der Babyschale fährt das Baby immer rückwärts gerichtet, weil dann das oft noch schwache Genick bei einem Frontalaufprall am besten geschützt wäre.
2. **Was tun bei Airbags im Auto?** Befindet sich am Beifahrersitz ein Airbag, dürfen Babyschalen dort nicht stehen, sondern müssen auf den Rücksitz.
3. **Wie steht der Tragbügel richtig?** Für die richtige Position des Tragebügels müssen Sie die Herstellerempfehlung beachten.
4. **Wie lange passt die Babyschale?** Erst wenn der Kopf des Kindes den Schalenrand überragt, empfiehlt sich ein Wechsel auf einen Sitz der Gruppe I.

Tipps für Kauf und erste Fahrt

Informieren Sie sich gut, welche Schalen sich für Ihren Wagen eignen. Wenn Unsicherheiten bestehen, fahren Sie mit dem Auto direkt zum Fachhändler. Beziehen Sie bei Ihrer Wahl unter Umständen gute Vorjahresmodelle mit ein. Und: Schnallen Sie auch leere Sitze stets sorgfältig an, da diese sonst beim Bremsen zu einem Geschoss werden können. Gute Gurte in der Schale sind wichtig: Es gibt die etwas vorteilhafteren 5-Punkt-Gurte, die über beide Schultern, beide Hüften und den Bauch verlaufen, sowie 3-Punkt-Gurte, welche die Hüfte nicht umschließen. Lassen Sie sich nicht hetzen: Planen Sie für die ersten Fahrten mit dem Baby genug Zeit ein, damit Sie es in Ruhe anschnallen können. Die Gurtschlösser müssen hörbar einrasten. Hosenträgergurte sollten eng anliegen, dicke Jacken sollte man vorher besser ausziehen.

→ Secondhand für Babyschalen? Mit Einschränkung!

Kritisch sollte man vor allem sein, wenn man die Vorgeschichte einer Babyschale nicht kennt – besser also, man hört sich im näheren Familien- und Bekanntenkreis um. Wichtig ist, auf die aktuelle Norm ECE 44 03/04 auf dem orangefarbenen Label am Sitz zu achten. Die Prüfnummer unter dem „E“ muss mit 03 oder 04 beginnen. Sitze der älteren Norm ECE 44/01 oder 44/02 sind seit April 2008 verboten. Nach einem Unfall sind Autokindersitze Schrott und müssen ausgetauscht werden, auch wenn Schäden nicht sichtbar sind.

Einrichtung, Spielzeug und Co. – die wichtigsten Gütesiegel

Ob Farben, Möbel oder Spielsachen – viele Schadstoffe sind unsichtbar. Worauf Eltern deshalb beim Einkauf achten sollten:

Für Babys sind Schadstoffe besonders gefährlich, weil deren kleine Körper noch nicht über optimale Schutzmechanismen verfügen und daher die Wirkung von Schadstoffen gravierender sein kann.. Deshalb ist es wichtig, beim Einkauf von Renovierungsmaterialien, Möbeln etc. darauf zu achten, dass diese möglichst schadstofffrei und umweltschonend hergestellt sind. Eine gute und sichere Kauforientierung bietet das Gütesiegel Blauer Engel der Jury Umweltzeichen.

Schadstoffe wegputzen

Wer hätte das gedacht? Eine wirkungsvolle Maßnahme gegen Wohngifte kann Putzen sein. Da viele Schadstoffe am Hausstaub haften, lassen sie sich schon durch simples Staubwischen und Staubsaugen entfernen. Sehr wichtig gerade bei neu gekauften Gegenständen oder in frisch renovierten Räumen ist auch ausgiebiges und konsequentes Lüften. Schadstoffe wie Lösemittel, Pestizide oder andere, schwer abbaubare Chemikalien, aber auch Schadstoffe aus alte Parkettkleber oder PVC-Beläge können die Raumluft belasten und sich in Staubteilchen ablagern. Sie möchten einen Verdacht prüfen? Ansprechpartner sind zum Beispiel die Umweltberatungsstellen in Ihrem Ort. Dies können kommunale Einrichtungen sein oder Angebote der Verbraucherzentralen oder anderer Träger. Einige Verbraucherberatungsstellen bieten eine spezielle „Wohnberatung" an. Auch die für Gesundheitsfragen zuständigen Stellen in der Kommunalverwaltung sowie auf Landes- und Bundesebene können Sie um Rat fragen. Falls in Ihrem Wohnbereich eine starke Belastung mit Schadstoffen (vor allem Holzschutzmitteln) nachgewiesen wurde, sollten Sie darüber auch mit Ihrem Arzt sprechen.

Elektromagnetische Strahlung?

Mobiltelefone und WLAN-Router sollten besser nicht in Babynähe genutzt werden – das empfiehlt das Bundesamt für Strahlenschutz (BfS). Nach jetzigem Kenntnisstand widerlegen Studien des BfS eine akute Gesundheitsgefährdung von Erwachsenen durch elektromagnetische Strahlen von Handys und schnurlosen Telefonen, allerdings ist noch nicht geklärt, ob Kinder empfindlich auf elektromagnetische Felder reagieren (www.bfs.de). Die Kleinen sollten den Strahlen daher vorsichtshalber möglichst wenig ausgesetzt sein:

- **Postieren Sie** elektrische Geräte wie die Telefon-Basisstation oder den WLAN-Router nicht im Kinderzimmer.
- **Stellen Sie** ein Babyfon inklusive Netzgerät mindestens zwei Meter entfernt vom Babybett auf.
- **Bevorzugen Sie** Babyfon-Geräte, die nur bei Geräuschaktivierung senden.
- **Das Umweltzeichen** Blauer Engel weist auf strahlungsarme Geräte hin.

Kontrolliertes Spielzeug

Eltern sollten Baby- und Kinderspielzeug genau unter die Lupe nehmen, bevor sie es kaufen. Flächendeckende Qualitätskontrollen gibt es nicht und die Gewerbeaufsichtsämter können aus dem Riesenangebot nur Stichproben prüfen. Die eigentliche Verantwortung für sicheres Spielzeug wird zwar den Herstellern und Händlern übertragen, aber das funktioniert nicht in jedem Fall sicher und zuverlässig. Hersteller müssen nach dem Gesetz auf ihren Produkten ein CE-Zeichen anbringen, das die Einhaltung europäischer Standards garantiert (CE steht für Communauté Européenne). Das CE-Zeichen ist aber nur eine reine Herstellerangabe, es handelt sich dabei nicht um ein Prüfzeichen einer unabhängigen (Gefahren-) Kontrollstelle. Deswegen haben wir Ihnen hier einige Kriterien, Tipps und Empfehlungen sowie die wichtigsten Gütesiegel rund ums Thema Baby- und Kinderspielzeug zusammengestellt.

Prüfzeichen kennen!

- **GS-Zeichen:** Es steht für „Geprüfte Sicherheit". Unabhängige Prüfstellen vergeben das Siegel für maximal fünf Jahre. Es steht auf Spielwaren, die den gesetzlichen Standard einhalten, die zugrunde liegenden Grenzwerte sind strengere als die in der derzeitigen EU-Richtlinie und somit das „kleinere Übel". Achtung: Neben dem Siegel muss das Zeichen des jeweiligen Prüfinstituts stehen. Ein einsames GS-Zeichen legt eine Fälschung nahe.
- **SPIEL GUT:** Das rote Zeichen vergibt der Arbeitsausschuss Kinderspiel und Spielzeug. Dafür begutachten unabhängige Pädagogen, Psychologen, Mediziner, Techniker rund 600 Spielzeuge im Jahr. Auf Schadstoffe wird nur stichprobenartig untersucht. Seit 2005 kann aber nur PVC-freies Spielzeug das Siegel erhalten.

- **PROOF-Zeichen:** Es wird vom TÜV Rheinland vergeben. Die Einhaltung der Kriterien wird mindestens einmal jährlich kontrolliert. Geprüft wird, ob deutsche und europäische Sicherheitsanforderungen erfüllt werden und darüber hinaus, dass nach dem Stand der Technik keine verfügbaren schädlichen Stoffe enthalten sind.

- **BLAUER ENGEL:** An diesem Umweltzeichen können Verbraucher umweltfreundliches und gesundheitlich bedenkenloses Holzspielzeug erkennen. Bewerben auf das Umweltsiegel können sich Produzenten von Spielzeug, das frei von synthetischen Duftstoffen, Flamm- und Holzschutzmitteln ist und außerdem mit Holz aus nachhaltiger Forstwirtschaft produziert wurde.

→ Broschüre vom BUND

Teddy, Schnuller & Co. sind häufig hoch mit gesundheitsgefährdenden Schadstoffen belastet. Das ist beunruhigend, denn gerade Babys und Kleinkinder sind besonders sensibel und stecken fast alles in den Mund. Der Bund für Umwelt und Naturschutz Deutschland klärt auf – die Broschüre „Gefährliche Lieblinge" kann man kostenlos bestellen oder auch als PDF herunterladen unter www.bund.net, Bereich Publikationen. Ergänzende aktuelle Informationen zu sicherem Kinderspielzeug finden Sie unter: www.kindergesundheit-info.de/themen/sicher-aufwachsen/notfall-infos/pruefzeichen sowie www.sicheres-kinderspielzeug.de.

Achtung, Plastikweichmacher

Diese Stoffe machen harte Kunststoffe wie PVC weich. Phthalatweichmacher dünsten mit der Zeit aus und können sich in Fett und Flüssigkeit lösen. Einige sind gefährlich und in Spielzeug deshalb verboten wie Diethylhexylphthalat (DEHP), Benzylbutylphthalat (BBP) und Dibutylphthalat (DBP), die fortpflanzungsgefährdend sind. Andere gelten als weniger riskant und sind nur in Spielzeug für Kinder unter drei Jahren verboten wie Diisononylphthalat (DINP), Diisodecylphthalat (DIDP) und Dinoctylphthalat (DNOP).

Generell warnen Institute und Behörden vor zu vielen Phthalatweichmachern im Kinderspielzeug und in der Kinderausstattung wie zum Beispiel bei Kinderwagengriffen. Das Bundesinstitut für Risikoforschung (BfR) fordert zusätzlich eine drastische Senkung der Grenzwerte für die schädlichen PAK (Polyzyklische Aromatische Kohlenwasserstoffe). Bestimmte PAK gelten als krebserregend und fortpflanzungsschädigend. Sie können in Weichmacherölen und Rußen enthalten sein. Laut BfR könnten Spielzeugproduzenten PAK durch harmlose Stoffe unproblematisch ersetzen.

Ab Ende 2015 dürfen Verbraucherprodukte nur noch 1 mg/kg eines der acht krebserregenden PAK enthalten. Bei Spielzeug und Babyartikeln gilt ein strengerer Grenzwert von 0,5 mg/kg.

Spielzeugcheck

- **Stoffe:** Stoffpuppen, Teddys und andere Textilspielzeuge sollten vor der ersten Schmusestunde in die Waschmaschine. So lassen sich mögliche Schadstoffe zumindest teilweise entfernen. Es lohnt sich, auf Textilsiegel wie Ökotex Standard 100 zu achten.
- **Farben:** Lackiertes Spielzeug kann schädliche Farbstoffe enthalten. Bevorzugen Sie daher unlackiertes Spielzeug,
- **Kleber:** Geklebtes Holz (Pressspan oder Sperrholz), aus dem zum Beispiel viele Holzpuzzles bestehen, kann krebserregendes Formaldehydgas abgeben. Alternative: Vollholz.
- **Geräusche:** Laute Rasseln, sprechende Kuscheltiere und anderes Akustikspielzeug können das Gehör schädigen. Beim Spielzeugkauf sollten sich Erwachsene das Spielzeug testweise einige Sekunden selbst direkt ans Ohr halten.
- **Herstellerangaben:** Auf der Verpackung sollten die Herkunft des Spielzeugs und die komplette Herstelleradresse stehen.

→ Eine böse Überraschung …

… nach der anderen ergab ein Spielzeugtest der Stiftung Warentest: 42 von 50 Spielzeugen enthielten gesundheitsgefährdende Schadstoffe. Besonders betroffen: Holzspielzeug. Dabei wurden viele Markenprodukte getestet. Sieben Spielzeuge hätten gar nicht verkauft werden dürfen. Sie halten die Gesetze nicht ein. Auch 2013 meldeten Kontrolleure wieder mehr als 2 000 gefährliche Konsumgüter an das europäische Schnellwarnsystem Rapex – meist handelte es sich um Textilien und Spielzeug, die giftige Chemikalien enthielten. 64 Prozent der Waren stammten aus China. Vor deutschen Produkten wurde 55 Mal gewarnt.

Gut zu wissen: Das Umweltbundesamt will neue Kriterien für die Vergabe des „Blauen Engels“ an Spielzeug entwickeln. Anlass dazu war eine Untersuchung in test 12/2013. Sie zeigte, dass viele Produkte gefährliche Stoffe in Lacken, Sperrholz oder Schnüren enthalten.

Tipp: Bevorzugen Sie deshalb beim Einkauf Spielzeug aus unlackiertem Vollholz.

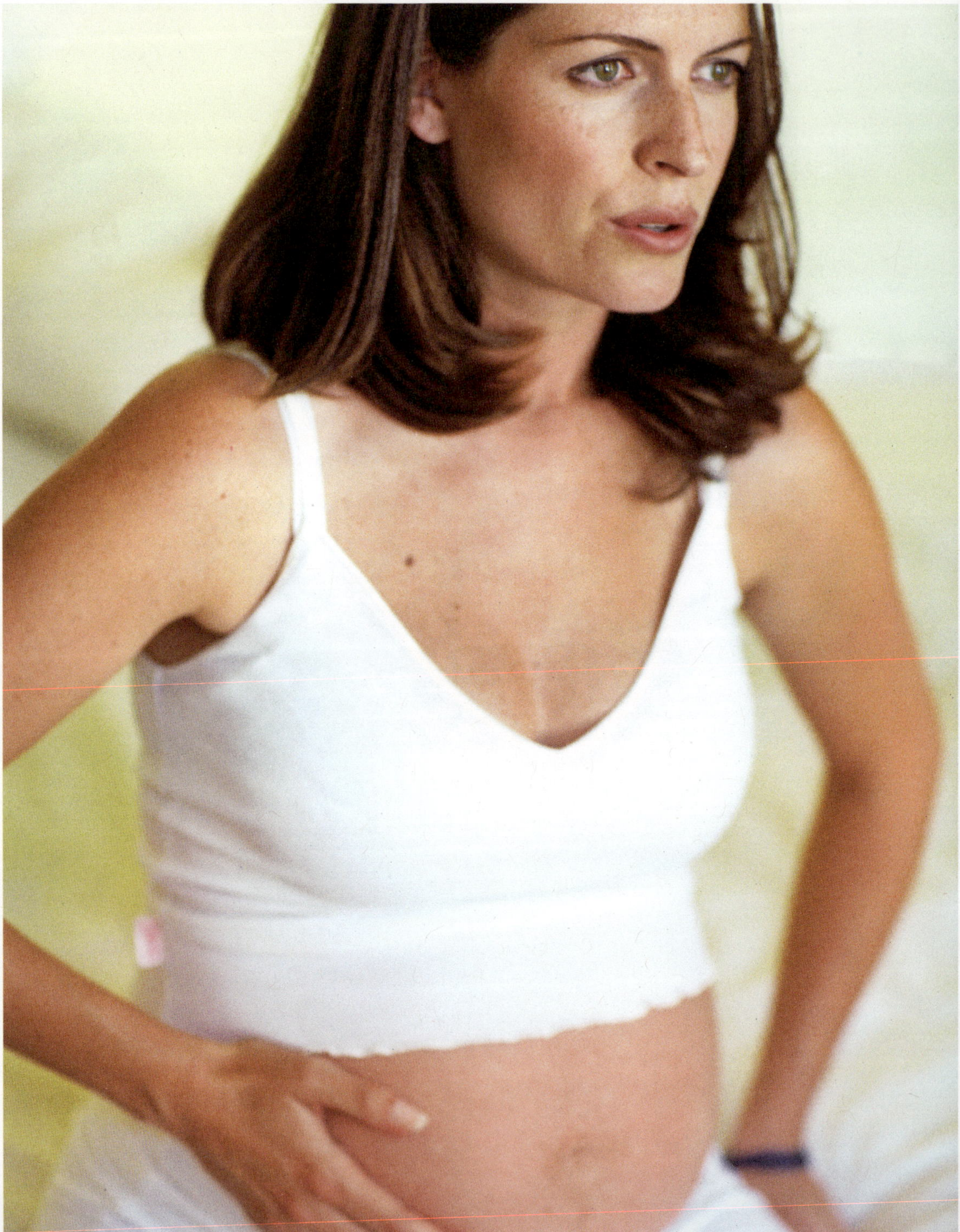

Geburts-vorbereitung

Es gibt verschiedene Wege, sich auf die Geburt einzustimmen. Wichtig ist, dass Sie eine Art der Vorbereitung finden, die gut zu Ihnen passt. Denn rund um die Geburt können Vorstellungen, Bedürfnisse und Erwartungen sehr unterschiedlich sein.

→ **Gesunde Ernährung** und Lebensweise, die vielen hormonellen Veränderungen: Im Grunde genommen tun Sie und Ihr Körper schon eine ganze Menge, um sich auf die Geburt richtig vorzubereiten. Und das kommt Ihnen und dem Baby auf jeden Fall zugute. Zusätzlich ist es sinnvoll, sich mithilfe professioneller Unterstützerinnen auf das Ereignis einzustimmen – ob Sie dazu das Beratungsgespräch mit einer Hebamme suchen, einen mehrstündigen Geburtsvorbereitungskurs mitmachen oder an das Kranken- oder Geburtshaus angeschlossene Angebote wahrnehmen, ist Ihre persönliche Entscheidung.

→ Wichtige Fragen klären

Wie können Sie sich auf die Geburt vorbereiten? Wo und wie wollen Sie Ihr Kind bekommen? Wer soll unbedingt dabei sein? Was kommt mit in die Klinik? Und was sollte zu Hause bedacht und vorbereitet werden? Fragen, auf die Sie in diesem Kapitel ausführliche Antworten erhalten.

Wege der Geburtsvorbereitung

Sich mit Bedacht auf die Geburt einstimmen, im wahrsten Sinn des Wortes ein gutes Bauchgefühl entwickeln – die Vorbereitung ist fast genauso wichtig wie die Geburt selbst.

Denn während der Vorbereitungszeit, die meist um den siebten Monat herum beginnt, werden wichtige Entscheidungen in Bezug auf den Geburtsort und die Geburtsumstände gefällt. Und Ihnen werden durch die Art der Vorbereitung nicht nur bestimmte Bilder und Vorstellungen von der Geburt vermittelt, sondern auch Erwartungen aktiviert. Und diese Erwartungen können das persönliche Geburtserleben entscheidend beeinflussen.

Vertrauen braucht Zeit

Schwangere Frauen und Paare stehen vor der Aufgabe, verschiedene Prinzipien miteinander zu vereinbaren: Einerseits das von der Vorsorge geprägte Prinzip der Kontrolle und Risikoeinschätzung von Schwangerschaft und Geburt, andererseits das Prinzip des Vertrauens auf die eigenen (Gebär-)Kräfte und dem Umgang mit Schmerzen.

Das Prinzip der Kontrolle: Schwangerenvorsorge und pränataldiagnostische Methoden haben das Ziel, der Gesundheit von Mutter und Kind zu dienen. Dies geschieht durch ein Bündel an Informationen, Kontrollen und Einteilungen in Wahrscheinlichkeits- oder Risikogruppen. Auf viele werdende Eltern wirkt das leider nicht nur beruhigend, denn schnell wird man einer der Risikogruppen zugeteilt – mittlerweile zählen rund 70 Prozent (!) aller werdenden Mütter dazu. Dann macht man sich Sorgen, ob wohl auch wirklich alles gutgehen wird. Zu Ihrer Beruhigung: In Deutschland kommen etwa 97 Prozent aller Babys gesund zur Welt. Allerdings: Etwa 10 Prozent aller Neugeborenen werden vorübergehend in eine Kinderklinik verlegt, weil sie zum Beispiel Anpassungsstörungen haben. Hilfreich ist, diese Kontrollen und Untersuchungen als das einzuordnen, was sie sind: Relativ strenge Kontrollen (kein europäisches Land hat schon allein zahlenmäßig so viele Kriterien wie Deutschland, die das Ziel haben, Schwangere bestmöglich zu unterstützen und zu schützen. Im wirklichen Leben können die Kontrollen aber leider auch zur Folge haben, dass man selbst ob der Einstufung in eine Risikogruppe ängstlich und unsicher wird – auch wenn dazu kein wirklicher Grund besteht.

Das Bauchgefühl bewusst stärken

Das Prinzip des Vertrauens: In der Geburtsvorbereitungszeit ist es hilfreich, auch da-

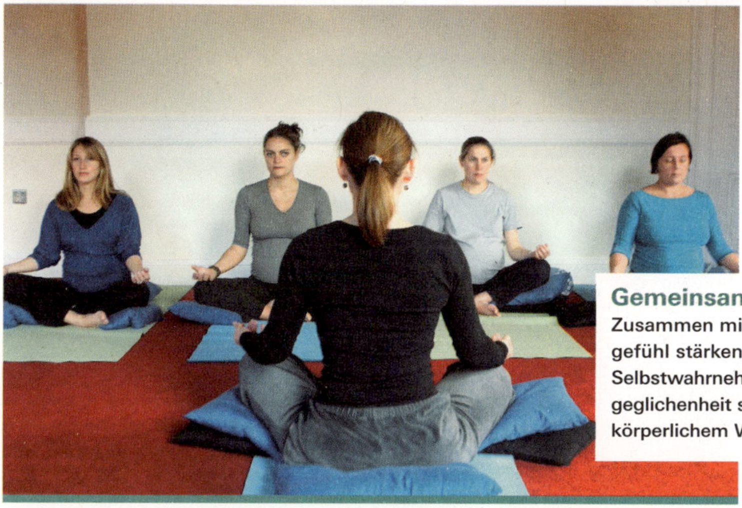

Gemeinsam üben
Zusammen mit anderen das Bauchgefühl stärken: Atemtraining und Selbstwahrnehmung können zu Ausgeglichenheit sowie seelischem und körperlichem Wohlbefinden betragen.

rüber nachzudenken, wie man in Bezug auf die Geburt Vertrauen tanken kann. Es tut gut, sich auf den eigenen Körper und seine enorme Kraft und Flexibilität zu besinnen – und sich dazu von Menschen begleiten zu lassen, die diese Kraft ebenfalls sehen und stärken wie Hebammen. Manchmal machen es einem die eigene Familie oder der Freundeskreis nicht ganz einfach, dieses Vertrauen in eine natürliche Geburt zu haben. Zum Beispiel, wenn in einer Familie die Frauen über mehrere Generationen immer wieder schwere Geburten erlebt haben – oder alle Frauen einen Kaiserschnitt bekamen. Dann kann es schnell heißen: „Bei uns ist das eben so ..." Auch im Freundeskreis kann jemand schlechte oder sogar schreckliche Erfahrungen unter der Geburt erlebt haben, die das eigene Vertrauen erheblich stören können.

Was tun, um wieder Vertrauen zu finden? Hilfreich und entlastend kann auf jeden Fall sein, die eigenen Gedanken und Erfahrungen aus dem nahen Umfeld mit der Hebamme, Ärztin oder dem Arzt zu besprechen – und zwar so bald wie möglich. Zusammen mit den Fachleuten können Sie dann nämlich überlegen, wie Sie neues Vertrauen für die Geburt schöpfen können und wie die Geburt so gestaltet werden kann, dass Sie sich gut beschützt und sicher fühlen.

Körper und Seele wollen gemeinsam eingestimmt werden – aber wie? Die Berliner Hebamme Luise Kaller hat das so formuliert: „Mittlerweile glaube ich, eine Schwangerschaft ist für viele Frauen heute eine fremde Erfahrung. (...) Sie ist schlicht das Gegenteil zum Alltag. Da lässt sich so viel planen, ist jeder jederzeit zu erreichen, sind die Wege im Vorfeld klar, hat man ein Navigationsgerät – aber das Baby da im Bauch, das hat kein Handy, das schreibt auch keine Mail. Man hat keinen Einfluss. Früher waren sich Alltag und Schwangerschaft ähnlicher. Auf ein Kind warten und auf die Ernte. Nicht genau wissen, was wird."

Es geht bei der Geburtsvorbereitung darum, sich ein Stück weit aus unserem planbaren und durchorganisierten Alltag zu lösen und zu akzeptieren, dass viele Dinge wie zum Beispiel der Wehenbeginn oder auch die Dauer einer Geburt nicht planbar sind.

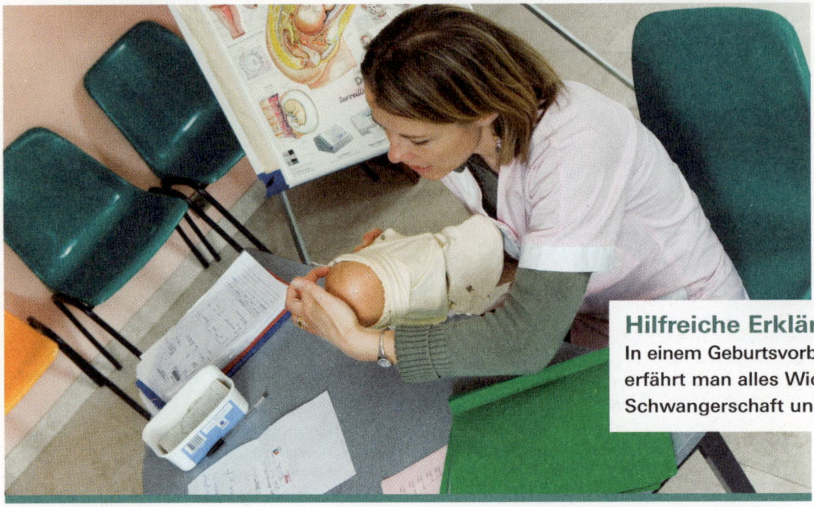

Hilfreiche Erklärungen
In einem Geburtsvorbereitungskurs erfährt man alles Wichtige über Schwangerschaft und Geburt.

Vielleicht nehmen Sie und Ihr Partner sich die Muße, einmal über Ihre persönliche Einstellung in Bezug auf diese Themen nachzudenken. Sind Sie eher Verfechter des Prinzips der Kontrolle? Glauben Sie an die Kraft des Vertrauens? Möchten Sie beide Prinzipien berücksichtigen und das Beste für sich daraus machen? Die größte Herausforderung einer ganzheitlichen Vorbereitung besteht darin, eine eigene Einschätzung und Einstellung zur Geburt zu finden, mit der man sich wohlfühlt. Eine Einstimmung, die einen nicht nervös macht und belastet, sondern unterstützt und stärkt.

Der klassische Geburtsvorbereitungskurs

In einem Geburtsvorbereitungskurs – meistens von Hebammen, manchmal von zertifizierten Geburtsvorbereiterinnen geleitet – erfährt man alles Wichtige über die Schwangerschaft und die Geburt. Man bekommt Informationen über die Geburtsphasen, erfährt, welche Arten von Wehen es gibt und wie man am besten atmet, um die Geburtsschmerzen zu lindern. Weitere Inhalte können sein: Massagetechniken, Wehensimulation, Übungen zur Körperwahrnehmung, das Bekanntmachen mit Gebärhaltungen, Informationen zur Ernährung, Umgang mit Schwangerschaftsbeschwerden, Vorbereitung auf das Wochenbett sowie das Stillen.

Das Gute an so einem Kurs ist, dass man andere schwangere Frauen oder Paare kennenlernt. Dabei entstehen neue Bekanntschaften und man kann sich über Fragen der Geburtsarten oder des Geburtsortes austauschen. Es gibt Kurse für Schwangere und auch Paarkurse. Manche Hebammen bieten im Rahmen von Paarkursen die Möglichkeit, dass die werdenden Mütter ebenso wie die werdenden Väter unter sich sein können, um bestimmte Themen oder Befürchtungen auch in Ruhe außerhalb der Partnerschaft besprechen zu können.

Informationen über die angebotenen Kurse vor Ort bekommt man über Hebammen-Netzwerke, auch über das Internet: Dort finden Sie eine bundesweite Hebammensuche, Angebote der Landesverbände der Hebammen oder die Webseiten einzelner Hebammen. Viele Kliniken haben angegliederte Elternschulen, in denen Hebammen Geburtsvorbereitungskurse durchführen. Darüber hinaus stellen die Gesundheitsämter Informationen bereit und in gynäkologischen Praxen, Kliniken und Geburtshäusern können Sie sich erkundigen. Nachfragen können Sie auch in Familienbildungsstätten sowie Frauen- oder Gesundheitszentren. Die meisten Kurse finden einmal wöchentlich statt und dauern mehreren Wochen, manche Hebammen bieten aber kompakte Wochenend-Workshops an.

Das Baby im Bauch, das hat kein Handy und es schreibt auch keine Mail ...

In der Regel übernehmen die Krankenkassen die Kosten für sieben Doppelstunden. Die Kosten für werdende Väter werden meist nicht übernommen. Am besten erkundigen Sie sich bei Ihrer Krankenkasse, was diese in Sachen Geburtsvorbereitung bieten und leisten kann, welche Kosten übernommen werden und welche nicht.

Andere Kurse und Angebote

Neben den Geburtsvorbereitungskursen gibt es eine Fülle weiterer Angebote für schwangere Frauen. Als Anhaltspunkt für Sie gilt: Alle Kurse, die Ihnen Spaß bereiten, können Teil Ihrer persönlichen Geburtsvorbereitung sein! Hier eine Auswahl:

- **Yoga für Schwangere:** Viele Hebammen integrieren Yoga in die Geburtsvorbereitung und gehen von einer günstigen Wirkung auf den Schwangerschafts- und Geburtsverlauf aus.
- **Bauchtanz für Schwangere** klingt lustig und wird von großen Krankenhäusern mit Geburtsstationen angeboten. Bauchtanzen lockert das Becken und stärkt die beanspruchte Rücken- und Beckenmuskulatur.
- **Aquafitness für Schwangere** fördert die allgemeine Entspannung und kann Rückenschmerzen sowie Beschwerden in den Beinen lindern. Es wird in vielen öffentlichen Schwimmbädern, aber auch in Geburtskliniken angeboten.
- **Geburtsvorbereitung im Wasser:** Damit sind meist Einzelbehandlungen im warmen Wasser gemeint. Beim Wasser-Shiatsu (abgekürzt Watsu) bewegt eine ausgebildete Therapeutin die Schwangere, dadurch können körperliche Verspannungen vor allem im Rücken- und Beckenbereich gelöst werden.

Welcher Kurs ist der richtige?

Bei der Entscheidung für oder gegen einen Kurs können folgende Fragen helfen:

- **Will ich mich** allein, mit meinem Partner oder einer anderen Begleitperson in einem Kurs auf die Geburt vorbereiten?
- **Soll der Kurs** in einer Gruppe stattfinden oder möchte ich mich lieber allein in Einzelstunden vorbereiten?

- **Möchte ich** einen Kurs mitmachen, der aus mehreren Einzelterminen besteht, oder lieber einen ganz kompakten Wochenendkurs?
- **Interessiere ich mich** eher für die klassische Schwangerschaftsgymnastik oder möchte ich eine bestimmte Entspannungsmethode lernen wie Yoga oder Qigong für Schwangere?
- **Kann ich mir** Zeit nehmen, regelmäßig und ohne Stress mitzumachen?
- **Glaube ich,** dass mich das Angebot entspannen wird und in meiner Körperwahrnehmung positiv unterstützt?

Können schlechte Erfahrungen die Geburt beeinflussen?

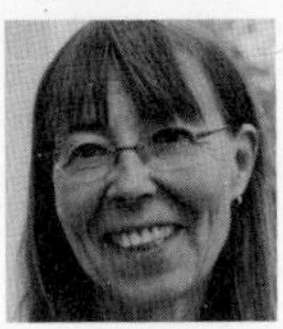

Dr. Angelica Ensel, Hebamme, spricht über traumatische Erfahrungen und zeigt Wege auf, wie man positiv damit umgehen kann.

Leider machen manche Frauen in ihrer Schwangerschaft oder während der Geburt schlimme Erfahrungen...

Ja, das ist richtig, auch wenn darüber nicht so gern gesprochen wird. Umso wichtiger ist es, dass diese Themen in der Schwangerenvorsorge mit der Ärztin, dem Arzt oder der Hebamme besprochen werden.

Was kann passieren?

Es sind ganz unterschiedliche Ursachen, die zu traumatischen Erfahrungen im Zusammenhang mit einer Schwangerschaft und Geburt führen können. Manche Frauen haben sexuelle Übergriffe oder Belästigungen erfahren. Andere haben bei der Geburt ihres Kindes etwas Schlimmes erlebt – dazu komme ich später noch. Sexuelle Übergriffe finden häufig im familiären Umfeld statt und werden deshalb nur selten angesprochen – die schrecklichen Erfahrungen, die eine Frau damit verbindet, können aber in der Schwangerschaft oder bei der Geburt sehr belastend sein.

Welche Auswirkungen solche Erfahrungen haben können, wurde in der Geburtshilfe lange Zeit unterschätzt. Manche Frauen haben große Angst vor einer gynäkologischen Untersuchung und erst recht vor einer natürlichen Geburt und wünschen sich einen Kaiserschnitt. Bei traumatischen Erfahrungen wie Missbrauch kann das vertrauensvolle Gespräch mit einer Hebamme, Ärztin, auch einer Psychotherapeutin sehr hilfreich und entlastend sein. Im Gespräch kann man dann zum Beispiel auch gemeinsame Absprachen für eine Geburt im geschützten Raum entwickeln und treffen. Manche Frauen fühlen sich zum Beispiel sehr wohl in einer Gebärwanne, die ihren eigenen Raum abgrenzt.

Wer kann noch betroffen sein?
Frauen, die einen gewalttätigen Partner haben und schon über einen längeren Zeitraum häusliche Gewalt erleben. Aus der Praxis wissen wir, dass Konflikte in der Zeit der Schwangerschaft bis zum Wochenbett schlimmer werden und eskalieren können, weil schwangere Frauen viel dünnhäutiger sind. Das kann sehr gefährlich werden – auch weil von Gewalt betroffene Frauen sich oft schämen für das, was sie erleben. Aus Scham halten sie die Sache auch geheim und bleiben mit den schrecklichen Erfahrungen allein, was sie weiter schwächt.

Wie kann sich eine Schwangere da am besten schützen?
Sie sollte ihre Scham überwinden und so früh wie möglich Beratung, Hilfe und Unterstützung suchen, indem sie eine Hebamme anspricht oder eine Schwangerenberatungsstelle aufsucht. Sie kann Freunde, Verwandte und Nachbarn um Beistand bitten. Sie sollte auf keinen Fall allein mit dem Problem bleiben. Manchmal fällt es Frauen in der Schwangerschaft auch leichter, gut für sich zu sorgen und eine Grenze zu ziehen, weil sie wissen, dass es jetzt nicht nur um sie selbst geht, sondern auch um das Kind, das in ihnen wächst.

Gibt es weitere Belastungen?
Wenn Frauen bei der Geburt etwas Schlimmes erleben, das sich tief in die Seele einbrennt. Das können Erfahrungen der Abhängigkeit oder extremer Hilflosigkeit sein. Wenn zum Beispiel ihre Wünsche oder ihr Protest gegen bestimmte Maßnahmen nicht wahrgenommen wurden oder wenn ihre Intimität nicht geschützt wurde. Manchmal sind es einzelne Worte oder Sätze, die nicht vergessen werden. Es kann auch die Erfahrung eines Notkaiserschnitts sein: Wenn alles auf einmal anders ist und ganz schnell gehen muss, keiner Zeit hat, mit der Frau zu sprechen und sie Todesangst hat. All das spielt sich in einem sehr intimen Lebensbereich ab. Gerade hier gibt es die Tendenz, sich zurückzuziehen oder die Sache herunterzuspielen, weil man die Erinnerungen nicht mehr so nah an sich rankommen lassen will. Die Partner fühlen sich oft sehr hilflos und belastet, wenn sie dabei waren und nichts machen konnten.

Kann das Wegschieben nicht auch eine Lösung sein?
Vielleicht kurzfristig, weil man sich nicht anders zu helfen weiß. Aber erfahrungsgemäß können belastende Erfahrungen in einer neuen Schwangerschaft wieder akut werden. Deshalb möchte ich jede Frau ermutigen, sich zu trauen, die Erfahrungen anzusprechen und das Belastende noch

einmal anzuschauen. Nach einer traumatischen Geburtserfahrung kann es zum Beispiel helfen, den Geburtsbericht anzufordern und ihn gemeinsam mit der Hebamme oder Ärztin durchzulesen. Manchmal hilft es auch, noch einmal in die Klinik zu gehen und mit den Beteiligten zu sprechen. In manchen Kliniken oder Geburtshäusern gibt es die gute Tradition eines Nachgeburtsgesprächs als Angebot für alle Frauen. Dabei wird die Geburt mit den Beteiligten noch einmal in Ruhe besprochen und die Eltern können mitteilen, wie es ihnen ergangen ist. Manchmal geht es auch darum, einfach noch einmal zu weinen und der großen Traurigkeit Raum zu geben. Das hilft oft und kann vieles lösen. Ich habe schon wiederholt erlebt, dass die körperlichen Symptome danach verschwinden. In der neuen Schwangerschaft geht es darum, mithilfe der Hebamme oder der Ärztin möglichst konkret zu überlegen, was man genau braucht, um bessere Geburtserfahrungen zu sammeln.

Welche traumatischen Erfahrungen gibt es noch?
Zum Beispiel eine Fehlgeburt oder das Erleben einer Totgeburt. Auch eine Frühgeburt kann traumatisch sein. Solche Erfahrungen wirken in der neuen Schwangerschaft verständlicherweise nach. Wenn sie nicht bearbeitet werden, können diese Erfahrungen die betroffenen Frauen in ihren Erinnerungen und bedrückenden Bildern einfangen und die Schwangerschaft sowie das Ungeborene belasten. Körperliche Probleme wie vorzeitige Wehen können die Folge sein.

Was raten Sie Frauen mit belastenden Vorerfahrungen?
Beide – werdende Mutter und heranwachsendes Kind – sollten die Chance haben, die neue Schwangerschaft als etwas Eigenes zu erleben. Wenn Frauen merken, dass quälende Erinnerungen und Ängste sie immer wieder einholen, egal, aus welchem Grund, dann sollten sie das Gespräch suchen, mit der Ärztin, der Hebamme oder einer Psychotherapeutin, die mit dem Thema vertraut ist. Oft muss die Geschichte noch einmal erzählt werden, damit Platz geschaffen wird für eine neue Erfahrung. Wenn das Erlebte bearbeitet ist und losgelassen werden kann – was nicht Vergessen bedeutet –, haben Frauen die Chance, dass die neue Schwangerschaft und Geburt zu einer heilenden Erfahrung wird.

Eine heilende Geburt, was ist das?
Das Wichtigste für die Gebärende ist das Gefühl, das alles, was mit ihr geschieht, mit ihrem Einverständnis getan wird. Dafür braucht sie die Gewissheit, dass sie gut beschützt und geborgen ist, um loslassen zu können. Nach einer traurigen oder traumatischen Erfahrung eine gelungene Geburt zu erleben, ist eine unglaublich heilende und tröstende Erfahrung. Leben zu schenken ist eine enorme Ressource, mit der man für sich selbst und für das Baby gute Voraussetzungen für eine liebevolle Bindung schaffen kann.

Klinik, Geburtshaus oder Hausgeburt?

Im Rahmen der Geburtsvorbereitung steht auch die wichtige Frage an, wo Ihr Baby das Licht der Welt erblicken soll.

Welcher Geburtsort zu Ihnen und Ihren Bedürfnissen passt, können Sie am besten selbst herausfinden. Die Tabelle auf den folgenden Seiten soll Sie dabei unterstützen. Die meisten Kliniken und Geburtshäuser bieten regelmäßige Informationsabende an. Nehmen Sie diese Termine wahr und vertrauen Sie bei Ihrer Bewertung und Entscheidung für oder gegen einen Ort neben den medizinischen und geburtshilflichen Informationen auf Ihr Bauchgefühl. Dort, wo Sie sich wohl und sicher aufgehoben fühlen, werden Sie sich nämlich aller Voraussicht nach auch gut entspannen können. Und das ist wichtig, auch wenn Ihre Familie, Freunde oder Bekannte Sie viel lieber woanders hinschicken würden.

Tipp: So wie man sich eine Klinik anschaut, so kann man auch das Gespräch mit Paaren suchen, die zusammen eine Hausgeburt erlebt haben. Ihre Hebamme kann bestimmt einen netten Kontakt herstellen.

Geburtspositionen und -arten

Im Geburtsvorbereitungskurs oder auf den Info-Abenden in den Kliniken werden Sie vermutlich auch verschiedene Geburtspositionen kennenlernen. Die aufrechte Position im Hängen an einer Sprossenwand oder einem Seil sowie Hocken oder Sitzen haben gegenüber einer Geburt im Liegen unter anderem den Vorteil, dass das Gewicht des Babys bereits in Richtung des Geburtskanals drückt. Viele Frauen empfinden in dieser Position auch weniger Schmerzen.

Andererseits ist es vor allem wichtig, sich in der jeweiligen Position aufgehoben und wohl zu fühlen. Deshalb ist es sinnvoll, während der Vorbereitungszeit verschiedene Haltungen kennenzulernen, die in den jeweiligen Einrichtungen oder von den favorisierten Hebammen und Geburtshelfern angeboten und empfohlen werden. Vielleicht kann man die eine oder andere Position auch einfach schon mal ausprobieren.

Manche Kliniken bieten auch Wassergeburten an. Das Besondere daran ist, dass der Wasserdruck sowie das warme Wasser um 35 Grad die Entspannung fördern, Geburtsschmerzen mildern – und eine Wassergeburt dem Neugeborenen einen sanften Übergang aus dem warmen Fruchtwasser ins Leben ermöglicht. Tipp: Wenn Sie sich für eine Wassergeburt interessieren, sollten

Checkliste

Infoabend nutzen

Die meisten Kliniken und Geburtshäuser bieten Infoabende an. Eine Möglichkeit, sich schon mal vorab einen Kreißsaal anzuschauen – und Sie bekommen einen Eindruck von der Klinik sowie den Ärzten und Hebammen. Wichtige Fragen, auf die Sie dabei achten können:

- ☐ Wie wirkt die Stimmung in der Klinik auf mich?
- ☐ Fühle ich mich in den Räumlichkeiten wohl?
- ☐ Gibt es Beleghebammen?
- ☐ Welche Schmerzmittel werden verwendet bzw. angeboten?
- ☐ Welche Geburtspositionen und -möglichkeiten werden praktiziert und angeboten? Und wie viel Prozent der Geburten finden tatsächlich wie statt?
- ☐ Gibt es Familienzimmer?
- ☐ Wie ist die Überwachung nach einem Kaiserschnitt organisiert? Wo findet sie statt?
- ☐ Ist eine Kinderklinik in der Nähe?

Sie bei der Kreißsaalbesichtigung fragen, wie viel Prozent der Geburten tatsächlich im Wasser stattfinden. Denn erfahrungsgemäß sagt eine Wanne nicht automatisch etwas über die Erfahrung der Geburtshelferinnen und -helfer mit Wassergeburten aus.

Weitere Informationen

Ambulante Geburt: Man nimmt die Entbindung und medizinische Versorgung in einem Krankenhaus, einer Geburtsklinik oder einem Geburtshaus in Anspruch und geht wenige Stunden danach mit dem Neugeborenen nach Hause, um sich dort in vertrauter Umgebung zu erholen.

Beleghebammen: Freiberufliche Hebammen nutzen den Klinikkreißsaal, die Schwangeren kommen zur Geburt in die Klinik. Vorteil: Beide lernen sich schon in der Schwangerschaft kennen, die Betreuung bleibt komplett in einer Hand. Es empfiehlt sich eine frühe Anmeldung.

Hebammengeleitete Kreißsäle: Gibt es immer häufiger und nach derzeitigen Erkenntnissen muss bei Geburten in diesen Kreißsälen deutlich seltener medizinisch eingegriffen werden. Von Vorteil ist hier auch die individuell gestaltete Geburtshilfe mit den Sicherheitsaspekten einer Klinik.

Wenn Sie sich für ein Geburtshaus oder eine Hausgeburt entscheiden, kommt es vor, dass Sie bei Freunden und Verwandten auf Skepsis treffen, möglicherweise auch bei Ihrer Frauenärztin oder Ihrem Arzt. Denken Sie daran: Sie selbst entscheiden!

Einmal Kaiserschnitt, immer Kaiserschnitt?

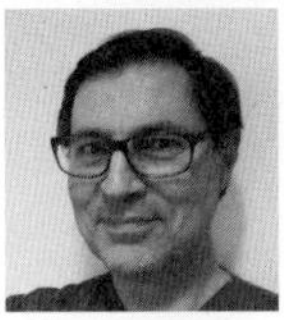

Ist das erste Kind per Kaiserschnitt zur Welt gekommen, wird das beim zweiten Kind wieder so sein? Nicht zwangsläufig, sagt **Gerhard Ortmeyer**, Oberarzt im Universitätsklinikum Hamburg-Eppendorf.

Wovon hängt es ab, wie das zweite Kind nach einem Kaiserschnitt zur Welt kommt?
Da kommen verschiedene Faktoren zusammen. Medizinische Gründe spielen dabei natürlich ebenso eine Rolle wie die persönliche Einstellung der Frau. Wie hat sie ihren ersten Kaiserschnitt erlebt – möglicherweise in einer dramatischen Notfallsituation? Sagt sie: „Das will ich nicht noch einmal erleben!", und denkt dabei an einen geplanten Kaiserschnitt? Oder wünscht sie sich gerade deshalb beim zweiten Kind eine „normale" Geburt? Die persönliche Erfahrung und Einstellung ist ebenso wichtig.

Welche Gründe sprechen für eine normale Geburt, welche für einen zweiten Kaiserschnitt?
Das findet man am besten in einem persönlichen „Geburtsplanungs-Gespräch" in der Klinik heraus – und/oder bei einem Vorab-Termin. Das Risiko, unter den Belastungen einer normalen Geburt nach einem Kaiserschnitt einen Gebärmutterriss zu erleiden, beträgt zum Beispiel etwa ein Prozent. Klare Argumente für einen zweiten Kaiserschnitt sind, wenn das Kind viel zu schwer ist oder wenn eine Mangelversorgung besteht. Auch ein Kind in Beckenendlage, welches sich nicht drehen lässt, kann ein Grund dafür sein. Ebenso Ultraschallbefunde, wie eine ungünstige Lage des Mutterkuchens oder auch der Zustand des Narbenbereichs.

Wie ist das denn mit der Narbe, falls ein zweiter Kaiserschnitt notwendig wird?
In der Regel wird der zweite Kaiserschnitt im Bereich des vorhandenen Narbengewebes vorgenommen, sodass später nur eine Narbe bleibt.

Welche persönliche Einstellung spricht für eine normale Geburt?
Hilfreich ist die innere Einstellung, beim zweiten Mal eine normale Geburt zu erleben, und der Mut, sich das auch zuzutrauen. Aus medizinischer Sicht könnten heutzutage viele Frauen nach einem Kaiserschnitt „normal" entbinden, wenn sie das gern wollen. Und neuere Studien zeigen: Etwa jede zweite Frau probiert das auch.

Wo soll unser Kind zur Welt kommen?

Klinik, Geburtshaus oder vielleicht sogar eine Hausgeburt: Welcher Geburtsort passt am besten zu mir/ zu uns? Eine Frage, die Sie in aller Ruhe überlegen sollten. Diese Tabelle gibt Ihnen einen Überblick über die Vor- und Nachteile sowie Besonderheiten der verschiedenen Orte.

	Allgemeine Argumente	Vorteile	
Klinik	– Ärzte und Hebammen sind rund um die Uhr vor Ort. – Bei Komplikationen können viele Kliniken auf eigene Kinder- oder Intensivstationen zurückgreifen. – Nach der Entbindung kann man ein paar Tage stationär mit dem Neugeborenen im Krankenhaus bleiben, um Kraft zu tanken und mehr Sicherheit beim Stillen und Pflegen des Babys zu bekommen.	– Die Entscheidung für eine Klinik birgt in puncto medizinische Behandlungsmöglichkeiten die geringsten Risiken. – Es gibt alle Möglichkeiten der modernen Schmerzbehandlung – zum Beispiel auch die PDA (siehe S. 253). – Es kann ein Notfallkaiserschnitt durchgeführt werden.	
Geburtshaus	– Geburtshäuser werden von Hebammen geleitet, manchmal gehören auch Ärzte zum Team. Sie sind ebenfalls mit allen wichtigen Diagnosegeräten und Notfallapparaturen ausgestattet, spektakuläre Hightech-Medizin werden Sie vermissen. – Es wird sehr viel Wert auf persönliche Betreuung, eine entspannende und ruhige Umgebung sowie einen möglichst natürlichen Geburtsablauf gelegt. – Das Entbindungsrisiko ist nicht höher als in einer Klinik, da bei der Vorsorge eine genaue Anamnese und Risikoabwägung stattfindet.	Vorsorge und Geburtsvorbereitungskurs finden ebenfalls im Geburtshaus statt. Das schafft von Anfang an ein enges und entspanntes Vertrauensverhältnis zwischen Geburtshaus-Team und werdenden Eltern.	
Hausgeburt	– Das Vertrauen zwischen Hebamme und der Schwangeren ist durch die Vorsorge meist schon über Monate gewachsen. – Die Hebamme in Rufbereitschaft bringt zur Geburt Geräte zur Überwachung und Sauerstoffversorgung des Neugeborenen mit. – Vorher prüft sie sorgfältig, ob medizinisch, körperlich und seelisch nichts gegen eine Hausgeburt spricht. – Haus- und Klinikgeburten sind gleich sicher – das zeigen gleich mehrere verschieden Studien.	Für eine Hausgeburt sprechen ihre Natürlichkeit sowie die entspannte Atmosphäre in den eigenen vier Wänden.	

	Nachteile	Besonderheiten	Infos
	Der Klinikalltag mit ärztlichem Schichtdienst und festem Tagesablauf bietet nicht so viel Ruhe und Intimität wie die Entbindung in einem Geburtshaus oder zu Hause.	– Rooming-In: Viele Kliniken bieten an, dass das Baby rund um die Uhr bei Ihnen im Zimmer liegt. Immer häufiger werden auch – meist als privat zu zahlende Zusatzleistung – Zimmer für die ganze Familie angeboten. – Säuglingsstation: Viele Kliniken haben eine Säuglingsstation. Dort kümmern sich Schwestern um die Neugeborenen, vor allem nachts. – Bundesweit gibt es aufgrund einer Initiative von WHO und Unicef bereits über 40 zertifizierte „Babyfreundliche Krankenhäuser".	Am besten erkundigen Sie sich vor Ort in den Kliniken, auch Erfahrungen von Hebammen oder Berichte anderer Mütter können bei der Entscheidung helfen. Babyfreundliche Krankenhäuser finden Sie unter www.babyfreundlich.org **Tipp:** Geben Sie bei der Suche nach geeigneten Geburtskliniken im Internet die Begriffe Krankenhaus, Geburt sowie Ihren Wohnort oder die nächstgrößere Stadt in Ihrer Nähe ein.
	– Das Geburtshaus ist keine Alternative für Frauen mit Risikoschwangerschaft. – Die Möglichkeiten der Schmerzlinderung sind nicht so umfassend wie in einer Klinik. – Es kann kein Notfallkaiserschnitt durchgeführt werden.	– Geburtshäuser bieten keinen stationären Aufenthalt an, sondern die Geburt ist ambulant. – Die Betreuung und Versorgung zu Hause muss organisiert werden. – Für die Untersuchung U2 des Neugeborenen zwischen dem dritten und zehnten Lebenstag sollten Sie bereits vorab einen Kinderarzt auswählen – auch bei einer Hausgeburt.	– Unter www.geburtshaus.de finden Sie Informationen eines bundesweiten Netzwerks, in dem 65 von rund 100 Geburtshäusern bundesweit organisiert sind. – Unter www.hebammensuche.de finden Sie ebenfalls eine Liste von Geburtshäusern mit eigenen Homepages.
	– Keine Alternative für Frauen mit Risikoschwangerschaft. – Es kann kein Notfallkaiserschnitt durchgeführt werden. – Sie können auf etliche Skeptiker im Familien- und Freundeskreis treffen, auch manche Ärzte raten ab.	– Wichtige Voraussetzungen für eine Geburt zu Hause sind gutes Vertrauen in den Körper und die eigenen Kräfte. – Sicherheitshalber sollte ein Wechsel in ein nahe gelegenes Krankenhaus auch bei einer Hausgeburt mitbedacht werden.	Adressen von Hebammen finden Sie unter www.hebammensuche.de, Auskunft geben auch das Gesundheitsamt oder die jeweiligen Landeshebammenverbände.

Geburtsbegleitung planen

Planen Sie sorgfältig, wer bei der Geburt dabei sein soll: Der Partner? Vielleicht eine professionelle Geburtsbegleiterin?

Doch auch andere Vertrauenspersonen wie z. B. die beste Freundin können eine Geburt begleiten und unterstützen und die Vorteile sind wissenschaftlich belegt.

Welche Vorteile bieten Beleghebammen?

Eine Beleghebamme ist eine freiberuflich tätige Hebamme, die entweder allein oder in einem Hebammen-Team einen Vertrag mit einer oder mehreren Kliniken abgeschlossen hat und selbstständig arbeitet.

Es gibt zwei Arten von Beleghebammen. Entweder arbeiten sie wie andere Hebammen in den Kliniken im Schichtdienst, weil es dort keine angestellten Hebammen mehr gibt. Für die Frauen macht dies in der Betreuung keinen Unterschied. Beim zweiten Modell ist die Beleghebamme zusätzlich zu den angestellten Hebammen der Klinik allein für die Frauen da, die sie dort bei der Geburt begleitet. In diesem Fall lernen sich Hebamme und Frau bereits während der Schwangerschaft kennen. Meist lässt die Frau einige der Vorsorgeuntersuchungen von der Beleghebamme durchführen, manchmal belegt sie auch einen Geburtsvorbereitungskurs. In der Regel betreut die Beleghebamme die Frau und ihre Familie auch im Wochenbett. Hilfreich bei der Suche ist die bundesweite Hebammen- oder Geburtsbegleitungssuche, die Links finden Sie am Ende des Kapitels.

Wenn Sie eine Beleghebamme haben möchten, die Sie begleitet, fragen Sie bei Ihrer Krankenkasse nach, ob es Zuschüsse für die Rufbereitschaft gibt. Die Zukunft dieses erfolgreichen und umfassenden Geburtskonzeptes ist allerdings ungewiss: Denn seit dem 1. Juli 2010 sind die Kosten für die Haftpflichtversicherungen freiberuflicher Hebammen dramatisch gestiegen, sodass alle Hebammen, die selbstständig Geburtshilfe anbieten – also Hausgeburten und Beleggeburten begleiten –, diese vielleicht schon bald nicht mehr werden leisten können.

Ganzheitliche Begleitung

Dieses Modell einer ganzheitlichen Geburtsbegleitung ist sehr beliebt, denn die gesamte Betreuung ist in einer Hand und die werdenden Eltern müssen sich nicht ständig auf neue Personen einstellen. Ein großer Vorteil ist auch, dass die Beleghebamme bei den Eltern bleibt, während die Hebammen und Ärzte, die im Kreißsaal arbeiten, viele andere Aufgaben wahrnehmen und sich um andere Frauen kümmern müssen – oder aber bei einem Schichtwechsel plötzlich ausgetauscht werden.

Studien belegen, dass die kontinuierliche Geburtsbegleitung mit weniger Schmerzmitteln, weniger Interventionen und weniger Kaiserschnitten verbunden ist. Beleghebammen sind deshalb sehr gefragt. In manchen Großstädten oder Regionen müssen sich die Frauen im Grunde schon anmelden, wenn der Schwangerschaftstest positiv ist. Die Rufbereitschaft der Hebamme in den Wochen um den Geburtstermin ist eine Sonderleistung, die in der Regel zwischen 400 und 500 Euro kostet.

Das Problem der Hebammen:

Ohne Haftpflichtversicherung dürfen Hebammen nicht arbeiten. Gleichzeitig steigen die Versicherungsbeiträge aber so sehr, dass viele Hebammen die Summe nicht mehr aufbringen können. Die hohen Versicherungsprämien betreffen vor allem die rund 3000 der gut 17000 freiberuflichen Hebammen (Anm.: Zahlen sind Schätzungen,

HÄTTEN SIE'S GEWUSST?

Geburtskliniken betreuen alle Schwangeren.

Geburtskliniken mit perinatalem Schwerpunkt können kindliche Notfälle oder Frühgeborene ab der 33. Schwangerschaftswoche aufnehmen und für eine begrenzte Zeit versorgen.

Perinatalzentren bestehen aus Geburtsklinik mit angeschlossener Kinderklinik. Sie werden von Ärzten und Neonatologen geleitet, die sich speziell mit der Behandlung von Frühgeborenen und kranken Neugeborenen auskennen.

Perinatalzentren des Levels 1 sind am besten für alle Frühgeburten ausgerüstet und bieten sechs Intensivplätze für Neugeborene.

Zentren des **Levels 2** betreuen Schwangerschaften ab der 28. Woche und bieten vier Plätze.

Checkliste

Was kommt mit in die Klinik?

Dokumente und wichtige Unterlagen

- ☐ Mutterpass
- ☐ Versicherungskarte der Krankenkasse
- ☐ Personalausweis
- ☐ Familienstammbuch/Geburtsurkunde
- ☐ Stift und Papier
- ☐ Evtl. Adressen und Telefonnummern

Was Sie selbst brauchen

- ☐ Nachthemd, am besten zum Knöpfen
- ☐ Morgenmantel oder Ähnliches
- ☐ Dicke Socken
- ☐ Hausschuhe
- ☐ Baumwoll- oder Wegwerfslips
- ☐ Evtl. einen Still-BH, Stilleinlagen aus Wolle, Seide oder Watte
- ☐ Evtl. Waschlappen und Handtücher
- ☐ Körperpflege- und Kosmetikartikel
- ☐ Bei langem Haar Haarspange/-band
- ☐ Evtl. Stillkissen

Außerdem

- ☐ Evtl. Lieblingsmusik
- ☐ Zum Erfrischen während der Geburt vielleicht Traubenzucker oder Lutschbonbons
- ☐ Lippenpflegestift
- ☐ Evtl. Duftöl
- ☐ Für die Heimfahrt Kleidung, die Ihnen ungefähr im 6. Monat gepasst hat

Was Sie für das Baby brauchen

- ☐ Body oder Hemd und Höschen
- ☐ Strampelanzug
- ☐ Jacke oder Overall, Mütze
- ☐ Wolldecke
- ☐ Tragetasche
- ☐ Babyschale für die Rückfahrt im Auto/Taxi – kann zur Abholung mitgebracht werden.

Was Ihre Begleitung gut gebrauchen kann

- ☐ Bequeme Kleidung, evtl. warme Socken
- ☐ Thermoskanne mit Tee oder Kaffee
- ☐ Stärkungen wie Schokolade, Müsliriegel
- ☐ Mobiltelefon, evtl. (Video-)Kamera
- ☐ Telefonnummern von wichtigen Personen
- ☐ Und für Sie: Massageöl, Entspannungsmusik

s. u.), die auch Geburtshilfe leisten. Hauptgrund der gestiegenen Prämien sind die langfristigen Therapie- und Lebenskosten, die bei einer Schädigung eines Kindes anfallen können. Zwar geschehen nicht mehr geburtshilfliche Fehler als früher, doch die vor Gericht verhandelten Schadenssummen für die betroffenen Familien werden dafür immer höher – auch, weil behinderte Kinder heute dank des medizinischen Fortschritts häufig länger leben als früher.

Die freie Wahl des Geburtsortes

Die für Hebammen zuständige Versicherung steigt Mitte 2015 aus dem Vertrag aus. Bisher gibt es stattdessen nur eine zwischen Hebammen und Krankenkassen ausgehandelte Zwischenlösung, die bis 2016 gilt und ebenfalls mit einem abermaligen Anstieg der Haftpflichtsumme verbunden ist. Die Einigung von Hebammen und Krankenkassen sieht vor, dass die Geburtshelferinnen einen anteiligen finanziellen Ausgleich für ihre gestiegenen Haftpflichtprämien bekommen.

Wie sich die Situation weiter entwickelt, bleibt offen. Zu wünschen ist, dass sich viele Menschen für eine konstruktive und langfristige Lösung engagieren, um die bundesweite Versorgung mit Hebammenhilfe zu sichern, damit werdende Mütter und Väter auch weiterhin frei wählen können, wie und wo ihr Kind geboren werden soll. Der Bundesgerichtshof in Straßburg hat dies 2012 zum Menschenrecht erklärt.

Überlegen und wählen Sie in Ruhe

Es gibt also als werdende Mutter und werdender Vater viele Möglichkeiten, die Geburt vorzubereiten und zu gestalten. Ob Partner oder Profi: Kommt eine Begleitperson zur Geburt mit, so kann es hilfreich sein, sich vorher auszutauschen. Zum Beispiel darüber, wie man sich die Geburt vorstellt, was man sich wünscht, ob man Massagen oder Musik mag. Auch, wie man über diverse Schmerzmittel denkt und ob sowie wann man darauf zurückgreifen möchte, ist von Interesse. Wichtig: Alle diese Überlegungen dienen auch der mentalen Geburtsvorbereitung – sollten aber immer in dem Wissen darüber stattfinden, dass alles auch ganz anders werden kann. Denn: Jede Geburt ist ein einzigartiges, nicht planbares und immer wieder überraschendes Ereignis.

Was kommt mit in die Klinik?

Es macht Spaß, sich vorher gemeinsam zu überlegen, was man alles gern mitnehmen möchte in die Klinik oder das Geburtshaus: Dinge, die Sie für sich selbst und Ihr Neugeborenes brauchen, aber auch Dokumente und wichtige Unterlagen. Und dann alles, was aus einer Geburt einen persönlichen Event machen kann: sorgfältig zusammengestellte Musik-CDs oder Playlists zum Beispiel, ein Lieblingsbuch, vielleicht auch eine Flasche Sekt oder Champagner zur Feier des Tages. Hebammen schätzen, dass gut 80 Prozent aller werdenden Eltern ihren eigenen Soundtrack zur Geburt mitbringen:

oft entspannende oder spirituelle Musik, aber vielleicht auch etwas Klassisches oder Rock. Falls Sie Ihr Kind zu Hause bekommen, werden Sie mit der Hebamme alles Notwendige besprechen.

Warten auf den großen Tag

Wann wohl die ersten Wehen kommen? Wird es tagsüber sein oder mitten in der Nacht? Und was, wenn ich ausgerechnet dann allein bin (lesen Sie dazu am besten in „Es ist so weit – die Geburt" auf S. 247)? Ob es lange dauert, bis das Baby da ist? Die letzten Tage und Wochen vor dem errechneten Termin können sehr aufregend sein: Endlich möchte man, dass es losgeht, man will alles hinter sich haben – und das Baby in die Arme schließen, anschauen, endlich wissen, wie es aussieht. Gleichzeitig kommen auch die Gedanken, ob man die lange Zeit der Wehen gut übersteht und genug Kraft und Energie für die Geburt mitbringt.

Aber: Babys kennen keinen Termindruck! Sie nehmen sich für ihre Entwicklung die Zeit, die sie brauchen. Auch das kann individuell sehr unterschiedlich sein. Nur etwa 2 Prozent aller Babys kommen an dem errechneten Termin zur Welt – alle anderen werden bis zu zwei Wochen davor oder danach geboren. Das hängt auch damit zusammen, dass eine gesund verlaufende Schwangerschaft zwischen 260 und 294 Tage dauern kann. In England trägt man diesem Fakt Rechnung, indem man den LDD (Last Day of Delivery) festlegt. Dazu werden zu dem errechneten Termin zehn Tage hinzugezählt, sodass die werdenden Eltern sowie ihre Familien und Freunde dann eher diesen Termin verinnerlichen. Dadurch wird die Wartesituation deutlich entspannt, nervende Anrufe aus dem Freundes- und Familienkreis entfallen.

Für werdende Eltern ist es also viel sinnvoller, sich nicht auf den errechneten Termin zu fixieren, sondern auf einen Geburtszeitraum von etwa drei bis vier Wochen einzustellen. Dann ist die Enttäuschung, wenn das Baby seinen „Liefertermin" nicht „akkurat" einhält, nicht ganz so groß.

Wird der Termin überschritten ...

Manche Frauen sind gegen Ende der Schwangerschaft sehr ungeduldig: „Wann geht die Geburt endlich los?" Sie wollen und können nicht mehr und fühlen sich sehr belastet, wenn das Baby dann auch noch den Termin überzieht. Andere wiederum genießen die letzten Tage mit Baby im Bauch sehr.

Wenn Ihr Baby auch zu den Kindern gehören sollte, die sich Zeit lassen, auf die Welt zu kommen, dann sollten Sie daran denken, dass es den Geburtszeitpunkt mitbestimmt, und darauf bauen, dass Sie beide ein gutes Team sein werden, wenn es so weit ist.

Für Hebammen, Ärztinnen und Ärzte ist die Betreuung von Frauen, die mehr als fünf bis zehn Tage über den Termin gehen, oft ein Balanceakt. Deshalb werden zu diesem

Zeitpunkt meist auch alle zwei Tage, manchmal sogar jeden Tag, CTGs geschrieben.

Jede Geburt ist ein einzigartiger Weg

Manche Geburt dauert vielleicht acht Stunden, eine andere geht über Tag und Nacht. Doch die Dauer allein sagt zum Beispiel wenig über die Anstrengungen oder Schmerzen einer Geburt aus.

Sämtliche Erfahrungen zeigen: Jede Geburt ist ein eigener und anstrengender Weg. Und jeder Körper, jede Frau hat ihren eigenen und persönlichen Rhythmus, die Geburt voranzubringen, zu schieben und wieder nachzugeben, zusammenzuziehen und anzuspannen, zu dehnen – und in den Wehenpausen auszuruhen und zu entspannen. Es ist hilfreich und gut, wenn man sich schon in der Vorbereitungszeit darauf einstellt, auf diesen Rhythmus zu vertrauen. Eben weil es der körpereigene Rhythmus ist. Und weil der Körper selbst deshalb am allerbesten weiß, was er braucht, um das Baby, das in den vergangenen Monaten mit seiner Hilfe herangewachsen ist, auf die Welt zu bringen.

▶ **Alle wichtigen Informationen** und die vielen verschiedenen Angebote des Deutschen Hebammenverbands e. V. mit seinen Landesverbänden sowie eine bundesweite Hebammensuche finden Sie unter www.hebammenverband.de im Bereich Familie. Unter www.hebammensuche.de finden Sie Adressen und weitere Informationen. Der Bundesverband der Gesellschaft für Geburtsvorbereitung bietet unter dem Menüpunkt „Kurse" eine bundesweite Datenbank mit den Adressen zertifizierter GfG-Geburtsvorbereiterinnen und der deutschlandweit ersten zertifizierten GfG-Väterbegleiter an; unter www.gfg-bv.de.

Und was macht eine Doula? Doulas sind professionelle Geburtsbegleiterinnen – das altgriechische Wort Doula bedeutet „Dienerin der Frau". Im Verein „Doulas in Deutschland" sind zurzeit gut zwanzig Geburtsbegleiterinnen dieser Art organisiert, in der „Gesellschaft für Geburtsvorbereitung" gut zehn. Die Geburtsbegleitung durch eine Doula kostet etwa 400 bis 500 Euro. Die Kosten übernimmt die Krankenkasse in der Regel nicht. Doula-Adressen finden Sie unter www.doulas-in-deutschland.de und www.gfg-bv.de, Stichwort GfG-Doula®.

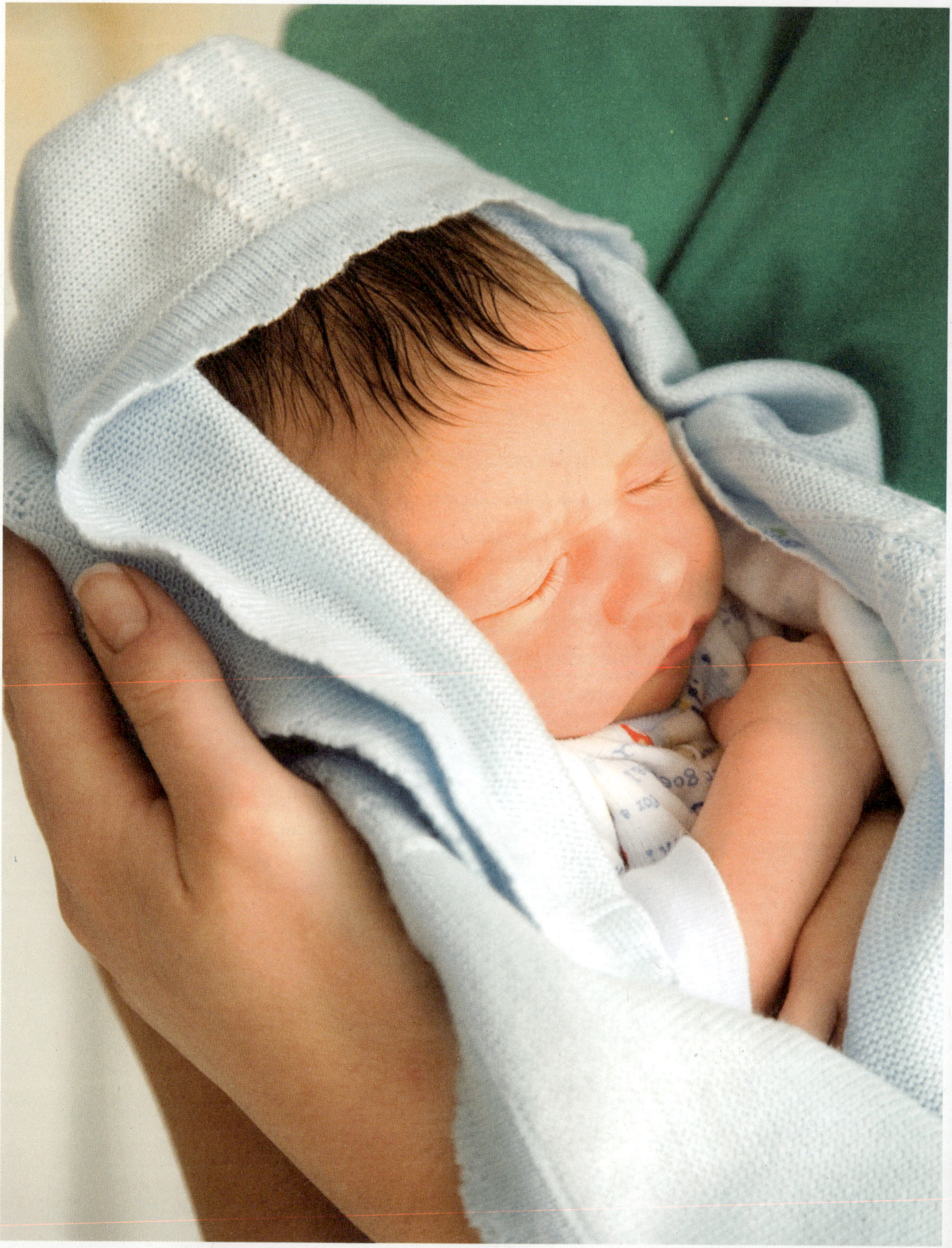

Es ist so weit – die Geburt

Auch wenn man zwischendurch manchmal glaubt, schon endlos lange schwanger zu sein: Eines Tages geht es doch tatsächlich endlich los! Sie spüren die ersten Wehen, bald wird das Baby da sein.

→ **Wie eine Geburt abläuft** und wie lange sie dauert, das kann sehr unterschiedlich sein. Fest steht: Jede Geburt ist ein überwältigendes Erlebnis! Je näher der Geburtszeitraum rückt, desto aufgeregter werden Sie in sich hineinhören und darauf warten, dass es endlich losgeht. Hier erfahren Sie, welches die ersten Anzeichen sind. Und Sie bekommen Informationen über die Lage des Babys, die verschiedenen Wehenarten sowie den Umgang mit Schmerzen während der Geburt. Jede Frau hat eigene Vorstellungen davon, wie sie sich idealerweise die Geburt ihres Kindes wünscht. Und jeder werdende Vater, der dabei ist, ebenso. Nicht immer läuft alles so ab wie gewünscht, aber die Geburtshelfer – Hebammen, Ärztinnen und Ärzte – sind erfahren und werden Sie sicher und kompetent durch die verschiedenen Phasen der Geburt begleiten. Seien Sie gespannt, bald lernen Sie Ihr Baby kennen!

→ Das Baby ist da!

Mit der Geburt ist die Zeit der Schwangerschaft vorbei – und das neue Leben als Mutter und Vater beginnt. Herzlichen Glückwunsch!

Es geht los: erste Anzeichen

Der Körper bereitet sich langsam vor – erste Anzeichen der Geburt können Sie meist gegen Ende des 9. Monats spüren.

Denn etwa zum Ende des 9. Monats treten die ersten Übungswehen ein, durch die sich der Kopf des Kindes in den Beckeneingang senken kann, aber nicht muss. Sie machen sich als eine Art kurzes Ziehen bemerkbar, das unregelmäßig auftritt und meist schmerzlos ist. Nun ist klar, dass es nicht mehr so lange dauern wird, bis Sie Ihr Baby in den Armen halten können. Gleichzeitig zeigen diese ersten Zeichen, dass jede Geburt Zeit braucht – und Geduld.

Wie verlockend ist es doch, sich vorzustellen, dass man mit dem Bemerken der ersten Wehen in die Klinik fährt, vielleicht noch ein warmes Bad nimmt und wenige Stunden später das Baby zufrieden in den Armen hält. Andererseits erzeugen solche Vorstellungen große Erwartungen und vielleicht auch Enttäuschung, falls die Geburt anders verläuft. Wenn Sie möchten, entwickeln Sie schöne Fantasien zum Ablauf der Geburt Ihres Kindes, und bauen Sie dabei möglichst Offenheit und Geduld ein. Das wird es Ihnen leichter machen, vertrauensvoll die Ereignisse zu erwarten.

Die ersten richtigen Wehen werden Sie im Gegensatz zu den Übungswehen daran erkennen, dass sie in regelmäßigen Abständen kommen und mit der Zeit stärker werden. Ein weiteres Anzeichen kann der Abgang des Schleimpfropfs sein – das ist ein klebriger Ausfluss, oft mit etwas Blut durchsetzt, der den Muttermund während der Schwangerschaft verschlossen hat. Oft vergehen aber noch Tage bis zu einer Woche, bevor die Geburt unmittelbar bevorsteht.

Die richtige Startposition

Bis zum Ende des 9. Monats liegen die meisten Babys in der richtigen Geburtsposition mit dem Kopf nach unten. Falls Ihr Kind diese Position noch nicht gefunden hat, gibt es einige Methoden, mit denen Sie Ihren Nachwuchs vielleicht zu einer Drehung bewegen können. Die indische Brücke (siehe Foto) ist eine Körperhaltung, die dem Baby mehr Platz zum Bewegen verschafft. Auch alternative Verfahren wie Akupunktur oder Moxibustion – eine spezielle Akupunkturform aus der Traditionellen Chinesischen Medizin – können Sie probieren. Sollte das nicht funktionieren, so kann im Krankenhaus eine Wendung von außen versucht werden, dann allerdings aus Sicherheitsgründen unter Kaiserschnitt-Bereitschaft. Manche Babys können sich nicht drehen. Zum Beispiel, weil es Probleme mit der Nabelschnur gibt oder die Gebärmutter eine Anomalie auf-

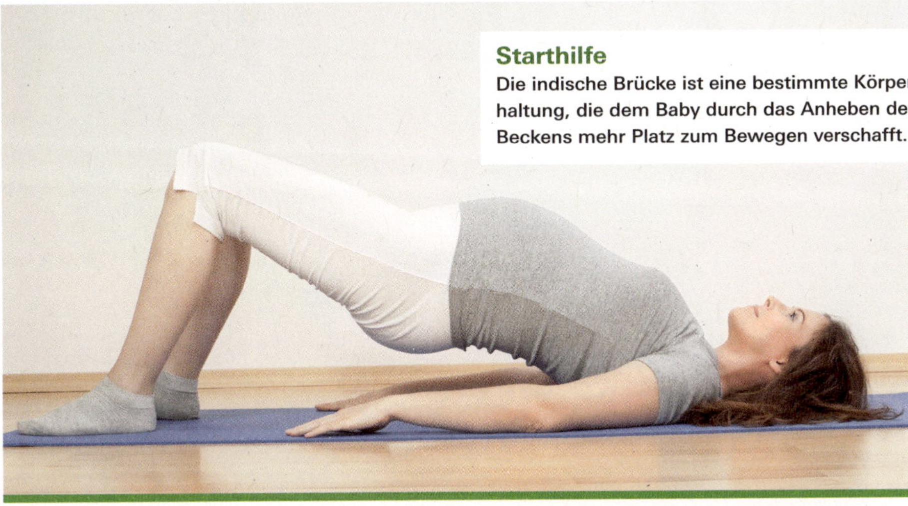

Starthilfe
Die indische Brücke ist eine bestimmte Körperhaltung, die dem Baby durch das Anheben des Beckens mehr Platz zum Bewegen verschafft.

weist. Dann kommen je nach Situation und Größe des Kindes eine Geburt in Beckenendlage oder ein Kaiserschnitt infrage. Manche Kliniken bieten eine Beckenendlagen-Sprechstunde an, in der Sie sich informieren können, welche Möglichkeiten es gibt. Andererseits führen die meisten Kliniken bei Beckenendlagen grundsätzlich einen Kaiserschnitt durch. Deshalb ist es wichtig, dass Sie sich gegebenenfalls rechtzeitig bei Ihrer Hebamme, Ihrer Ärztin und vielleicht in verschiedenen Kliniken informieren.

Meist haben Sie noch viel Zeit …

Die Wehen, die tatsächlich die Geburt einleiten, sind schmerzhafter und werden von einem deutlichen Ziehen im Rücken und Unterleib begleitet. Zu Beginn dauern sie etwa 30 bis 60 Sekunden an und treten in Abständen von bis zu 20 Minuten auf. Es kann auch jetzt noch viele Stunden dauern, bis die eigentliche Geburt beginnt. Sie haben meist noch jede Menge Zeit, um rechtzeitig in die Klinik zu kommen. Und falls Sie allein zu Hause sind oder unterwegs sein sollten, wenn die ersten Wehen eintreten, bleibt Ihnen ebenfalls genug Zeit, Ihren Partner oder eine andere vertraute Person anzurufen. Falls Sie sich unsicher fühlen oder Zweifel haben, können Sie in der Klinik anrufen und fragen, wie Sie sich am besten verhalten.

Die meisten Frauen kommen heutzutage relativ früh in die Klinik – zu einem Zeitpunkt, zu dem die Geburtswehen und die daraus resultierenden Veränderungen des Muttermundes und der Gebärmutter noch nicht besonders weit vorangeschritten sind. Das scheint verschiedene geburtshilfliche Eingriffe wahrscheinlicher zu machen. Die Daten zeigen, je später eine Frau in die Klinik geht, desto seltener erfolgen Interventionen in den natürlichen Geburtsverlauf.

Wehen – wie oft und wie lange?

Sind die Wehen im Durchschnitt etwa alle 5 bis 10 Minuten deutlich spürbar und dauern zwischen 30 und 60 Sekunden, so ist es an der Zeit, in die Klinik oder das Geburtshaus zu fahren oder bei einer geplanten Hausgeburt die Hebamme zu informieren. Sinnvoll ist es, wenn Sie diesen zeitlichen Rahmen auch noch einmal persönlich mit

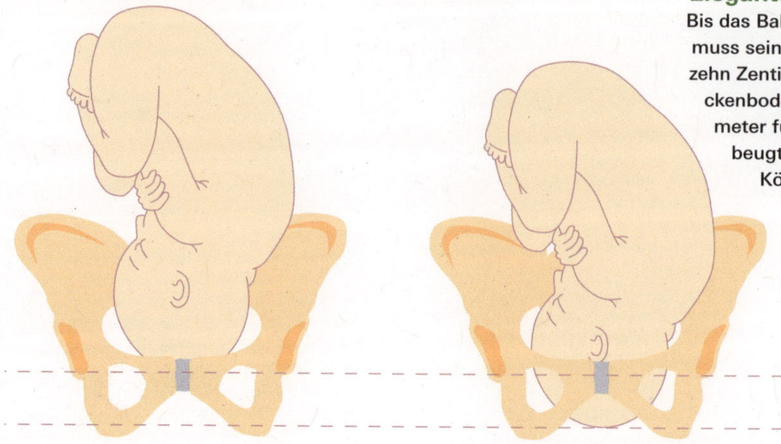

Elegante Drehung
Bis das Baby zur Welt kommt, muss sein Kopf sich um etwa zehn Zentimeter Richtung Beckenboden bewegen – Millimeter für Millimeter. Dabei beugt und dreht sich das Köpfchen des Kindes.

den von Ihnen ausgewählten Hebammen und Ärztinnen oder Ärzten vor Ort besprechen. Das kann dazu beitragen, dass Sie selbst und Ihr Partner sich sicher und gut fühlen – selbst dann, wenn Sie nicht sofort mit wehenden Mänteln in die Klinik sausen, wie man es im Fernsehen oft sieht. Am Anfang der Wehentätigkeit ist der Weg das Ziel, denn jede Geburt braucht Zeit! Bis das Baby tatsächlich geboren wird, muss sein Kopf sich um etwa zehn Zentimeter Richtung Beckenboden bewegen – Millimeter für Millimeter wird es durch die Wehen und die Kontraktionen der Gebärmutter auf die Welt geschoben. Zwischen den Wehen haben Mutter und Baby immer wieder Ruhepausen und die können beide gut gebrauchen. Das hat die Natur klug eingerichtet. Sie sehen: Im natürlichen Geburtsplan ist genug Zeit für Sie und Ihren Partner eingeplant, Sie müssen nicht sofort in die Klinik eilen.

Ängstlich und nervös? Das ist völlig normal!

Keine Panik! Dass Sie in der letzten Zeit vor der Geburt aufgeregt, ängstlich oder nervös sind, ist ganz normal. Die einen packt es vielleicht etwas früher, die anderen später und einige wenige Paare vielleicht auch so gut wie gar nicht. Am besten versuchen Sie also gar nicht erst, vollkommen cool zu bleiben. Warum auch? Schließlich erleben Sie eine Geburt nicht jeden Tag! Laut Statistik jedenfalls können die meisten Paare ihre gemeinsamen Geburtserlebnisse an einer Hand, oft sogar nur an einem Finger abzählen.

Aus der Forschung weiß man, dass Herzklopfen und das flaue Gefühl in der Magengegend nicht nur negative Auswirkungen haben. Ein gewisser Grad an Stress oder Respekt kann Menschen sogar regelrecht beflügeln. Von vielen Musikern oder Sportlern weiß man, dass sie immer wieder Angst davor haben, zu versagen oder nicht zu den Besten zu gehören. Aber genau dieses mulmige Gefühl treibt sie auch immer wieder zu ihren besonderen Spitzenleistungen an.

Apropos Versagensängste: Es gibt kaum einen Grund, sich vorab mit Befürchtungen zu quälen wie „Hoffentlich komme ich ohne PDA aus“ oder „Ob ich wohl auch alles richtig mache?“. Denn bei der Geburt gibt es kein „richtig" oder „falsch" – und keine Frau kann unter der Geburt versagen. Schließlich ist ja eine Geburt kein Leistungsnachweis wie eine Führerscheinprüfung, sondern sie erlaubt der werdenden Mutter, Leben zu schenken. Dabei kann man nicht versagen, sondern jede Frau wird aus allen ihr zur Verfügung stehenden Möglichkeiten genau das schöpfen, was sie braucht – und wenn dazu eine PDA oder ein Kaiserschnitt gehören, dann ist das vollkommen in Ordnung.

Wenn die Geburt eingeleitet wird

Falls der errechnete Geburtstermin verstreicht und um mehr als fünf bis zehn Tage überschritten ist, kann es sein, dass der Mutterkuchen das Kind vielleicht nicht mehr gut versorgt. Dann wird meistens nach Abwägung verschiedener Überlegungen und Argumente versucht, die Geburt einzuleiten. Dabei werden in der Regel Hinweise aus Ultraschall und CTG aufgenommen und natürlich auch das persönliche Befinden der Schwangeren berücksichtigt. Überprüft wird vielleicht auch, ob der vorgesehene Geburtstermin korrekt errechnet wurde. Krankheiten wie Diabetes oder Präeklampsie (siehe S. 174) können einen Einleitungsversuch notwendig machen.

Allerdings bedeutet auch so ein Einleitungsversuch nicht, dass die Geburt sofort einige Stunden später losgeht. Die Geburt wird immer noch die Zeit in Anspruch nehmen, die Ihr Körper und Ihr Baby brauchen. Manchmal kann es Tage dauern, bis der

30 SEKUNDEN FAKTEN

5–10 MIN.
Abstand zwischen den Wehen sollte für Sie das Zeichen zum Aufbruch in die Klinik sein.

5–10 TAGE
nach dem errechnten Termin wird eine Geburt meist eingeleitet.

1 VON 5
Geburten startet mit einem vorzeitigen Blasensprung – also bevor die Wehen eingesetzt haben.

50:50
ist die Mischung von Lachgas und Sauerstoff, die aktuell als Schmerzmittel in der Geburtshilfe wiederentdeckt wird.

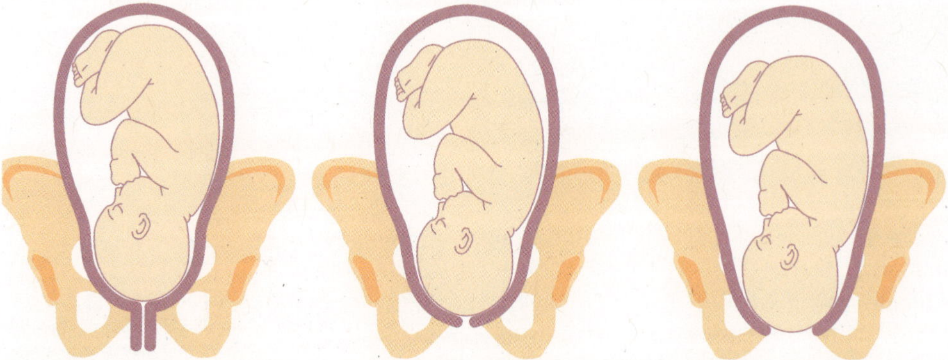

Schritt für Schritt bewegt sich das Baby immer tiefer ins Becken: Erst ist der Muttermund noch geschlossen (links). Durch die Wehen zieht sich der Gebärmutterhals zurück (Mitte). Der Muttermund öffnet sich und das Baby rutscht bis zum Beckenboden (rechts).

Körper, das Hormonsystem der Mutter und das Baby überzeugt davon sind, dass die Schwangerschaft nun zu Ende ist und die Geburt beginnen soll. Damit die Einleitung nicht zu aggressiv ist (das könnte Mutter, Gebärmutter und Baby überfordern), gehen die meisten Kliniken schrittweise vor. Zu Anfang kommen vielleicht sanfte Verfahren wie Akupunktur oder homöopathische Mittel zum Einsatz. Typische Mittel sind z. B. Mischungen von Rizinus oder Eisenkrautöl, die gegeben werden, wenn körperliche Prozesse verspätet einsetzen. Zwar gibt es für diese Maßnahme keinen Wirkungsnachweis, aber das Warten auf die Wehen kann eine Schwangere so in Anspannung versetzen, dass durch unschädliche Behandlungen auch Entspannung eintreten kann.

In vielen Kliniken werden Prostaglandine in Tablettenform verabreicht. Sie machen den Muttermund weicher und häufig setzen nach einigen Stunden bis Tagen dann spontane Wehen ein. In einigen Fällen setzt man Wehenmittel wie Oxytocin zur Einleitung bei reifem Muttermund ein, die sich über eine Infusion steuern lassen. Die Regelmäßigkeit der Wehen wird von manchen nicht so gut vertragen wie spontane Wehen.

Vorzeitiger Blasensprung, was nun?

Bei etwa jeder fünften Geburt kann es passieren, dass die Fruchtblase aufspringt, bevor die Wehen eingesetzt haben. Doch meistens beginnen sie dann innerhalb von 24 Stunden von selbst, häufig sogar schon nach zwei Stunden. Falls das passiert, bleiben Sie ruhig und informieren Sie den Arzt, die Ärztin oder Hebamme. Oft ist der Kopf des Babys schon so tief ins Becken gerutscht, dass nur wenig Fruchtwasser entrinnt und Sie Zeit genug haben, sich langsam auf den Weg in die Klinik zu machen. Platzt die Fruchtblase dagegen, wenn das Ungeborene noch recht hoch liegt, so kann das durchsichtige Fruchtwasser plötzlich in einem Schwall verloren gehen (das passiert aber viel seltener) – bei den Vorsorgeuntersuchungen werden Sie meist darüber informiert, ob sich der Kopf Ihres Babys schon fest ins Becken gesenkt hat. Bis zur 36. Woche und besonders bei Beckenendlage ist das mit großer Wahrscheinlichkeit noch nicht der Fall. In diesem Fall legen Sie sich am besten sofort hin und schieben sich zwei Kissen unter den Po, damit der Kopf des Kindes möglichst oben bleibt. Sorgen Sie dafür, dass Sie liegend in die Klinik gebracht werden, am besten mit dem Krankenwagen. Falls das passiert, wenn Sie gerade unterwegs sind – zum Beispiel im Supermarkt –, so sprechen Sie am besten eine geeignete Person an und bitten Sie diese darum, einen Krankenwagen zu rufen, während Sie sich, wo immer Sie sich gerade befinden, auf den Boden legen und warten, bis Sie abgeholt werden.

Die Schwangerschaft geht zu Ende
Gegen Ende der Schwangerschaft rutscht das Baby mit seinem Kopf tiefer in das Becken hinein (siehe Abbildung), aber noch ist der Gebärmutterhals deutlich zu erkennen und der Muttermund geschlossen (links). Durch die Wehen wird der Gebärmutterhals flacher und der Muttermund öffnet sich ganz (Mitte) – der Körper nimmt sich dazu die Zeit, die er braucht. Zur Geburt senkt sich das Baby vom Beckeneingang über die Beckenmitte bis zum Beckenboden (rechts).

Der Umgang mit dem Schmerz

Schmerzen sind ein wichtiges Thema in der Geburtsvorbereitung und natürlich erst recht, wenn es so weit ist.

Aber was genau tut weh? Wie entstehen Geburtsschmerzen? Wie stark sind sie? Die ziehenden Schmerzen bei der Geburt entstehen bei der Öffnung des Muttermundes bis auf 10 Zentimeter. Außerdem werden der untere Teil der Gebärmutter sowie die Mutterbänder und gegen Ende der Geburt die Vulva stark gedehnt. Und das Baby drückt auf die Nervenenden im Kreuzbeinbereich sowie auf die Gelenke des Beckens. Andererseits aktivieren die Schmerzen unter der Geburt verschiedene körpereigene Hormone, die wie ein Schmerzmittel wirken können und zwischen den Wehen immer wieder für Entspannung sorgen. Schmerzforscher haben drei interessante Fakten herausgefunden:

1. **Es gibt ganz verschiedene Arten** von Schmerzen – der Geburtsschmerz nimmt dabei eine Sonderrolle ein. In früheren Zeiten signalisierte er der gebärenden Frau vermutlich, dass sie einen sicheren Platz für die Geburt suchen soll, und bis heute sorgt er dafür,

dass gebärende Frauen in Bewegung bleiben und intuitiv immer wieder die Körperhaltung einnehmen, die sich gerade gut anfühlt. Dadurch werden das Baby und der Körper der Mutter bei der Geburt so gut es geht geschont.

2 **Das Schmerzempfinden** kann individuell sehr unterschiedlich sein. So haben in verschiedenen westlichen Gesellschaften zwischen 7 und 15 Prozent aller Frauen, die eine natürliche Geburt erlebt haben, beschrieben, dass ihre Geburt nicht schmerzhaft war.

3 **Schmerzen können** verschiedene Funktionen haben. Während der Geburt haben sie die Aufgabe, den Ausstoß verschiedener Hormone anzukurbeln, zum Beispiel Endorphine, die nicht nur Mutter und Baby vor den Schmerzen während der Geburt schützen, sondern zudem beide optimal auf die Zeit nach der Geburt vorbereiten.

Vielleicht helfen Ihnen diese Informationen, die Geburtsschmerzen nicht nur ängstlich zu erwarten, sondern ihnen ein Stück weit voller Vertrauen entgegenzutreten. Denn Geburtsschmerzen unterscheiden sich in ihrer Qualität von Schmerzen, die infolge von Verletzungen oder Krankheiten entstehen. Sie fühlen sich anders an und sie sind vor allen Dingen nicht durchgehend wie etwa Zahnschmerzen oder Schmerzen nach Verletzungen. Denn zwischen den schmerzhaften Wehen gibt es immer wieder Pausen, in denen Sie beschwerdefrei sind und Ihnen gar nichts mehr wehtut. Das heißt, Sie wissen in jedem Moment: Nach dieser Wehe wird der Schmerz wieder vorbei sein und ich kann mich ausruhen. Das hilft. Insgesamt gesehen ist die Zeit der Schmerzen übrigens kürzer als die Zeit, in der Sie sich erholen und verschnaufen können.

Und: Sobald das Baby da ist, spielen die enormen Anstrengungen der Geburt für die meisten Frauen keine große Rolle mehr, denn die Hauptrolle übernimmt in diesem Moment das Neugeborene.

Schmerzen sind seit Jahrtausenden ein wichtiger und fundamentaler Bestandteil des Geburtsereignisses – es ist noch nicht erforscht worden, welche Auswirkungen eine schmerzfreie Geburt auf Mutter und Kind hat. Da die Schmerzen aber wie gesagt auch die Funktion haben, geburtsunterstützende Hormone auszuschütten, darf man davon ausgehen, dass die Schmerzen während des Geburtsprozesses eine wichtige Aufgabe übernehmen. Sind das nicht einige überzeugende Gründe, weniger Respekt vor den Geburtsschmerzen zu haben?

Schmerzstiller von sanft bis stark

Dennoch kann es sein, dass Sie persönlich die Schmerzen unter der Geburt als so unerträglich empfinden, dass Sie gern ein Schmerzmittel in Anspruch nehmen möchten. Das dürfen Sie – schließlich ist das Schmerzempfinden individuell sehr unterschiedlich und deshalb können nur Sie selbst entscheiden, welche schmerzlindernden Mittel und Hilfen Ihnen nützlich sein können. Ob gezieltes Atmen oder das Massieren bestimmter Akupunkturpunkte, ob homöopathische Mittel oder entkrampfende Zäpfchen: Sie können sich schon bei der Geburtsvorbereitung schlaumachen, welche Methoden die von Ihnen ausgewählten Hebammen oder Ärztinnen und Ärzte anbieten. Und natürlich, welche schmerzlindernden Mittel in der Klinik, im Geburtshaus oder bei einer Hausgeburt zum Einsatz kommen. Interessant kann dabei auch die Information sein, wie oft das geschieht.

Die Periduralanästhesie (PDA)

Das stärkste Schmerzmittel ist die Periduralanästhesie (PDA). Dabei werden Bauch und Becken regional betäubt, indem ein Schmerzmittel in die äußeren Schutzhüllen des Rückenmarks (Periduralraum) gespritzt wird. Üblicherweise macht man das erst, wenn man ziemlich sicher ist, dass die Geburt schon begonnen hat. Das kann auch schon sein, wenn der Muttermund gerade einen Finger breit geöffnet ist. Bis die Wirkung eintritt, dauert es etwa 15 bis 20 Minuten. Rund um die PDA kann es zu weiteren Eingriffen in den natürlichen Geburtsablauf kommen. Um einen plötzlichen Blutdruckabfall unter der PDA zu vermeiden, wird vor der Verabreichung des Medikaments die Blutmenge um 500 bis 1000 Milliliter Flüssigkeit per Infusion vergrößert. Manchmal entspannt die PDA den mütterlichen Körper so sehr, dass die Wehen erst einmal schwächer werden oder sogar aufhören. Oft wird dann ein Wehentropf angelegt.

Ob und wie lange man nach einer PDA in der Klinik bleiben muss, hängt von der Dosierung und von der persönlichen Verfassung ab. Meistens versuchen die Ärztinnen und Ärzte, die PDA so zu dosieren, dass ihre Wirkung nach zwei Stunden wieder abklingt. Dennoch muss man meistens noch einige Zeit bleiben – wenn Sie eine ambulante Geburt planen, erkundigen Sie sich am besten vorab.

Lachgas – In einigen Kliniken wird wieder Lachgas als Schmerzmittel genutzt, das z. B. in Frankreich oder Finnland relativ häufig in der Geburtshilfe eingesetzt wird. Man bekommt eine Atemmaske mit einer fixen 50 : 50-Lachgas-Sauerstoff-Mischung und kann die Zufuhr steuern. Das Mittel löscht den Schmerz nicht komplett, aber wirkt schnell. Lachgas ist nicht invasiv und behindert die Wehentätigkeit nicht. Nebenwirkungen sind kaum bekannt, gelegentlich kann Lachgas bei der Mutter Übelkeit auslösen.

Was passiert bei der Geburt?

Wie Sie bereits wissen, kann eine Geburt sehr unterschiedlich verlaufen und auch sehr unterschiedlich lange dauern.

Vertrauen Sie darauf, dass Ihr Baby und Ihr Körper sich die Zeit nehmen, die beide brauchen, um einerseits dem Baby einen bestmöglichen Start ins Leben zu schenken und andererseits den mütterlichen Körper und seine Muskulatur so darauf vorzubereiten, dass dieser die Geburt gut und möglichst ohne Verletzungen übersteht.

In der Endphase muss das Kleine sozusagen die Kurve kriegen!

Die Phasen der Geburt

Die Geburt selbst läuft in verschiedenen Phasen ab – Hebammen oder auch Ärztinnen und Ärzte werden Sie bei allen Phasen begleiten und Ihnen mit konkreten Tipps und Anweisungen zur Seite stehen.

In der Eröffnungsphase wird der Muttermund bis zur vollständigen Öffnung gedehnt, indem der Kopf des Babys mit jeder Wehe auf den Gebärmutterhals drückt, bis dieser ganz flach ist. Zu Beginn liegt das Baby dabei seitlich im Körper der Mutter. Zwischen den Schläfen ist sein Köpfchen nämlich am schmalsten und passt so quer am besten in den ovalen Beckeneingang. Ist der Muttermund schon recht weit geöffnet und das Kind tiefer in das Becken geschoben worden, so beugt es sein Kinn auf die Brust, um den Kopfumfang zu verringern. Außerdem schieben sich seine Schädelknochen ein wenig übereinander. Das alles kann unterschiedlich viele Stunden dauern und ist unter anderem von der Stärke und Kraft der Wehen abhängig.

In der Übergangsphase, die meist nur einige Minuten dauert, werden die Wehen noch intensiver, der Muttermund ist nun vollständig geöffnet und das Baby hat mit seinem Kopf die Beckenmitte erreicht. Es kann sich nun wieder etwas besser drehen und tut das auch – meistens mit dem Rücken nach vorn, damit auch die Schultern in den Beckeneingang hineinrutschen können.

In der Endphase muss das Baby sozusagen die Kurve kriegen. Das heißt, es muss sich dem kurvenförmigen Verlauf des mütterlichen Beckens durch Drehen und Bewegen des Köpfchens anpassen. Die Mutter kann in dieser Phase versuchen, sich ebenfalls zu bewegen und die Haltungen zu finden, mit denen sie das Baby auf seinem Weg unterstützt. Millimeter für Millimeter wird

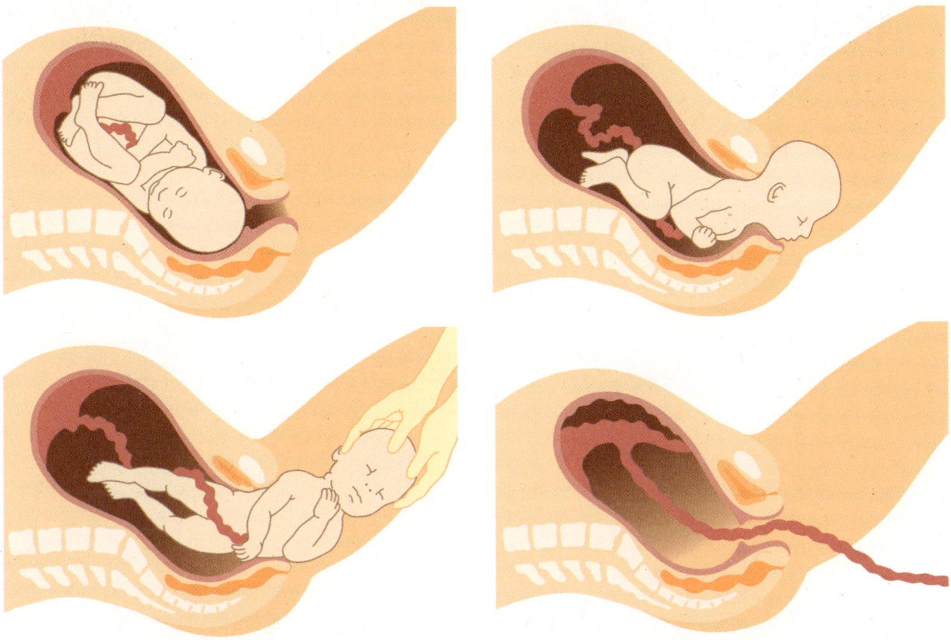

Hallo, kleiner Erdenbürger! Jede Geburt läuft in verschiedenen Phasen ab, wobei das Baby sich mehrfach dreht und immer weiter in das Becken geschoben und gepresst wird. Nachdem das Köpfchen geboren ist, dreht es sich erneut, damit die Schultern nacheinander geboren werden können.

das Baby gepresst und geschoben, bis der Kopf geboren ist. Das Kind schaut dabei meistens nach hinten zum Steißbein der Mutter. Damit auch die Schultern den Beckenausgang passieren können, dreht es sich noch einmal zur Seite. Manchmal stemmt es auch die Füßchen gegen die Gebärmutterwand, um sich abzustoßen. Nun werden Schultern, Körper und Beine geboren – und die Geburt ist geschafft. Das Baby ist da! Und wird meistens, wenn es ihm gut geht und die werdenden Eltern es möchten, auf den Bauch der Mutter gelegt.

In der Nachgeburtsphase wird der Mutterkuchen, auch Plazenta genannt, geboren und die Geburtshelferinnen prüfen, ob er vollständig abgestoßen wurde. Wenn Sie möchten, können Sie sich das scheibenförmige Organ sogar anschauen. In den nächsten Stunden sorgen Nachwehen dafür, dass sich die stark gedehnte Gebärmutter wieder zusammenzieht. Das kann noch einmal unangenehm werden, aber je heftiger die einzelnen Krämpfe sind, desto schneller wird sich Ihre Gebärmutter verkleinern – und desto weniger stark werden die Nachblutungen beziehungsweise wird der Wochenfluss ausfallen.

In der Abbildung oben können Sie den Geburtsweg des Babys noch einmal im Überblick betrachten. Zu Beginn der Geburt öffnet sich der Muttermund und die Fruchtblase platzt (Bild 1), durch die Wehen wird das Baby Millimeter für Millimeter immer weiter in das Becken hineingeschoben und gepresst, bis sein Kopf geboren ist (Bild 2).

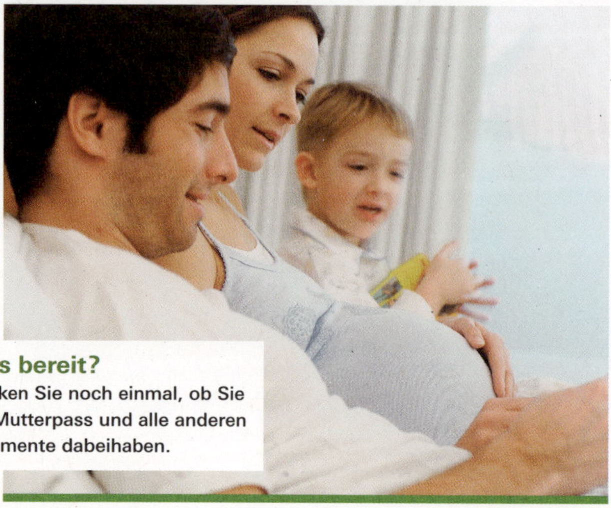

Alles bereit?
Checken Sie noch einmal, ob Sie den Mutterpass und alle anderen Dokumente dabeihaben.

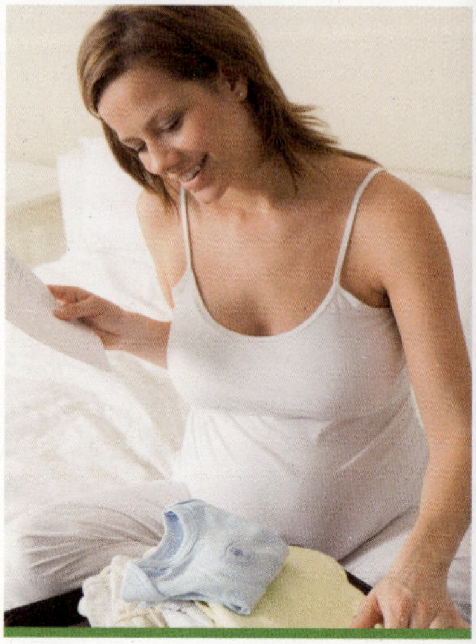

Damit auch die Schultern und der Körper geboren werden (Bild 3), dreht es sich ein wenig zu Seite. Nachdem das Baby geboren und abgenabelt ist, wird in der Nachgeburtsphase auch der Mutterkuchen beziehungsweise die Plazenta geboren (Bild 4).

Wie ist das mit der Nabelschnur?

Noch ist es über die Nabelschnur mit dem Körper der Mutter verbunden. Meistens nabeln die Geburtshelfer das Kind erst dann ab, wenn die Nabelschnur aufhört zu pulsieren. Das erlaubt dem Baby nach der großen Anstrengung der Geburt einen sanften Weg ins Leben, denn so kann es sich langsam an die eigene Atmung gewöhnen. Dazu wird die Nabelschnur zunächst abgeklemmt und dann durchtrennt. Eine Aufgabe, die auch der Vater des Kindes übernehmen kann. Gut zu wissen: Da die Nabelschnur keine Nervenzellen hat, ist das vollkommen schmerzlos.

Wichtig: Falls aus dem Nabelschnurblut Stammzellen gewonnen werden sollen, muss die Nabelschnur zügig abgeklemmt werden. Das heißt: Sie darf nicht auspulsieren.

→ Einlagerung von Stammzellen

Private Firmen bieten eine medizinische Dienstleistung an, deren Nutzen medizinisch nicht haltbar und daher umstritten ist. Es geht um Stammzellen aus dem Nabelschnurblut, die man für den Eigengebrauch einfrieren lassen kann. Abgesehen davon, dass es 2 000 – 3 000 Euro kostet, gibt es zu der Verwendung eingelagerter Stammzellen bisher kaum wissenschaftliche Erfahrungen. Sinnvoller scheint da, die Stammzellen aus dem Nabelschnurblut zu spenden und in einer gemeinnützigen Nabelschnurblutbank einzulagern. Über eine weltweite Datenbank können dann Empfänger gesucht werden, die zum Beispiel an Leukämie oder einer anderen lebensbedrohenden Krankheit leiden.
www.knochenmarkspende.de
www.dkms-nabelschnurblutbank.de
www.test.stammzellbank.de
(José Carreras Stammzellbank Stiftung des Uniklinikums Düsseldorf).

Was brauchen Sie, um sich gut beschützt und sicher zu fühlen?

Auch wenn an verschiedenen Stellen schon darauf hingewiesen worden ist: Neben den verschiedenen hormonellen Prozessen und geburtshilflichen Methoden, die eine Geburt begleiten, haben Ihre persönliche Verfassung sowie Ihre Erwartungen einen großen Einfluss auf das Erleben eines so überwältigenden Ereignisses.

Ob im Kreißsaal, Geburtszimmer oder zu Hause: Fühlen Sie sich sicher und beschützt, so können Sie die verschiedenen Anforderungen der Geburt ungleich besser verkraften. Vielleicht bitten Sie die Hebamme oder auch Ihren Partner darum, Sie während der vielen Stunden, die Sie gemeinsam verbringen, ab und zu danach zu fragen, ob Sie wirklich alles haben, was Sie brauchen?

Manchmal sind es einfache Dinge, die einen Unterschied machen können: Beim Veratmen der Wehen ist es zum Beispiel so, dass sich in einer aufrechten Haltung die Lunge frei entfalten kann, was wiederum zu einer optimalen Sauerstoffversorgung von Mutter und Kind führt – ein gutes Gefühl. Aber nicht immer: Manchmal will man sich vielleicht auch einfach nur noch hinlegen. Finden Sie heraus, was Ihnen guttut.

Was zeichnet eine gute Geburtsbegleitung aus?

Neben den professionellen Geburtshelferinnen in der Klinik, im Geburtshaus oder zu Hause ist es schön, wenn es noch eine weitere Person gibt, die Sie während der Stunden der Geburt unterstützt und die Sie richtig gut kennen. Oft ist das der Partner und werdende Vater, manchmal vielleicht aber auch die beste Freundin, Schwester oder auch die eigene Mutter. Hier ist ein kleiner Überblick für die Geburtsbegleitung, wie und wann man die Gebärende am besten unterstützen kann. Tipp: Vielleicht sprechen Sie vorher über Ihre Erwartungen und Vorstellungen – das verbindet.

Wenn der Geburtszeitraum sich nähert …

- **Erkunden Sie,** wie man am besten in die Klinik oder das Geburtshaus kommt und wie lange das dauert.

Wenn sich die ersten Wehen melden …

- **Bleiben Sie** bewusst ruhig und sicher – die werdende Mutter ist bestimmt schon aufgeregt genug.
- **Wenn die ersten,** noch schwachen Wehen nachts losgehen, ermuntern Sie zum Weiterschlafen (Ausruhen gibt Kraft für die bevorstehende Geburt). Tagsüber können Sie die Zeit noch mit einem Spaziergang, schönen Urlaubserinnerungen, Musikhören oder Kartenspielen verbringen.
- **Wenn Sie sich** auf den Weg in die Klinik machen, checken Sie noch einmal, ob Sie den Mutterpass und alle anderen Dokumente dabeihaben.

- **Für die Schwangere** ist es von Anfang an wichtig, dass sie das Gefühl hat, die bevorstehende Geburtssituation selbst kontrollieren zu können.

Wenn die Wehen stärker werden ...

- **Jetzt kann sich** die Stimmung ändern. Die werdende Mutter braucht nun Ruhe, Konzentration, angenehmes Licht und das Gefühl von Sicherheit und Geborgenheit, um sich auf die anstrengende Geburt einlassen zu können.
- **Vielleicht tun ihr** kleine Massagen oder ein kühlender Waschlappen gut.
- **Beruhigende und** anerkennende Worte wie „Du machst das großartig" oder auch Koseworte und beruhigendes Streicheln können helfen.
- **Falls Sie in** der Geburtsvorbereitung bestimmte Übungen oder Atemtechniken gelernt haben, können Sie auch daran anknüpfen.
- **Fragen Sie nach:** „Hast du wirklich alles, was du brauchst?"
- **Achten Sie darauf,** dass die werdende Mutter das Geschehen bestimmt, gestalten und kontrollieren kann.
- **Wichtig ist vor allem,** dass Sie Sicherheit und Vertrauen vermitteln. Indem Sie der werdenden Mutter signalisieren, dass Sie auf ihre Kraft vertrauen und dass Sie an das natürliche Wissen ihres Körpers glauben, wird es ihr auch leichter fallen, vertrauensvoll und überzeugt von der eigenen Kraft zu sein.
- **Wichtig ist aber auch,** dabei ehrlich zu bleiben, denn eine falsche Beruhigung kann die Schwangere auch verunsichern, weil sie sich mit ihren Ängsten nicht gesehen fühlt.

Medizinische Geburtshilfen wie Saugglocke oder Zange

Bei etwa fünf von hundert Geburten kann es sein, dass das Baby bereits im Geburtskanal ist, aber es geht nicht voran. In diesem Fall wird zur Sicherheit von Mutter und Kind eine Saugglocke – sehr selten auch eine Zange – eingesetzt. Sobald sich während der Geburt abzeichnet, dass so ein Eingriff notwendig werden könnte, sollten Sie über das weitere Vorgehen aufgeklärt werden, damit Sie Ihre Einwilligung geben können.

Was ist ein Dammschnitt?

Das Gewebe zwischen Scheide und After – der Damm – wird bei der Geburt extrem belastet. Dabei können in und um die Scheide kleine Risse entstehen, die meistens schnell und problemlos wieder heilen. Wenn dem Baby z.B. wegen drohender Sauerstoffnot keine weiteren drei Wehen zuzumuten sind, muss mitunter die Scheidenöffnung durch einen Dammschnitt vergrößert werden, um die Geburt zu beschleunigen. In der Regel wird der Schnitt auf dem Höhepunkt einer Wehe vorgenommen, wenn das Gewebe sehr gedehnt und am schmerzunempfindlichsten ist. Jeder Dammschnitt muss, meist unter örtlicher Betäubung, genäht werden.

Der Kaiserschnitt

Mittlerweile kommt in Deutschland etwa jedes dritte Baby per Kaiserschnitt zur Welt.

Manchmal sprechen medizinische Gründe für einen geplanten Kaiserschnitt, etwa, wenn die Plazenta vor dem Muttermund liegt und eine natürliche Geburt verhindert, wenn das Baby quer oder in Steißlage im Bauch liegt und sich nicht drehen will oder aber die Mutter Mehrlinge erwartet. Auch bei der Geburt können plötzlich Situationen eintreten, die für einen Kaiserschnitt sprechen: z. B. wenn sich die Herztöne des Ungeborenen dramatisch verschlechtern oder ein Geburtsstillstand eintritt. Geplante Kaiserschnitte werden meist unter Teilnarkose, der Spinalanästhesie, durchgeführt. Dabei wird das Betäubungsmittel im unteren Teil der Wirbelsäule direkt in den Rückenmarkkanal gespritzt. Sie wirkt viel schneller als eine PDA. Muss die Geburt in einer Notsituation schnell gehen, kommt aus Zeitgründen meist nur eine Vollnarkose oder Spinalanästhesie infrage.

Der geplante Kaiserschnitt

Falls Sie Ihr Baby mit einem geplanten Kaiserschnitt erwarten, ist die folgende Studie aus Dänemark sicher von Interesse für Sie. Die Forscher haben Daten von über 34 000 Neugeborenen ausgewertet und dabei Folgendes festgestellt: Je früher die Schwangere entbindet, umso höher ist das Risiko, dass das Kind nach der Geburt Atemschwierigkeiten hat. Bei Kaiserschnittgeburten zwischen der 37. und 39. Schwangerschaftswoche waren die Atemprobleme zwei- bis viermal höher als bei Kindern, die in der 40. Woche zur Welt gekommen sind. Offenbar sind die Reifungsprozesse der letzten Wochen und Tage vor der Geburt von entscheidender Bedeutung. Zum Schutz des Babys sollte ein geplanter Kaiserschnitt deshalb so spät wie möglich erfolgen, raten die Forscher.

Auf den Beginn der Wehen warten

In vielen Kliniken ist es üblich, den Kaiserschnitt-Termin im Voraus festzulegen, anstatt auf den Beginn der Wehen zu warten, die das natürliche Zeichen sind, dass ein Kind reif für die Geburt ist. Man weiß z. B., dass etwa sechs Stunden vor Einsatz der Wehen das Wasser aus den Lungenbläschen des Ungeborenen entweicht und Hormone ausgeschüttet werden, die das Baby auf die Geburt vorbereiten. Allein diese Tatsachen lassen es sinnvoll erscheinen, auf den Einsatz der Wehen zu warten – auch dann, wenn ein Kaiserschnitt notwendig und geplant ist.

Und dabei ist noch nicht berücksichtigt worden, welche Unterschiede es für die

Mutter sowie ihren Körper und ihre Seele macht, ob ein Kaiserschnitt mit dem natürlichen Einsatz der Wehen durchgeführt wird oder an einem festgesetzten Termin. Zugegeben: Für die Klinik (und unter Umständen auch für die werdende Mutter) ist dieses Vorgehen nicht so bequem und voraussehbar. Aber die große Frage, die sich jede Frau und jedes Paar stellen sollten, heißt: Sollte unsere Sehnsucht nach Planbarkeit wirklich Grund sein, in die natürlichen Geburtsabläufe einzugreifen? Oder wollen wir uns eine Klinik suchen, in welcher der natürliche Wehenbeginn abgewartet wird?

Ein Kaiserschnitt, bei dem man auf die Wehen wartet, hat deutliche Vorteile: Klinische Erfahrungen zeigen, dass die Neugeborenen weniger unter Anpassungsstörungen leiden und entsprechend „unnötige" Verlegungen in Kinderkliniken entfallen.

Was passiert beim Kaiserschnitt?

Wie kann man sich etwa den Ablauf bei einem Kaiserschnitt vorstellen? Es wird natürlich von Klinik zu Klinik Unterschiede geben, aber so haben Sie schon einige Anhaltspunkte. Zunächst wird die Frau, auf Wunsch im Beisein des Partners, auf die Operation vorbereitet. Dazu wird ihr ein intravenöser Zugang zur Vorbereitung der Narkose gelegt, meistens ist das eine Spinalanästhesie in wachem Zustand. Damit es beim Eingriff nicht zu einer Blasenverletzung kommen kann, wird außerdem ein Dauerkatheter in die Blase gelegt, das ist nicht schmerzhaft. Dann werden alle für die Operation steril eingekleidet, die werdende Mutter liegt bereits auf dem OP-Tisch und wird mit einem sterilen Einmaltuch abgedeckt. Der Platz des Partners oder anderer Begleiter ist neben dem Kopf der Frau. Dort können sie ihr während des Eingriffs am besten psychologisch beistehen, das Gesicht streicheln und sie mit leisen Worten beruhigen. Während der Operation können Sie ungewohnte oder unbekannte Geräusche hören. Lassen Sie sich davon nicht verunsichern oder irritieren. Sie werden auch mitbekommen, dass zum Schutz des Kindes und der Mutter wie bei einer richtigen Geburt zunächst verschiedene Gewebeschichten gedehnt werden. Schließlich wird das Baby nicht durch das Becken und den Gebärkanal, sondern durch die Bauchdecke gedrückt. Allerdings ist es nicht empfehlenswert, bei der Operation selbst zuzusehen. Und noch etwas: Als Begleitung ist es keine Schande, wenn man plötzlich doch den OP-Raum verlassen muss oder einem übel wird – das kann passieren. Wer das Bedürfnis hat, zu sehen, wie ein Kaiserschnitt oder eine normale Geburt funktioniert, sollte sich im Rahmen der Geburtsvorbereitung bei der Hebamme nach einem geeigneten Film erkundigen. Gut ist, wenn dieser gemeinsam mit Hebammen oder Geburtshelfern angeschaut wird.

Nach dem Abnabeln: Kuschelzeit

Sobald das Baby das Licht der Welt erblickt, wird es abgenabelt, eventuell abgesaugt, der

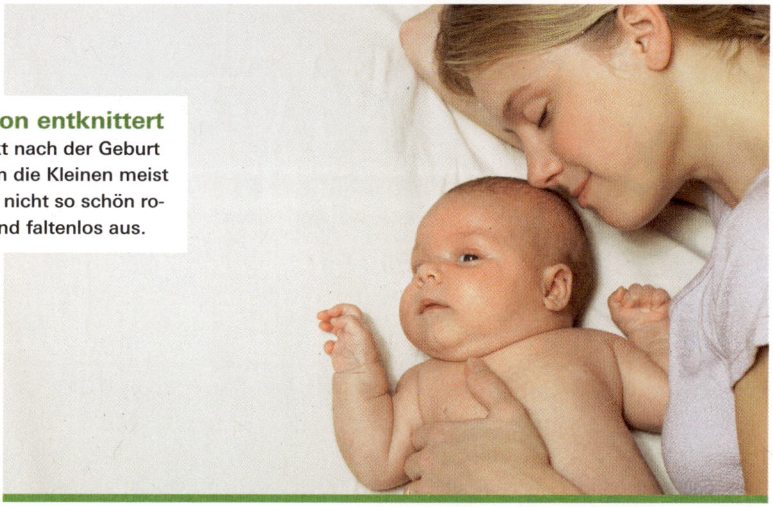

Schon entknittert
Direkt nach der Geburt sehen die Kleinen meist noch nicht so schön rosig und faltenlos aus.

Hebamme übergeben und dann den Eltern gezeigt. Ein Kinderarzt untersucht das Neugeborene und dann darf es – wenn es ihm gutgeht – zurück zu Mutter und Vater, die es nun halten, kuscheln, bewundern und die Nähe zueinander genießen können.

Die Mutter wird weiter medizinisch versorgt, der Vater kann schon den Operationssaal verlassen und mit dem Baby in den Kreißsaal wechseln. Kurze Zeit später kommt auch die Mutter nach und als neugeborene Familie bleibt man noch für eine Überwachungsphase im Kreißsaal.

In manchen Kliniken geht es nach dem Kaiserschnitt zur Überwachung auch in einen Raum im Kreißsaalbereich, in dem die neue kleine Familie zusammen sein kann. Andere Kliniken haben lediglich einen Aufwachraum, sodass die Familie für eine Zeit getrennt wird. Am besten, Sie erkundigen sich in den einzelnen Kliniken.

Und nach dem Kaiserschnitt …?

Keine Frage: Im Notfall ist ein Kaiserschnitt auf jeden Fall ein Segen für Mutter und Kind. Dennoch sollte man auch wissen, dass bei aller Routine, die mittlerweile im Klinikalltag eingekehrt ist, ein Kaiserschnitt dennoch ein operativer Eingriff ist, der bestimmte Folgen haben kann.

So erleben per Kaiserschnitt geholte Kinder die Veränderung der Druckverhältnisse wesentlich stärker. Gleichzeitig fehlt der körperliche Geburtsstress, dem Babys bei einer natürlichen Geburt ausgesetzt sind. Die Folge davon ist, dass Neugeborene häufiger als bei einer normalen Geburt mit Atem- und Anpassungsstörungen reagieren.

Experten weisen auch darauf hin, dass bei einer normalen Geburt im Stoffwechsel der Mutter Endorphine freigesetzt werden, die für Glücksgefühle der Mutter nach durchgestandenen Schmerzen sorgen sowie das Baby wach und aufmerksam machen. Dadurch wird der Prozess des Bonding (mehr dazu auf den nächsten beiden Seiten) entscheidend unterstützt. In den meisten Kliniken wissen die Ärzte, Ärztinnen und Hebammen um die Folgen und werden Sie und Ihr Baby in den ersten Stunden und Tagen nach der Geburt gut beobachten und unterstützen.

Die erste Begegnung

Und dann ist es tatsächlich da! Nach zehn Monaten im Bauch der Mutter, gut geschützt von Fruchtwasser und Fruchtblase, ist das Baby auf die Welt gekommen.

Es wird von einem Moment auf den anderen nicht mehr über die Nabelschnur mit Sauerstoff versorgt, sondern muss plötzlich allein atmen. Dazu ist seine nahe Umgebung plötzlich nicht mehr eng, dunkel und geräuschgedämpft wie in der Gebärmutter, sondern ungewohnt hell und laut. Gut, wenn es dann die vertrauten Stimmen der Eltern hört und sich möglichst eng an die Mutter kuscheln kann, um ihren vertrauten Herzschlag zu hören. Tatsächlich funktioniert das Schmecken, Riechen und Hören bei Neugeborenen schon sehr gut, sie können ihre Mutter meist am Geruch und an der Stimme erkennen. Auch den Saug-, Such- und Greifreflex hat die Natur jedem Neugeborenen von Anfang an mitgegeben, damit es – sobald es trinken möchte – die Brustwarze der Mutter findet und weiß, wie es an die lebensnotwendige Muttermilch kommt. Wissenschaftliche Untersuchungen haben gezeigt, dass der unmittelbare Körperkontakt zwischen Mutter und Baby nach der Geburt für das Kind und dessen weitere Entwicklung sehr wertvoll ist. Durch den direkten Hautkontakt, die Körperwärme, den Herzschlag, die Stimme und den Geruch der Mutter spürt das Neugeborene: Hier ist alles bekannt und vertraut, ich bin hier sicher! Dieses Gefühl der Sicherheit und Geborgenheit stabilisiert die Atmung und den Kreislauf des Babys, über den direkten Hautkontakt werden auch die ersten Stillreflexe zwischen dem Neugeborenen und der Mutter aktiviert.

Hallo, Kleines – wir haben lange auf dich gewartet!

Diese Phase, die ersten Augenblicke zwischen Baby und Mutter (und auch dem Vater) nennt man Bonding. Der englische Begriff stammt von zwei amerikanischen Wissenschaftlern, die als Erste diese besondere Bindung oder auch Verbindung in den Stunden nach der Geburt untersucht haben. Es ist schön, wenn sich die Mutter beziehungsweise die Eltern dafür viel Zeit und Ruhe nehmen können. Wie genau der jeweilige Bonding-Prozess dann im Einzelnen abläuft, kann man allerdings nicht vorhersagen. Manchmal muss das Baby oder die

Mutter vielleicht erst noch medizinisch untersucht oder versorgt werden, bevor sie sich intensiver aufeinander einlassen können. Manchmal sind Sie vielleicht auch noch zu erschöpft. Oder wollen nach den Anstrengungen der Geburt erst einmal tief durchatmen. Auch das ist vollkommen in Ordnung. Für das Bonding gibt es kein „richtig" oder „falsch", keinen vorgeschriebenen Ablaufplan und keine festen Regeln.

→ Bonding

Dr. Wolf Lütje, Präsident der Deutschen Gesellschaft für psychosomatische Geburtshilfe und Gynäkologie, beschreibt das Phänomen so: „Bonding ist nur schwer mit Worten, sondern besser mit dem Herzen und den Sinnen erfassbar. Wenn Bonding stattfindet, ist manchmal spürbar, wie sich Liebe und Geborgenheit, Frieden und Zufriedenheit im Raum ausbreiten. Diese Gefühle können eine wichtige Grundlage für die lebenslange Gesundheit Ihres Kindes sein."

Der erste Atemzug …

Im Geburtskanal wird der Brustkorb des Babys so fest zusammengedrückt, dass es das Fruchtwasser, was es noch in der Lunge oder im Rachen hat, ausspuckt. Sobald es geboren ist und sich der Brustkorb endlich wieder ausdehnen kann, holt das Neugeborene zum ersten Mal Luft. Dabei verschließt sich der Zugang vom Bauch des Kindes zur Nabelschnur – das längere Pulsieren der Nabelschnur geschieht also nur noch zwischen dem Mutterkuchen und dem Ende der Nabelschnur am Bauch.

Nun atmet das Kind allein – und auch die Körpertemperatur muss sein kleiner Organismus jetzt allein regeln. Viele Neugeborene frieren leicht, weil ihre Körperoberfläche im Verhältnis zu ihrem Gewicht sehr groß ist. Außerdem leitet die Haut in dieser sensiblen Phase die Wärme besonders gut weiter. Deswegen müssen Neugeborene sorgsam vor Unterkühlung (und Überhitzung) geschützt werden.

Erste Untersuchungen

U1: Nach der Geburt	U2: Zwischen 3. und 10. Lebenstag
Atmung Herzschlag Reflexe	Innere Organge Sinnesorgane Früherkennung von Stoffwechselerkrankungen Hörscreening

Die ersten Untersuchungen

Kaum auf der Welt, wird der neue Erdenbürger untersucht – aber keine Sorge, Ihr Baby wird dabei nicht weiter in seinem Ankommen beeinträchtigt, denn das Blut für die notwendigen Laborwerte wird aus der Nabelschnur entnommen. Und der Apgar-Test kann auch durchgeführt werden, wenn das Baby auf Ihrem Bauch liegt.

Mit großer Wahrscheinlichkeit wird es nicht aussehen wie die rosigen, faltenlosen Wonneproppen, die man in der Werbung sieht. Denn: Wer würde schon ein Neugeborenes in einem Film mitspielen lassen? Stellen Sie sich also darauf ein, ein verknautschtes winziges Etwas in den Armen zu halten. Vielleicht noch etwas mitgenommen von der anstrengenden Geburt.

- **Blutuntersuchungen:** Das Blut wird aus der Nabelschnur für die erste Untersuchung entnommen, um den Säuregehalt des Blutes (pH-Wert) und den Hämoglobin-Wert (Hb) zu bestimmen. Falls der pH-Wert zu niedrig ist, wird das Neugeborene gegebenenfalls besonders überwacht oder behandelt.
- **Der Apgar-Test:** Dieser Test wurde in den fünfziger Jahren entwickelt und liefert bis heute wichtige Anhaltspunkte, um zu beurteilen, wie es den Kleinen geht. Alle Kinder werden während der ersten zehn Minuten nach der Geburt dreimal dem Apgar-Test unterzogen. Geprüft werden dabei Atmung, Puls, Muskelspannung, Reaktion auf Außenreize und Hautfarbe. Pro Bereich werden bis zu zwei Punkte vergeben (siehe Kasten). Die Bestnoten liegen zwischen neun und zehn Punkten. Es kann sein, dass der erste Testwert nicht optimal ist. Aber nach den Strapazen der Geburt kann es vollkommen angemessen sein, wenn ein Baby zum ersten Testzeitpunkt noch gestresst ist und vielleicht nur acht Punkte hat.

Die ersten Untersuchungen des Neugeborenen und die folgenden Untersuchungen beim Kinderarzt sind dazu da, die Entwicklung des Babys zu beobachten. Insgesamt sind im ersten Lebensjahr gleich sechs sol-

Der Apgar-Test

Alle Kinder werden während der ersten zehn Minuten nach der Geburt dreimal dem Apgar-Test unterzogen.

Kriterien	0 Pkte.	1 Punkt	2 Punkte
Aussehen (Hautfarbe)	blass, blau	Körper rosig, Arme und Beine blau	rosig
Herzschlag	keiner	weniger als 100 Schläge pro Minute	mehr als 100 Schläge pro Minute
Muskeltonus	schlaff	etwas Spannung	aktive Bewegungen
Reflexe und Reaktionen	keine	geringe Reaktionen, Gesichtsbewegungen	niesen, husten oder schreien
Atmung	keine	unregelmäßig	regelmäßig

cher Früherkennungsuntersuchungen vorgesehen. Die erste Untersuchung – die U1 – wird unmittelbar nach der Geburt durchgeführt, die zweite zwischen dem 3. und dem 10. Lebenstag.

Vitamin K und Augentropfen

- **Vitamin K:** Kindliche Darmbakterien produzieren nach der Geburt noch nicht genug Vitamin K (wichtig für die Blutgerinnung). Deshalb wird eine Vitamin-K-Prophylaxe empfohlen – das bedeutet, der Säugling bekommt zwei Tropfen Vitamin K in einer öligen Flüssigkeit, ebenso bei den Untersuchungen U2 und U3. Damit soll möglichen Hirnblutungen vorgebeugt werden, die sich aus winzigen Blutungen entwickeln können, falls das Gerinnungssystem des Neugeborenen gestört ist.
- **Augentropfen** sollen eine Infektion der Augen durch die Geburt verhindern. Früher hatte man dafür eine Silbernitratlösung verwendet, die aber in den meisten Kliniken durch ein Antibiotikum ersetzt worden ist, weil das Silbernitrat sehr in den Augen gebrannt hat und die Babys danach nur verschwommen sehen konnten. Es sind jedoch viele Erreger gegen die zur Verfügung stehenden Antibiotika resistent geworden, sodass diese Art der Prophylaxe kritisch gesehen wird. Wenn Sie am Ende der Schwangerschaft einen Abstrich der Scheide machen lassen und keine gefährlichen Keime zu finden sind, sind die Augentropfen überflüssig.

Neugeborenen-Gelbsucht

Die Neugeborenen-Gelbsucht kommt relativ häufig vor, weil die Leber ihre Funktion erst allmählich aufnimmt und sich der Stoffwechsel des Babys erst nach und nach anpasst. Dadurch erhöht sich die Konzentration von Bilirubin – einem Abbauprodukt des Blutfarbstoffs Hämoglobin. Bilirubin lagert sich in der Haut ab, sodass in den ersten Lebenstagen eine gelbliche Hauttönung entstehen kann. Der Organismus des Säuglings kann von Tag zu Tag eine höhere Dosis Bilirubin selbst abbauen. So verschwindet die Gelbsucht meist von selbst innerhalb einer Woche. Wichtig: Tut sie das nicht, sollte das Baby eine Fototherapie unter blauem Licht bekommen. Das Licht spaltet das Bilirubin auf, sodass es dann wiederum besser ausgeschieden werden kann. Falls Sie ambulant oder zu Hause entbinden, achten Sie darauf, dass im Zweifelsfall – also bei einer gelblichen Hauttönung des Kindes – die Hebamme oder ein Kinderarzt die Bilirubinwerte Ihres Babys überprüfen.

Trends in der Geburtshilfe

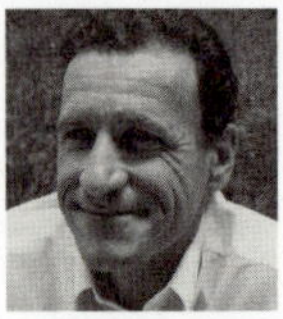

Dr. Wolf Lütje, Gynäkologe und Chefarzt am Hamburger Amalie Sieveking Krankenhaus, erläutert, welchen Einfluss die wachsende Zahl von Kaiserschnitten auf auf die Zukunft der Geburtshilfe hat.

Seit wann ist die Kaiserschnittrate so dramatisch gestiegen?

Im Prinzip in den letzten zehn Jahren. Aber schon seit 1991 hat sich der Anteil der Kaiserschnittentbindungen nahezu verdoppelt. Damals lag die Rate der Schnittentbindungen bei etwa 15 Prozent, heute bei über 30 Prozent.

Meinen Sie, die Rate wird weiter steigen?

Das kann schon sein, aber ich denke, irgendwann kommt der Punkt, an dem es eine Trendwende geben wird. Das war zum Beispiel im 18. Jahrhundert rund um die Erfindung der Zangengeburt ähnlich. Als erstmals ein totgeglaubtes Kind per Zange gerettet wurde, war das eine absolute Sensation. Dann wurden eine Zeit lang immer mehr Kinder per Zange geholt – bis man merkte, dass Zangengeburten heftige Komplikationen mit sich bringen. Heute liegt die Rate der Entbindungen mit Zange bundesweit bei unter einem Prozent.

Dafür hat sich die Kaiserschnittrate rasant erhöht …

Das ist richtig. Aber man sollte zunächst sehen, dass ein Kaiserschnitt auch viel Gutes hat. Es gibt bei schweren Komplikationen keine grauenhaften Vaginalgeburten mehr, die Operationsmethoden wurden und werden ständig weiter verfeinert, die Risiken unter der Operation sinken.

Klingt nahezu perfekt.

Dennoch ist ein Kaiserschnitt nicht frei von Neben- und Folgewirkungen. Eine wichtige Frage, die unbedingt weiter erforscht werden sollte, lautet zum Beispiel: Machen wir den Kaiserschnitt zum richtigen Zeitpunkt? Aktuelle Studien zeigen, dass etwa die Hälfte aller Kaiserschnitte geplant ist.

Was bedeutet das in der Praxis?

Dass der OP-Termin vorab festgelegt wird – für die Kliniken und für die werdende Mutter gibt es also eine gewisse Planungssicherheit. Andererseits: Der gesamte Verlauf der Schwangerschaft und Geburt ist ein von der Natur bis ins Feinste ausgeklügelter Prozess – man kann auch sagen, ein Wunder! Wenn das Kind geburtsbereit ist, werden verschiedenste Hormone ausgeschüttet, die beide, Mutter und Kind, auf die Geburt vorbereiten. Und nicht nur das: Auch die Zeit direkt nach der Geburt, das Bonding, das Stillen, alle diese Dinge werden von der Natur und natürlichen körperlichen Abläufen im Grunde genommen perfekt vorbereitet und begleitet.

Und welche Folgen birgt ein geplanter Kaiserschnitt?

Wir wissen noch nicht genau, welche Folgen der geplante und operative Eingriff in das natürlich vorgesehene System hat. Es werden ja keine geburtsvorbereitenden Hormone ausgeschüttet. Da müssen wir noch viel mehr und vor allem genauer forschen! Man kann mit dem Durchführen des Kaiserschnitts auch warten, bis sich die ersten Wehen ankündigen. Aber das ist natürlich nicht planungssicher. Für Mutter und Kind aber mit großer Wahrscheinlichkeit besser!

Es muss also noch mehr und weiträumiger geforscht werden?

Unbedingt! Mit ganzheitlichen – medizinischen, biologischen und psychologischen Methoden! Zu bedenken ist ja auch, was langfristig mit unserer Geburtskultur und unserem Geburtswissen passiert: Könnte es verloren gehen? Wie wirken sich die operativen Eingriffe in die hormonellen Geburtsabläufe über mehrere Generationen aus? Darüber wissen wir kaum etwas.

Könnte es denn sein, dass unsere Fähigkeiten zur natürlichen Geburt irgendwann verkümmern, weil sie nicht mehr häufig genug aktiviert werden?

Zumindest sollten wir auch solche Überlegungen in weitere Studien und Forschungen einbeziehen.

Wie sehen Sie als Geburtshelfer die nächsten Jahrzehnte?

Ich hoffe, dass wir erkennen, dass sich mit weniger medizinischen Interventionen mehr erreichen lässt. In einigen Jahren werden wir vielleicht noch mehr über die natürlichen Vorteile der vaginalen Entbindung wissen und im Kreißsaal bei Abwägung aller Risiken entsprechend handeln. Wichtige Schritte auf dem Weg dahin sind die Sicherung und Erweiterung unseres Geburtswissens, neue Finanzierungsmodelle für eine betreuungsintensivierte Geburtshilfe sowie ein konstruktiver und entängstigter Umgang mit Haftpflichtfragen. Zudem brauchen wir eine neue Leitlinie zum Kaiserschnitt, welche diese geburtshilfliche Methode besser relativiert und einen differenzierteren Umgang festschreibt.

Vertrauen Sie auf Ihre Stärke – und lassen Sie sich nicht von der steigenden Zahl von Kaiserschnitten verunsichern. Beim Arbeitskreis Frauengesundheit (AKF) gibt es den unterstützenden Flyer „Informationen zur normalen Geburt"– kostenlos unter www.akf-info.de als Download verfügbar.

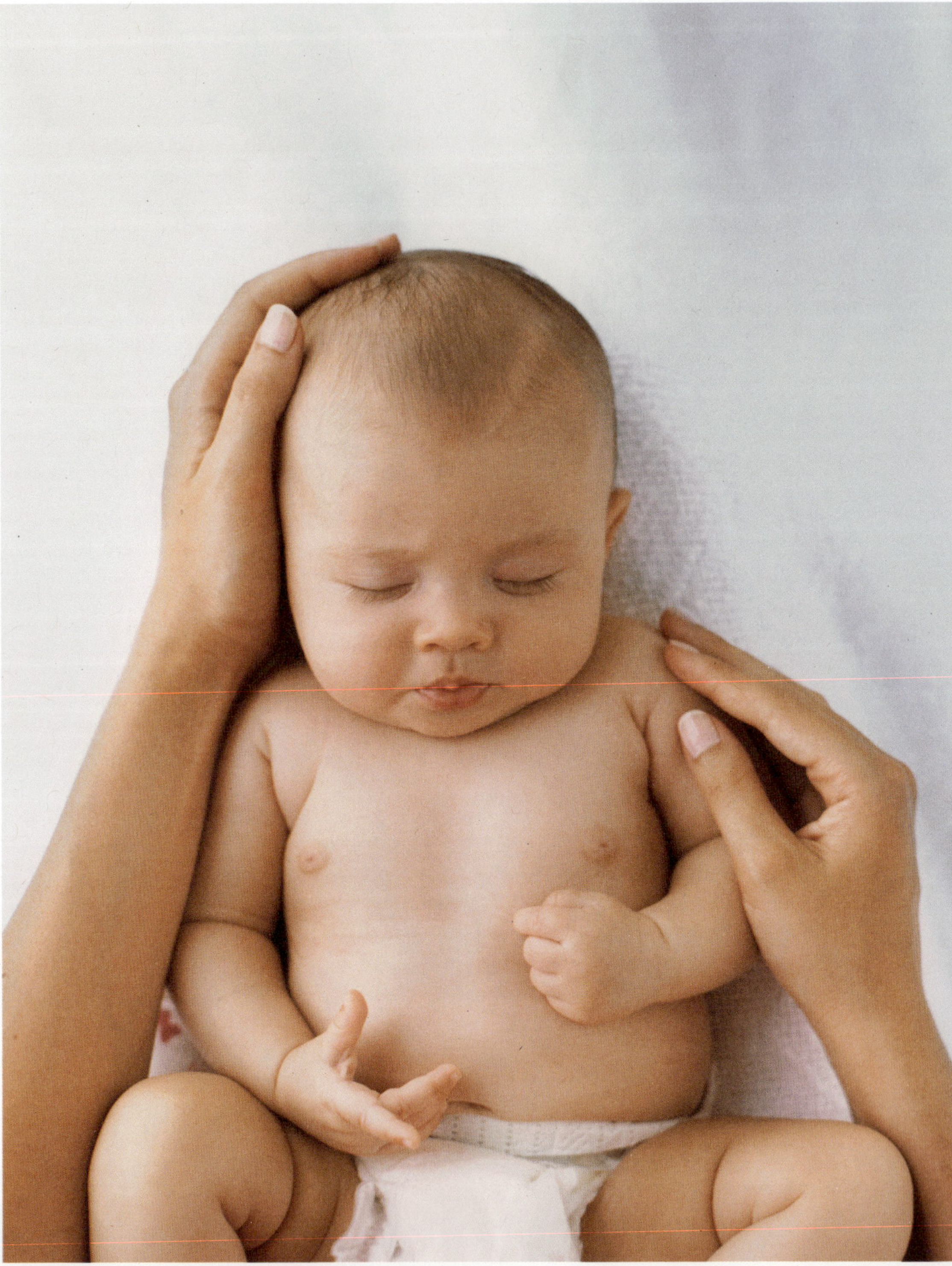

Erste Tage und Wochen

Jetzt ist das Baby da – und noch einmal beginnt eine Zeit großer Umstellungen. Wie werden die ersten Tage zu Hause? Klappt es mit dem Stillen? Fühlen sich Mutter und Vater der neuen Verantwortung gewachsen?

Wenn ein Mensch auf die Welt kommt, ist er zwar hilflos, doch schon mit allen Sinnen ausgestattet: Er kann fühlen, schmecken, riechen, hören und sehen! Dennoch sind die ersten Tage und Wochen für alle Neugeborenen eine Zeit großer Umstellungen. Mutter und Baby brauchen jetzt viel Rücksicht, Ruhe und Zeit, um sich von den Strapazen der Geburt zu erholen. Und der Partner? Auch er muss sich erst auf seine neue Vaterrolle einstellen. Gut, wenn man deshalb die ersten Tage und Wochen gemeinsam plant. Während der Wochenbettzeit können sich Mütter von einer Hebamme besuchen, unterstützen und beraten lassen.

→ Kleine Starthilfe

Für junge Mütter ist es jetzt wichtig, neben dem Baby gut auf sich selbst zu achten. Das ist nicht einfach, aber dieses Kapitel möchte Sie dazu ermuntern. Auf einen guten Start in Ihr neues gemeinsames Familienleben!

Der erste Tag mit Baby

Da liegt das kleine Wesen nun neben Ihnen oder in Ihren Armen und schaut sie mit seinen blauen Augen aufmerksam an.

Bei der Geburt haben übrigens alle Babys graublaue Augen – ihre endgültige Augenfarbe stellt sich erst einige Monate nach der Geburt ein. Viele Neugeborene haben zu Anfang auch noch eine ziemlich rote und teilweise schrumpelige Haut, denn auch die muss sich erst auf die veränderten Umweltbedingungen einstellen. Es ist ungewohnt für das Baby, nun nicht mehr von Fruchtwasser umgeben zu sein, sondern in einer Windel, einem Body und einem Strampelanzug zu stecken. Nach wie vor genießt es deshalb den Körperkontakt zur Mutter und je mehr nackte Haut es dabei fühlen kann, umso besser. Es kann schon Ihren Finger umklammern, wenn Sie ihn in die winzige Hand legen, und es kann an Ihrer Brust saugen oder an den eigenen Fingerchen nuckeln.

Nach und nach in Form

Der Kopf des Babys ist gerade in den ersten Tagen im Vergleich zu dem kleinen Körper riesig und vielleicht durch den engen Geburtskanal auch leicht verformt. Das ist normal und nur vorübergehend – genau wie die Fontanellen, das sind weiche Stellen am Kopf des Babys. Sie ermöglichen, indem sich die Knochenplatten des Schädels übereinanderschieben können, eine Verkleinerung des Schädels und erleichtern so den Weg des Köpfchens durch den Geburtskanal. Seien Sie nicht erschrocken, wenn Ihr Baby nicht so glatt und rosig aussieht wie in der Windelwerbung. Es ist eben gerade in den ersten Tagen noch etwas mitgenommen. Möglicherweise sind seine Brust und die Geschlechtsorgane leicht geschwollen – eine Folge der mütterlichen Hormone, die aber innerhalb weniger Tage abklingt.

Jedes Baby hat seine Art, anzukommen: Manche sind sehr aufmerksam, andere eher schläfrig.

Das Baby ist jetzt seit einigen Stunden abgenabelt. Nun ist sein Körper für alle wichtigen Lebensfunktionen allein zuständig: für das Atmen, den Temperaturausgleich zwischen Raum- und eigener Körpertemperatur, die Nahrungsaufnahme, Verdauung sowie die Ausscheidung von Urin und Stuhl.

Das sind viele neue Herausforderungen auf einmal und jedes Baby bewältigt sie auf seine Art: Die einen sind sehr aufmerksam und wach, andere eher schläfrig. Die einen müssen häufiger schreien oder weinen, die anderen so gut wie gar nicht. Wie immer Ihr Baby am ersten Tag reagiert: Nehmen Sie es nicht persönlich, sondern gestehen Sie ihm zu, dass es seine Art hat, auf der Erde anzukommen und sich auf die vielen körperlichen Veränderungen einzustellen. Sie können es dabei unterstützen: mit Verständnis, Körperkontakt und beruhigenden Worten.

Wie sich der Körper der Mutter kurz nach der Geburt anpasst

Auch Körper und Seele der Mutter haben am ersten Tag nach der Geburt ein nicht unerhebliches Anpassungsprogramm zu absolvieren. Da sind einerseits Stolz, Freude und große innere Aufregung über das Neugeborene, dem Sie und Ihr Partner das Leben geschenkt haben.

Andererseits sind da aber noch verschiedene Nachwirkungen der Geburt: Immer wieder zieht sich die Gebärmutter zusammen, um auf eine normale Größe zu schrumpfen, das kann teilweise schmerzhaft sein. Gleichzeitig fühlt sich der Bauch merkwürdig leer an und die Bauchhaut, die in den letzten Wochen stark gedehnt war, ist nun viel zu groß. Die inneren Organe wandern auf ihren ursprünglichen Platz zurück und als Mutter spürt man das manchmal.

Der Wochenfluss

In den ersten ein bis drei Tagen nach der Geburt können die Blutungen – auch Wochenfluss genannt – ziemlich stark sein. Die abgelöste Plazenta hat eine Wunde in der Gebärmutter hinterlassen, die sich erst langsam schließen muss. Mit dem Wochenfluss werden Blut, Schleim und ausgestoßenes Gewebe aus der Gebärmutter abtransportiert. Wundern Sie sich also nicht, wenn die Blutung zu Anfang nicht nur aus Blut, sondern manchmal auch aus festerem, geronnenem Blut besteht und wesentlich stärker ist als jede normale Menstruation. In der Klink liegen dafür stapelweise riesige Binden bereit, falls Sie ambulant oder zu Hause entbinden, ist es gut, wenn Sie sich extragroße Binden oder Windeleinlagen besorgen. Falls Sie dennoch unsicher sind, sprechen Sie Ihre Hebamme, Ihre Ärztin oder Ihren Arzt an. Insgesamt dauert der Wochenfluss etwa sechs Wochen. Ist er nur sehr spärlich, sollten Sie ebenfalls die Hebamme oder die Ärztin benachrichtigen.

Der erste Toilettengang

Es kann am ersten Tag nach der Geburt ungewohnt und unangenehm sein, wenn Sie zur Toilette müssen. Schließlich sind die Scheide und der Damm, das Gewebe zwischen Scheide und Anus, bei der Geburt enorm gedehnt worden und deshalb noch geschwollen, wahrscheinlich auch wund. Ein Trost: Meistens regeneriert sich das Gewebe sehr schnell, sodass oft nur der erste Toilettengang Überwindung kostet und man schon dann merkt, dass es gar nicht so schlimm ist. Langsam stellt sich Ihr Körper

Wenn's zwei oder mehr sind – Vielleicht gehören Sie zu den Eltern, die Zwillinge oder Drillinge bekommen haben. Dann gibt es für Sie beide alle Hände voll zu tun. Je nachdem, in welcher Woche die Kinder zur Welt kamen, liegen Sie vielleicht auf der Station für frühgeborene Babys. Sie werden die Kleinen dort wahrscheinlich besuchen und mitbetreuen. Mit zwei oder mehr Babys ist es für Mütter eine Meisterleistung, gut auf sich selbst zu achten. Schön, wenn Ihr Partner Sie unterstützen kann. Wichtig ist, sich rechtzeitig um alternative Unterstützung zu kümmern.

auf das Stillen ein (siehe S. 274) – zunächst produziert er eine Vormilch – auch Kolostrum genannt. Das ist eine klare gelbe Flüssigkeit, die vor allem in den ersten drei bis fünf Tagen von den Brustwarzen abgesondert wird. Auch wenn es manchmal nur wenige Tropfen sind, so sind diese doch sehr eiweißreich und enthalten besonders viele Abwehrstoffe und Antikörper, die für das Immunsystem des Neugeborenen aufbauend und wichtig sind. Es ist gut, wenn Sie Ihr Baby, wann immer es möchte, zum Trinken anlegen oder ihm die Flasche geben. In der Regel wird das etwa alle zwei bis drei Stunden sein, aber Sie wissen ja inzwischen: Ausnahmen bestätigen die Regel. Vertrauen Sie also auch hier auf Ihren Körper und Ihre Intuition und zögern Sie nicht, bei Unsicherheit die Hebamme um Rat zu fragen.

Müde und aufgedreht zugleich

Die ersten Stunden als Mutter und Vater, als neugeborene Familie, sind sehr intensiv. Am liebsten möchte man alles auf einmal: das Baby knuddeln, das Glück mit dem Liebsten teilen, mit Freunden und Familie telefonieren, essen, trinken, baden, schlafen, ausruhen ... Es braucht Zeit, bis man das große Abenteuer Geburt verarbeitet und verstanden hat. Bis dahin besteht die Welt hauptsächlich aus Gefühl!

Vielleicht sind Sie auch sehr erschöpft oder haben einfach nur ein großes Bedürfnis nach Ruhe und Zurückgezogenheit. Viele Frauen erleben auch beides. Mit anderen Worten: Der erste Tag nach der Geburt ist ein intensives Gefühlsbad.

Jetzt sollten alle Rücksicht auf Sie nehmen

Hilfreich für Sie als junge Mutter ist dabei: Richten Sie Ihre Aufmerksamkeit vor allem auf sich selbst und das Baby. Schlafen Sie, wenn Sie müde sind. Bitten Sie eventuelle Besucher, später zu kommen, wenn es Ihnen zu viel ist. Sie müssen weder am ersten Tag noch in der ersten Woche die Erwartungen von Partner, Freunden oder Familie erfüllen, sondern dürfen alle Rücksicht dieser Welt erwarten.

Infos für frischgebackene Väter

Das war aufregend! Die vielen Stunden, die Ihre Partnerin in den Wehen gegangen ist oder gelegen hat, der Endspurt kurz vor der Geburt – und dann der Moment, in dem Ihr gemeinsames Kind geboren worden ist ... Eigentlich kann man den überwältigenden Gefühlssturm, der in diesem Moment über Mutter und Vater hinwegfegt, gar nicht in Worte fassen. Und nun liegt dieses kleine Wesen, Ihr Kind, da frisch gebadet und gewickelt neben Ihrer Partnerin oder auch in Ihren Armen und wird Sie von nun an brauchen.

Wenn Ihr Kind nicht ambulant oder zu Hause zur Welt gekommen ist oder Sie nicht ein Familienzimmer in der Klinik gebucht haben, wird irgendwann der Moment kommen, wo nach den vielen gemeinsamen und intensiven Stunden rund um die Geburt der erste kleine Abschied von Mutter und Baby ansteht. Vielleicht möchte Ihre Partnerin schlafen. Oder Sie selbst sind müde und erschöpft.

Sie werden nach Hause fahren, vermutlich möchten Sie dringend etwas essen, möchten duschen oder baden – und vielleicht brauchen Sie jetzt auch einen vertrauten Menschen, mit dem Sie Ihre Freude und die vielen anderen Erfahrungen und Gefühle der letzten Tage teilen können. Vielleicht ein guter Freund, liebe Nachbarn, Bruder oder Schwester, die Eltern.

→ Unterstützung von Hebamme und Haushaltshilfe

Nach der Geburt hat jede Frau einen Anspruch auf Hausbesuche durch eine Hebamme. Die ersten zehn Tage nach der Entbindung kann sie täglich nach Ihnen und dem Baby schauen, zum Beispiel um die Wundheilung (nach einem Damm- oder Kaiserschnitt) und Rückbildung Ihrer Gebärmutter zu beobachten. Auch beim Stillen und bei der Säuglingspflege steht Sie mit Rat und Tat zur Seite. In den folgenden acht Wochen sind weitere Besuche nach Absprache möglich. Die Kosten dafür werden von der Krankenkasse übernommen. Manche Frauen sind in der Schwangerschaft oder nach der Entbindung so geschwächt, dass sie ihren Haushalt vorübergehend nicht selbst führen können. Dann haben sie als gesetzlich Versicherte Anspruch auf eine Haushaltshilfe. Notwendigkeit, Dauer und Umfang der Unterstützung werden vorab von der Kasse individuell geprüft. Dazu ist meist eine ärztliche Bescheinigung erforderlich. Bei der Suche nach einer Haushaltshilfe können Sie sich von der Hebamme oder von der Ärztin beraten lassen. Neben professionellen Dienstleistern darf man übrigens auch eine Freundin oder Verwandte wählen.

Wie ist das mit dem Stillen?

Meist dauert es etwas, bis Baby und Mutter gut eingespielt sind, aber dann ist es die natürlichste Art, ein Kind zu ernähren.

Viele Studien haben es gezeigt: Muttermilch ist die beste Nahrung für Säuglinge und Stillen bietet tatsächlich viele Vorteile für Mutter und Kind. Muttermilch enthält genau das, was Babys brauchen, ist reich an Abwehrstoffen und schützt das Kleine vor Infektionen. Außerdem wird die Ausschüttung wichtiger Hormone gefördert, was wiederum die Rückbildung der Gebärmutter sowie den mütterlichen Körper unterstützt.

Manche Frauen können vielleicht nicht stillen oder möchten es nicht. Dann ist Flaschenkost eine gute und gesunde Alternative (siehe „Babynahrung", S. 279).

Muttermilch – der optimale Mix

Gerade zu Anfang, wenn der winzige Körper sich an die neue Art der Nahrungsaufnahme sowie an das Verdauen gewöhnen muss, bekommt er mit der Vormilch und später mit der reifen Muttermilch den optimalen Mix. Außerdem fördert der innige Haut- und Körperkontakt beim Stillen das Bonding (siehe „Es ist so weit – die Geburt", S. 262) zwischen Mutter und Baby und damit die gesamte Entwicklung des Kindes.

Erwiesen ist auch, dass Säuglinge, die ausschließlich gestillt werden, später seltener übergewichtig sind. Nicht zuletzt ist Stillen kostenlos, erspart das Anschaffen von fertiger Säuglingsnahrung sowie das Reinigen von Fläschchen und es ist sehr praktisch. Denn egal, ob mitten in der Nacht oder spontan unterwegs: Man hat als Mutter die Milch immer dabei und sie hat stets die richtige Trinktemperatur.

Das erste Anlegen

Manche Babys suchen schon kurz nachdem sie das Licht der Welt erblickt haben nach der mütterlichen Brust. Andere brauchen erst ein bisschen Zeit, um wirklich anzukommen, und wollen nicht sofort trinken. Die einen Babys saugen eher vorsichtig, andere ziemlich temperamentvoll. Lassen Sie sich überraschen, wie sich die erste Stillbegegnung zwischen Ihnen und Ihrem Kind anfühlen wird.

Die Natur hat es so eingerichtet, dass in diesem Moment vor allem zwei Hormone ausgeschüttet werden: Prolaktin, das für die Milchbildung sorgt, und Oxytocin, welches die Milch fließen lässt.

Sorgen Sie dafür, dass beim ersten Anlegen eine ruhige und entspannte Atmosphäre um Sie herum herrscht und keine anderen Menschen im Raum sind, die Ihre Inti-

So geht's richtig
Stützen Sie Ihre Brust beim Stillen so, dass Ihre Brustwarze frei liegt (links). Auf keinen Fall die Brustwarze herausstellen wie rechts zu sehen!

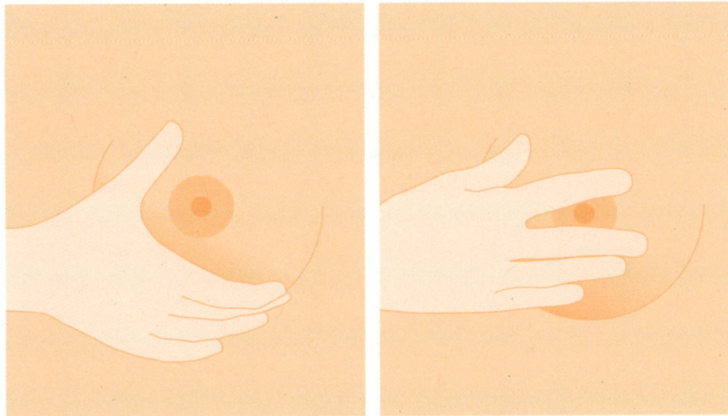

mität stören könnten. Lassen Sie sich Zeit für die ersten Stillversuche.

Stilltipps für die ersten Male

Darauf können Sie von Anfang an achten:

- **Sorgen Sie dafür,** dass Sie selbst rundum gut und bequem sitzen – am besten in einem Sessel mit Rücken- und Armlehnen, sodass Sie einen guten Halt haben. Frei im Bett zu sitzen und das Kind zu stillen ist gerade für Anfängerinnen sehr schwer.
- **Sehr hilfreich** kann ein extra Kissen oder ein Stillkissen sein. Unter das Baby oder Ihre Arme gelegt, sorgt es dafür, dass Brust und Gesicht des Babys ungefähr auf einer Höhe sind.
- **Will das Baby** trinken, wird es seinen Mund öffnen und die Brust suchen. Führen Sie mit Ihrer freien Hand die Brustwarze zum Mund des Babys, indem Sie die Brust von unten halten und stützen (siehe Abbildung oben links).
- **Falls das Stillen** wehtut, liegt oder saugt das Baby vermutlich nicht in der richtigen Position. Dann reagieren Sie am besten sofort: Fahren Sie vorsichtig mit Ihrem kleinen Finger zwischen den Mund des Babys und Ihrer Brust, um es dadurch noch einmal von Ihrer Brustwarze abzulösen und neu anzudocken. Was ganz wichtig ist: Das Baby soll möglichst die gesamte Brustwarze in den Mund nehmen, statt nur am vorderen Teil zu saugen.
- **Es kann auch** andere Gründe haben, warum das Stillen schmerzt. Die Hebamme kann Sie in diesen Fällen beraten, Ihnen helfen und die verschiedenen Stillhaltungen und -techniken zeigen. Bei größeren Schwierigkeiten empfiehlt es sich, eine Stillberaterin aufzusuchen, um sich von ihr einen individuellen, unterstützenden Rat zu holen.
- **Zu Anfang** können die Brustwarzen von der ungewohnten Belastung wund werden – manchmal kann das daran liegen, dass Mütter ihre Neugeborenen zu lange an der Brust nuckeln lassen.
- **Bei wunden Brustwarzen** hilft es, die wunde Stelle mit Muttermilch einzureiben und an der Luft trocknen zu lassen. Alternativ können Sie die Hebamme nach einer geeigneten Salbe fragen. Sie können auch versuchen, die Beschwerden mit einer Rotlichtlampe zu lindern.

- **Lassen Sie** Ihr Baby an beiden Brüsten trinken und geben Sie ihm dazu die Zeit, die es braucht. Bei strapazierten Brustwarzen kann das Baby ruhig einmal rechts und einmal links im Wechsel angelegt werden.
- **Bei Neigung** zu Milchstau ist es gut, immer beide Brüste zu geben. Aber auch dann soll das Baby zuerst an der rechten und danach an der linken Brust trinken und beim nächsten Mal umgekehrt, denn die meiste Kraft entwickeln Babys zu Beginn des Saugens.
- **Legen Sie** Ihr Kind immer dann an, wenn es hungrig scheint – das kann in den ersten Tagen sogar schon etwa alle zwei bis drei Stunden sein.

Der Milcheinschuss

Irgendwann ab dem zweiten, meistens um den dritten, vierten Tag nach der Geburt werden Sie bemerken, dass Ihre Brüste plötzlich praller und druckempfindlicher werden oder spannen. Manchmal kann auch Ihre Körpertemperatur leicht ansteigen. Das sind deutlich spürbare Zeichen dafür, dass Ihr Körper nun die Produktion der reifen Muttermilch aufgenommen hat. In den nächsten Wochen und Monaten wird er in der Regel so viel Milch produzieren, wie Ihr Baby zum Wachsen und Gedeihen braucht.

Der Milcheinschuss ist manchmal unangenehm. Wenn die Brust schmerzt und das Baby mit dem Trinken nicht für ausreichend Entlastung sorgt, kann es hilfreich sein, die Brüste sanft mit den Händen unter einer warmen Dusche oder warmem Wasser auszustreichen.

Nach den ersten Tagen und Nächten, in denen Sie sich selbst vielleicht manchmal selbst noch wundern, dass Ihr Baby nun tatsächlich da ist, dass es in Ihren Armen liegt und wirklich an Ihrer Brust trinkt, wird Ihnen und dem Baby das Stillen immer selbstverständlicher werden.

Faszinierend ist, wie sehr Ihr Baby durch die Häufigkeit und Intensität seines Hungers Ihre Milchproduktion beeinflussen kann: Durch häufiges Stillen wird nämlich die Milchmenge gesteigert. Interessant ist, dass sich je nach Entwicklungsphase und aktuellen Bedürfnissen des Säuglings auch die Zusammensetzung der Muttermilch ändert: Sie enthält immer genau die Nährstoffe, die das Kind gerade braucht. Aber nicht nur das: Die Zusammensetzung ändert sich sogar während eines Stillvorgangs – zu Beginn ist die Milch etwas dünner, um den Durst des Säuglings zu stillen, und erst dann wird sie nahrhafter.

Alltags- und Ernährungstipps

Wenn Sie stillen, brauchen Sie vor allem in der ersten Zeit einen Still-BH sowie Stilleinlagen. Frauen mit empfindlicher Haut sind am besten mit Stilleinlagen aus Wolle oder Seide beraten, die man immer wieder schnell per Hand in klarem Wasser auswaschen kann. Manche Frauen bevorzugen

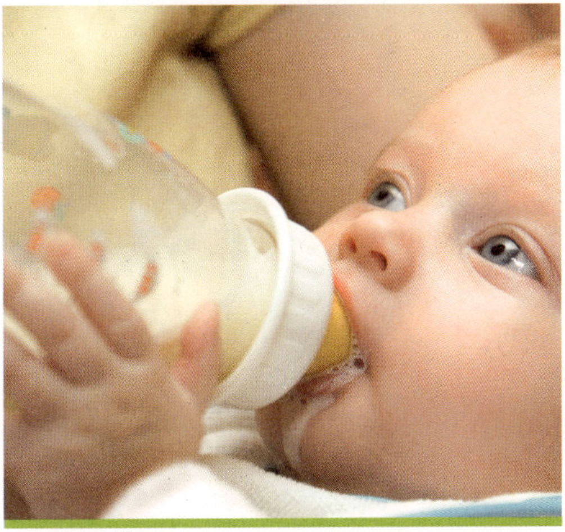

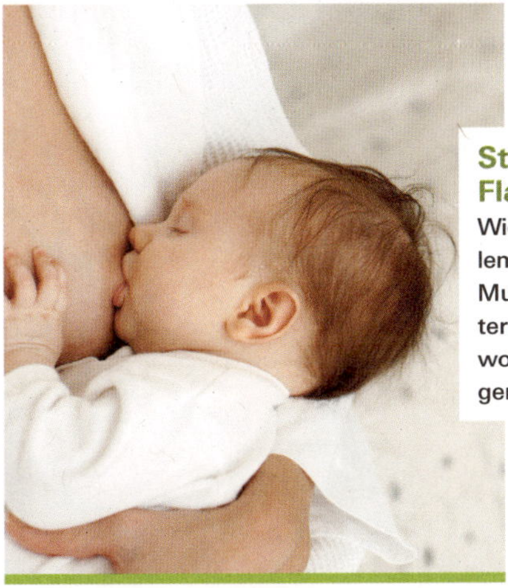

Stillen oder Flaschenkost: Wichtig ist vor allem, dass sich die Mutter beim Füttern ihres Babys wohlfühlt und es gern tut.

Einwegeinlagen aus Watte, die man in Drogeriemärkten bekommt.

Genau wie in der Schwangerschaft sollte man auch als Mutter eines Säuglings weder rauchen noch Alkohol trinken. Denn beim Stillen gehen dabei viele Schadstoffe in die Muttermilch über. Auch manche Medikamente können in der Stillzeit schädlich sein. Deshalb sollten Sie sich bei eventuellen Beschwerden sicherheitshalber immer an Ihre Hebamme oder Ärztin wenden.

Trinken Sie ausreichend

Da der Körper während der Stillzeit einen großen Flüssigkeitsbedarf hat, ist es wichtig, möglichst viel zu trinken. Aber daran sind Sie ja aus der Zeit der Schwangerschaft bereits gewöhnt. Ideal sind nach wie vor Wasser, Saftschorlen und ungesüßte Früchtetees. In puncto Kräutertees kommt es auf Ihre Wahl an: Fenchel-, Anis- und Kümmeltees wirken z. B. beruhigend und milchbildend, es gibt fertig gemischte Stilltees. Salbei- und Pfefferminztee wirken dagegen milchhemmend. Deswegen sollten Sie darauf in der Stillzeit verzichten.

Essen Sie, worauf Sie Lust haben

In puncto Ernährung dürfen Sie sich ebenfalls voll und ganz auf Ihren Körper und Appetit verlassen. Ratsam ist nach wie vor eine gesunde und ausgewogene Ernährung, ähnlich wie während Ihrer Schwangerschaft.

Allgemeine und für alle stillenden Frauen gültige Empfehlungen, bestimmte Lebensmittel nicht zu essen, werden heute nicht mehr gegeben. Eher sollten Sie sich daran halten, dass alles, was Sie selbst gut vertragen, in der Regel auch Ihr Baby gut verträgt. Und umgekehrt: Bekommt Ihnen ein bestimmtes Lebensmittel nicht so gut, kann es auch sein, dass es bei Ihrem Kind Bauchzwicken oder Blähungen verursacht.

Wenn Sie gern Kaffee oder schwarzen Tee trinken, sind ein bis zwei Tassen in Ordnung, mehr davon regt das Baby zu sehr an.

Sorgen Sie vor allem dafür, dass Sie selbst gut und regelmäßig essen, denn der Energiebedarf stillender Frauen ist tatsächlich erhöht. Auf eine Diät sollten Sie jetzt unbedingt verzichten – auch das wissen Sie noch aus Ihrer Zeit als Schwangere. Mit einer regelmäßigen und gesunden Ernährung ist gewährleistet, dass Sie und Ihr Kind mit al-

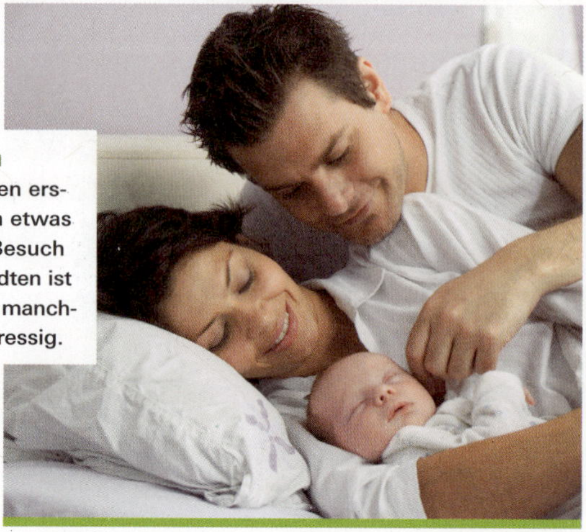

Kuscheln
Gibt es in den ersten Wochen etwas Besseres? Besuch von Verwandten ist schön, aber manchmal auch stressig.

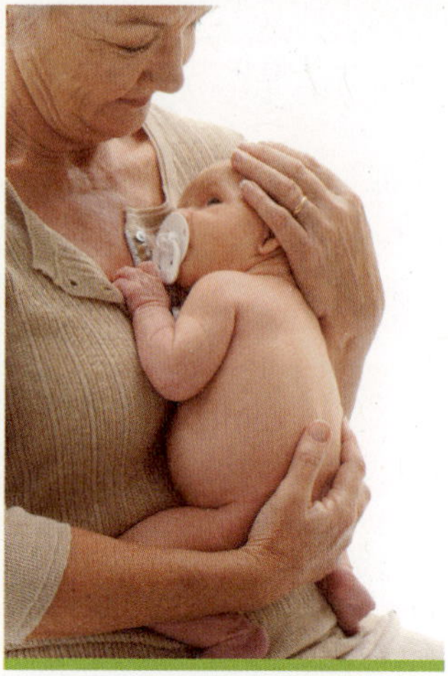

len wichtigen Nährstoffen versorgt werden. Abnehmen werden Sie während der Stillzeit vermutlich trotzdem, denn das Leben als junge Mutter kostet viel Kraft. Von manchen Lebensmitteln wie z. B. Zitrusfrüchten oder Tomaten ist bekannt, dass sie die Ursache für einen wunden Po sein können. Am besten, Sie beobachten Ihr Baby aufmerksam – dann werden Ihnen eventuelle Parallelen zwischen dem Verzehr bestimmter Lebensmittel sowie der möglichen Reaktion Ihres Kindes darauf nicht entgehen. Und Sie lernen einfach, wie Sie „dosieren“ können.

Stillen schützt vor Allergien

Das belegen verschiedene Studien. Wenn möglich, sollten Mütter ihr Kind die ersten vier bis sechs Lebensmonate ausschließlich stillen. Falls das nicht möglich ist, können Eltern ihr allergiegefährdetes Baby aber auch mit hyperallergener Nahrung füttern (siehe „Babynahrung“, S. 279).

Milchstau: Mehr Ruhe bitte!

Manchmal kann es stillenden Müttern passieren, dass sie einen Milchstau bekommen. Dann produziert der Körper zwar weiterhin Milch in der Brust, aber diese wird nicht oder nicht ausreichend leergetrunken. Dann wird sich die Brust sehr prall und fest anfühlen und äußerst empfindlich auf Druck reagieren. Ursachen können unter Umständen zu viel Aufregung und Stress oder seelische Probleme sein. Manchmal gerät aber auch einfach nur das Zusammenspiel von Milchproduktion und Milchfluss durcheinander. Wenn Sie einen Milchstau vermuten, wenden Sie sich am besten sofort an Ihre Hebamme.

Da sich ein Milchstau auch zu einer gefährlicheren Brustentzündung ausweiten kann, ist es wichtig, dass Sie aufmerksam und schnell reagieren.

Die Hebamme wird Sie je nach Situation beraten und hat gewiss auch bewährte Tipps oder Hausmittel parat, die Ihnen helfen können, wie zum Beispiel:

- **Warme Umschläge** vor dem Stillen für die Brust
- **Kühle Quarkpackungen** nach dem Stillen
- **Oder ausnahmsweise Salbeitee,** weil er die Milchproduktion vorübergehend hemmt.

Babynahrung aus der Flasche

Manche Frauen können nicht stillen oder möchten es nicht. In dem Fall sind Fläschchen mit fertiger Säuglingsmilch eine gute und gesunde Alternative. Wichtig ist vor allem, dass sich die Mutter beim Füttern ihres Babys wohlfühlt und es gern tut. Ihre Gefühle spürt das Kind intuitiv mit. Besser also, man ist zufrieden und ausgeglichen und füttert das Baby mit der Flasche, als immer wieder genervt zu sein, weil das Kleine schon wieder Durst hat und niemand es stillen kann außer Ihnen selbst.

Babynahrung sollte man immer fertig kaufen – die im Handel erhältlichen Säuglingsmilchnahrungen sind so zusammengestellt, dass Ihr Baby alle Nährstoffe bekommt, die es braucht. Für Neugeborene sowie die ersten Wochen braucht man eine Säuglingsanfangsnahrung – meistens an einem „Pre" in der Bezeichnung zu erkennen.

Für Babys, die allergiegefährdet sind, gibt es hypoallergene Milchnahrungen, die mit der Abkürzung „HA" gekennzeichnet sind.

Flaschen und Sauger sterilisieren

Die exakte Zubereitung von Babynahrung in der Flasche sowie das sorgfältige Reinigen der Flaschen und Sauger sind vor allem in den ersten Wochen wichtig, da Säuglinge noch ein sehr empfindliches Verdauungssystem haben. Es kann viele Bakterien noch nicht so gut abtöten, dazu fehlen ihm auch Immunstoffe und Antikörper aus der Muttermilch.

Bei der Zubereitung der Nahrung sollten Sie sich exakt an die Mengenangaben und Anweisungen auf der Packung halten. Das Milchpulver wird in der Regel mit abgekochtem, auf etwa 50 Grad abgekühltem Wasser direkt in der Flasche gemixt, indem man es kräftig schüttelt. Trinkbereit ist das Fläschchen, wenn es etwa Körpertemperatur hat – das kann man prüfen, indem man die Flasche an die Wange oder die sensible Innenseite des Unterarms hält.

Am besten schafft man sich ein Sortiment aus etwa sechs Fläschchen und Saugern an, da es wichtig ist, beides nach jedem Gebrauch gründlich zu reinigen und dann in kochendem Wasser oder einem eigens dafür vorgesehenen Dampfsterilisator zu sterilisieren. Tipp: Wenn man die gründliche Reinigung nicht sofort vornimmt, kann man Fläschchen und Sauger sammeln und dann einmal täglich gemeinsam sterilisieren.

▶ **Gut, wenn Familie und Freunde helfen, den Babystress zu bewältigen. Wer keine Hilfe hat, bekommt sie kostenfrei von wellcome (zusammengesetzt aus „well" und „come"), einem gemeinnützigen Projekt in Hamburg. Weitere Infos dazu unter www.wellcome-online.de. Jungen Müttern den Rücken stärkt der Verein für Mütter- und Familienpflege e. V. in Gießen, Näheres unter www.muetterpflege.de. Vielleicht gibt es auch in Ihrem Wohnort etwas Ähnliches?**

Wochenbett – was daran ist eigentlich so besonders?

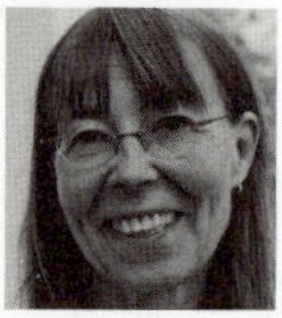

Die Hamburger Hebamme und Ethnologin **Dr. Angelica Ensel** gibt Ratschläge, wie sich die jungen Eltern jetzt am besten gegenseitig unterstützen können.

Gibt es das Wochenbett eigentlich in allen Kulturen und was wissen Sie darüber?

In vielen Kulturen ist diese Zeit für Mutter und Kind eine besondere Zeit des Schutzes und der Fürsorge. Mutter und Baby sind oft in einem besonderen Raum, für sich und beschützt, sodass nicht jeder einfach Zutritt hat. Aber sie sind umgeben und umsorgt von der Gemeinschaft. Es gibt besondere Regeln für Mutter und Kind und auch für die Gemeinschaft wie zum Beispiel Vorschriften in Bezug auf die Ernährung. Die traditionellen Rituale rund um das Wochenbett dienen dem Schutz, der Reinigung und später der Wiederaufnahme in die Gemeinschaft. In vielen Kulturen dauert diese Schutzzeit 40 Tage. Das war früher auch bei uns so.

Was ist am Wochenbett in unserer Gesellschaft so besonders?

In unserer Gesellschaft ist ein geschützter Raum für die Mutter und ihr Neugeborenes nicht mehr selbstverständlich. Vielen werdenden Eltern ist es deshalb auch nicht bewusst, wie wichtig diese Zeit des Ankommens ist: für das Baby in der Familie – und für die Eltern in ihrer neuen Rolle. Weil traditionelle Großfamilienstrukturen nur noch selten existieren und viele Familien weit auseinander leben, fehlt vielen jungen Eltern der Beistand ihrer Verwandten, besonders der Mütter und Schwiegermütter. Deshalb müssen sie heute oft selbst dafür sorgen, dass sie in dieser Zeit gut versorgt sind.

Können sich junge Eltern auf diese Zeit irgendwie vorbereiten? Worauf müssen sie sich einstellen?

Ja, die Eltern sollten sich auf jeden Fall auf das Wochenbett vorbereiten. Zunächst können sie sich rechtzeitig überlegen, wer sie in diesen ersten Wochen nach der Geburt unterstützen kann und ob es eine Person gibt, die beide Eltern entlasten kann, denn auch für den Vater ist das wichtig. Die Eltern sollten sich darauf einstellen, dass die Geburt des Babys sehr viel verändert – sowohl äußerlich als auch in der eigenen Gefühlswelt. Eltern und Baby brauchen Zeit, einander kennenzulernen und sich aufeinander einzustellen – besonders am Anfang, wenn das Kind noch keinen Rhythmus hat.

Ja, und dann kommt plötzlich doch alles ganz anders als man denkt …

Diese Situation kennen Hebammen nur allzu gut: Obwohl alles ganz gut geplant war, macht die junge Mutter dann doch viel zu viel. Sie meint, sie muss die Wohnung aufräumen, sauber machen und vielleicht auch noch Gäste versorgen, die das Baby anschauen wollen. Oder sie kann ihre Arbeit nicht loslassen und sitzt dann vor dem PC, statt die Zeit, in der das Baby schläft, zu nutzen, um selbst ein wenig auszuruhen. Viele Frauen erwarten von sich, dass nach der Geburt des Kindes alles schnell wieder durchgeplant läuft. Aber das Wochenbett, diese wichtige Zeit des Übergangs, hat seine eigenen Gesetze. Wenn sie nicht beachtet werden, reagiert der Körper: Dann klappt es auf einmal mit dem Stillen nicht mehr, die Brust entzündet sich oder das Baby schreit sehr viel.

Was können Eltern tun, damit es gar nicht erst so weit kommt?

Sie sollten diese erste Zeit, die manche auch die „Baby-Flitterwochen" nennen, sehr ernst nehmen. Diese Zeit ist anstrengend und doch kann sie sehr schön sein. Und sie wird umso schöner, je weniger die Zeit verplant ist. Wenn die ganze Familie auf dem großen Bett zusammen kuscheln kann und alle gemeinsam diesen Zauber des Anfangs auch genießen können, ist das eine Stärkung der Gemeinschaft. Damit die Familie diesen Raum für sich hat, braucht sie Versorgung. Und wenn Verwandte dafür nicht zur Verfügung stehen, müssen die Eltern sich vorher um andere Möglichkeiten kümmern wie zum Beispiel eine Haushaltshilfe. In einigen Städten gibt es auch die Organisation wellcome (Adresse siehe S. 279), die sich gegründet hat, um genau diesen Mangel in unserer Gesellschaft auszugleichen. Wellcome vermittelt Frauen, die ehrenamtlich in die Familien gehen und dort helfen, den Babystress der ersten Wochen zu bewältigen.

Ein tolles Projekt ist auch die Ausbildung von hebammengeschulten Mütterpflegerinnen und Familienlotsinnen. Sie lehnt sich an das holländische Modell der Wochenbettpflegerinnen an, die dort nach einer Hausgeburt die Familien versorgen. Dieses Projekt gibt es zurzeit allerdings nur in der Umgebung von Gießen. Es ist wichtig, dass sich diese neuen Formen der Fürsorge weiterentwickeln und verbreiten.

Was sollten Mütter und Väter denn tunlichst vermeiden?

Am besten Sie verplanen Ihre Tage so wenig wie möglich. Halten Sie stattdessen großzügig Zeiträume frei, um sich auszuruhen, wann immer es möglich ist. Seien Sie sich bewusst, dass Sie Zeit und Geduld brauchen, um in Ihre neue Rolle als Mutter oder Vater – oder auch als Eltern eines weiteren Kindes – hineinzuwachsen.

Noch zum Besuch im Wochenbett: Wie viele Freunde und Verwandte verträgt denn so eine junge Familie?

Das kommt darauf an. Zum einen, ob es möglich ist, kurz vorher oder auch in der

Situation sagen zu können, dass es jetzt doch nicht passt. Es kommt auch darauf an, ob der Besuch etwas zu essen mitbringt oder erwartet, bewirtet zu werden. Von rücksichtsvollen Freunden und Verwandten, die aufmerksam sind und spüren, was gebraucht wird, wird man sicher gerne besucht. Schwierig wird es, wenn man sich dem Besuch gegenüber verpflichtet fühlt und deshalb nicht genug auf sich selbst und das Baby achtet. Ich empfehle den Eltern, ihren Verwandten und Freunden vorher zu sagen, dass sie die ersten 14 Tage ganz viel Ruhe brauchen und dass sie sich melden werden, wenn sie besucht werden wollen. Dann können sie selbst aussuchen, wann es passend ist. Die meisten Menschen verstehen das sehr gut, vor allem wenn sie selbst diese Situation erlebt haben. Es ist gut, die Freunde zu bitten, vielleicht eine leckere Mahlzeit mitzubringen. Viele freuen sich, die junge Familie auf diese Weise zu verwöhnen.

Mit dem Baby zu Hause

Jetzt haben Sie acht Wochen einen gesetzlichen Anspruch auf Hebammenbetreuung nach der Geburt.

Eine solche Unterstützung ist ein beruhigendes Gefühl, denn die ersten Tage werden gewiss neu und aufregend sein – für Sie, das Baby und Ihren Partner. Dann tut es gut, wenn man gerade in den ersten Tagen weiß, dass die Hebamme vorbeikommt und schaut, wie es der jungen Familie geht, und bei Fragen oder Problemen gute Tipps geben kann.

Den gemeinsamen Rhythmus finden

Stillen, baden, schlafen legen, wickeln, die Pflege des Nabels: Bei vielen Verrichtungen werden Sie sich zu Anfang gewiss noch etwas unsicher oder vielleicht sogar tollpatschig fühlen. Und bestimmte Gewohnheiten und Tagesabläufe werden sich erst langsam entwickeln. Aber das ist vollkommen normal. Niemand erwartet von Ihnen, dass Sie alles perfekt können und regeln – schließlich sind noch keine Meister-Eltern vom Himmel gefallen. Hauptsache, Ihnen und dem Baby geht es gut und Sie nehmen sich viel Zeit, um sich gegenseitig aneinander zu gewöhnen.

Tipp: Wenn Sie sich nach der Hebammenbegleitung in den ersten acht Wochen immer noch sehr unsicher fühlen oder auch aus anderen Gründen nicht in der Lage sind, allein die Verantwortung für das Baby zu übernehmen (zum Beispiel, weil sie noch sehr jung sind oder krank), dann kann auch eine Familienhebamme Sie unterstützen (im Kapitel „Vorsorge für Schwangere" auf S. 68). Auch die Wochenbetthebamme kann auf ärztliche Anordnung hin weitere Besuche durchführen.

Manche Tage werden vielleicht anstrengend

Gerade in der ersten Zeit sind vielleicht Sie selbst oder Ihr Baby sehr unruhig. Dann kann ein kleines Baderitual möglicherweise etwas Ruhe in den Alltag bringen und den Kontakt zwischen Ihnen und dem Baby vertiefen. Bitten Sie dazu Ihren Partner oder die Hebamme, das Baby vorsichtig im warmen Wasser zu wiegen und zu baden, während Sie sich im Bett ausruhen. Dann wird das Baby sanft aus dem Wasser geholt und sofort nass und nackt wie es ist zu Ihnen auf Ihre nackte Haut gelegt – auf die Brust oder den Bauch, dort, wo es Ihnen angenehm ist. Kuscheln Sie sich in ein weiches Handtuch oder eine Decke und genießen Sie die Zweisam- oder Dreisamkeit.

Das eben beschriebene Ritual lehnt an das von der Schweizer Hebamme Brigitte Renate Meissner entwickelte Babyheilbad an, welches auch dann eingesetzt wird, wenn es darum geht, traumatische Geburtserfahrungen abzumildern.

Wenn Tränen fließen: der Babyblues

Genauso, wie die hormonellen Veränderungen manchmal die Stimmung in der Schwangerschaft beeinflusst haben, können sie es auch im Wochenbett tun. Viele Frauen sind die ersten Tage nach der Geburt noch einmal besonders sensibel und empfindsam.

In einer solchen Situation kann man sich auch nicht dagegen wehren, wenn die Tränen fließen. Also seien Sie beruhigt: Das ist völlig normal.

Vor allem zwischen dem dritten und fünften Tag nach der Geburt kann die Stimmung plötzlich noch einmal besonders schwanken oder in den Keller gehen – in England und Amerika wird diese Phase auch als Babyblues bezeichnet. Meistens ist der Blues nach einem oder zwei Tagen überstanden. Gut, wenn man sich an diesen Tagen besonders schonen kann, vielleicht sogar auch noch einmal extra vom Partner verwöhnt wird und man möglichst keine Leute empfangen muss. Wenn Sie wirklich Ihre Ruhe haben möchten, bitten Sie Ihren Partner ruhig, eventuell anstehende Besuche abzusagen.

Quälend: eine Wochenbettdepression

Manchmal kann im ersten Monat nach der Geburt auch eine sogenannte postpartale Depression oder auch Wochenbettdepression ausgelöst werden. Während unter dem Babyblues leidende Mütter meistens nur kurzfristig überfordert oder depressiv verstimmt sind, leiden die von einer postpartalen Depression betroffenen Mütter oft daran, dass sie meinen, ihr Kind nicht richtig lieben zu können. Typisch ist eine tiefe, von diesen Gedanken bestimmte Verzweiflung bis hin zu Selbstmordgedanken.

Glücklicherweise können postpartale Depressionen wirksam mit Antidepressiva behandelt werden. Diese gehen allerdings in die Muttermilch über, sodass man eventuell nicht weiter stillen kann.

Wichtig: Oft sind betroffene Frauen nicht selbst in der Lage, sich zielstrebig und konsequent um ärztliche Betreuung zu kümmern, da sie ohnehin mit der gesamten Situation überfordert sind. Deshalb ist es sehr wichtig, dass der Partner, enge Freunde oder Familienangehörige die Verantwortung dafür übernehmen.

▶ **Weitere Informationen** **zu psychischen Erkrankungen nach der Geburt sowie Hilfsmaßnahmen und Adressen finden Sie auf der Webseite www.schatten-und-licht.de. Interessantes zum Thema findet man auch unter dem Menüpunkt Frauen und Psyche der Webseite www.embryotox.de.**

Rückbildung – langsam und behutsam in Form kommen

Genießen Sie das Gefühl, dass Ihr Körper wieder Ihnen gehört.

Auch hier gilt: Lassen Sie sich gerade in den ersten Tagen und Wochen auf keinen Fall stressen und haben Sie bitte kein schlechtes Gewissen, wenn nicht alles nach Plan funktioniert. Schließlich sind Sie keine Maschine, sondern eine frischgebackene Mutter, die so gut wie möglich versucht, sich um Ihr Kind und sich selbst zu kümmern. Sie werden selbst merken, ob Sie noch Energie für kleine Aktivitäten finden oder ob es Ihnen zu viel ist und Sie sich lieber noch ein paar Tage länger Ruhe gönnen. Schon Stillen allein unterstützt verschiedene körperliche Rückbildungsprozesse durch bestimmte Hormonausschüttungen.

Einen offiziellen Rückbildungskurs bei einer Hebamme möchten wir Ihnen gern ans Herz legen – der Kurs sollte aber frühestens sechs bis acht Wochen nach der Geburt starten. Manche Frauen haben nach der Ge-

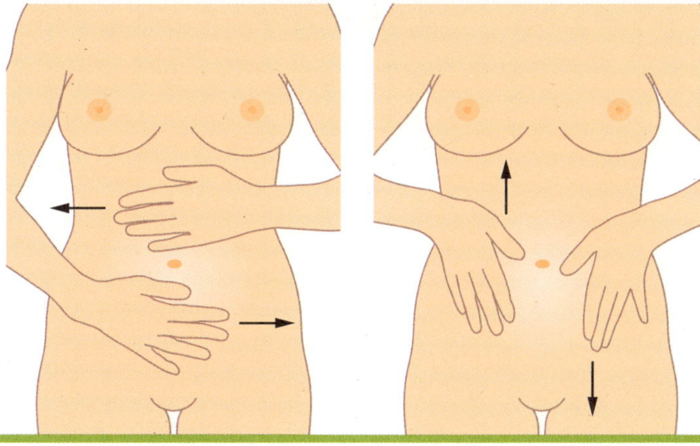

Muskelaufbau, aber sanft
Die geraden Bauchmuskeln sind durch die Schwangerschaft besonders strapaziert. Sie sollten in den ersten Monaten nicht isoliert trainiert werden.

burt vorübergehend eine Blasenschwäche. Gezielte Rückbildungsgymnastik hilft, die Kontrolle über die Blase zurückzubekommen. Ein Kurs geht meist über zehn Stunden, die Kosten übernimmt die Kasse.

Etwa sechs bis acht Wochen nach der Geburt sollten Sie von Ihrem Frauenarzt oder Ihrer Frauenärztin auch die zweite gynäkologische Untersuchung nach der Entbindung machen lassen. Nehmen Sie dazu Ihren Mutterpass mit.

Am Anfang nur nichts übertreiben

Um den Körper langsam wieder zu stabilisieren und zu kräftigen, starten Sie zunächst mit einem sehr sanften Training der Bauch- und Beckenmuskulatur. In den ersten drei bis vier Monaten sollten Sie dabei allerdings die geraden Bauchmuskeln schonen. Sie wurden während der Schwangerschaft stark gedehnt und sollten nicht sofort wieder trainiert und belastet werden. Am besten, Sie beginnen mit einer Stärkung der schrägen Bauchmuskeln durch Übungen in der Diagonalen.

Erst etwa ab dem fünften Monat nach der Schwangerschaft können Sie mit einem gezielten Sport- oder Fitnesstraining zum Muskelaufbau des gesamten Körpers anfangen, falls gewünscht. Die meisten gesunden Sportprogramme für den Rücken schließen ein Training der Rumpf- und Bauchmuskeln mit ein, da sie die Wirbelsäule natürlich stützen und schützen.

Lassen Sie es in puncto Sport also ruhig angehen und übertreiben Sie nicht! Hören Sie stattdessen lieber auf Ihren eigenen Körper und machen Sie die Übungen immer nur dann und so lange, wie Sie sich gut damit fühlen. Hier sind ein paar Anregungen für ein kleines Training, mit dem Sie auch schon im Wochenbett starten dürfen, wenn Sie möchten.

Wenn Sie etwas für Ihre Arme oder Beine, den Beckenboden oder Bauch tun möchten, können Sie mit diesen sanften Übungen Ihren Körper ein bisschen verwöhnen, aber auch fordern und ihn bei den verschiedenen Rückbildungsprozessen unterstützen.

Die kleine Bauchmassage

Sanfte Streicheleinheiten (siehe Abbildung oben) sind genau richtig, um der durch die Schwangerschaft arg strapazierten Haut des Bauches sowie dem Gewebe und den Muskeln etwas Gutes zu tun. Einfach erst ein

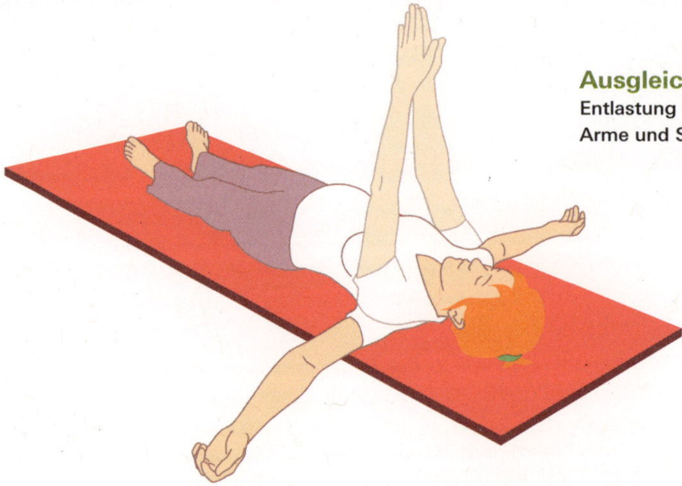

Ausgleichen
Entlastung für Arme und Schultern

paar Mal von oben nach unten den Bauch sanft streicheln, kneten und massieren, so wie es sich gut anfühlt. Dann auch quer von links nach rechts. Sie können die Bewegungen auch im langsamen Wechsel durchführen. Besonders gut fühlt sich das Ganze an, wenn Sie für die Massage ein angewärmtes, reichhaltiges Massageöl verwenden. Wenn Sie genug von der Massage haben (und nach etwa fünf Minuten), lassen Sie die Hände ruhig noch einen Moment still auf Ihrem Bauch ruhen und atmen Sie ein paar Mal tief ein und aus, bevor Sie sich wieder dem Alltag und Ihrem Kind zuwenden. Auch sehr schön: wenn der Partner oder eine Freundin die Massage macht.

Entlastung für Arme und Schultern

Das Baby tragen, beim Stillen und Kuscheln im Arm halten – das können gerade in der ersten Zeit für Ihre Arm- und Schulterpartie recht ungewohnte Bewegungen sein. Sorgen Sie in einer ruhigen Minute für Ausgleich. Legen Sie sich dazu flach auf den Boden, die Beine sind entspannt und leicht geöffnet (siehe Bild). Strecken Sie nun die Arme seitwärts nach außen, Ihre Handflächen zeigen nach oben zur Decke. Genießen Sie den Moment, so herrlich gestreckt zu liegen. Heben Sie jetzt die durchgestreckten Arme an, bis sich Ihre Handflächen in der Mitte berühren. Halten Sie die Position einen Moment und führen Sie die Arme dann wieder langsam Richtung Boden zurück. Wiederholen Sie die Übung so oft wie es Ihnen guttut. Etwas werden Sie die Bewegung auch im Bauch spüren. Unangenehm? Probieren Sie die Übung ein paar Tage später erneut.

In den Beckenboden atmen

Legen Sie sich entspannt auf den Rücken und winkeln Sie die Knie an. Atmen Sie ein paar Mal tief ein und aus und spüren Sie den Kontakt Ihres Rückens und Ihrer Wirbelsäule zum Boden. Dann drücken Sie beim Ausatmen Ihren unteren Rücken so flach auf den Boden, dass möglichst alle Rückenmuskeln direkten Bodenkontakt haben (siehe Bild S. 287). Spannen Sie dazu auch Bauch- und Pomuskeln an. Lockern Sie alle Muskeln beim Einatmen wieder. Wiederholen Sie die Übung ein paar Mal.

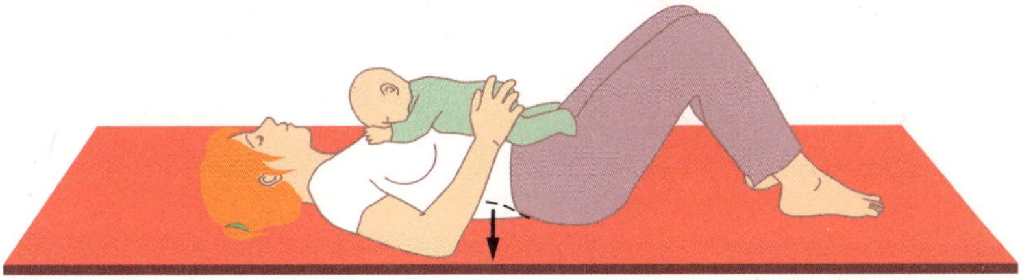

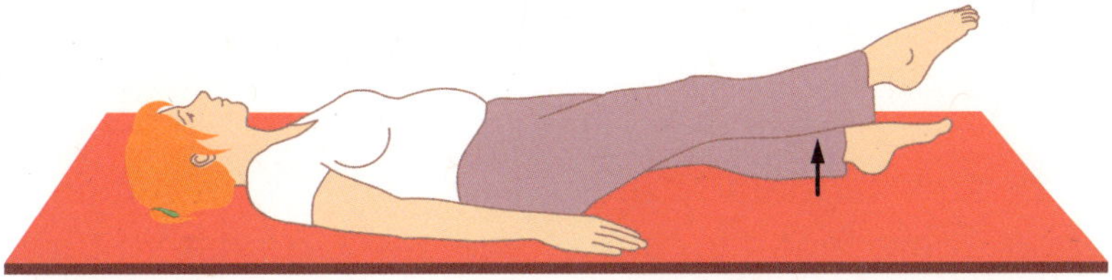

Atmen
Die Übung „In den Beckenboden atmen" klappt auch zu zweit. Unten: Minitraining für Bauch und Beine

Minitraining für Bauch und Beine

Diese Übung ist für Fortgeschrittene – Sie sollten deshalb damit frühestens in der dritten Woche nach der Geburt starten. Legen Sie sich flach auf den Boden, atmen Sie ein paar Mal tief ein und aus und spüren Sie den Kontakt Ihrer Beine, Ihres Rückens und Ihrer Wirbelsäule zum Boden. Strecken Sie nun Ihre Zehen, indem Sie Ihre Beinmuskeln komplett anspannen. Beim nächsten Ausatmen heben Sie langsam ein Bein um etwa 45 Grad an (siehe Bild), halten diese Position einen Moment und führen Sie das Bein beim Ausatmen langsam auf den Boden zurück. Nun ist das andere Bein dran. Wiederholen Sie die Übung ruhig, wenn es Ihnen Spaß macht.

Partnerschaft und Sexualität

Lassen Sie es auch im Bett langsam angehen! Nicht nur haben jede Frau und jeder Mann die Geburt auf ihre Art erlebt und verarbeitet, auch körperliche Verletzungen wollen erst einmal in Ruhe abheilen, ein verändertes Körpergefühl erst einmal gespürt und verarbeitet werden. Das braucht Zeit! Eine feste Regel, ab wann man wieder miteinander schlafen kann, gibt es nicht. Früher hat man meist empfohlen, auf Sex so lange zu verzichten, wie der Wochenfluss anhält. Aber auch diese Regel gilt mittlerweile nicht mehr zwangsläufig. Vertrauen Sie auf Ihre Lust, Ihren Körper und die Erkenntnis, dass zu gutem Sex immer beide Partner bereit sein müssen.

Sollte aus unterschiedlichen Bedürfnislagen über einen längeren Zeitraum hinweg eine Paarkrise entstehen, so ist es sicher sinnvoll, sich Unterstützung zu holen.

An Verhütung denken

Wann Frauen nach der Geburt das erste Mal wieder Ihre Menstruation haben, lässt sich nicht genau vorhersagen. Mütter, die kurz oder gar nicht stillen, bekommen ihre Regel oft schon nach sechs Wochen wieder. 12 bis 14 Tage vor der ersten Periode kann ein Eisprung stattfinden – Sie könnten also wieder schwanger werden. Deshalb sollten Sie – ob Sie stillen oder nicht – an Verhütungsmittel denken, wenn Sie wieder Sex haben.

Baby-Alltag: gemeinsam für das Kind sorgen

Die ersten Tage und Wochen, die Sie zu dritt miteinander verbringen, legen so etwas wie den Grundstein für Ihre junge Familie.

Deswegen ist es gut, wenn es Ihnen von Anfang an gelingt, gemeinsam die Verantwortung für den Zwerg in Ihrer Mitte zu tragen und sich auch gemeinsam im Alltag um ihn zu kümmern.

Das ist gar nicht so schwer – vor allem dann nicht, wenn man alles in Ruhe macht und die erste Zeit viel Raum für spontane Entwicklungen lässt, statt zu viele Unternehmungen zu planen oder Verabredungen zu treffen.

Wickeln, kuscheln, tragen und trösten

Säuglinge haben ein großes Schlafbedürfnis: Babys Alltag in der ersten Zeit besteht also vor allem aus Trinken und Schlafen! Daneben genießen die Kleinen die Streicheleinheiten und den Glanz in den Augen der Mutter oder des Vaters, die es beim Wickeln zärtlich trocken legen oder eincremen. Babys brauchen den Körperkontakt zu ihren Eltern und lieben es, gehalten oder getragen zu werden. Hier sind ein paar praktische Tipps, die Ihnen helfen können, sich beim Wickeln von Anfang an sicher zu fühlen.

Wickeln – das mag Ihr Baby besonders gern

- **Wärmen:** Der Raum, in dem gewickelt wird, sollte etwa 21 Grad warm sein. Dann kann das Baby einige Zeit nackt liegen. Zusätzliche Wärme kann ein Heizstrahler oder eine Rotlichtlampe am Wickeltisch spenden. Sie darf aber nicht blenden und sollte so angebracht sein, dass das Kleine nicht in die Lampe hineingreifen kann.
- **Waschen:** Säubern Sie den Po mit einem nassen weichen Waschlappen. Seife oder Badezusätze sind unnötig, sie entfetten die zarte Babyhaut und trocknen sie aus. Feuchttücher sind praktisch für unterwegs, können aber bei empfindlichen oder wunden Hautstellen reizen. Achtung: Man darf sie nicht in die Toilette werfen.
- **Trocknen:** Trocknen Sie den Po gründlich mit einem weichen Handtuch ab, auch in den Falten. Föhnen sollten Sie ihn besser nicht. Das hilft zwar, Wundstellen schneller zu trocknen, ist aber unfallträchtig.

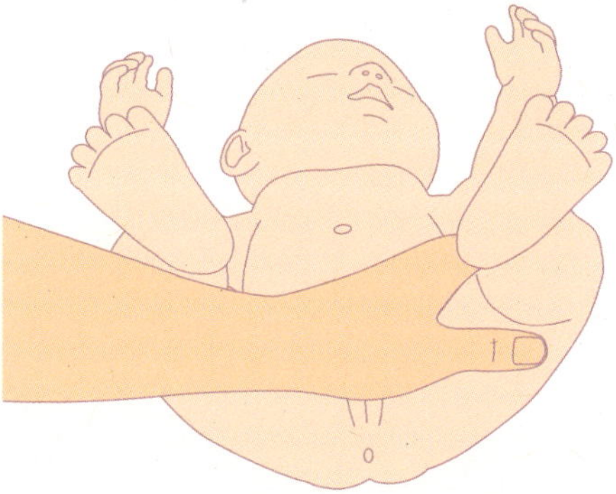

Sicherer Griff

So haben Sie das Wickeln gut im Griff: Das Baby hat einen sicheren Kontakt zur Wickelunterlage – die kleinen Gelenke werden dabei nicht unnötig oder einseitig belastet.

- **Cremen:** Cremen Sie den Po nicht oder nur dünn ein. Dicke Schichten verhindern, dass Luft an die Haut kommt und lassen sich beim nächsten Wickeln nur schwer abwischen.
- **Behandeln:** Bei Pusteln und roten Stellen sollte die Haut aber eingecremt werden – am besten mit Zinksalbe aus der Apotheke. Schwere Ausschläge unbedingt dem Kinderarzt zeigen.
- **Pudern:** Besser nicht! Babypuder sollten Sie aus der Wickelzone verbannen. Hantieren die Kleinen mit der Puderdose, verstopfen schon kleine Mengen die Atemwege, Husten- und Erstickungsunfälle können folgen.
- **Lüften:** Babypopos mögen frische Luft, vor allem, wenn die Haut wund ist. Lassen Sie Ihr Kind deshalb unten ohne auf einer Decke strampeln, so oft es geht.
- **Sichern:** Lassen Sie Ihr Baby nicht allein auf dem Wickeltisch – es könnte herunterfallen. Halten Sie alle Utensilien stets griffbereit. Wenn Sie beim Wickeln unterbrochen werden, legen Sie das Kleine am besten in sein Bettchen oder auf den Boden. Sehr agile Kinder kann man notfalls übrigens auch dort wickeln.

So schläft Ihr Baby gut

Wenn Ihr Baby satt ist, möchte es gern ein Bäuerchen machen, um sich von eventuell geschluckter Luft beim Trinken zu befreien. Damit ein Baby gut aufstoßen kann, legen Sie es nach dem Trinken am besten so über Ihre Schulter, dass die Brust und der kleine Bauch aufliegen. Sanftes Klopfen auf den Rücken kann hilfreich sein. Bei den meisten Bäuerchen kommt auch etwas Milch mit. Daher leben Sie sich vorher ein Tuch über die Schulter, dann landet Milch dort.

Ist das Kleine dann auch noch frisch gewickelt, wird es nicht mehr lange dauern, bis es wieder müde ist. Vielleicht halten Sie es noch eine Zeit lang im Arm. Oder Sie tragen es ein bisschen herum. Sie werden merken, mit welcher Art von Kuscheln oder Körperkontakt Sie und das Kind sich am wohlsten fühlen und wann der beste Zeitpunkt ist, um es in die Wiege oder das Bett zu legen.

Babys sollten auf dem Rücken schlafen

Die Rückenlage ist die sicherste Schlafposition, auch wenn das Baby zum Spucken neigt. Die Bauchlage gilt dagegen als riskant. Ein Schnuller im Mund macht weniger Lust,

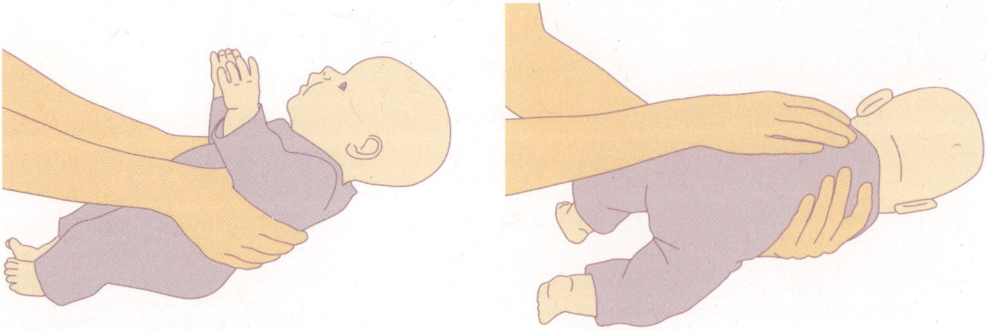

Der richtige Dreh – Säuglinge nimmt man am besten über die Seite auf, um Kopf und Rücken zu schonen (re.). In der Seitposition können sie den Kopf schon besser halten als in der Rückenlage (li.).

sich auf den Bauch zu drehen. Sorgen Sie im Babyzimmer außerdem stets für ausreichend frische Luft. Die ideale Temperatur für den Schlafraum liegt zwischen 16 und 18 Grad. Heizen Sie also nicht zu sehr. Ihr Baby meldet sich, wenn es zu kalt ist. Während der Schwangerschaft und der ersten zwei Jahre sollten Eltern nicht in der Wohnung rauchen – und auf gar keinen Fall dort, wo sich das Baby aufhält und schläft. Wichtige Tipps rund um das Thema „Sicher schlafen" unter „Rund ums Babybett" siehe S. 212.

Immer über die Seite

Noch ein Hinweis, wenn Babys aus der Rückenlage wach werden und auf den Arm möchten: Dann ist es gerade bei den ganz Kleinen wichtig, nicht unter beide Arme zu greifen, wie man es bei einer Puppe oder einem größeren Kind tun würde (siehe Abbildung links), um das Kind aufzunehmen. Stattdessen sollte man das Baby in den ersten Wochen über die Seite aufnehmen (siehe Abbildung rechts), weil es in der Seitenlage den Kopf schon besser halten kann als in der Rückenlage.

→ Lesetipp

Was kommt mit der Ankunft des Babys auf Mutter und Vater zu? Wie entwickelt es sich körperlich und geistig? Was ist normal? Worauf sollte man achten? Warum sind die Vorsorgeuntersuchungen beim Kinderarzt so wichtig? Welche Alltagsprobleme können auftauchen? Und wie lassen sie sich bewältigen? Der Stiftung Warentest-Ratgeber „Mein Kind – Die ersten drei Jahre" unterstützt junge Eltern von Anfang an tatkräftig mit solidem Basiswissen, praktischen Tipps und Antworten auf die häufigsten Fragen. Ein Extrakapitel zeigt zudem, welche Maßnahmen bei kleinen Krankheiten und in Ernstfällen sinnvoll sind.

Ein Schnuller – ja oder nein?

Auch diese Frage beschäftigt im Babyalltag viele Eltern. In den westlichen Ländern werden mehr als 75 Prozent aller Kinder im ersten Lebensjahr mit einem Nuckel beruhigt.

Interessant: Babys, die mit Schnuller schlafen, sollen ein um 90 Prozent niedrigeres Risiko für den plötzlichen Kindstod haben – möglicherweise, weil ein Schnuller im Mund weniger Lust macht, sich auf den Bauch zu drehen.

Für die ersten Wochen eignet sich ein runder Sauger mit Kirschkernform, danach die kieferorthopädische Form mit flachem Sauger, weil die den wachsenden Kiefer nicht behindert. Latexschnuller können manchmal eine Allergie auslösen. Solange das Baby noch keine Zähne hat, eignen sich Silikonschnuller als Alternative.

Wenn sich Babys einfach nicht beruhigen lassen ...

Lässt sich ein Baby nicht beruhigen, kann es ganz schön stressig werden. Vielleicht sind die Windeln voll. Oder das Kleine hat Hunger oder Durst oder Bauchweh. Manche Babys leiden zum Beispiel in den ersten drei Lebensmonaten unter Dreimonatskoliken – heftigen Schreiattacken, die aber meist harmlos sind. Es gibt auch Hinweise darauf, dass das andauernde Schreien damit zusammenhängt, dass das Gehirn noch nicht ausgereift ist und sich der Säugling deshalb, einmal erregt, nicht so schnell wieder beruhigen kann. Manche Babys schreien auch einfach mehr als andere, ohne dass besondere Gründe erkennbar wären.

Wichtig ist dann vor allem eins: Ruhe bewahren – auch wenn es schwerfällt! Durchatmen und das Baby einfach weiter im Arm halten, damit es sich in seiner Verzweiflung nicht alleingelassen fühlt. Weil auch mütterlicher Stress einen Einfluss auf das Schreiverhalten haben kann, ist es sehr wichtig, als Mutter (oder Vater) eines häufig schreienden Babys gut für sich selbst zu sorgen und sich gegebenenfalls Hilfe und Unterstützung zu suchen.

Babywippen? Nein danke!

Es sieht ja niedlich aus, wenn so ein kleines Baby relaxt in einer Babywippe liegt, aber ist das wirklich gut für das Kleine?

Nein, sagen Experten. Regelmäßiges und langes Liegen kann sogar die motorische Entwicklung hemmen, da die Babys in den schaukelstuhlähnlichen Sitzen oder Gestellen ihre Lage kaum oder gar nicht verändern können. Die Folge: Der natürliche Bewegungsdrang und die Reizaufnahme aus der Umwelt werden gehemmt. Tipp: Legen Sie Ihr Baby lieber in sein Bett oder auf den Boden auf eine weiche Decke – da kann es beim Strampeln seine Muskeln für das Krabbeln trainieren.

▶ **Schreibaby, Fieber, Verstopfung oder Ernährung: Die Deutsche Gesellschaft für Kinder- und Jugendmedizin e. V. hat informative Faltblätter für Eltern herausgegeben – zum Beispiel zu den Themen „Ist mein Kind ein Schreibaby?" oder „Mein Kind schläft nicht". Unter www.dgkj.de im Bereich Eltern kostenlos herunterzuladen.**

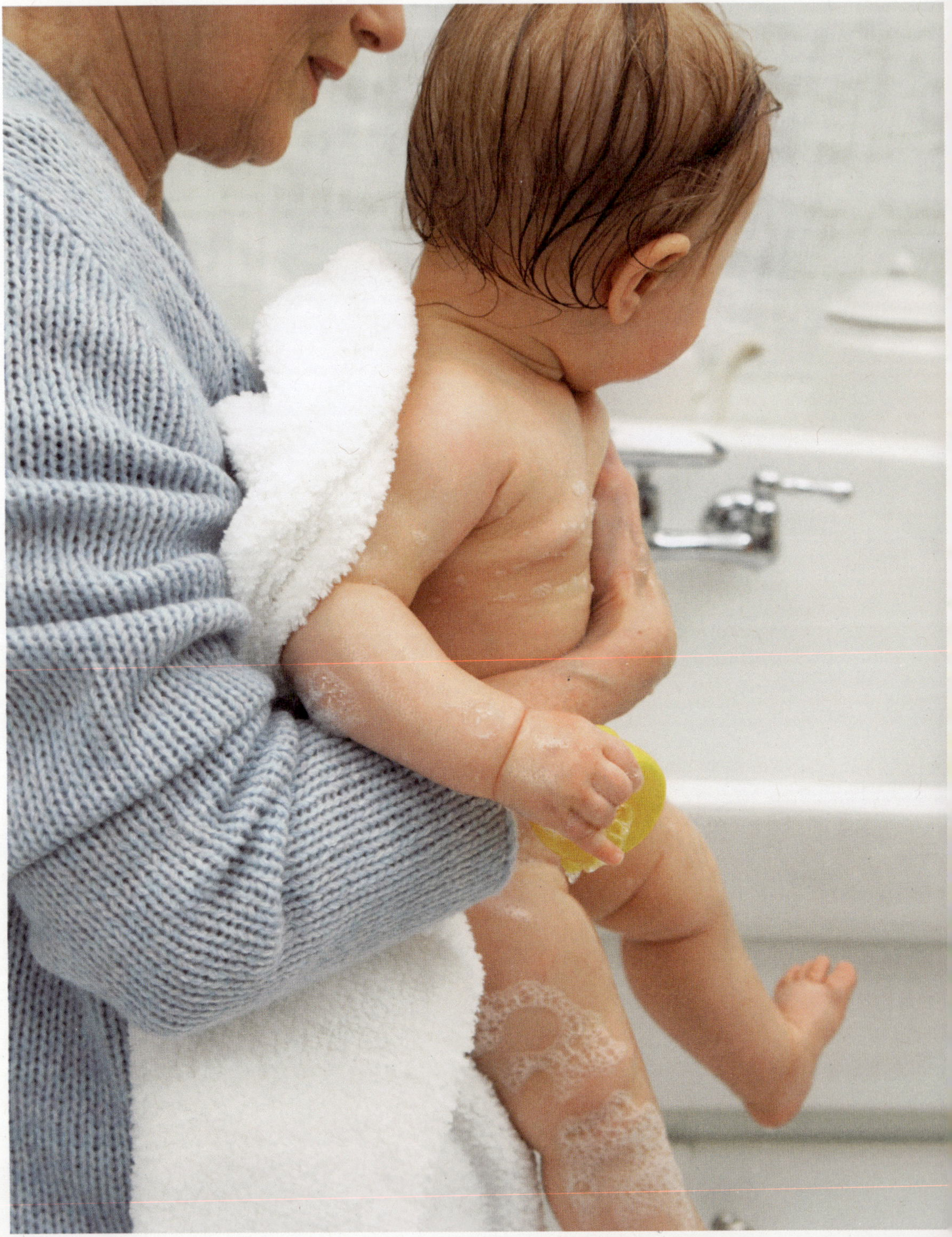

Berufs- und Lebensplanung

Wie stellen Sie sich Ihre berufliche Perspektive vor? Was können Sie alles allein schaffen? Nach wie vor hat sich an der Doppelbelastung junger Eltern durch Kind und Beruf wenig geändert. Gute Planung tut not.

→ **Jeder neue Lebensabschnitt** beginnt mit einer Vielzahl von Fragen und Möglichkeiten. Jetzt kommt es darauf an, alle Perspektiven im Beruf und im Privatleben in Ruhe anzuschauen und dann zu entscheiden, welche davon die besten sind.

Wie wollen Sie die Babypause und Elternzeit für sich gestalten? Teilen Sie und Ihr Partner eine Meinung oder steht vielleicht ein Konflikt an? Bei vielen Entscheidungen rund um das Thema spielt die Frage der Kinderbetreuung eine zentrale Rolle. Für Alleinerziehende hat dieses Kapitel eine besondere Bedeutung: Sie werden alle Entscheidungen wahrscheinlich weitgehend allein treffen – das kostet viel Kraft.

→ Herausforderungen

Das Besondere an diesem Kapitel: Fragen der Berufs- und Lebensplanung sind selten abgeschlossen, sondern stellen sich immer wieder neu. Entdecken Sie Ideen und Chancen!

Ein neuer Lebensabschnitt

Nach den Monaten der Schwangerschaft und den intensiven Wochen vor und nach der Geburt fängt der Alltag mit Baby an.

→ **Wenn man sich nicht** entschlossen hat, gemeinsam in die Elternzeit zu gehen, wird ein Partner in Vollzeit arbeiten gehen, während sich der andere rund um die Uhr um den Nachwuchs kümmert.

Interessanterweise haben Familienstudien gezeigt, dass die tatsächliche Aufgabenverteilung in jungen Familien selten das Ergebnis von bewusster Planung und Entscheidung ist. Stattdessen schleichen sich neben der jeweiligen Hauptaufgabe, die jeder übernommen hat, im Alltag bestimmte Zuständigkeiten ein, die beide Partner vielleicht gar nicht unbedingt so gewünscht haben.

Wollen Sie als junge Eltern diesem Automatismus entgehen, so empfiehlt es sich, Fragen der Alltags- und Berufsplanung ruhig schon während der Schwangerschaft anzudenken, zu diskutieren und zu planen. Denn wenn aus einem ungebundenen Liebespaar eine Familie wird, sollten Aufgaben und Zuständigkeiten noch einmal überdacht und gegebenenfalls neu verteilt werden. Wenn beide Partner arbeiten und es sich finanziell leisten können, ist es wahrscheinlich sogar sinnvoll, Unterstützung von außen zu holen, zum Beispiel bei der Kinderbetreuung oder im Haushalt.

Wird mit einem Baby wirklich alles anders?

Neue Verantwortlichkeiten, neue Aufgaben: Aber das bedeutet natürlich nicht, dass mit der Geburt eines Kindes jeder Spaß vorbei ist. Im Gegenteil: Eigentlich kann man auch mit Kind(ern) so ziemlich alles machen, was man vorher gern gemacht hat – man muss es lediglich sorgfältiger planen und organisieren.

Falls Sie meinen, dass bestimmte Unternehmungen mit einem Kind nicht mehr möglich sind, sollten Sie sich überlegen, warum Sie das meinen. Oft sind es nämlich die eigenen Grenzen im Kopf, die bestimmte Aktivitäten verhindern. Doch wenn sich beide Eltern gut verstehen, ihre Vorhaben und Pläne aufeinander abstimmen und in der Kinderbetreuung partnerschaftlich abwechseln, dann besteht der größte Unterschied zu einem Leben ohne Kind vor allem darin, dass man weniger flexibel ist und aufgrund erhöhter organisatorischer Anforderungen auch weniger spontan.

Das Wichtigste, was junge Paare in ihrem neuen Lebensabschnitt nicht aus den Augen verlieren sollten, ist also, dass sie bestimmte Entscheidungen nun nicht mehr für sich allein fällen können, sondern besser in enger Absprache mit dem Partner beziehungsweise der Partnerin treffen sollten.

Damit schaffen Sie eine solide Grundlage für Ihre Partnerschaft. Denn in einer Partnerschaft, in der man sich abspricht, auf die Bedürfnisse des anderen Rücksicht nimmt und sich im Alltag gegenseitig unterstützt, stehen die Chancen für ein zufriedenes und glückliches Familienleben besonders gut.

Zukunftsvorstellungen und Zukunftsplanung

Vater, Mutter, Kind(er) – und alle sitzen sie unbeschwert am Frühstückstisch, toben durch einen malerischen Garten ...

Die Traumfamilie macht einen Familienausflug im geräumigen Auto, mittendrin ein tapsiger Hund und gutmütig lächelnde Großeltern, oder alle versammeln sich in der Küche, um ein appetitliches Essen zu verzehren. Und am Abend liegen die Kleinen friedlich und frisch gewaschen in ihren Betten und schlummern. So schön ist das Familienleben in der Werbung!

Variantenreiches Familienleben ...

In Wirklichkeit ist das Familienleben mindestens genauso schön, wenn auch wesentlich variantenreicher! Da gibt es morgens Hektik und Stress. Das Familienauto ist zwar meist geräumig, aber welche Plackerei, bis alle sorgfältig angeschnallt in ihren Babyschalen und Kindersitzen hocken. Und am Abend? Ist es manchmal ein langer und nervenaufreibender Kampf, bis die lieben Kleinen tatsächlich sauber im Bett liegen und endlich Ruhe geben.

Sie tun sich selbst und Ihrer jungen Familie einen großen Gefallen, wenn Sie beide Familienentwürfe in Ihre Gedanken und Ihr Herz schließen: die schönen, glücklichen und zufriedenen Vorstellungen und Momente ebenso wie die anstrengenden und chaotischen. Damit schaffen Sie sich als Elternpaar einen viel größeren gedanklichen Freiraum, als wenn Sie sich nur auf all die Dinge konzentrieren, die perfekt zu funktionieren haben. Ein Familienleben läuft selten hundertprozentig perfekt – und wenn man das zu sehr erwartet, sind Enttäuschungen und Missmut im Alltag programmiert.

DIE DREI SCHLIMMSTEN SORGEN AM ERSTEN ABEITSTAG

1 **Ihr Kind ist krank!** – Ausgerechnet am 1. Arbeitstag ist Ihr Kind krank. Kann Ihre Partnerin/Ihr Partner es übernehmen oder haben Sie vertraute Freunde oder Verwandte, die einspringen könnten? Versuchen Sie im Vorfeld ein Sicherheitsnetz zu spannen!

2 **Sie haben ein schlechtes Gewissen!** – Weil Sie Ihr Kind allein lassen? Es wird gut betreut, hat sich bereits eingewöhnt und ein schlechtes Gewissen hilft niemandem, Ihnen selbst leider am wenigsten. Tauschen Sie sich mit anderen Eltern aus, das entlastet.

3 **Sie zweifeln Ihre Entscheidung an!** – Ist es richtig, wieder arbeiten zu gehen? Da hat vielleicht die Stress-Falle zugeschnappt. Was hilft Ihnen persönlichbei Stress? Falls dieser Flop droht, ist es gut, sofort gezielt gegensteuern können. Hinweise zu „Stress vermeiden“ siehe S. 137.

Bleiben Sie realistisch

Sehen Sie es mal so: Eine lebendige, gerade zusammenwachsende Familie sollte allen ihren Mitgliedern möglichst viel Freiraum zum Wachsen und zur Entwicklung bieten – dem Kind, der Mutter und dem Vater. Aber wie kann das funktionieren, wenn bereits vorab alles perfekt geplant ist und unvorhergesehene oder spontane Ideen, die vielleicht auch mal für Turbulenzen sorgen, nicht willkommen geheißen werden?

Vielleicht haben Sie Lust, einmal über Ihre Familienideale und Zukunftsvorstellungen nachzudenken? Träumen Sie insgeheim von einer jederzeit vorzeigbaren Bilderbuchfamilie? Gibt es in Ihren Vorstellungen ein Plätzchen für Wäscheberge, Müdigkeit, Krisen und Sorgen, die ebenfalls zu jedem ganz normalen Familienleben gehören?

Psychologen haben herausgefunden, dass in gut funktionierenden Partnerschaften und Familien Raum für beides ist: Wachstum und Krisen, Zauberhaftes und Stressiges. Wer es schafft, Probleme als Teil des Lebens zu betrachten und gemeinsam mit dem Partner oder der Partnerin daran arbeitet, Schwierigkeiten zu überwinden, bietet dem Nachwuchs optimale Entwicklungsbedingungen und ist gleichzeitig ein gutes und realistisches Vorbild.

Elternzeit: Wann? Wer? Wie lange?

Eine der ersten Familienentscheidungen, die Sie gemeinsam fällen müssen – natürlich neben der Auswahl eines schönen Vornamens für Ihr Kind –, ist die Frage, wie Sie die Ihnen zustehende Elternzeit gestalten wollen, falls Sie beide berufstätig sind. Rund um die Elternzeit treten zum 1. Juli 2015 interessante Neuerungen in Kraft, die es Eltern erleichtern soll, Familie und Beruf partnerschaftlich miteinander zu vereinbaren. So können Eltern bis zum 3. Geburtstag eines Kindes eine unbezahlte Auszeit vom Job nehmen wie bisher, aber von den drei Jahren können nun auch zwei Jahre „geschoben" und erst zwischen dem 3. und 8. Geburtstag des Kindes genommen werden. Zudem können beide Elternteile ihre Elternzeit in je drei statt bisher zwei Abschnitte aufteilen. Die Zustimmung des Arbeitgebers ist dazu nicht mehr erforderlich.

Eltern, die im Elterngeldbezug Teilzeit arbeiten, bekommen doppelt so lange das neue ElterngeldPlus: Aus einem bisherigen Elterngeldmonat werden zwei ElterngeldPlus-Monate. Und noch ein weiterer Bonus unterstützt die Partnerschaftlichkeit der Eltern: Wenn beide Eltern gleichzeitig zwischen 25 und 30 Wochenstunden arbeiten, kann jeder von ihnen vier Bonusmonate mit ElterngeldPlus bekommen.

Weitere Informationen zu den Flexibilisierungen der Elternzeit, zum ElterngeldPlus und zum Partnerschaftsbonus lesen Sie im Kapitel „Damit können Eltern rechnen" und auf der Homepage des Bundesministeriums für Familie, Senioren, Frauen und Jugend unter www.bmfsfj.de. Alle neuen Regelungen gelten für Geburten ab 1. Juli 2015.

Informieren Sie sich gemeinsam

Bevor Sie eine Entscheidung fällen, ist es wichtig, dass sich beide Partner sorgfältig informieren. Klar sein sollte, dass arbeiten gehen oder ein Kind betreuen gleich wichtig und anstrengend sind. Folgende Fragen können Sie in der Informationsphase leiten:

- **Welche Möglichkeiten** haben junge Paare heute, ihre Elternzeit zu gestalten?
- **Welche Möglichkeiten** bietet Ihnen Ihre Firma/Ihr Arbeitgeber?
- **Unterstützt die Firma** junge Familien, gibt es z. B. einen Betriebskindergarten?
- **Welchen Einfluss** hat das auf Ihren weiteren beruflichen Entwicklungsweg?
- **Welche Möglichkeiten** haben Sie selbst, Ihren Arbeitsplatz zu gestalten – auch, falls Sie freiberuflich arbeiten?
- **Oft spielen** bei der gemeinsamen Entscheidung finanzielle Gründe ein Rolle – zu berücksichtigen ist zum Beispiel: Wer verdient mehr in seinem Beruf?
- **Wie wirkt sich** eine bestimmte Entscheidung kurzfristig aus? Und welche Konsequenzen hätte sie langfristig gedacht, z. B. wenn einer von beiden über mehrere Jahre in die Elternzeit geht?
- **Nicht zuletzt ist** auch zu bedenken, wie es der jungen Mutter, dem jungen Vater und dem Baby mit der jeweiligen Entscheidung geht. Neuere Ergebnisse der Universität Basel legen beispielsweise nahe, dass es für junge Mütter ein nicht zu unterschätzender psychologischer Druck sowie großer Stress sein

kann, schon kurz nach dem Mutterschaftsurlaub wieder arbeiten zu gehen.

- **Wichtig ist natürlich** auch, zu klären, welche Möglichkeiten der Kinderbetreuung es bei Ihnen vor Ort gibt?
- **Wie möchten Sie** in den nächsten Jahren Ihr Berufs- und Familienleben unter einen Hut bringen?
- **Und gibt es Vorbilder** (oder auch Negativbeispiele), an denen Sie sich orientieren können?

Jobpause: Ist kürzer besser?

Wer legt für wie lange eine Jobpause ein? Auch das ist eine Frage, die beide Partner für sich und dann in Einverständnis klären sollten. Wer beruflich stark engagiert ist, möchte vielleicht gleich nach der Geburt bzw. dem achtwöchigen Mutterschutz zurück in den Job. Mitunter spielen finanzielle Gründe in die Entscheidung mit hinein – wobei Sie natürlich auch die Kosten der Kinderbetreuung berücksichtigen müssen.

Die Frage nach der Länge der Jobpause hängt auch damit zusammen, wie die jeweils aktuelle persönliche Situation am Arbeitsplatz ist: Wer schon lange und sicher im selben Job arbeitet, freut sich vielleicht über eine Schaffenspause von zwei oder drei Jahren. Wer dagegen neu im Betrieb ist und weiterkommen möchte, wird nicht gerne zu lange pausieren. Die Erfahrung zeigt: Je kürzer die Elternzeit, desto leichter der Wiedereinstieg und desto besser die weiteren beruflichen Chancen.

Klären Sie die Frage früh

Grundsätzlich gilt: Tauschen Sie sich mit Ihrem Chef, Ihrer Chefin über Möglichkeiten aus, die in Ihrer Branche, Ihrer Position und an Ihrem Arbeitsplatz konkret für junge Mütter oder Väter bestehen. Entwickeln Sie eigene Ideen und Vorschläge – am besten, indem Sie sich vorher bei Kollegen oder in einem Netzwerk informieren, ob und welche Erfahrungen es bereits gibt.

Auch wenn man sich das zunächst nicht vorstellen kann: Oft lassen sich individuelle Lösungen finden, von denen sowohl die berufstätige Mutter oder der Vater als auch der Arbeitgeber profitieren. Meistens müssen sich diese Lösungen erst entwickeln und sind sie das Ergebnis eines Verhandlungsprozesses. Deshalb macht es Sinn, sich frühzeitig mit diesen Fragen zu beschäftigen und das Gespräch zu suchen. Wichtig: Planen und denken Sie nicht nur für das nächste Jahr, sondern beziehen Sie langfristige Entwicklungen in Ihre Überlegungen ein.

Zurück in den Job

Unter Umständen macht es Sinn, schon bei der Entscheidung, wie lange Sie in die Elternzeit gehen, mit zu überlegen, wie Sie sich Ihren Wiedereinstieg vorstellen. Vielleicht wollen Sie die Pause sogar nutzen, um sich beruflich umzuorientieren? Stiftung Warentest bietet in verschiedenen Heften der Ausgabe „Spezial Karriere“ Anregungen für alle, die sich weiterbilden und/oder beruflich verändern wollen.

Willkommen im Club

Familienformen

Jedes Familienfoto = 10 % der Familien in Deutschland mit minderjährigen Kindern, Stand 2013

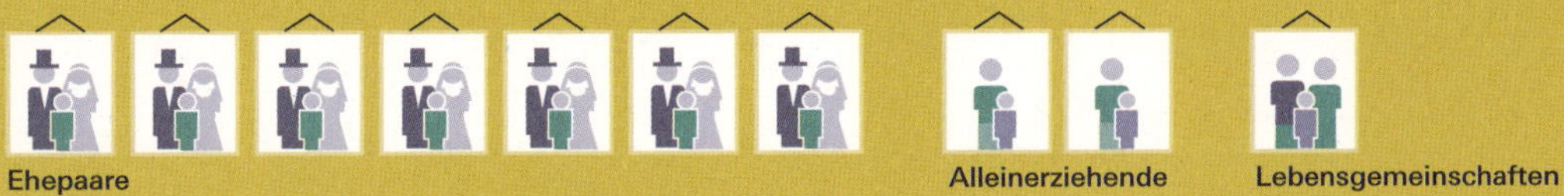

- nur die Mutter
- überwiegend Mutter
- beide gleich
- nur der Vater
- überwiegend Vater
- weder noch

Berufstätig ist ...

Erwerbskonstellationen von Paarhaushalten mit minderjährigen Kindern in Prozent

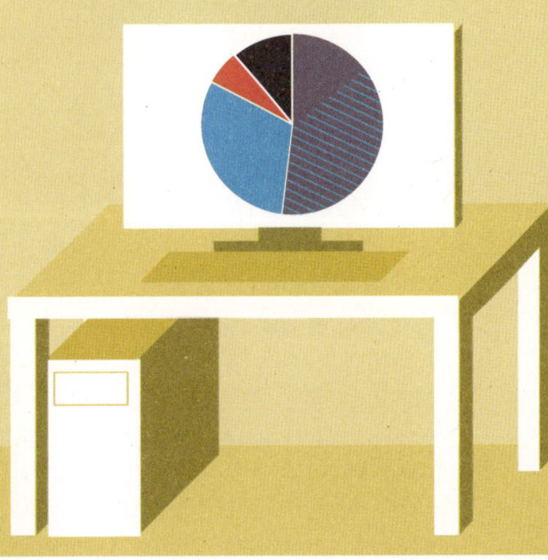

Den Haushalt macht ...

Anteile in Prozent

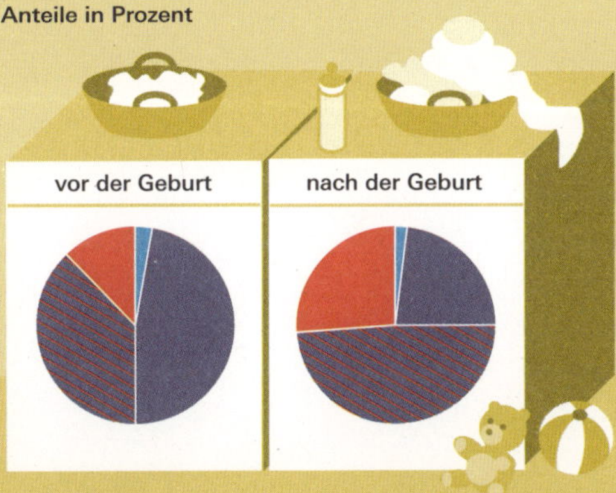

Betreute Kleinkinder

Jeder Bauklotz = 5 % der deutschen Kinder unter 3 Jahren

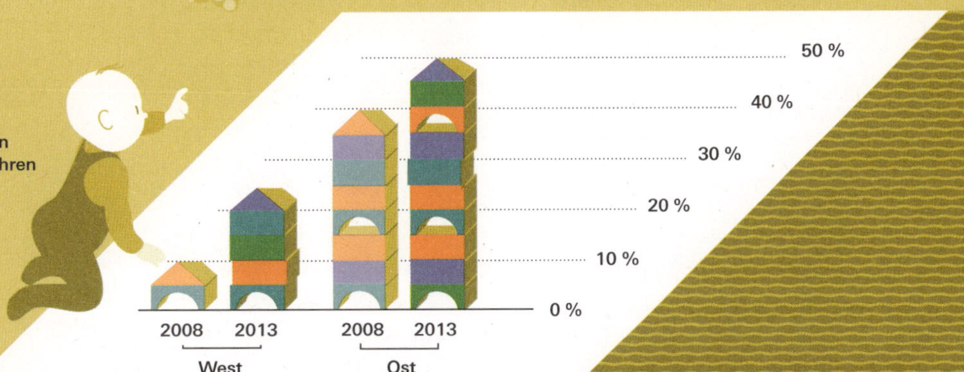

Quellen: Statistisches Bundesamt (2), Mikrozensus 2010; pairfam Längsschnittstudie

Allein ein Kind großziehen

Immer öfter erziehen Mütter oder Väter ihre Kinder allein. 2013 bestand jede fünfte Familie aus nur einem Elternteil.

Sie sehen also: Sie sind mit Ihrer Situation keinesfalls allein, sondern teilen die Herausforderung mit vielen anderen Müttern und Vätern und können so auch auf ein bereits bestehendes Netzwerk zurückgreifen, wenn Sie das möchten (siehe Surftipp unten rechts). Vor allem in Großstädten, in den deutlich mehr Alleinerziehende leben als auf dem Land, gibt es verschiedene Unterstützungsangebote.

Und die werden Sie gut gebrauchen können, denn gerade zu Anfang prasseln wahrscheinlich eine Menge an Zweifeln und Gedanken auf Sie ein: Werde ich das alles allein schaffen? Haben wir genug Geld zum Leben? Was passiert mit meinem Baby, wenn ich mal krank werde? Wer sorgt dann für uns?

Offen sein für Unterstützung

Alles das sind wichtige Fragen, die Ihre Zukunft mit Kind und Ihre persönliche Lebensplanung betreffen. Die Antworten darauf können sehr unterschiedlich ausfallen – und Sie müssen ja nicht sofort für jede Frage die Patentantwort parat haben. Vielleicht ziehen Sie über kurz oder lang in ein Wohnprojekt für alleinerziehende Mütter? Vielleicht bekommen Sie tatkräftige Unterstützung von guten Freunden oder den Großeltern Ihres Kindes? Womöglich gründen Sie eine Wohngemeinschaft mit einer anderen kleinen Familie? Oder Sie haben eine nette Nachbarin, die ab und zu auf Ihr Kind aufpasst? Es kann auch sein, dass Sie im Kindergarten oder beim Babyschwimmen nette neue Bekanntschaften schließen. Hauptsache, Sie isolieren sich jetzt nicht! Auch wenn es Ihnen manchmal bestimmt schwerfällt: Gehen Sie unter Menschen.

Halten Sie im Alltag Augen und Ohren möglichst offen und suchen Sie immer wieder den Kontakt zu anderen Eltern – ob alleinerziehend oder nicht. Umso größer ist die Wahrscheinlichkeit, dass Sie andere Mütter oder Väter finden, die mit Ihnen auf einer Wellenlänge sind und mit denen Sie ein eigenes kleines und auf Gegenseitigkeit beruhendes Netzwerk aufbauen können.

Vier gute Tipps

1. **Widerstehen Sie** der Tendenz, bei Problemen nur mit Ihren bisher bewährten Methoden und Handlungsmustern zu reagieren, auch wenn Sie gerade jetzt gern hätten, dass Ihr Leben weitergeht wie immer. Probieren Sie Neues aus: Schließen Sie sich mit anderen zusammen, profitieren Sie von gegensei-

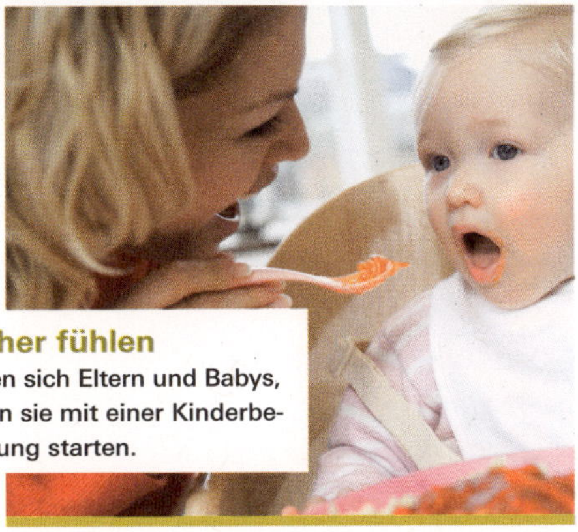

Sicher fühlen
sollen sich Eltern und Babys, wenn sie mit einer Kinderbetreuung starten.

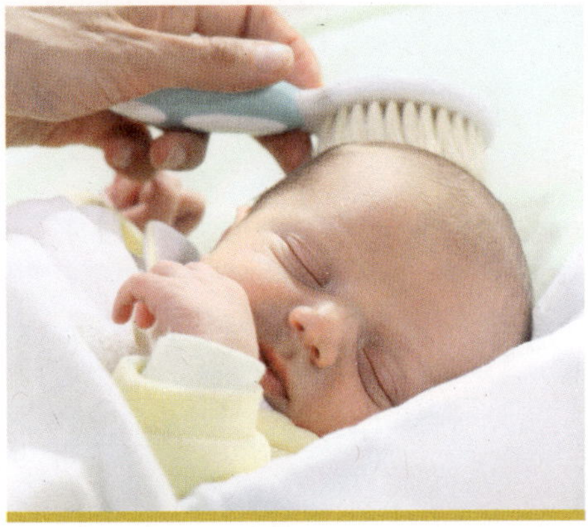

tigen Erfahrungen. Und probieren Sie neue Sachen aus, die bisher in Ihrem Alltagsrepertoire noch nicht vorkommen!

2 **Suchen Sie Hilfe,** Entlastung und Rat bei Freunden, Bekannten oder Verwandten. Dann lernt das Baby im Großwerden von Anfang an weitere Bezugspersonen kennen, zu denen es gern geht – zum Beispiel Großeltern, Geschwister, Freundinnen. Dann haben Sie wenigstens ab und zu auch mal Zeit für sich, können Dinge klären, sich einfach mal ausruhen oder etwas Schönes mit anderen Erwachsenen und ohne Kind unternehmen.

3 **Erkennen Sie aber** auch an, dass selbst die allerbesten Freunde nicht immer helfen und jederzeit einspringen können. Wenn Sie sich persönlich in einer sehr schwierigen Situation befinden, ist es sinnvoll, sich unterstützenden Rat in einer Erziehungs- oder Familienberatungsstelle zu holen. Die werden häufig vom Staat oder einer der Kirchen getragen und so ist die Beratung meistens kostenlos.

4 **Versuchen Sie,** die Verantwortung für das Kind gemeinsam mit dem anderen Elternteil zu teilen – auch, wenn Sie nicht mehr ein Liebespaar sind. Das ist durchaus möglich und viele Elternpaare sind da bereits mit gutem Beispiel vorangegangen. Vielleicht kennen Sie auch in Ihrem persönlichen Umfeld getrennt lebende Eltern, denen es gelungen ist, sich trotzdem gemeinsam und konstruktiv bei der Erziehung ihres gemeinsamen Kindes zu unterstützen?

→ Probleme mit dem Unterhalt?

Alleinerziehende erziehen ihre Kinder meist unter erschwerten und finanziell oft schwierigen Bedingungen. Erst recht, wenn der Regelunterhalt von dem anderen Elternteil gar nicht oder nicht regelmäßig gezahlt wird. Dann besteht die Möglichkeit, beim Jugendamt Leistungen nach dem Unterhaltsvorschussgesetz (UVG) zu beantragen (siehe ab S. 319).

▶ **Allein erziehen – normal!** Wichtige Tipps und Informationen für Alleinerziehende und ihre neue Lebenssituation finden Sie beim Verband alleinerziehender Mütter und Väter e. V. unter www.vamv.de/alleinerziehen.html.

Welche Kinderbetreuung passt zu unserem Leben?

Das Kinderbetreuungssystem ist von Bundesland zu Bundesland und teilweise von Stadt zu Stadt unterschiedlich geregelt.

Daher ist es sinnvoll, sich möglichst umfassend über die Möglichkeiten in Ihrer Umgebung zu informieren. Planen Sie dazu ausreichend Zeit ein. Wenn Ihre Berufs- und Lebensplanung ergeben hat, dass Sie gern beide weiter arbeiten möchten, ist es wichtig, sich rechtzeitig um eine Kinderbetreuung zu kümmern. Dazu gehört auch die Überzeugung, dass es gut und richtig ist, wenn Sie beide wieder arbeiten gehen.

Auch für Frauen oder Männer, die ihr Kind allein erziehen und gern wieder arbeiten möchten, oder aus finanziellen Gründen wieder arbeiten müssen, ist eine gute und zuverlässige Kinderbetreuung wichtig. Manche Kindertagesstätten haben lange Wartelisten, sodass es sinnvoll sein kann, erste Kontakte dorthin schon während der Schwangerschaft zu knüpfen oder das Kind bereits gleich nach der Geburt anzumelden.

Diese Fragen kommen auf Sie zu

Hier ein paar Fragen, die Ihnen bei der Bewertung helfen können, ob ein Angebot zu Ihren familiären Bedürfnissen passt.

- **Ab welchem Alter** soll das Kind betreut werden?
- **Soll es zu Hause** betreut werden oder lieber mit anderen Kindern zusammen?
- **Für welchen Zeitraum** soll es betreut werden (täglich, ganz- oder halbtags, nur an bestimmten Tagen)?
- **Was darf die** Betreuung kosten?
- **Wo liegt das** Betreuungsangebot? Ist es zu Ihren Zeiten gut erreichbar?
- **Wie wichtig ist** Ihnen die Betreuung durch ausgebildete Erzieher?
- **Spielt es eine Rolle** für uns, wer der Träger der Kindertagesstätte oder Betreuungseinrichtung ist? Elterninitiativen bieten zum Beispiel häufig einen besseren Betreuungsschlüssel in ihren Einrichtungen an, kosten aber unter Umständen etwas mehr oder fordern Eigeninitiative.

Ab wann soll es losgehen?

Das ist eine sehr persönliche Frage. Denn die Entscheidung, wann Sie als Mutter oder Vater Ihr Baby mit einem guten Gefühl abgeben können und überzeugt wieder arbeiten gehen, die können nur Sie treffen. Hilfreich ist es, sich mit anderen jungen Eltern dazu auszutauschen.

Man weiß heute, dass selbst wenige Monate alte Babys andere Bezugspersonen selbstverständlich akzeptieren, wenn sich diese liebevoll und zuverlässig um sie kümmern. Dabei bauen die Kleinen eine ähnlich innige Beziehung zu ihnen auf wie zu der Mutter oder dem Vater. Aber nicht alle Babys sind gleich kommunikativ. Einige schlafen und essen überall, andere sind vielleicht empfindlicher. Deshalb sollten Sie selbst herausfinden, ab wann Sie sich vorstellen können, Ihr Kind von anderen zuverlässigen Personen betreuen zu lassen – und für wie viele Stunden. Lassen Sie sich Zeit, zu prüfen, welche Bedingungen für Sie und Ihr Baby oder Ihr Kleinkind ideal sind.

In den ersten sechs bis acht Monaten nach der Geburt haben viele Eltern und vor allem viele Mütter noch ein großes Bedürfnis nach Ruhe und Zusammensein mit ihrem Baby und können sich kaum vorstellen, schon wieder jeden Tag zur Arbeit zu gehen.

Andererseits bieten viele Kindertagesstätten altersgemischte Gruppen an, in denen Babys, Vorschulkinder und vielleicht auch behinderte Kinder in einer Gruppe gemeinsam betreut werden. Erfahrene Erzieher beobachten dabei, dass Kinder am besten in so eine Gruppe hineinwachsen, bevor sie ein Jahr alt sind. In diesem Alter leben die Kleinen sehr im Jetzt, sodass sie – wenn man sie behutsam an die neue Situation gewöhnt – kaum Sehnsucht nach den Eltern haben. Sie akzeptieren andere Personen, vollkommen selbstverständlich. Und das Zusammensein mit anderen Kindern finden sie sehr spannend.

Das bedeutet natürlich nicht, dass man Kinder nicht auch zu jedem späteren Zeitpunkt an die Betreuung gewöhnen kann. Die Entscheidung, wann der richtige Zeitpunkt gekommen ist, hängt von vielen Faktoren ab: auch von der Gesundheit des Babys/Kleinkindes, von der Qualität der Kinderbetreuung, von der persönlichen und finanziellen Situation und anderen Bedingungen vor Ort. Und nicht zuletzt von der persönlichen Überzeugung, die jede Mutter und jeder Vater hat. Nichts und niemand sollte Sie unter Druck setzen, denn in diesem Punkt gibt es keine allgemeingültigen Regeln, Vorschriften oder Empfehlungen.

Betreuungsmöglichkeiten

Gruppe oder Einzelbetreuung? Folgende Informationen helfen Ihnen vielleicht bei der Entscheidung: Kinder, auch wenn sie noch sehr klein sind, erleben eine Gruppe sehr früh als etwas, das zusammengehört. Nur in einer Gruppe können sie lernen, einander zu vertrauen und zu spüren, wie es Menschen miteinander meinen. Diese Grundlagen im Miteinander werden sehr früh geprägt. Im Großwerden entstehen daraus Stärke, Selbstbewusstsein und Vertrauen im Umgang mit anderen Menschen. Wichtige Eigenschaften in einer Zeit, in der viele Kinder als Einzelkinder aufwachsen. Wichtig ist – vor allem, wenn Babys und/oder behinderte Kinder betreut werden –, dass die

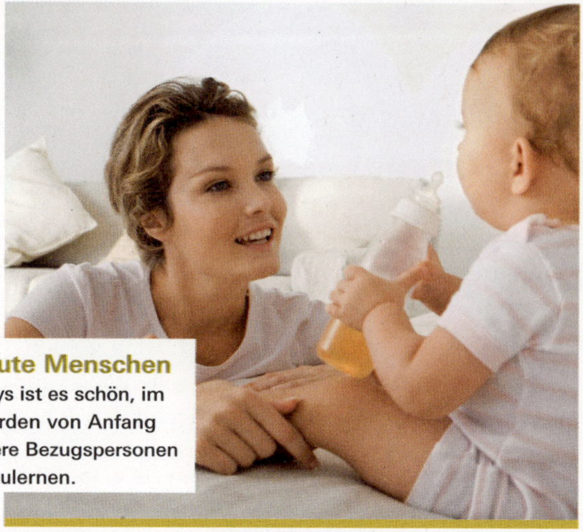

Vertraute Menschen
Für Babys ist es schön, im Großwerden von Anfang an weitere Bezugspersonen kennenzulernen.

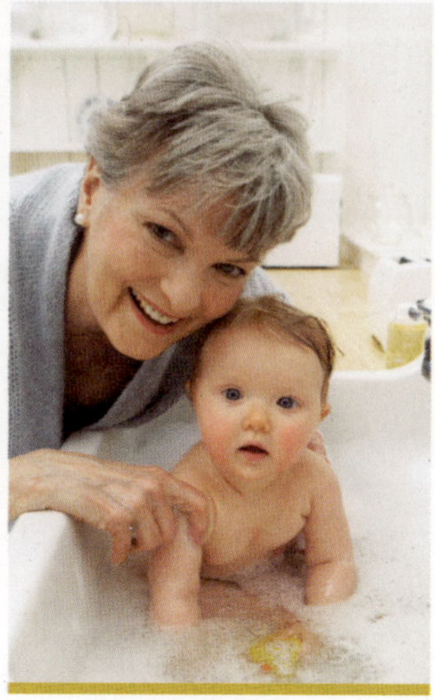

Gruppengröße stimmt. Ideal für Kinder unter drei Jahren ist eine Gruppe von zehn bis fünfzehn Kindern, die von mindestens zwei, besser drei Fachkräften betreut werden.

Laie oder pädagogische Fachkraft? Falls Sie Wert auf eine pädagogische Ausbildung der Personen legen, die Ihr Kind betreuen sollen, kommen für Sie ein Au-pair-Mädchen oder eine private Kinderfrau wahrscheinlich nicht infrage. Auch Tagesmütter sind nicht automatisch pädagogisch qualifiziert. Am besten, Sie erkundigen sich im Einzelfall, welche Kenntnisse die Betreuungspersonen vorweisen können.

- **Tagesmütter:** Sie betreuen meistens in ihrer Wohnung ein oder mehrere Kinder. Tagesmütter arbeiten freiberuflich und erhalten ein Honorar. Bei der Suche helfen das Jugendamt oder Empfehlungen aus dem Bekanntenkreis. Positiv ist, dass Kinder von Anfang an mit anderen Kindern zusammen aufwachsen. Allerdings ist die Suche nach einer geeigneten Tagesmutter manchmal schwierig, die meisten haben keine pädagogische Ausbildung. Obwohl: Die haben Sie als Mutter oder Vater wahrscheinlich auch nicht. Problem: Wenn die Tagesmutter krank ist, müssen Sie selbst ran.
- **Kinderkrippen:** Das sind Tageseinrichtungen für Kinder unter drei Jahren, in denen Ihr Kind pädagogisch qualifiziert betreut wird. Es kommt früh mit anderen Kindern zusammen und wird eher selbstständig. Für Vertretung im Krankheitsfall ist gesorgt. Nachteile: Kinderkrippen gibt es noch nicht überall,.
- **Kindergärten:** Sie gibt es für Kinder ab drei Jahre und jedes Kind hat Anspruch auf einen Kindergartenplatz. Gruppengröße und Betreuungsschlüssel werden von den Bundesländern festgelegt: Sie unterscheiden sich von Land zu Land und können schwanken (die Gruppengröße schwankt z. B. zwischen 12–24 Kindern). In einem Kindergarten wird Ihr Kind mit anderen Kindern zusammen von pädagogisch qualifizierten Betreuerinnen versorgt. Ganztagsplätze sind nicht immer leicht zu finden und die Öffnungszeiten decken manchmal – ebenso wie die Öffnungszeiten der Kin-

derkrippen – nicht die volle Stundenzahl ab, die man mit An- und Abfahrt zur Arbeit braucht. Tipp: Kindergärten, die von Elterninitiativen gegründet und/oder getragen werden, sind oft besser ausgestattet – auch, was Gruppengröße und Betreuungsschlüssel angeht. Dafür sind die Kosten manchmal höher.

- **Au-pair-Mädchen:** Sie kommen meist für ein Jahr in Ihre Familie. Als Gegenleistung für Unterkunft, Verpflegung und Taschengeld beaufsichtigen sie die Kinder und übernehmen kleine Hausarbeiten (etwa 30 Stunden/Woche). Man braucht viel Wohnraum, um ein Zimmer bereitstellen zu können. Und meist geht ein Stück der Privatsphäre verloren. Nach einem Jahr muss sich Ihr Kind von der Bezugsperson verabschieden. Überlegen Sie, ab welchem Alter Sie Ihr Baby oder Kleinkind einem Au-pair-Mädchen anvertrauen wollen. Zertifizierte Agenturen und Infos unter www.guetegemeinschaft-aupair.de.
- **Kinderfrauen:** Sie betreuen Ihr Kind bei Ihnen zu Hause und arbeiten in einer Art Angestelltenverhältnis – das kann je nach Bedarf auch ein Minijob sein, die Ausgaben lassen sich steuerlich absetzen. Praktisch ist, dass Sie die Zeiten individuell absprechen können. Niemand muss die Kinder morgens in Hektik wegbringen und pünktlich wieder abholen. Allerdings: Diese Alternative kann recht kostenintensiv werden.

Doppelbelastung Kinder und Beruf

Wenn beide Eltern arbeiten, sind es meist die Frauen, die sich um den Haushalt kümmern. Neben der Arbeit und der Betreuung des Kindes eine nicht zu unterschätzende Herausforderung, die pro Woche meist mehrere Stunden Einsatz erfordert. Überlegen Sie am besten frühzeitig, ob sie nicht von Anfang an die Aufgaben partnerschaftlich und gleichberechtigt teilen wollen.

Berufstätige Frauen und Männer, die ihr Kind allein erziehen, müssen ebenfalls mit dieser Doppelbelastung zurechtkommen. Unterschätzen Sie den Aufwand nicht. Vielleicht haben Sie Freunde oder Nachbarn, die Sie beim Einkaufen oder anderen alltäglichen Aufgaben unterstützen können? Wenn Sie es sich finanziell leisten können, suchen Sie zudem eine Haushalts- oder Putzhilfe. Das macht den Alltag stressfreier.

Netzwerke – gut gegen Alltagsfrust

Wer holt Ihr Kind ab, wenn Sie beide unvorhergesehen länger arbeiten müssen? Wer kümmert sich, wenn die Tagesmutter krank ist? Was tun, wenn der Kindergarten in den Sommerferien schließt und Ihr Betrieb eine Urlaubssperre verhängt hat? Dann ist es gut, auf ein funktionierendes Netzwerk zurückgreifen zu können: Andere Eltern, die Ihr Kind erst mal mitnehmen, Großeltern oder Nachbarn, die spontan einspringen. Bauen Sie sich so ein Netzwerk gezielt auf. Oft bleiben die Kontakte aus Geburtsvorbereitungs- oder Babymassagekursen bestehen.

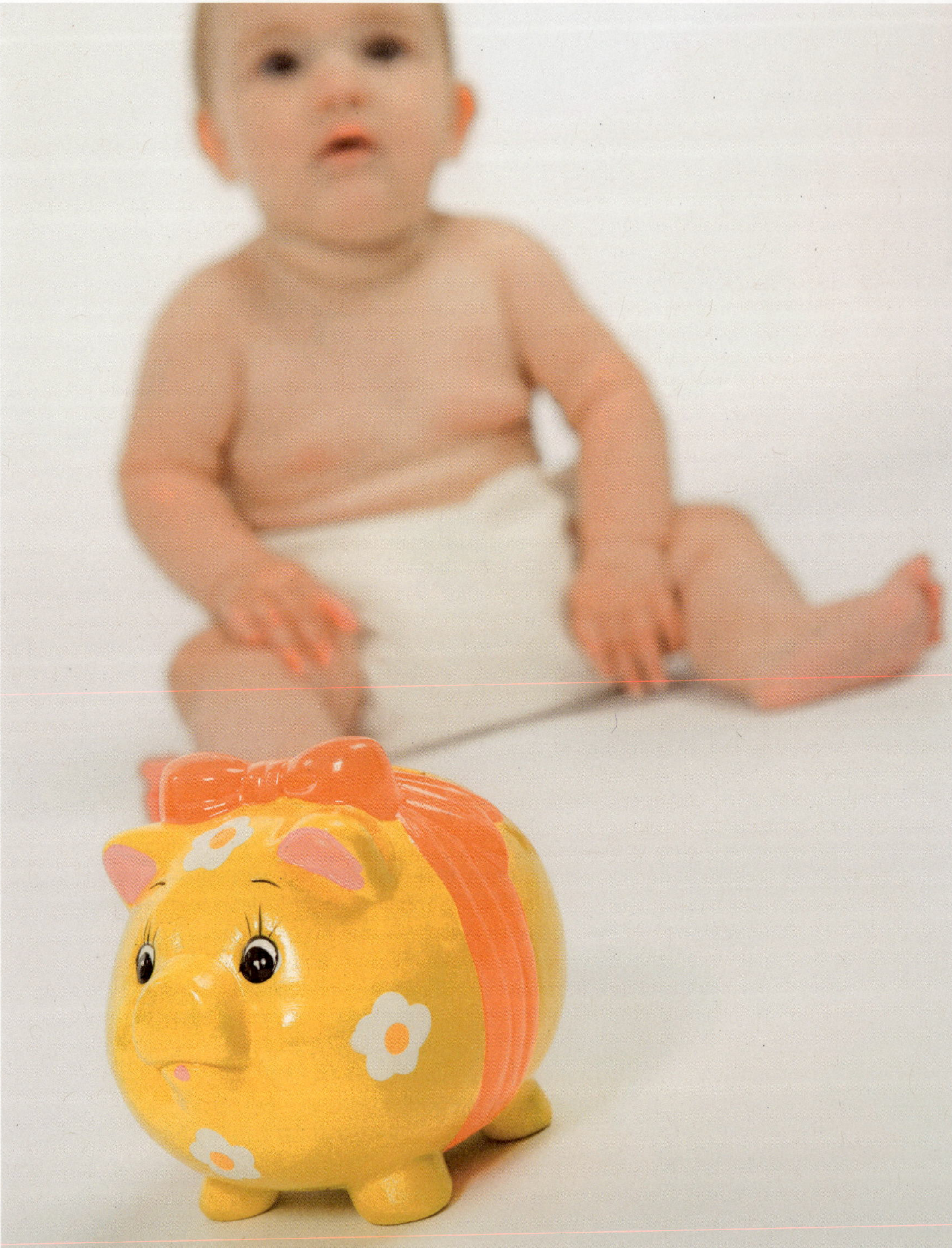

Damit können Eltern rechnen

Kinder sind ein Segen, kosten aber viel Geld. Um so wichtiger ist es für Väter und Mütter, alle staatlichen Fördertöpfe vor und nach der Geburt auszuschöpfen. Doch das ist nicht alles, Eltern sollten darauf achten, dass sie und ihre Jüngsten richtig abgesichert sind.

Viele Eltern wollen sich schon während der Schwangerschaft finanziell auf die neue Situation vorbereiten. Das ist nicht immer einfach, weil die Unterstützung für die Jüngsten vielfältig ist. Starthilfe gibt es z. B. vom Arbeitgeber, von der Kranken-, Eltern- und Familienkasse, vom Finanzamt. Zusätzlich helfen manche Bundesländer und Kommunen, aber auch Stiftungen und Wohlfahrtsverbände. Damit Eltern wissen, was ihnen zusteht, sollten sie sich mit den wichtigsten finanziellen Hilfen, Steuervorteilen und Förderungen vertraut machen. Auch alleinerziehende Eltern, Eltern ohne Job oder in der Ausbildung können sich in diesem Kapitel zum Unterhalt, Kinderzuschlag oder zur Betreuung bei Krankheit informieren. Außerdem erfahren Eltern, welcher Versicherungsschutz erforderlich ist und worauf es dabei ankommt.

Alle im Folgenden genannten Regelungen für verheiratete Eltern gelten auch für eingetragene Lebenspartner-Eltern.

Hilfe beginnt vor der Geburt

Das Mutterschutzgesetz schützt werdende Mütter vor gesundheitlichen Gefahren am Arbeitsplatz und vor Verdienstausfall.

Vor allem Arbeitnehmerinnen werden durch Mutterschaftsgeld und einen Zuschuss vom Arbeitgeber unterstützt, wenn sie Pflichtmitglied in einer gesetzlichen Krankenkasse sind. Auch Azubis, Studentinnen und arbeitslosen Müttern steht Mutterschaftsgeld zu. Das kann ebenso für freiwillige Mitglieder in der gesetzlichen Krankenversicherung gelten, etwa Künstlerinnen, Publizistinnen und andere Selbstständige. Privatversicherte Selbstständige und Hausfrauen gehen dagegen in der Regel leer aus. Für Beamtinnen gelten besondere Regelungen.

Die Schutzfrist, während der Mutterschaftsgeld gezahlt wird, beginnt sechs Wochen vor dem errechneten Entbindungstermin und endet normalerweise acht Wochen nach der Geburt des Kindes. Bei Früh- oder Mehrlingsgeburten endet die Schutzfrist zwölf Wochen nach der Geburt.

Mutterschaftsgeld von der Krankenkasse

Wie viel Mutterschaftsgeld Mütter erhalten, richtet sich nach dem durchschnittlichen Nettolohn der letzten drei Kalendermonate vor Beginn der Schutzfrist. Die Krankenkasse zahlt jedoch höchstens 13 Euro Mutterschaftsgeld für jeden Kalendertag. Wer mehr verdient, bekommt die Differenz zum Nettoverdienst als Zuschuss vom Arbeitgeber. Hat zum Beispiel eine Bankangestellte in den letzten drei Monaten je 2500 Euro verdient, teilt die Krankenkasse den Betrag von 7500 Euro durch 90 Kalendertage. Das ergibt 83 Euro pro Kalendertag. Davon übernimmt die Krankenkasse 13 Euro, der Zuschuss vom Arbeitgeber beträgt 70 Euro.

- **Minijobber** bekommen ebenfalls 13 Euro Mutterschaftsgeld pro Tag von der Krankenkasse. Der Zuschuss vom Arbeitgeber fällt aber gering aus, bei 450 Euro Monatslohn sind es 2 Euro pro Tag.
- **Studentinnen** mit einem Minijob können ebenfalls mit 13 Euro pro Tag Mutterschaftsgeld von der Krankenkasse rechnen, wenn sie selbst in einer gesetzlichen Krankenkasse versichert sind.
- **Selbstständige,** die sich freiwillig oder über die Künstlersozialkasse (KSK) gesetzlich versichert haben, bekommen Mutterschaftsgeld von der Krankenkasse, wenn sie eine Krankenversicherung mit Krankengeldanspruch abgeschlos-

sen haben, und zwar mindestens drei Monate bevor die Schutzfrist beginnt.

- **Arbeitslose** schwangere Frauen, die bei Beginn der Schutzfrist vor der Geburt Arbeitslosengeld beziehen und gesetzlich krankenversichert sind, erhalten Mutterschaftsgeld. Die Höhe des Mutterschaftsgeldes richtet sich nach dem Arbeitslosengeld, das sie vor Beginn des Mutterschutzes erhalten haben. Werdende Mütter mit Hartz IV erhalten ab der 13. Schwangerschaftswoche bis zum Entbindungstag einen Zuschlag auf die Regelleistung von 17 Prozent. Für Alleinerziehende sind das mindestens 66 Euro.

Mutterschaftsgeld vom Bundesversicherungsamt

Nicht alle werdenden Mütter mit einem Arbeitsverhältnis bekommen volles Mutterschaftsgeld. Wer als Arbeitnehmerin privat-, familien- oder überhaupt nicht krankenversichert ist, bekommt vom Bundesversicherungsamt Mutterschaftsgeld. Die Behörde zahlt ihnen einmalig 210 Euro Mutterschaftsgeld aus. Der Arbeitgeber bleibt auch hier in der Pflicht und muss ihnen einen Zuschuss zum Mutterschaftsgeld zahlen.

Privatversicherte Selbstständige erhalten auch vom Bundesversicherungsamt kein Mutterschaftsgeld. Ob und welche Leistungen sie bekommen, hängt vom Vertrag mit ihrem Versicherer ab. Sie sollten sich rechtzeitig darüber informieren.

So beantragen Sie Mutterschaftsgeld

Mutterschaftsgeld gibt es nur auf schriftlichen Antrag. Der kann frühestens sieben Wochen vor dem voraussichtlichen Geburtstermin bei der Krankenkasse beziehungsweise beim Bundesversicherungsamt (www.bva.de) gestellt werden. Schwangere benötigen dafür eine Bescheinigung von ihrer Frauenärztin oder ihrer Hebamme über den voraussichtlichen Geburtstermin. Die Bescheinigung darf frühestens sieben Wochen vor und spätestens einige Tage vor dem erwarteten Geburtstermin ausgestellt sein. Mütter müssen nach der Geburt ihres Kindes eine Geburtsurkunde des Standesamts nachreichen. Sie ist für das Mutterschaftsgeld nach der Entbindung wichtig.

→ Zusätzliche Unterstützung

Vom Beginn der Schwangerschaft bis vier Monate nach der Entbindung dürfen Arbeitgeber in der Regel keine Kündigung aussprechen. Das gilt auch, wenn Schwangere vor der eigentlichen Schutzfrist aus gesundheitlichen Gründen nicht mehr arbeiten dürfen. Sie haben dann Anspruch auf Mutterschaftslohn. Dafür ist ein ärztliches Attest erforderlich.
Der Arzt kann bestimmte Beschäftigungen oder Arbeiten verbieten oder verkürzte Arbeitszeiten während der Schwangerschaft verlangen.

Beispiel: Hat die werdende Mutter bislang Tätigkeiten ausgeübt, die ihr als Schwangere generell untersagt sind, etwa schwere Lasten gehoben oder mit gesundheitsgefährdenden Werkstoffen hantiert, muss ihr der Arbeitgeber einen anderen Arbeitsplatz zuweisen oder eine weniger belastende Arbeit anbieten.

Extrahilfen: Die Krankenkasse organisiert in bestimmten Notsituationen Hilfe im Haushalt. Erkundigen Sie sich bei Ihrer Kasse, ob wegen Schwangerschaft oder Entbindung Anspruch auf eine bezahlte Haushaltshilfe besteht. Stiftungen und Wohlfahrtsverbände unterstützen vor allem kinderreiche Familien, Alleinerziehende und Studentinnen mit geringem Einkommen vor der Geburt mit einem Zuschuss zur Umstandskleidung, Babyausstattung, für die Kinderzimmereinrichtung und für andere notwendige Anschaffungen. Die Zuschüsse können über die Schwangerschaftsberatungsstelle zum Beispiel bei der Arbeiterwohlfahrt, der Caritas oder beim Diakonischen Werk schriftlich beantragt werden. Die Zuschüsse dürfen übrigens nicht auf das Wohngeld angerechnet werden, das bei der örtlichen Wohngeldstelle beantragt werden kann. Im Internet können einkommensschwache Eltern vorab unter www.wohngeldantrag.de prüfen, ob Chancen auf einen Mietzuschuss bestehen.

Elterngeld in der Babypause

Mit dieser Starthilfe können Sie rechnen, wenn Sie Ihr Kind zu Hause betreuen und im Job aussetzen oder Teilzeit arbeiten.

→ **Wer von Ihnen im Job aussetzt,** erhält einkommensabhängiges Elterngeld. Das beträgt in der Regel 67 Prozent des durchschnittlichen Nettoverdienstes der letzten zwölf Monate – höchstens 1800 Euro monatlich, mindestens 300 Euro. Für Eltern mit mehr als 500 000 Euro (Alleinerziehende ab 250 00 Euro) zu versteuerndem Einkommen entfällt das Elterngeld. Die Starthilfe für die Jüngsten gibt es bis zum ersten Geburtstag des Babys. Bleibt auch der Vater zwei Monate zu Hause, verlängert sich die Zahlung bis das Kind 14 Monate alt ist. Im Prinzip können die Bezugsmonate zwischen Mutter und Vater beliebig aufgeteilt werden.

Erwerbstätige Alleinerziehende bekommen in der Regel 14 Monate Elterngeld, wenn sie das alleinige Sorgerecht haben und der Vater nicht in derselben Wohnung lebt.

Studenten-Elternpaare können die zusätzlichen zwei Vätermonate nur beantragen, wenn sie Einkommen aus einer Erwerbstätigkeit vor der Geburt nachweisen können. Für den Anspruch auf Elterngeld müssen Eltern in Deutschland leben und wohnen. Arbeiten und leben deutsche Eltern in der EU, in Norwegen, Island, Liechtenstein oder in der Schweiz, ist das Beschäftigungsland zuständig. Daher sollten sich Eltern rechtzeitig bei einer Elterngeldstelle erkundigen, ob ihnen Elterngeld zusteht.

Eltern mit Job

Wie viel Elterngeld Mütter und Väter bekommen, hängt von der Höhe ihres Einkommens ab. Ausgangspunkt für die Berechnung des Elterngeldes für Arbeitnehmer ist, was der Arbeitgeber an Gehalt überwiesen hat. Die Elterngeldstelle zieht vom Bruttoeinkommen aber alle Einmal- und Sonderzahlungen ab wie zum Beispiel einmalige Prämien, Abfindungen, 13. Monatsgehalt, Weihnachts- und Urlaubsgeld, Trinkgelder, Zuschläge für Sonntags-, Feiertags- oder Nachtarbeit. Auch Lohnsteuer, Sozialabgaben sowie der Arbeitnehmerpauschbetrag werden abgezogen. Unter dem Strich steht das maßgebliche Nettoeinkommen. Davon kommen in der Regel 67 Prozent als Elterngeld bei den Eltern an. Gutverdienende Eltern, die vor der Babypause mehr als 1240 Euro netto verdient haben, bekommen nur noch 65 Prozent Elterngeld.

Selbstständige müssen etwas anders kalkulieren. Ihr Elterngeld soll in der Regel 67 Prozent des wegfallenden Gewinns ersetzen. Wenn bei Antragstellung schon ein Steuerbescheid des Vorjahres vorliegt, kann daraus der monatliche Gewinn berechnet

Wenn's zwei oder mehr sind – Werden Zwillinge geboren, gibt es seit 1. Januar 2015 für das erste Kind einkommensabhängiges Elterngeld nach der üblichen Berechnungsmethode. Für das zweite und für jedes weitere Kind gibt es pauschal 300 Euro. Auch wer mehrere Kinder kurz hintereinander bekommt, ist im Vorteil. Beim zweiten Kind erhalten Eltern einen Geschwisterbonus in Höhe von 10 Prozent des Elterngeldes für das Neugeborene, mindestens 75 Euro. Den Bonus gibt es für Eltern, die innerhalb von drei Jahren ein weiteres Kind bekommen.

werden. Andernfalls dient ein früherer Steuerbescheid als Berechnungsgrundlage. Das Elterngeld wird in diesem Fall vorläufig gezahlt und die Abrechnung auf Euro und Cent gibt es erst am Ende der Jobpause.

ElterngeldPLUS

Das neue ElterngeldPLUS schafft für Eltern mehr Wahlmöglichkeiten als bisher, wie sie ihr Kind in den ersten Lebensjahren betreuen möchten. Entscheiden sich Mütter und Väter nach der Geburt ihres Kindes für einen schnellen beruflichen Wiedereinstieg, werden sie jetzt stärker finanziell gefördert. Zudem werden Eltern mit einem Partnerschaftsbonus belohnt, wenn sie sich Erwerbsarbeit und Betreuung für mindestens vier Monate gleichberechtig teilen.

Das neu gestaltete Bundeselterngeld- und Elternzeitgesetz sieht vor, dass Eltern bei Geburten ab 1. Juli 2015 zwischen dem Basiselterngeld und dem Elterngeld PLUS wählen können. Das Basiselterngeld entspricht dem bekannten Elterngeld mit voller Elterngeldauszahlung. Arbeiten Eltern bereits in der Basiselternzeit 25 bis 30 Stunden in der Woche Teilzeit, werden aus einem „normalen" Elterngeldmonat zwei Elterngeld PLUS-Monate. Je früher Väter und Mütter in ihren Job wieder einsteigen, umso länger kann der Elterngeldzeitraum gestreckt werden.

Arbeitet eine Mutter beispielweise sechs Monate nach der Geburt wieder Teilzeit, kann sie statt der übrigen sechs Monate Basis-Elterngeld doppelt so lange, 12 Monate, Elterngeld PLUS beziehen, insgesamt also 18 Monate Elterngeld. Das neue Elterngeld PLUS beträgt dabei höchstens 50 Prozent des normalen Elterngeldes ohne Erwerbstätigkeit. Unter dem Strich kann eine Mutter oder ein Vater nach der Geburt ihres Kindes Einkommen aus Elterngeld, Elterngeld PLUS und Erwerbseinkommen beziehen. Eltern dürfen wählen, ob sie Basiselterngeld und Elterngeld PLUS miteinander kombinieren möchten. Beantragen Mütter oder Väter nur das neue Elterngeld PLUS, werden maximal 24 Monate Elterngeld PLUS gezahlt. Doch das ist noch nicht alles: Es gibt außerdem einen sogenannten Partnerschaftsbonus von je vier zusätzlichen Elterngeld PLUS-Monaten, wenn beide Eltern, Mutter und Vater, mindestens vier Monate 25 bis 30 Stunden pro Woche arbeiten und ihr Kind gemeinsam betreuen. Das Elterngeld PLUS in den zusätzlichen Bonusmonaten wird nach dem Prinzip des Elterngeldes PLUS berechnet. Wer den Partnerschaftsbonus beantragt, kann die maximale Bezugsdauer von Elterngeld PLUS auf 28 Monate verlängern. Über weitere Details können sich Eltern unter www.bmfsj.de informieren.

Zuschlag für Geringverdiener und Geschwisterkinder

Eltern mit geringem Einkommen können mehr als 67 Prozent ihres Nettoerwerbseinkommens erhalten. Wenn das vor der Geburt unter 1000 Euro lag, gibt es für jede

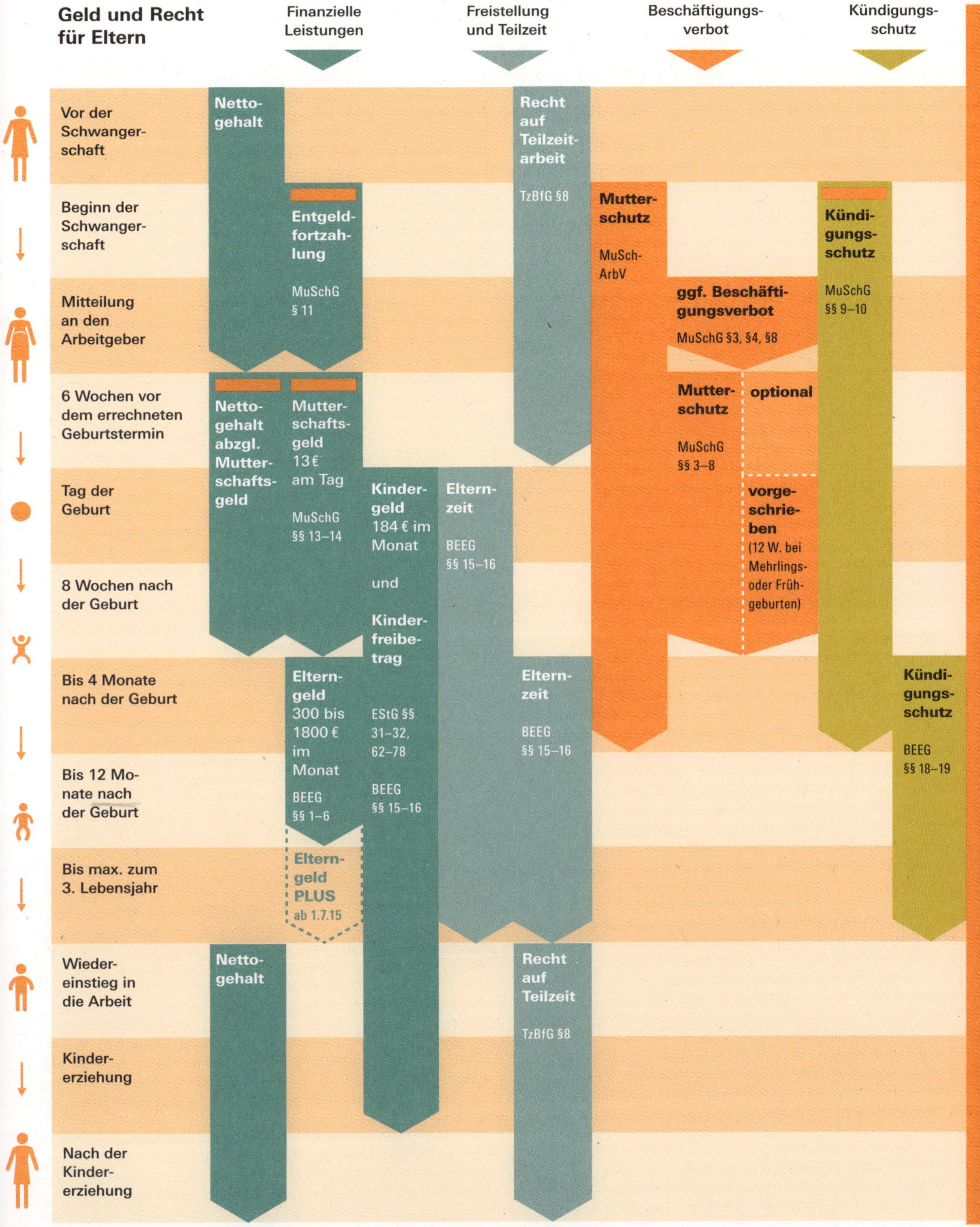
Geld und Recht für Eltern
Finanzielle Leistungen
Freistellung und Teilzeit
Beschäftigungs-verbot
Kündigungs-schutz
Vor der Schwanger-schaft
Beginn der Schwanger-schaft
Mitteilung an den Arbeitgeber
6 Wochen vor dem errechneten Geburtstermin
Tag der Geburt
8 Wochen nach der Geburt
Bis 4 Monate nach der Geburt
Bis 12 Mo-nate nach der Geburt
Bis max. zum 3. Lebensjahr
Wieder-einstieg in die Arbeit
Kinder-erziehung
Nach der Kinder-erziehung
Netto-gehalt
Entgeld-fortzah-lung
MuSchG § 11
Netto-gehalt abzgl. Mutter-schafts-geld
Mutter-schafts-geld 13 € am Tag
MuSchG §§ 13–14
Kinder-geld 184 € im Monat
und
Kinder-freibe-trag
EStG §§ 31–32, 62–78
BEEG §§ 15–16
Eltern-geld 300 bis 1800 € im Monat
BEEG §§ 1–6
Eltern-geld PLUS
ab 1.7.15
Netto-gehalt
Recht auf Teilzeit-arbeit
TzBfG §8
Eltern-zeit
BEEG §§ 15–16
Eltern-zeit
BEEG §§ 15–16
Recht auf Teilzeit
TzBfG §8
Mutter-schutz
MuSch-ArbV
ggf. Beschäfti-gungsverbot
MuSchG §3, §4, §8
Mutter-schutz
MuSchG §§ 3–8
optional
vorge-schrie-ben
(12 W. bei Mehrlings- oder Früh-geburten)
Kündi-gungs-schutz
MuSchG §§ 9–10
Kündi-gungs-schutz
BEEG §§ 18–19

20 Euro unter dieser Grenze 1 Prozent Elterngeld extra. Hatte eine Mutter vor der Geburt des Kindes 800 Euro netto, fehlen 200 Euro an 1000 Euro. 200 geteilt durch 20 ergibt 10, also wird das Elterngeld um 10 Prozent erhöht und steigt von 67 auf 77 Prozent. Sie bekommt monatlich 616 Euro statt 536 Euro.

Eltern ohne Job

Elterngeld gibt es auch für Auszubildende und Studenten, Rentner, Hausfrauen und -männer. Sie bekommen 12 Monate lang 300 Euro Elterngeld. Eltern, die Hartz IV bekommen, gehen dagegen seit 2011 leer aus. Bei der Berechnung von Arbeitslosengeld I, Renten, Stipendien, Unterhalt, BAföG, Kinder- und Wohngeld wird Elterngeld oberhalb des Mindestbetrags von 300 Euro als Einkommen berücksichtigt. Bis 300 Euro bleibt es anrechnungsfrei.

Elterngeld beantragen

Sobald das Kind auf der Welt ist, kann das Elterngeld schriftlich bei der Elterngeldstelle beantragt werden. Der Antrag ist auch noch drei Monate rückwirkend möglich. Die Vordrucke gibt es bei den Elterngeldstellen, bei Krankenkassen, in Krankenhäusern und auch bei vielen Gemeindeverwaltungen. Das Bundesfamilienministerium listet im Internet unter www.bmfsfj.de die zuständigen Behörden in den jeweiligen Bundesländern auf. Nähere Einzelheiten erfahren Eltern auch unter www.familien-wegweiser.de.

→ Erziehungsgeld vom Land

Eltern, die in Bayern, Sachsen oder in Thüringen wohnen, können sich über einen Zuschuss vom Land freuen.

In **Bayern** wird für das erste Kind sechs Monate je 150 Euro gezahlt und zwölf Monate für das zweite Kind je 200 Euro sowie ab dem dritten Kind je 300 Euro. Eltern erhalten das Landeserziehungsgeld ab dem 13. oder dem 15. Lebensmonat des Kindes und nur, wenn sie die Früherkennungsuntersuchungen U6 (10.–12. Lebensmonat) bzw. U7 (21.–24. Lebensmonat) nachweisen.

In **Sachsen** können Eltern im zweiten Lebensjahr des ersten Kindes mit monatlich 150 Euro rechnen, und zwar für fünf Monate, und beim zweiten Kind mit monatlich 200 Euro für sechs Monate. Ab dem dritten Kind gibt es sieben Monate lang 300 Euro pro Kind und Monat. Bedingung ist, dass die Kinder nach der bezahlten Elternzeit nicht in einer staatlich geförderten Kindertagesstätte untergebracht sind.

In **Thüringen** wird für das erste Kind 150 Euro gezahlt, 200 Euro für das zweite, 250 Euro für das dritte und 300 Euro für das vierte und jedes weitere Kind. Die Förderung gibt es zwölf Monate im Anschluss an das Bundeselterngeld – einkommensunabhängig.

Besonders in strukturschwachen Regionen gibt es etliche Städte und Gemeinden, die ein Begrüßungsgeld für Neugeborene spendieren. Ob Geld gezahlt wird, wie hoch es ausfällt und welche Bedingungen zu erfüllen sind, erfahren Eltern in ihrer Kommune

Mehr Elterngeld

Künftige Eltern haben einige Möglichkeiten, ihr Nettoerwerbseinkommen zu beeinflussen. Z. B. erhöhen bezahlte Überstunden im Jahr vor der Geburt das Elterngeld. Auch regelmäßig gezahlte und versteuerte Provisionen zählen zum Nettoeinkommen, ebenso Einkommen aus einem Nebenjob. Verheiratete Arbeitnehmer können mit dem Wechsel der Lohnsteuerklasse das Elterngeld erhöhen. Für Ehepaare ist ein Wechsel der Steuerklassen in der Regel einmal im Jahr erlaubt. Den deutlichsten Zuwachs an Elterngeld bringt ein Wechsel der weniger verdienenden Ehefrau aus der Steuerklasse V in die Steuerklasse III. Er kann über 100 Euro mehr im Monat betragen. Verdient z. B. eine verheiratete Mutter 2400 brutto in der Steuerklasse V, bekommt sie monatlich rund 805 Euro Elterngeld. Wechselt sie rechtzeitig in die Steuerklasse III, bekommt sie 307 Euro mehr. Damit die Elterngeldstelle den Wechsel der Lohnsteuerklasse anerkennt, müssen Mütter in der Regel acht Monate vor dem Geburtstermin wechseln, Väter spätestens sechs Monate vorher. Selbstständige Mütter sollten früh Rechnungen stellen, Außenstände eintreiben und Vorschüsse aushandeln.

Kindergeld für jedes Kind

Eltern steht in der Regel ab der Geburt ihres Kindes Kindergeld zu. Sie sollten es möglichst sofort nach der Geburt beantragen.

→ **Die einkommensunabhängige** Finanzspritze beträgt für das erste und zweite Kind je 184 Euro im Monat. Das entlastet nicht nur die Haushaltskasse, sondern Kindergeldempfänger haben auch Anspruch auf andere Förderungen und bestimmte Freibeträge (siehe S. 317).

Kindergeld erhalten in erster Linie Deutsche, die überwiegend in Deutschland wohnen. Deutsche Staatsbürger, die nicht in Deutschland wohnen, sollten mithilfe der Familienkasse klären, ob und wie viel Kindergeld ihnen zusteht. Auch ausländische Staatsbürger können deutsches Kindergeld bekommen. Am einfachsten ist es für Eltern aus der Europäischen Union und des Europäischen Wirtschaftsraums. Eltern aus dem Ausland bekommen in jeder Familienkasse Auskunft oder können sich unter www.familienkasse.de über die für sie zutreffenden Kindergeldregeln informieren.

Anspruch auf Kindergeld haben die leiblichen Eltern, Adoptiv-, Stief- und Pflegeeltern. Auch Großeltern können Kindergeld erhalten, wenn sie ein Enkelkind in ihren Haushalt aufgenommen haben. Im Regelfall sind Mutter und Vater anspruchsberechtigt, aber nur einem wird das Kindergeld ausgezahlt. Lebt das Kind im gemeinsamen Haushalt, entscheiden die Eltern selbst, wer von ihnen das Kindergeld bekommen soll. Dabei spielt es keine Rolle, ob Eltern mit oder ohne Trauschein zusammenleben.

Kindergeld beantragen

Den Antrag auf Kindergeld stellen Eltern schriftlich bei der Familienkasse. Dort und im Internet gibt es auch das Formular. Angehörige des öffentlichen Dienstes beantragen Kindergeld bei ihrem Arbeitgeber, wo es auch das entsprechende Antragsformular gibt. Zum ausgefüllten und unterschriebenen Antrag benötigt die Familienkasse die Geburtsurkunde (im Original!). Übrigens dürfen auch Steuerberater und Lohnsteuerhilfevereine im Auftrag ihrer Mandanten einen Kindergeldantrag stellen

→ Zuschlag für Geringverdiener

Familien mit sehr geringem Einkommen steht ein Kinderzuschlag zum Kindergeld von maximal 140 Euro zu. Der Zuschlag steht leiblichen Elternpaaren mit und ohne Trauschein zu, ebenso eingetragenen Lebenspartnern, Pflege- und Adoptiveltern. Der Zuschlag betrifft nur Ehepaare bis 900 Euro Monatseinkommen, Alleinerziehende bis 600 Euro (ohne Wohn- und Kindergeld). Der Kinderzuschlag wird bei der zuständigen Familienkasse schriftlich beantragt. Vor allem wird nach Verdienst, Miete, Steuern, Sozialabgaben und den entsprechenden Nachweisen gefragt. Die Familienkassen helfen beim Ausfüllen.

Sollte sich für den alleinstehenden Vater eine größere Steuerersparnis ergeben, obwohl die Mutter das Kindergeld kassiert, kann der Vater den Entlastungsbetrag geltend machen. Einigen sich die Eltern nicht, steht der Entlastungsbetrag dem Kindergeldempfänger zu.

Steuervorteile durch Freibeträge

Eltern können Freibeträge nutzen, um ihre Einkommensteuer zu senken. Bei hohem Einkommen profitieren Sie vom Kinderfreibetrag. Alleinerziehende rechnen mit einem Entlastungsfreibetrag.

Für jedes Kind, für das Eltern Kindergeld erhalten, bekommen sie im Prinzip auch einen Kinderfreibetrag. Der Freibetrag wird aber erst mit der Abgabe der Steuererklärung beantragt. Das Finanzamt führt dazu automatisch eine Vergleichsrechnung durch: Was ist für die Eltern besser, Kindergeld oder der Freibetrag von bis zu 4368/2184 Euro (Elternpaare/Alleinerziehende). Ist der Freibetrag günstiger, wird er von Amts wegen berücksichtigt.

Kommt der Kinderfreibetrag infrage, steht Eltern zusätzlich der Freibetrag für Betreuungs- und Erziehungs- oder Ausbildungsbedarf zu: 2640/1320 Euro (Elternpaare/Alleinerziehende). Mütter und Väter, die nicht zusammenleben, nicht miteinander verheiratet sind oder keine gemeinsame Steuererklärung abgeben, bekommen automatisch nur eine Hälfte der Freibeträge. Alleinerziehende können aber die zweite Hälfte des Betreuungsfreibetrags über die Steuererklärung (Anlage Kinder) beantragen. Das Finanzamt überträgt sie für alle Kinder, die minderjährig sind, das ganze Jahr über bei ihnen gemeldet sind und betreut werden. Lebt das Kind im Ausland, sind beide Freibeträge möglich.

Den vollen Kinderfreibetrag können Alleinstehende dagegen nur bekommen, wenn der andere Elternteil seine Unterhaltspflicht zu weniger als 75 Prozent erfüllt hat.

Entlastung für Alleinerziehende

Alleinerziehende Mütter oder Väter profitieren von einem Entlastungsbetrag, der mit 1308 Euro berücksichtigt wird. Die Voraussetzungen: Es steht ihnen für mindestens ein Kind Kindergeld zu und im Haushalt lebt kein weiterer Erwachsener. Wenn andere erwachsene Kinder mit im Haushalt leben, ist das kein Problem, solange es Kindergeld für sie gibt oder wenn sie anerkannte freiwillige Dienste, ein freiwilliges soziales oder ökologisches Jahr leisten.

Alleinerziehende Eltern dürfen auch einvernehmlich bestimmen, wer den Entlastungsbetrag geltend machen kann, und zwar unabhängig davon, wem das Kindergeld ausgezahlt wird.

Mehr Netto im Monat

Arbeitnehmer-Eltern können mit anderen Freibeträgen auf der Lohnsteuerkarte nicht nur das Elterngeld erhöhen, sondern auch nach der Geburt die laufende Steuerbelastung erheblich senken. Diese reduzieren nämlich die zu hohe Lohnsteuer schon im Jahresverlauf und sorgen so für einen höheren monatlichen Nettolohn. Unter dem Strich zahlen Arbeitnehmer-Eltern damit zwar nicht weniger Steuern, aber sie müssen nicht ein Jahr oder länger auf eine Steuererstattung warten und die Familie kann gleich über das Geld verfügen.

Die Freibeträge setzen sich aus absetzbaren Ausgaben zusammen, die auch per Steuererklärung abgerechnet werden dürfen. So lassen sich zum Beispiel Fahrtkosten zur Arbeit, Ausgaben für Kinderbetreuung, Dienstleistungen im Haushalt, Kirchensteuer und Krankheitskosten in Freibeträge verwandeln. Doch auch hier geht nichts ohne einen Antrag beim Finanzamt.

Alleinerziehende erhalten ...

Betreuungsunterhalt gibt es für Eltern und fürs Kind. Der Unterhaltsanspruch für Mütter oder Väter wurde auf drei Jahre begrenzt.

Das Unterhaltsrecht behandelt unverheiratete Expartner und geschiedene Eltern, die ihr Kind betreuen, inzwischen gleich. Mit dem geänderten Unterhaltsrecht haben sich auch die Regeln für die Berechnung des Kindesunterhalts verändert. Vor allem Kleinkinder bekommen seitdem etwas mehr Geld. Als Richtschnur für die Festsetzung des Kindesunterhalts gilt die „Düsseldorfer Tabelle". Sie wird regelmäßig für vier Altersstufen von null bis über 18 Jahren aktualisiert und ist im Internet unter www.olg-duesseldorf.nrw.de zu finden. Die Tabelle ist auch Grundlage für den Unterhaltsvorschuss (siehe S. 319).

So viel Unterhalt gibt es für Neugeborene

Diese Tabellenwerte gelten seit dem 1. Januar 2011. Die Beträge müssen vom Unterhaltsverpflichteten jedoch nicht in der angeführten Höhe gezahlt werden, sondern verringern sich um seinen Kindergeldanspruch. So muss beispielsweise ein Vater mit einem Monatsnetto zwischen 1901 und 2300 Euro (siehe 3. Zeile der Tabelle) für seine gerade geborene Tochter nicht 349 Euro Unterhalt zahlen, sondern 257 Euro. Er darf vom Tabellenwert das halbe Kindergeld von 92 Euro abziehen. Mütter und Väter, die Anspruch auf Kindesunterhalt haben, erhalten nicht

Unterhalt: Was Väter jetzt zahlen

Die Düsseldorfer Tabelle ist unterteilt in Einkommens- und Altersstufen. Je höher das Einkommen, desto höher fällt der Kindesunterhalt aus. Die Tabelle ist eine Empfehlung und kein bindendes Gesetz; je nach den Umständen des Einzelfalles kann der tatsächliche Unterhalt von der Tabelle abweichen.

Monatliches Nettoeinkommen in Euro	Kindesalter 0 bis 5 Jahre Monatsunterhalt in Euro
bis 1500	317
1501–1900	333
1901–2300	349
2301–2700	365
2701–3100	381
3101–3500	406
3501–3900	432
3901–4300	457
4301–4700	482
4701–5100	508
über 5100	nach den Umständen des Einzelfalls

automatisch ihr Geld. Sie müssen zuerst den Unterhaltszahler anschreiben und ihn zum Unterhalt auffordern. Sie können sich auch vom Jugendamt beraten lassen und eine „Beistandsschaft" beantragen. Dann vertritt das Amt die Interessen des Kindes in Unterhaltsfragen. Es hilft z. B. beim Schriftverkehr mit dem Unterhaltspflichtigen und bei der Prüfung von dessen Einkommen.

Vorschuss auf den Unterhalt

Der Unterhaltsvorschuss ist eine staatliche Hilfe für alleinerziehende Eltern, wenn der andere Elternteil seiner Unterhaltspflicht nicht nachkommt. Es ist ein Notprogramm, denn der Unterhaltsvorschuss deckt nur einen Bruchteil dessen, was an Unterhalt nach der Düsseldorfer Tabelle fällig wäre. Außerdem sind die Vorschusszahlungen zeitlich gestaffelt und befristet. Für Kinder bis zum 6. Geburtstag gibt es maximal 133 Euro im Monat. Der Unterhaltsvorschuss wird höchstens sechs Jahre lang gezahlt. Wie hoch das Einkommen des Alleinerziehenden ist, spielt keine Rolle.

Um den Vorschuss zu bekommen, müssen Alleinerziehende Anspruch auf Kindergeld oder auf den Kinderfreibetrag haben. Außerdem muss das Kind in Deutschland wohnen, und zwar beim alleinerziehenden Elternteil, oder es muss hier seinen „gewöhnlichen Aufenthalt" haben, also länger als sechs Monate im Jahr hier leben. Den Antrag auf Unterhaltsvorschuss stellen Alleinerziehende beim Jugendamt.

Hilfen zur Betreuung

Eltern können das Finanzamt an Betreuungskosten beteiligen.

Selbst wenn nahe Verwandte oder Nachbarn die Nachwuchsbetreuung übernehmen, beteiligt sich das Finanzamt. Und: Auch wer keine Einkommensteuern zahlt, kann die Betreuungshilfen nutzen, zum Beispiel von Krankenkassen und Jugendämtern oder das Betreuungsgeld.

Kita oder Tagesmutter

Elternpaare und Alleinerziehende dürfen bis 6000 Euro pro Kind und Jahr als Kinderbetreuungskosten steuerlich geltend machen. Von den Betreuungskosten rechnet das Finanzamt zwei Drittel, also jährlich maximal 4000 Euro bis zum 14. Lebensjahr an. Beispiel: Eine alleinerziehende Mutter plant nach der Babypause wieder arbeiten zu gehen. Sie will ihren einjährigen Sohn ab Mai 2016 von einer Tagesmutter betreuen lassen. Dafür soll sie monatlich 300 Euro bezahlen. Das sind voraussichtlich 2400 Euro Kinderbetreuungskosten (8 Monate mal 300). Zwei Drittel davon, also 1600 Euro, kann sie steuerlich als Sonderausgaben geltend machen.

Klappt es nicht mit der Tagesmutter und die Großmutter würde die Betreuung für ein Salär übernehmen, könnte die Tochter ebenfalls so viel geltend machen. Damit das Finanzamt bei der innerfamiliären Abmachung mitspielt, sollte es am besten schriftliche Vereinbarungen über Leistung und Gegenleistung geben, wie sie auch unter Fremden üblich sind. Kinderbetreuungskosten rechnen Eltern mit dem Finanzamt über die „Anlage Kind“ der Steuererklärung ab. Als Nachweise brauchen sie zweierlei: eine Rechnung der betreuenden Stelle, zum Beispiel der Tagesmutter, und den Überweisungsbeleg der Bank. Diese Nachweise müssen aber nur vorgelegt werden, wenn das Finanzamt sie sehen will.

→ Betreuungskosten aufteilen

Nicht verheiratete oder nicht verpartnerte Eltern können den Höchstbetrag der Betreuungskosten für ein gemeinsames Kind aufteilen. Das empfiehlt sich z. B. dann, wenn ein Elternteil einen Minijob hat und der andere sozialversicherungspflichtig beschäftigt ist. Nur Letzterer kann den Steuervorteil nutzen. Dazu muss ein von beiden unterschriebener formloser Antrag beigelegt werden. Hier ist Vorsicht geboten: Das Finanzamt besteht darauf, dass nur der Elternteil, der den Vertrag mit der Betreuungseinrichtung abgeschlossen hat und die

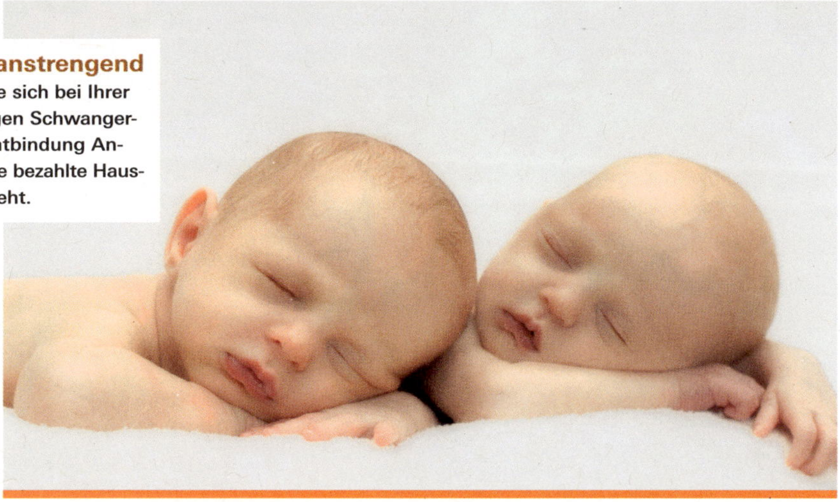

Süß, aber anstrengend
Erkundigen Sie sich bei Ihrer Kasse, ob wegen Schwangerschaft oder Entbindung Anspruch auf eine bezahlte Haushaltshilfe besteht.

Gebühren zahlt, die Kosten absetzen darf. Elternpaare ohne Trauschein sollten also rechtzeitig regeln, dass möglichst der Elternteil mit dem höheren Einkommen den Vertrag abschließt und die Kosten überweist.

Betreuung zu Hause

Wenn Mütter oder Väter nach der Geburt nicht erwerbstätig sind oder andere Voraussetzungen fehlen, ist trotzdem ein Steuerabzug für sie drin. Sie dürfen Kinderbetreuung als „haushaltsnahe Dienstleistung" abrechnen. Das klingt komplizierter als es ist und meint vor allem: Die Betreuung muss im Haushalt der Eltern stattfinden. Eine Betreuung außerhalb, beispielsweise bei einer Tagesmutter, bleibt hier ungefördert.

Eine zweite wichtige Voraussetzung ist: Die betreuende Person muss als selbstständige Unternehmerin handeln oder als Angestellte einer entsprechenden Dienstleistungsfirma tätig sein. Das Finanzamt akzeptiert im Jahr maximal 20000 Euro. 20 Prozent davon senken unmittelbar die Steuerschuld. Das sind bis zu 4000 Euro im Jahr. Für den Abzug zählen nur Personal- und Fahrtkosten, die Mütter oder Väter für im Haushalt beschäftigte Betreuer bezahlen. Eltern beantragen die Förderung von Kinderbetreuungskosten als „haushaltsnahe Dienstleistung" mit der Einkommensteuererklärung – und zwar auf dem Mantelbogen. Als Nachweise verlangt das Finanzamt die Rechnung der Betreuungskraft und den Überweisungsbeleg im Original.

Steuererleichterungen erhalten Eltern auch, wenn sie eine Betreuungskraft in ihrem Haushalt anstellen. Arbeitet die Hilfe im Rahmen eines Minijobs (bis 450 Euro monatlich), unterstützt der Fiskus solche Arbeitsverhältnisse, indem er die Steuerschuld um 20 Prozent der aufgewendeten Kosten senkt, maximal um 510 Euro im Jahr. Wenn Eltern eine Kinderbetreuungshilfe sozialversicherungspflichtig anstellen, sind bis zu 4000 Euro Steuererstattung erreichbar. Wollen Eltern verschiedene Förderungen kombinieren, empfiehlt sich die Konsultation eines Lohnsteuerhilfevereins oder eines Steuerberaters.

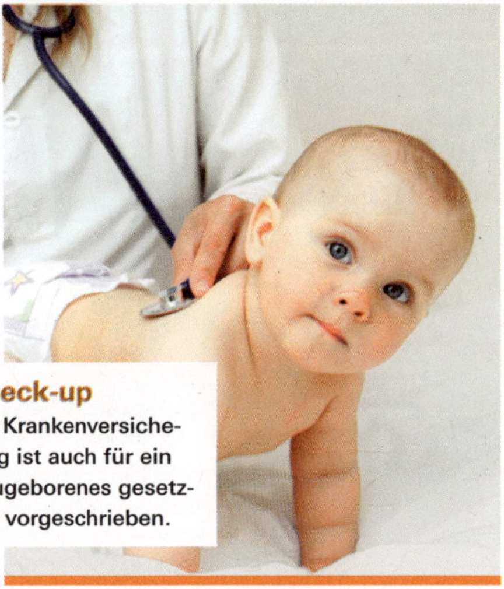

Check-up
Die Krankenversicherung ist auch für ein Neugeborenes gesetzlich vorgeschrieben.

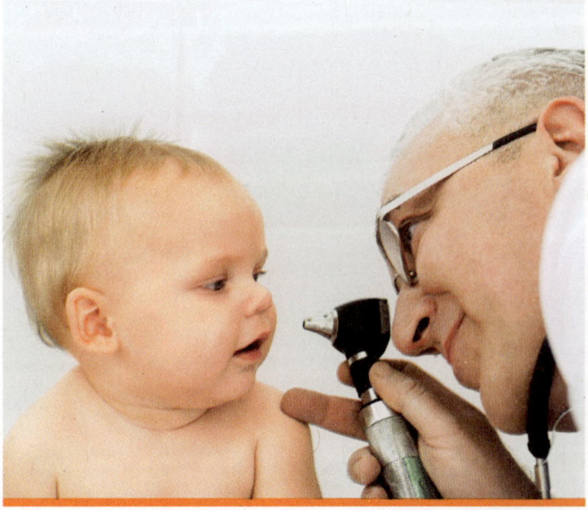

Betreuungsgeld

Das Betreuungsgeld von „Vater Staat" ist keine steuerliche Leistung und kann im Anschluss an das Elterngeld beantragt werden. Die staatliche Stütze gibt es vom 15. Lebensmonat des Kindes bis zum vollendeten 36. Lebensmonat. Eltern bekommen monatlich 150 Euro für jedes Kind, egal wie viel sie vor der Geburt verdient haben. Es spielt auch keine Rolle, wenn Mütter oder Väter in den 22 Betreuungsgeld-Monaten erwerbstätig sind, beispielsweise Teilzeit oder wieder voll im Job arbeiten.

Das Betreuungsgeld darf außer für die familiäre Betreuung zu Hause auch für eine Betreuung außer Haus genutzt werden, zum Beispiel bei privaten Tagesmüttern, Babysitter, Au-Pairs oder in anderen nicht staatlich geförderten Betreuungseinrichtungen. Wenn Eltern während der Betreuungsgeldmonate einen Kita-Platz erhalten oder eine andere öffentlich geförderte Kinderbetreuung nutzen können, sollte das die Betreuungsgeldstelle unverzüglich erfahren, um spätere Rückzahlungen zu vermeiden. Betreuungsgeld wird beim Arbeitslosengeld II, Sozialhilfe und Kinderzuschlag als Leistung angerechnet.

Eltern können das Betreuungsgeld in der Regel in der Elterngeldstelle beantragen, wo sie auch den Antrag erhalten. Das Bundesfamilienministerium hat im Internet unter www.bmfsfj.de die Betreuungsgeldstellen in den Bundesländern aufgelistet.

Die Politik hat dafür gesorgt, dass Eltern die Babypause ohne berufliche Nachteile genießen können.

Noch mehr Hilfe

In bestimmten Fällen hilft auch die gesetzliche Krankenversicherung. Sie stellt oder bezahlt eine Hilfskraft, die den Haushalt führt. Wenn Not am Mann oder an der Frau ist, übernimmt sie die Aufgaben, die üblicherweise im Haushalt anfallen, zum Beispiel Putzen, Kochen oder Kinderbetreuung. Voraussetzung ist, dass der Haushalt nicht wie bisher geführt werden kann, etwa wegen eines Krankenhausaufenthalts, einer Rehabilitationsmaßnahme, einer Müttergenesungskur, einer Vorsorgekur für Mütter oder wegen Schwangerschaft und Entbindung.

Auch die Träger der örtlichen Jugendhilfe greifen in Notsituationen Eltern unter die Arme, wenn sie aus finanziellen, gesundheitlichen, beruflichen oder anderen zwingenden Gründen die Betreuung und Versorgung ihres Kindes nicht schaffen oder wenn es keine Betreuungsalternativen etwa in einer Kita oder bei der Tagesmutter gibt. Die Arbeitsagenturen haben ebenfalls Unterstützungsmöglichkeiten. Nehmen Eltern zum Beispiel an Trainings- oder Weiterbildungsveranstaltungen teil, können die Agenturen auch für Kleinkinder Kinderbetreuungskosten bis 130 Euro im Monat übernehmen. Wenn Studenten-Mütter ihr Studium nach der Geburt fortsetzen, bekommen sie zum BAföG einen monatlichen Betreuungszuschlag von 113 Euro für das erste Kind. Manchmal übernimmt auch der Arbeitgeber Kosten für die Betreuung des Nachwuchses. Dabei fallen weder für ihn noch für die angestellten Mütter oder Väter Lohnsteuer und Sozialversicherung an. Der Fiskus akzeptiert die Kosten für Kindertagesstätten oder Kinderkrippen ebenso wie Honorare für Tages- und Wochenmütter.

Wichtige Versicherungen für Familien

Nach der Geburt eines Kindes wächst für viele Mütter und Väter auch die Sorge. Was passiert, falls ihnen oder dem Baby etwas zustößt?

Reicht das Geld, wenn ein Elternteil stirbt? Wann ist die Familie gut geschützt? Die Versicherungsbranche hält zwar für alle erdenklichen Schicksalsschläge Absicherungen bereit, doch nicht alle sind sinnvoll.

Krankenversicherung ist Pflicht

Die Krankenversicherung ist auch für ein Neugeborenes gesetzlich vorgeschrieben. Allerdings müssen Familien einiges beachten: Sind beide Eltern Mitglied einer gesetzlichen Krankenkasse (GKV), kann das Baby bei ihnen kostenlos mitversichert werden. Sind die Eltern unverheiratet, kann das Kind nur kostenfrei mitversichert werden, wenn die Mutter gesetzlich versichert ist. Bei Eheleuten ist eine beitragsfreie Familienversicherung nicht möglich, wenn der privat versicherte Vater mehr verdient als die Mutter und sein Einkommen die Versicherungspflichtgrenze (54 900 Euro brutto für das Jahr 2015) übersteigt. Dann muss das Kind entweder freiwillig in der gesetzlichen Krankenkasse oder über eine private Krankenversicherung (PKV) abgesichert werden (siehe unter „Neugeborene gesetzlich oder privat mitversichern?" S. 325). Am besten, man klärt dies schon vor der Geburt ab.

Familienversicherte Studenten-Paare können auch ihr Baby über dessen Großeltern beitragsfrei krankenversichern lassen, und zwar ohne Prüfung des Unterhalts. Endet die Familienversicherung der Eltern oder eines Elternteils, kann das Enkelkind nur dann weiter über die Großeltern kostenlos mitversichert werden, wenn diese überwiegend für den Unterhalt ihres Enkelkinds aufkommen.

Private Haftpflicht ist unverzichtbar

Eine private Haftpflichtversicherung für die Familie ist für jeden ein unbedingt notwendiger Schutz. Sie kommt für Schäden auf, die anderen zugefügt wurden. Ohne sie könnte mancher Unfall in den finanziellen Ruin führen.

Kleinkind-Schutz

Eltern sollten darauf achten, dass der Versicherer auch Schäden verursacht durch kleine Kinder mitversichert. Der Haftpflichtversicherer muss eigentlich nicht zahlen, wenn Kinder unter sieben Jahre einen Schaden anrichten, weil sie noch nicht haften. Aber der zusätzliche Kleinkind-Schutz kann helfen, Streitigkeiten zu vermeiden, wenn das Kind beispielsweise Nachbars Auto lädiert.

Günstige Risikolebensversicherung

Eine Risikolebensversicherung brauchen Eltern, wenn sie für den Fall ihres Todes ihr Kind und den Ehe- oder Lebenspartner absichern wollen. Mit einer Risikolebensversicherung sorgen sie dafür, dass Angehörige im Todesfall eine größere Summe erhalten. Die Versicherungssumme sollte möglichst das Vierfache des Nettojahreseinkommens ausmachen. Versicherungssumme und Vertragslaufzeit kann jeder nach seinem Bedarf festlegen. Auch wer das Geld bekommt, können Eltern frei bestimmen.

Berufsunfähigkeitsversicherung ist empfehlenswert

Berufsunfähigkeitsversicherungen sind zwar teuer, aber wichtig. Der Versicherer zahlt eine Rente bis zu einem vereinbarten Alter, wenn Eltern aus gesundheitlichen Gründen ihren Job dauerhaft nicht mehr ausüben können. Für eine Monatsrente von 2 000 Euro zahlt ein 30-jähriger Vater etwa 1 000 Euro im Jahr. Ohne Versicherungsschutz bekommt der Vater lediglich eine geringe Erwerbsminderungsrente aus der gesetzlichen Versicherung.

Möglich: Invaliditätsversicherung

Mit dieser Versicherung können Eltern Vorsorge treffen, falls ihr Kind durch Unfall oder Krankheit schwerbehindert werden sollte. Denn Familien mit behinderten Kindern müssen vieles aus eigener Tasche zahlen. Wer es sich finanziell leisten kann, sollte möglichst frühzeitig eine Kinderinvaliditätsversicherung abschließen. Bei manchen Versicherern ist das schon ab der sechsten Lebenswoche möglich. Ist ein Krankheitsverdacht aufgetaucht, kann dies dazu führen, dass Eltern später keine Versicherung mehr abschließen können.

→ Auslandsreise-Krankenversicherung

Dieser Zusatzschutz ist vor allem gesetzlich versicherten Eltern zu empfehlen. Wer etwa vor und in der Babypause sich in seiner Ferienwohnung außerhalb Deutschlands aufhält oder Urlaub im Ausland macht, bekommt Kosten für Behandlung, Medikamente und Transport von der Versicherung zurück. Auch privat versicherte Familien sollten vorsorgen: Sie bekommen zwar Medikamente und Behandlungskosten weltweit ersetzt, aber in der Regel keinen Krankenrücktransport.

Neugeborene gesetzlich oder privat mitversichern?

Die meisten Familien können ihren Nachwuchs beitragsfrei in der gesetzlichen Krankenversicherung versichern. Anders als bei den Eltern fallen für Kinder viele Zuzahlungen weg, auch Sonderleistungen wie Brille oder Zahnspangen sind meist eingeschlossen. Versichert sind zudem alle notwendigen Vorsorgeuntersuchungen und Impfungen. Muss ein Kleinkind ins Krankenhaus, bieten viele Kliniken auch den Aufenthalt eines Elternteils im Krankenzimmer als Kassenleistung an.

Eigene Beiträge fürs Kind müssen Elternpaare nur zahlen, wenn beide privatversichert sind oder der privatversicherte Partner erheblich mehr als der gesetzlich Versicherte verdient. In der PKV wird der Leistungsumfang individuell vereinbart und Eltern können zwischen verschiedenen Angeboten wählen. Bei einem Neugeborenen empfiehlt es sich, das Kind in der bestehenden PKV eines Elternteils zu versichern. Private Krankenversicherer müssen ein Neugeborenes ohne Gesundheitsprüfung aufnehmen. Das kann zum Beispiel im Fall einer Behinderung des Kindes von weitreichender Bedeutung sein. Der Vertrag des Kindes muss innerhalb von zwei Monaten nach der Geburt abgeschlossen werden. Der Versicherungsschutz beginnt rückwirkend ab Geburtstermin, sofern die Mutter oder der Vater bereits seit mindestens drei Monaten bei diesem Versicherer sind.

Hilfe

1 Adressen
Hilfreiche Webseiten, verschiedene Gesellschaften, Telefonnummern: Ob bei Fragen zu Pränataldiagnostik, zur Geburt oder wenn sich Mehrlinge ankündigen – nehmen Sie Kontakt auf.

2 Fachbegriffe erklärt
Wie war das noch mit der Risikoberechnung und den Screening-Verfahren? Verschaffen Sie sich einen Überblick.

3 Stichwortverzeichnis
Ob Allergie, Behördengänge, Mutterschutz oder Tragetücher – die Seitenzahlen finden Sie hier.

Adressen

Angebote von Bund und Ländern

Bundeszentrale für gesundheitliche Aufklärung (BZgA)
Ostmerheimer Straße 220, 51109 Köln
Tel. 02 21/89 92–0
www.familienplanung.de
www.kindergesundheit-info.de

Staatsinstitut für Frühpädagogik (IFP)
Winzererstraße 9, 80797 München
Tel. 0 89/9 98 25–19 00
www.ifp.bayern.de
www.familienhandbuch.de

Träger von Beratungsstellen

pro familia
Stresemannallee 3, 60596 Frankfurt a. M.
Tel. 0 69/63 90 – 02
www.profamilia.de

Infos zur Pränataldiagnostik

AK Pränatale Diagnostik Münster
Friedensstraße 5, 48145 Münster
Tel. 02 51/3 35 74
www.praenataldiagnostik-info.de

BV Deutscher Humangenetiker e. V.
Linienstraße 127, 10115 Berlin
Tel. 0 30/55 95 44 – 11
www.bvdh.de

Deutsche Gesellschaft für Humangenetik e. V.
Inselkammerstraße 5, 82008 München
Tel. 0 89/61 45 69 59
www.gfhev.de

Deutscher Hebammenverband e. V.
Gartenstraße 26, 76133 Karlsruhe
Tel. 07 21/9 81 89–0
www.hebammenverband.de

Bund freiberuflicher Hebammen Deutschlands BfHD e. V.
Kasseler Straße 1a, 60486 Frankfurt a. M.
Tel. 0 69/79 53 49 71
www.bfhd.de

Kinderkliniken, Perinatalzentren

Gesellschaft der Kinderkrankenhäuser und Kinderabteilungen in Deutschland e. V.
Wellerbergstraße 60, 57072 Siegen
Tel. 02 71/2 34 54 32
www.gkind.de

Komplikationen bei der Geburt

AK Kunstfehler in der Geburtshilfe
Ludwigstraße 6, 44135 Dortmund
Tel. 02 31/52 58 72
www.arbeitskreis-kunstfehler-geburtshilfe.de

Fehlgeburt oder Tod des Kindes

Bundesverband Verwaiste Eltern in Deutschland e. V.
An der Verfassungslinde 2, 04103 Leipzig
Tel. 03 41/9 46 88 84
www.veid.de

Die Schmetterlingskinder e. V.
Alte Gärtnerei 1, 14641 Tremmen
Tel. 03 32 33/3 01 40
www.schmetterlingskinder.de

aid infodienst
Heilsbachstraße 16 , 53123 Bonn
Tel. 02 28/84 99–0
www.aid.de

Deutsche Gesellschaft für Ernährung e. V. (DGE)
Godesberger Allee 18, 53175 Bonn
Tel. 02 28/37 76–60 0
www.dge.de

Forschungsinstitut für Kinderernährung (FKE)
Heinstück 11, 44225 Dortmund
Tel. 01 80/4 79 81 83
www.fke-do.de

Mehrlingsschwangerschaft

ABC-Club e. V.
Bethlehemstraße 8, 30451 Hannover
Tel. 05 11/2 15 19 45
www.abc-club.de

Fachbegriffe erklärt

- **Früherkennung** bedeutet eine ungezielte Untersuchung bei Gesunden auf mögliche Risiken. So hat die Erfindung des Ultraschalls den Zeitpunkt, zu dem man etwas über das Kind erfahren kann, immer weiter nach vorn verlegt. Mit ihm kann man das Ungeborene, das früher bis zu seiner Geburt vor der Umwelt verborgen war, von Anfang an in seiner Existenz betrachten und beurteilen. Mit speziellen Verfahren kann man auch die Chromosomen und Gene des Kindes untersuchen. Diese neuen Möglichkeiten suggerieren, man könne Fehlentwicklungen früh erkennen und behandeln – vor allem Letzteres ist aber leider nur in seltensten Fällen möglich.
- **Genetische Diagnostik** Das sind invasive und nichtinvasive Methoden, mit denen das genetische Material des Kindes untersucht wird. Invasiv bedeutet: eindringend und bezeichnet Untersuchungen, die in den Körper der Frau eindringen und dadurch mit gewissen Risiken behaftet sind. Zu den nichtinvasiven Methoden gehören Bluttests (siehe Interview S. 92).
- **Invasive Methoden** Damit wird das genetische Material des Kindes untersucht, um das Vorhandensein bestimmter erblich bedingter Erkrankungen wie Chromosomenabweichungen, Neuralrohrdefekte (offener Rücken) und Muskel- oder Stoffwechselerkrankungen festzustellen. Sehr verbreitet sind die Chorionzottenbiopsie (Untersuchung von Gewebe, aus dem sich später der Mutterkuchen bildet) und die Amniozentese (die Untersuchung von kindlichen Zellen aus dem Fruchtwasser). Beide Untersuchungen ermöglichen eine Chromosomenanalyse und werden durch die Bauchdecke der Mutter durchgeführt. Sie sind immer mit einem gewissen Fehlgeburtsrisiko verbunden. Bei der Chorionzottenbiopsie wird dieses Risiko mit 1 bis 5 Prozent (10 bis 50 von 1000 Geburten) angegeben, bei der Amniozentese (Fruchtwasserentnahme) mit 0,5 bis 1 Prozent (5 bis 10 von 1000 Geburten).
- **Pränataldiagnostik (PND)** Sammelbegriff für verschiedene vorgeburtliche Untersuchungen des Babys. PND kann wie zwar bestimmte Fehlbildungen oder Erkrankungen ausschließen oder diagnostizieren. Sie kann aber nichts oder nur sehr begrenzt etwas über die Ausprägung der jeweiligen Erkrankung sagen und häufig kann man bisher kaum heilend eingreifen.
- **Risikoberechnung** Dazu werden je nach Art der Berechnung Daten in statistische Computerprogramme eingegeben, um Wahrscheinlichkeiten zu

berechnen, mit denen eine bestimmte Fehlbildung möglich sein könnte oder nicht. Risikoberechnungen sind Teil verschiedener sogenannter Screening-Verfahren. Zu bedenken ist bei allen Berechnungen, dass dabei häufig falsch-positive Aussagen vorkommen können. In diesem Fall wird man mit der Entscheidung über weitere Diagnostik mit Fehlgeburtsrisiko konfrontiert, obwohl das Ungeborene eigentlich vollkommen gesund ist. Ebenso gibt es falsch-negative Aussagen. Das bedeutet, es liegt ein Befund vor, der nicht erkannt wurde. Das kann zu einer falschen Sicherheit führen.

- **Schwangerenvorsorge** Dazu gehören verschiedene Routinechecks, Blutuntersuchungen und drei Ultraschalluntersuchungen. Sie sollen der Sicherung der Gesundheit von Mutter und Kind dienen. Der Ultraschall dient darüber hinaus auch der Suche nach Entwicklungsauffälligkeiten des Babys – und ist gleichzeitig ein spannendes Baby-Fernsehen für die werdenden Eltern. Was Sie bedenken sollten: Bei einem auffälligen Befund werden meistens weitere Untersuchungen empfohlen – oft sind das invasive Methoden. Sie können vorher mit Ihrer Ärztin oder Ihrem Arzt besprechen, wonach geschaut werden soll.
- **Screening-Verfahren** In Kombination mit dem Ultraschall gibt es eine Reihe von Screening-Verfahren – diagnostische Methoden, die nach Hinweisen für bestimmte Fehlbildungen suchen. Dazu werden bestimmte Daten aus der Ultraschalluntersuchung mit weiteren Angaben kombiniert (Alter der Mutter, genaue Schwangerschaftswoche und Werte aus dem mütterlichen Blut) und auf dieser Grundlage wird dann per Computer eine Risikoberechnung durchgeführt. Meistens geht es dabei um das Risiko, ein Kind mit Down-Syndrom zu bekommen. Die bekanntesten Screening-Verfahren sind die Messung der Nackenfalte, der Erst-Trimester-Test (Nackenfaltenmessung plus Blutuntersuchungen) und der Triple-Test (nur Blutuntersuchungen), Letzterer wird von führenden Pränataldiagnostikern nicht mehr empfohlen. Das Ergebnis der Screening-Untersuchungen sagt nichts über die tatsächliche Gesundheit Ihres Kindes aus, sondern ist lediglich eine theoretische Risikoangabe.
- **Ultraschall** Damit können Aussagen über die Schwangerschaft (genaues Alter, Geburtstermin, Versorgung des Kindes, Mutterkuchen) und auch die Gestalt und die Organe des Kindes gemacht werden. Die Genauigkeit der Angaben ist abhängig von der Erfahrung des Untersuchenden, der Qualität der Geräte und von den Untersuchungsbedingungen seitens der Frau.

Stichwortverzeichnis

2., komplett überarbeitete Auflage

Stiftung Warentest
Lützowplatz 11–13
10785 Berlin
Telefon 0 30/26 31–0
Fax 0 30/26 31–25 25
www.test.de
email@stiftung-warentest.de

USt.-ID-Nr.: DE 1367 25570

Vorstand: Hubertus Primus
Weitere Mitglieder der Geschäftsleitung:
Dr. Holger Brackemann, Daniel Gläser

Programmleitung: Niclas Dewitz

Autorin: Kirsten Khaschei, Hamburg
Kapitel Rechte und Finanzen: Ute Brandt, Berlin
Projektleitung/Lektorat: Christiane Hefendehl
Mitarbeit: Karsten Treber, Berlin
Korrektorat: Hartmut Schönfuß, Berlin
Fachliche Unterstützung: Dr. Maria Beckermann, Gynäkologin und Psychotherapeutin, Köln; Dr. Angelica Ensel, Hebamme und Ethnologin, Hamburg; Dr. Wolf Lütje, Chefarzt Amelie Sieveking Krankenhaus, Hamburg; Gerhard Ortmeyer, UKE Hamburg, Klinik und Poliklinik für Geburtshilfe und Pränatalmedizin; Prof. Gerd Glaeske, Universität Bremen/pharmafacts Freiburg; Dr. Judith Günther, pharmafacts Freiburg; Prof. Petra Thürmann, Helios Klinikum Wuppertal; Ina Bockholt; Dorothee Soehlke-Lennert, Berlin
Titelentwurf: Josephine Rank, Berlin
Layout: Büro Brendel, Berlin
Grafik und Satz: Büro Brendel, Berlin
Illustrationen: Kati Hammling (19, 26, 28, 32, 35, 36, 39, 42, 43, 46, 49, 52, 55, 58, 122–129, 149, 248, 250, 255, 271, 285–287, 289, 290)
Mario Mensch, Hamburg (21,179, 217, 299, 313)
Bildredaktion: Sylvia Heisler, Kerstin Babrikowski
Bildnachweis: fotolia/vasiliystepanov (Titel); Avenue Images ((S. 14, 27 Palladium), S. 28, 65, 71, 98, 133, 135, 147, 172, 197, 206, 227, 228, 244, 247, 256)); Getty Images (S. 176, 203, 292); iStockphoto (S. 180, 321); Your Photo Today/Bost/Oredia (S. 24), Your Photo Today/SPL (S.75, 192, 195), Your Photo Today/EMAP (S. 10, 117, 224), colourbox (S. 172); shutterstock (S. 216); Thinkstock (S. 13, 19, 27, 34, 44, 47, 51, 57, 60, 65, 96, 106, 111–114, 133, 142, 145, 147, 153, 160, 197, 213, 215, 256, 261, 268, 277, 278, 301, 216, 304, 306, 322)

Produktion: Vera Göring
Verlagsherstellung: Rita Brosius (Ltg.), Susanne Beeh
Litho: tiff.any, Berlin
Druck: BGZ Druckzentrum GmbH, Berlin

ISBN: 978-3-86851-150-5

So unterscheiden wir sieben kunsthistorische Epochen der chinesischen Keramik. Diese Epochen decken sich mit den fünf Höhepunkten der künstlerischen und technischen Entwicklung der chinesischen Keramik von der HAN- bis zur QING-Epoche. Unter »Epoche« ist hier ein geschichtlicher Zeitabschnitt gemeint, der von einer kulturellen Blütezeit geprägt ist. Die Zeitspanne zwischen diesen Epochen wird mit dem englischen Begriff »*Transition*« bezeichnet, unter Hinzufügung der ausklingenden und beginnenden Epoche, wie zum Beispiel HAN-TANG-TRANSITION (chinesisch: HANTANG-BIAN (HUA)). Auf diese Weise entsteht ein praxisbezogenes zeitliches Orientierungssystem der chinesischen Keramik.

Diese Gliederung läßt sich wiederum kombinieren mit den wichtigsten Kategorien, Haupttypen (YAO) in einer Epoche, (Einzel-)Typen, und zwar entweder nach Produktionsstätte (YAO) oder nach charakteristischer Periode, sowie Varianten der chinesischen Keramik.

Im weiteren können wir hier aber nur die Kategorien und Haupttypen der chinesischen Keramik innerhalb jeder Epoche kurz behandeln. Das Ergebnis ist ein praktikables und alle bedeutenden Erscheinungsformen umfassendes **typologisch-historisches Orientierungs-System** der chinesischen Keramik.

Diese zweidimensionale Betrachtungsweise ermöglicht eine realistische und einheitliche Terminologie. Interessengebiete der Sammler und Angebote der Händler sind so vereinfacht und sicherer zu formulieren. Darüber hinaus ist es jedem unbenommen und im Einzelfalle von großem Interesse, nach jeweiligem persönlichen Kenntnisstand, aufgrund von Fakten (Marken, Datierungen, Ausgrabungsorten und so weiter) oder reizvoller Spekulationen weitere zeitliche Präzisierungen vorzunehmen.

I FRÜHZEIT (ZAOSHIDAI-TAOCI)

1921 wurde von dem Schweden Anderson die erste frühzeitliche Keramik bei dem Ort YANGSHAO in der Provinz HENAN entdeckt. Dieser Ortsname wurde in der Folge Träger und Sammelbegriff einer ganzen Kulturepoche (ca. 5000 bis ca. 2600 v. Chr.), die aber neben der eigentlichen regionalen **YANGSHAO-Kultur** eine ganze Reihe weiterer Parallelkulturen, zum Beispiel LIANGZHU und DAWENKOU, umfaßt. Etwas später kamen weitere Funde in den Provinzen SHENXI (BANPO-Keramik) sowie unter anderem in den Provinzen GANSU und QINGHAI (BANSHAN- und MACHANG-Keramik) hinzu.

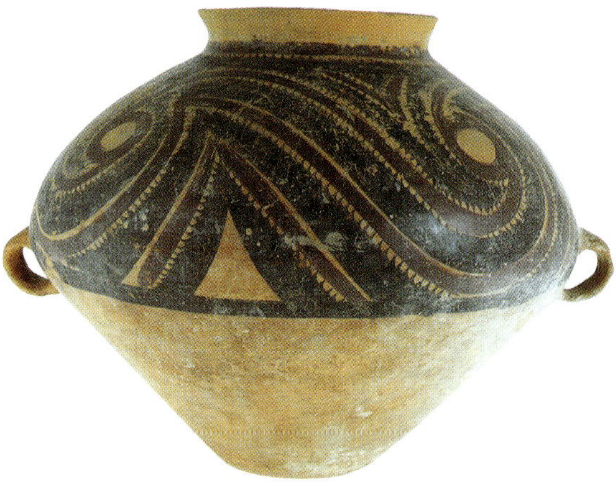

Großes Vorratsgefäß mit Ringhenkeln, roter Scherben mit dunkelroter und schwarzer Kaltbemalung; YANG-SHAO-Periode, Typ BANSHAN, Provinz GANSU, ca. 2500 v. Chr.

Am Anfang dieser Epoche (5. bis Mitte 4. Jahrtausend v. Chr.) existierte eine einfache graue Keramik ohne Dekor. Doch schon bald entwickelte sich eine rote (Oxidationsbrand), oft prachtvoll mit Rot, Braun und Weiß kaltbemalte Keramik, die heute in vielen Museen zu bewundern ist. Der meist ornamentale Dekor ist stark stilisiert, unter anderem gibt es schon ein ausgeprägtes Mäander-Muster (MACHANG) – wohl das früheste in der Weltkunst. Unbemalt ist sie meist mit Ritzdekor versehen. Die Keramik besteht aus einem gewöhnlichen Ton (TAO) mit über 6% Eisenoxid, worauf die intensiv rote Farbe bei dem damals üblichen Brand mit guter Luftzufuhr zurückzuführen ist. Der gewonnene Ton wurde gewaschen, geknetet und mit Sand vermischt. Die Töpferscheibe war noch unbekannt, so daß das Stück mit »Tonwürsten« von unten nach oben zusammengesetzt und dann sorgfältig glattgestrichen wurde.

Die der YANGSHAO folgende **LONGSHAN-Kultur** führte die Töpferscheibe ein. Früher wurde angenommen, daß die beiden Kulturen gleichzeitig existierten, doch heute weiß man, daß sie aufeinander folgten. Die Keramik der LONGSHAN-Kultur war eine meist schwarz polierte Keramik und zeichnete sich durch großen Formenreichtum aus. Neben der schwarz polierten gab es eine bemalte rote sowie eine unbemalte graue Keramik. Die LONGSHAN-Epoche erscheint wie eine Experimentierzeit für den Großteil der bronzenen Ritualgefäße der SHANG-Zeit, die wiederum zur Grundlage für die so reiche Formentypologie der ganzen chinesischen Kunst wurde.

Die Keramik der **SHANG- und West-ZHOU-Zeit** setzt die schwarze und in geringerem Maße die bemalte Keramik fort. Hauptsächlich besteht sie aber aus einer schon in der auslaufenden LONGSHAN-Kultur erschienenen und

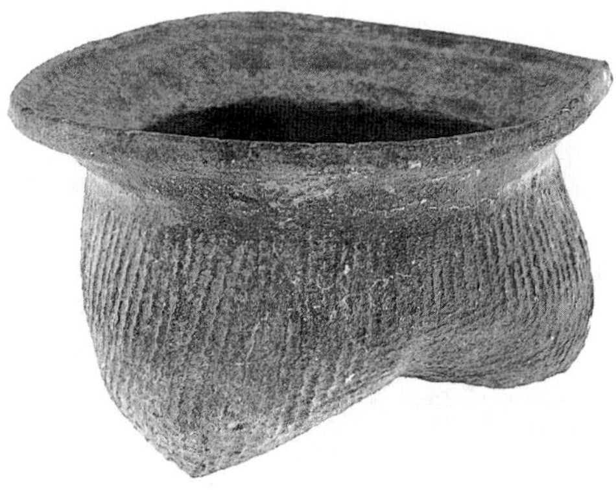

Dreifuß, graue Keramik, SHANG/West-ZHOU-Periode

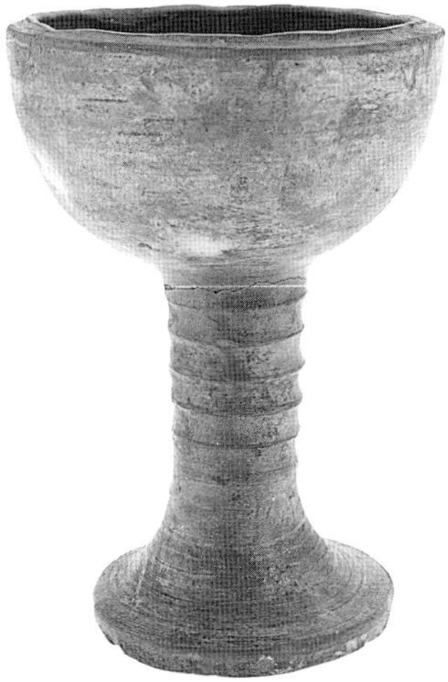

Fußschale, grauschwarzer Scherben, LIANGZHU-Kultur, frühe SHANG-Dynastie

bis in die TANG-Zeit hineinreichenden grauen Keramik (Reduktionsbrand). Sie wurde oft mit eingeschnittenen oder eingepreßten strengen ornamentalen Dekors versehen, die den gleichzeitig existierenden Bronzeobjekten entlehnt waren. Offensichtlich waren sie Kopien und Ersatz dieser kostbaren Bronzen.

Erstmals taucht eine weiße, sehr seltene, schwachgebrannte Keramik auf, die kaolinhaltig ist.

Durch eine verbesserte Brandtechnik (bis 1200° Celsius) entwickelt sich aus der grauen Keramik (TAO) ein echtes graues Steinzeug (CI), das von chinesischen Autoren gerne als Porzellan (auch CI) oder Protoporzellan bezeichnet wird. Aufgrund zufälliger Beobachtungen wurde gegen Ende der SHANG-Zeit die Glasur (YOU) aus einem Gemisch von halbflüssiger Pflanzenasche und Ton (sogenanntes Proto-Seladon) erfunden.

Abgesehen von einem einfachen Gebrauchsgeschirr entsprechen die keramischen Formen dieser Zeit weitgehend denjenigen der Bronzen.

II HAN-CI

In der **Ost-ZHOU-, QIN- und HAN-Zeit** gewann eine Keramik immer mehr Bedeutung, die nur als Grabbeigabe (MINGQI) diente: Figuren von Tieren, Kriegern, Dienern, Musikanten und Tänzern, Wagen mit Ochsen oder Pferden, Hausmodelle oder schöne Gefäße als Ersatz für bronzene oder andere wertvolle Gegenstände. Sie waren oft nur bei niedriger Temperatur (ca. 600 bis 800° Celsius) gebrannt.

Eine grandiose Entdeckung (1974) sind die Keramikfunde im Grab des großen Einigers, des ersten chinesischen Kaisers SHIHUANGDI (»Erster-Gelber-Höchster«) und Begründer der kurzlebigen QIN-Dynastie. Eine ganze Armee von Tausenden von Soldaten in Lebensgröße aus Ton kam ans Tageslicht. Die Gesichter der Soldaten und Wagenlenker tragen alle individuelle Züge.

Ende der ZHOU-Zeit gab es erstmals die typischen Dachziegel mit runden Abschlüssen, die mit schönen Motiven (Tiger, Drache und anderem) versehen waren.

Die Formen der Keramik aus der vorhergehenden SHANG-Zeit wurden schlichter und strenger, sie verschwanden, oder neue traten hinzu. Neben der grauen gab es noch eine im Scherben intensiv rote Keramik. Beide Arten wurden reich mit roter, schwarzer, brauner

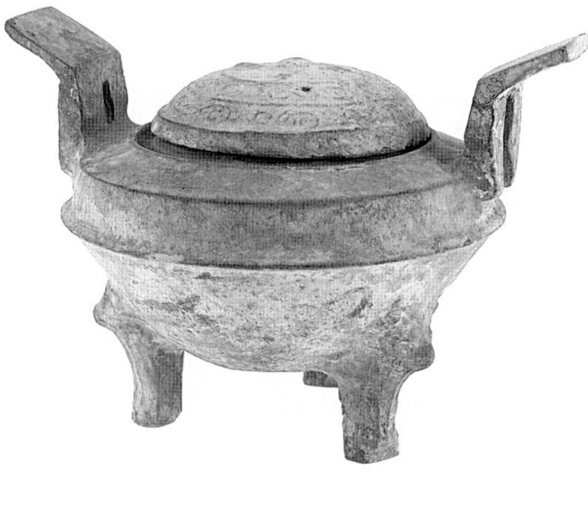

Dreifuß, hellgrauer Scherben, Glasurreste, Ost-ZHOU-Periode

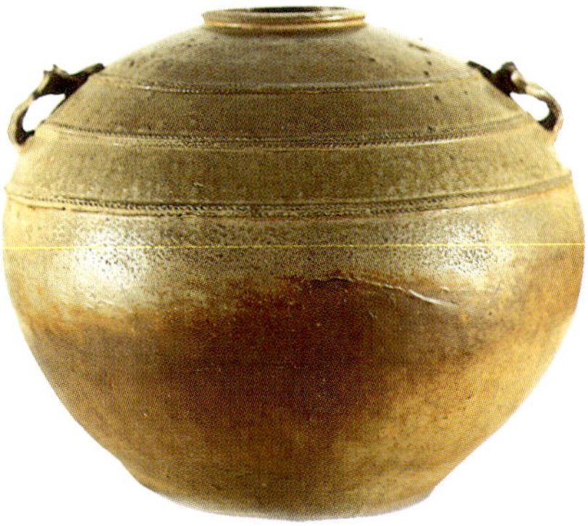

Großes Gefäß, harter rötlicher Scherben, mit zwei TAOTIE-Masken-Henkeln, sogenanntes Proto-Seladon, HAN-Epoche

und weißer Farbe kaltbemalt (Figuren, Töpfe, Vasen) oder entweder mit einer seladonartigen (sogenanntes Proto-Seladon) Glasur oder erstmals mit einer dicken, niedriggebrannten Bleisilikatglasur überzogen, und zwar in einem tiefen Grün (Kupferoxid) oder in einem rötlichen Braun (Eisenoxid) oder sehr selten in einem Gelb. Manchmal wurde die braune mit der grünen Glasur kombiniert, genannt LIANGCAIYOU (»Glasur-Farbenpaar«), in gewissem Sinne Vorläufer des prachtvollen

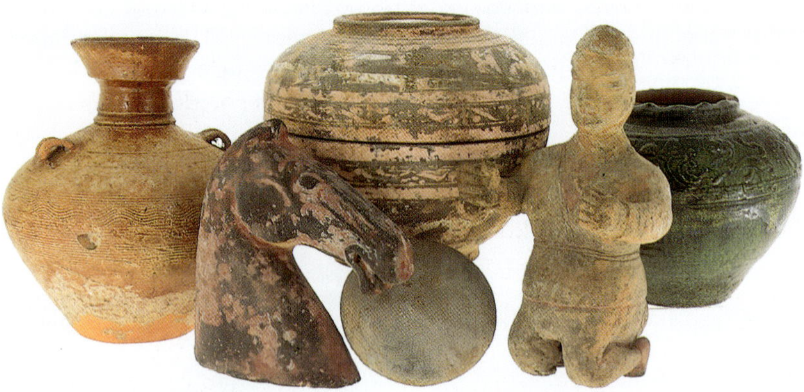

SANCAIYOU der TANG-Epoche. Oft waren die Gefäße mit gepreßten Friesen verziert, die Jagdtiere und Jäger als Motiv hatten.

Ein anderes charakteristisches Gefäß (HU) aus dieser Zeit mit zwei TAOTIE-Henkeln hatte eine bräunlich-grün gefleckte eisenoxidhaltige Feldspatglasur (Proto-Seladon). Sie war der Vorläufer der sogenannten Seladon-Glasuren. Diese Glasur wurde in YUEZHOU in der Provinz ZHEJIANG gegen Ende der HAN-Zeit als YUEYAO weiterentwickelt. Es war ein echtes intensives Seladon. In China wird Seladon als QINGCI bezeichnet, was allgemein mit »grüne Keramik« übersetzt wird. QING bedeutet neben »grün« auch »hellblau« (siehe QINGBAI) und ist daher ein fließender Begriff für Farbtöne zwischen Grün und Blau. Für ein reines Grün hat das Chinesische das Wort LÜ.

HANTANG-BIAN-CI

Die hohe Einschätzung der Jade ist der Grund für die Wertschätzung der »grünen Ware« (Seladon) überhaupt, beginnend mit dem berühmten YUEYAO Ende der HAN-Zeit bis zum prachtvollen seegrünen LONGQUAN-Seladon der MING-Zeit (beide in der Provinz ZHEJIANG). Die Seladonglasur ist eine Feldspatglasur mit einem Eisengehalt von 1% bis 2%. Durch den Reduktionsbrand wird das Eisenoxid grünlich und der Scherben grau oder an unglasierten Stellen durch Luftzufuhr am Ende des Brandes (Abkühlung) rötlich.

Verschiedene Keramiktypen der HAN-Epoche: *links* roter Scherben mit brauner Glasur; *rechts* roter Scherben mit intensiv grüner Bleiglasur; *in der Mitte* Deckeltopf, grauer Scherben mit roter und weißer Kaltbemalung; *vorne Mitte* Kinderrassel (?); *links davon* Pferdekopf mit roter Kaltbemalung; *rechts davon* kniender Diener mit Resten roter Kaltbemalung

YUEYAO wurde nicht nur in YUEZHOU hergestellt, sondern auch an anderen Orten der Provinz ZHEJIANG und FUJIAN. Die Glasur ist recht dünn und unregelmäßig, manchmal fleckig, und hat die Neigung, an Verlaufsstellen tiefgrüne Tropfen zu bilden. Die Farben sind Hellgrün und Grün bis Braungrün. Unabhängig von der Glasur kommt der YUEYAO-Keramik eine revolutionäre Bedeutung in der Geschichte der chinesischen Keramik zu. Es entstehen neue Formen, die nichts mehr mit den rituellen Gefäßen der früheren Zeit zu tun haben. Besonders typisch für diese Zeit sind Wassergefäße und Kerzenhalter in Tierform, wie zum Beispiel in Form eines

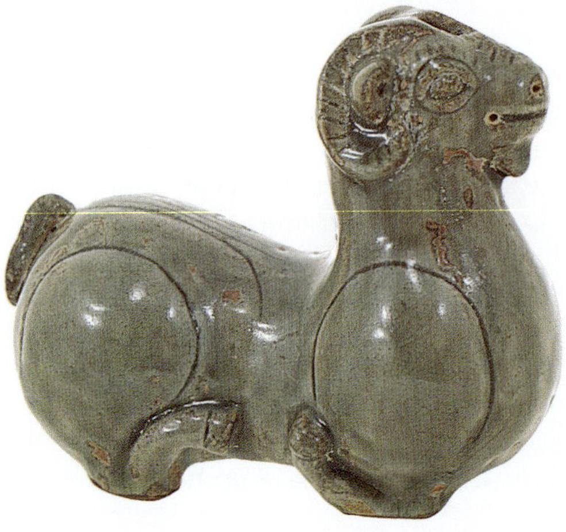

Wassergefäß in Form eines Widders, YUEYAO-Keramik, Anfang LIUCHAO

Widders, einer Schildkröte oder eines Frosches, und Kannen mit einem Hühnerkopfausguß. Erstmals kommt die Lotosblüte vor, das buddhistische Symbol der Reinheit.

Neben dem YUEYAO-Seladon kam in dieser Zeit eine schwarze Glasur auf, die schon am Ende der HAN-Ära Vorläufer hatte. Ende dieser Epoche gab es auch ein seltenes LIANGCAIYOU mit gelber und grüner Glasur.

Die künstlerischen und technischen Höhepunkte des Seladons:

- Proto-Seladon (HAN)
- YUEYAO (LIUCHAO-Periode)
- YUEYAO (TANG/WUDAI-Periode)
- YAOZHOUYAO, RUYAO und GUANYAO (SONG)
- LONGQUANYAO (Ende SONG bis weit in die MING-Zeit hinein)
- JINGDEZHEN-Seladon (QING)

III TANG-CI

Grabbeigaben (MINGQI)

Diese Epoche ist das erste goldene Zeitalter der chinesischen Keramik, gekennzeichnet durch reiche Grabbeigaben wie Figuren (YONG) von Edlen, Dienern, Musikanten, Dämonen, menschlichen Gestalten mit Tierköpfen als Repräsentanten der chinesischen astrologischen Zeichen, Höllenfürsten, Wächtern oder Pferden, Kamelen mit und ohne Reiter und anderes mehr. Oft waren sie mit farbenfrohen Glasuren überzogen (SANCAIYOU). Die künstlerische Darstellung der Pferde ist so lebendig, so vollkommen, daß sie mit Recht weltweit die

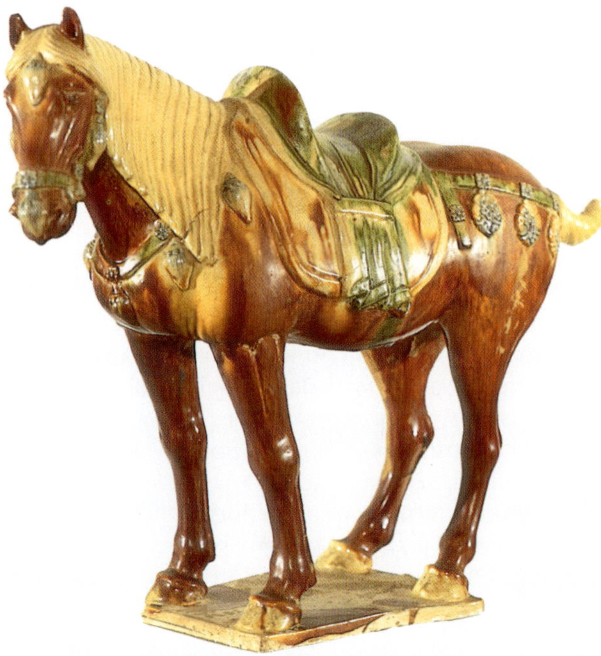

Grabbeigabe (MINGQI): gesatteltes Pferd mit Zaumzeug, polychrom gelb, weiß, braun, grün und blau glasiert (SANCAIYOU), 44,8 cm hoch; TANG-Epoche, erste Hälfte 8. Jh. (gemäß Thermolumineszenz-Analyse des Max-Planck-Institutes für Kernenergie & Archäometrie, Heidelberg 1995)

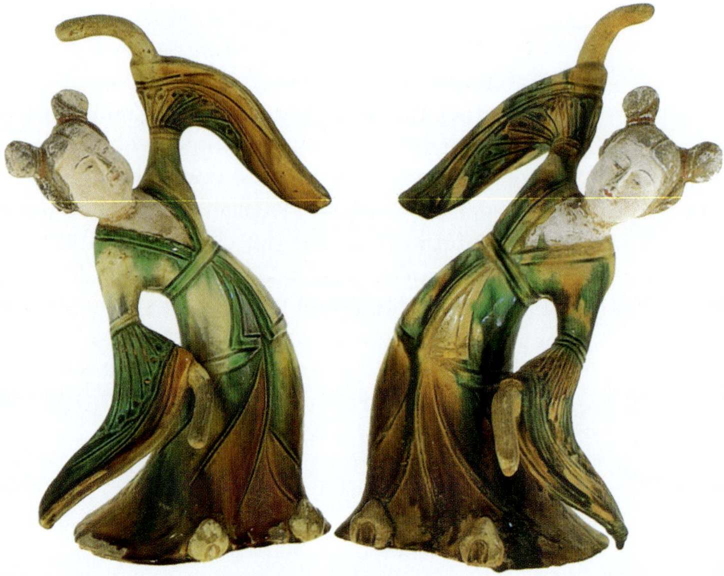

bekanntesten und teuersten Sammelobjekte der chinesischen Kunst sind.

Zwei gegengleiche Tänzerinnen, polychrom weiß, braun und grün glasiert (SANCAIYOU), TANG-Epoche, 8. Jh.

Es gibt zwei Typen von Keramik für die Grabbeigaben, die künstlerisch und im heutigen Markt ungefähr von gleicher Bedeutung sind:

- Eine Keramik aus niedriggebrannter heller Tonerde, die vor dem Brand mit einem weißen Tongemisch (Engobe) überzogen und danach in Rot, Grün, Schwarz, Orange, Gelb, Violett und selten Blau kaltbemalt wurde. Manchmal wurde auch der Körper einer Figur glasiert und das Gesicht kaltbemalt. Heute sind durch die Einflüsse in der Erde und in den Gräbern fast immer kaum mehr Spuren der Farben auszumachen, so daß Figuren mit mehr oder weniger erhaltener Bemalung selten sind.
- Der zweite Typ ist aus hartem, hellem Steinzeug. Diese Grabfiguren wurden zunächst mit einer hellgelben, fast weißen, danach meist mit einer grünen und kastanienbraunen Glasur teilweise überzogen. Aufgrund westlicher Importe von Kobaltoxid (wohl aus

Links: Figurentyp »Fat Lady« (HOUYINGNÜ) mit ungewöhnlich gut erhaltener Kaltbemalung, Höhe 36 cm, TANG-Epoche

Rechts: Grabbeigabe (MINGQI), sogenannte »Fat Lady« (HOUYINGNÜ), mit Kaltbemalung, Höhe 48 cm, TANG-Epoche

Persien) kam dann noch, wenn auch selten, eine blaue Glasur hinzu.

Schließlich gab es als Neuerung eine gelbe Glasur (mit Antimon) und eine violette (mit Mangan). Die stark bleihaltigen Glasuren hinterließen wundervolle, »fließende« Effekte. Wurden drei oder mehr dieser Glasuren gleichzeitig meist frei appliziert, mit- und nebeneinander verwendet, so heißt diese Technik SANCAIYOU (»Drei-Farben-Glasur«, meist kurz als SANCAI bezeichnet). Typisch ist, daß nur ausnahmsweise die Glasuren einem Dekor oder einer bewußten Farbvorstellung folgten. Dieses vom Töpfer herbeigeführte Farbspiel gilt als die große Erfindung der TANG-Epoche. Die große Zeit des SANCAI begann Ende des 7. und endete Mitte des 8. Jahrhunderts. Mit SANCAI wurden auch Gefäße aller Art, Lampen, Kissen, Kannen, Wassergefäße, Schalen und flache Teller, letztere mit eingeschnittenen Motiven, versehen. Da Bleiglasuren sehr giftig sind, wird vermutet, daß sol-

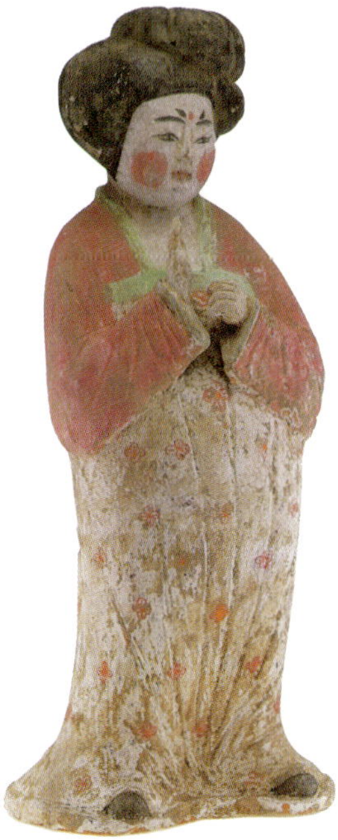

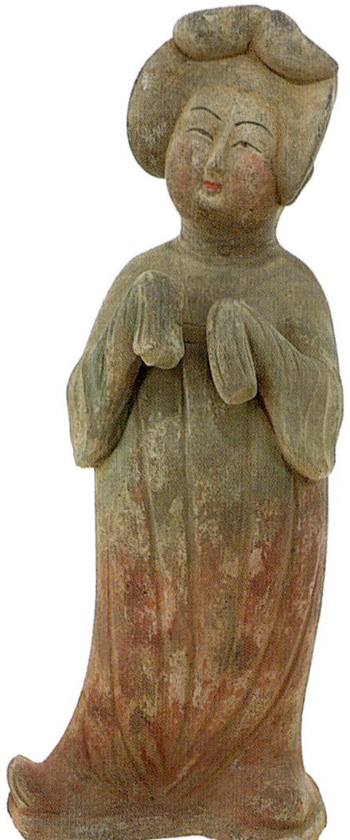

TYPOLOGIE UND SAMMELGEBIETE KERAMIK
FRÜHZEIT bis TANG-CI

Keramikgruppe	Kategorien	Haupttypen	Einzeltypen	Varianten/ Formen
Unglasiert (TAOQI)	roter Scherben	YANGSHAO	BANPO	z.B. Amphore
		PEILIGANG		z.B. Dreifuß
		PEIXIN		z.B. TING
		DAWENKOU		z.B. Tiergefäß, Dreifuß-Kanne
	grauer Scherben	YANGSHAO	BEISHOULING	z.B. Dreifuß
		PEIXIN		z.B. FU-Becher
		DAWENKOU		z.B. TSUN
		LONGSHAN		z.B. Dreifuß
		LIANGZHU		z.B. Deckeltopf
		SHANG		z.B. Dreifuß
		ZHOU		
		HAN		
	schwarzer Scherben	LONGSHAN		z.B.Henkelbecher,
		LIANGZHU		z.B. Deckelgefäß
	weißer Scherben	SHANG		
Bemalte Irdenware (CAITAOQI)	Schwarz, Rot, Weiß (roter Scherben)	YANGSHAO		z.B. Flasche
		YANGSHAO	BANPO	z.B. große Schale
		YANGSHAO	MIAODIGOU	z.B. große Schale
		DAWENKOU		z.B. Fuß-schale
		YANGSHAO	MAJIABAN	z.B. Gefäße
		YANGSHAO	MACHANG	z.B. Henkel-schale
		YANGSHAO	BANSHAN	z.B. große Gefäße
		YANGSHAO	SHILINGXIA	z.B. Flasche
		LONSHAN		z.B. große Schale
Bemaltes Steinzeug (CAICIQI)	roter/grauer Scherben	SHANG		z.B. Dreifuß
	nur grauer Scherben	Ost-ZHOU		z.B. Deckel-schale
		QIN		z.B. Gefäße
	zusätzl. Blau	HAN		alle Formen, Figuren, Modelle
		Nord/West-WEI		Figuren
	heller Scherben	SUI		Figuren, Modelle
		TANG		Figuren

Keramikgruppe	Kategorien	Haupttypen	Einzeltypen	Varianten/ Formen
Glasierte Keramik (YOUCIQI)	Proto-Seladon (grauer Scherben)	SHANG		z.B. Becher
		West-ZHOU		z.B. LEI-Gefäß, Henkelkrug
		Ost-ZHOU		z.B. Kanne
		HAN		z.B. Töpfe
	Seladon (QINGCI)	SANGUO	YUEYAO	Gebrauchs-keramik
		Ost-JIN	YUEYAO	Gebrauchs-keramik
		West-JIN		Gebrauchs-keramik
		West-JIN	YUEYAO	Gebrauchs-keramik
		NANCHAO	YUEYAO	Gebrauchs-keramik
		Nord-QI	YUEYAO	Gebrauchs-keramik
		Nord-WEI		Figuren
		SUI/TANG		Krüge, Vasen
		TANG	YUEYAO	Schalen
		WUDAI	YUEYAO	Gebrauchs-keramik
		WUDAI	YAOZHOUYAO	Schalen
		WUDAI	sonstige	Gebrauchs-keramik
	Sonstige frühe Glasuren			
	Grün	HAN		alle Formen,
	Braun	HAN		Figuren u.a.
	Gelb	HAN		
	Schwarz	Ost-JIN		z.B. Kannen
	Gelb	Nord-QI		Vasen, Töpfe
	Weiß	SUI		Vasen, Kannen u.a.
	TANG-Monochrome			
	Schwarz	TANG	LUSHANYAO	Kannen, Gefäße
	Weiß	TANG/WUDAI	XINGZHOUYAO	Kannen, Schalen
	Weiß	TANG/WUDAI	sonstige	Schalen, Vasen
	»Teestaub«	TANG		Kannen, Vasen
	Braun/Grün	WUDAI		
	Proto-YUN	TANG/WUDAI		
	LIANGCAIYOU	HAN/LIUCHAO/TANG		Gefäße, Pferde und andere Figuren
	SANCAIYOU	TANG		Figuren, Töpfe u.a.
Unterglasur-Malerei	Braun/Grün	TANG	CHANGSHA	Kannen, Schalen

che Stücke schon in der TANG-Zeit mehr als Grabbeigabe oder dekorativen Zwecken dienten.

Alltagskeramik

In dieser Epoche taucht eine weiße Keramik von solcher Feinheit und Härte auf, daß sie dem sogenannten »echten« Porzellan sehr nahe kommt. Ermöglicht wurde dies durch eine wesentlich verbesserte Brandtechnik und einen hohen Anteil an Kaolin. Die schönste weiße Keramik war XINGYAO und kam aus der Provinz HEBEI. Allgemein waren die weiße Keramik, die weiterhin sehr verbreitete YUEYAO-Keramik sowie die nachfolgend genannten Keramiktypen ausschließlich für den täglichen Gebrauch bestimmt.

Eine seltene, marmorierte Keramik ist ebenfalls eine Erfindung der TANG-Zeit. Sie beruht auf der Mischung von zwei verschieden eingefärbten Tonmassen, die mit einer leicht gefärbten oder ungefärbten, transparenten Glasur überzogen wurden. Es waren meist Schalen und Kopfstützen. Weitere Beispiele dieser marmorierten Keramik gibt es noch aus der frühen SONG-Zeit.

Erstmals tauchte auch eine Keramik mit Unterglasurmalerei auf. Sie wurde in der Nähe von CHANGSHA produziert und ist mit einem bräunlichen und grünlichen Farbton unter einer hellen Seladonglasur floral und manchmal figural bemalt.

Eine hochgeschätzte Keramik mit schwarzbrauner bzw. schwarzer Glasur wurde in den Provinzen HENAN (LUSHANYAO) und SHENXI hergestellt. Es handelt sich um eine mit Eisenoxid übersättigte Glasur. Raffiniert bei dieser Keramik ist, daß oft auf der schwarzen Glasur große »Flecken« (englisch *Splashes*) einer hellen, bläulich-weißen, phosphathaltigen, »fließenden« Glasur aufgetragen sind. Allgemein hat diese Keramik dieser Zeit einen hellen, gelblichen oder grauen Scherben. Die Stücke sind im unteren Drittel unglasiert, die Basis der Gefäße ist flach, die Schalen besitzen einen sehr breiten Standring.

IV SONG-CI

Wenn eine Epoche in ihrer künstlerischen Schaffenskraft »unvergleichlich« genannt werden darf, dann ist es die der SONG-Zeit. In ihr war die Kunst Ausdruck einer vollendeten Lebensart. So entstand eine Blütezeit, die auch die Keramik zur großen Kunst werden ließ.

Die SONG-Epoche umfaßt nicht nur die im Herrschaftsbereich der SONG-Dynastie entstandene Keramik, sondern auch die unter den »Dynastien« LIAO, XIXIA und JIN (welche Nordchina eroberten und die SONG zwangen, ihre Hauptstadt in den Süden nach HANGZHOU zu verlegen) sowie zum Teil die unter der Dynastie YUAN.

In allen Bereichen hebt sich die SONG-Epoche mit einer Vielzahl neuer Erscheinungsformen, mit einer eigenen Stilistik und mit originären künstlerisch-technischen Leistungen von der ausklingenden TANG-Epoche ab. Neue Keramik- und Glasurtypen, neue Formen und De-

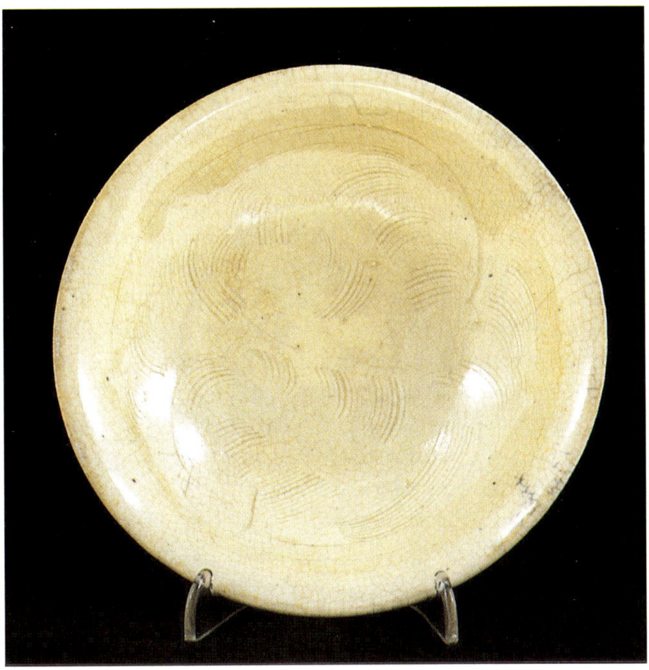

DINGYAO-Schale, SONG-Dynastie

kore zeugen von der schöpferischen Freude dieser Zeit. Neue Produktionszentren entstehen, bestehende spezialisieren sich zugunsten einer verfeinerten Qualität.

Statt Prunk und Pracht suchte man im Schlichten Raffinesse und Eleganz. Monochrom die Glasur, versteckt oder zurückhaltend der Dekor, vollendet die Linie der Form, das war der Kult dieser kunstbesessenen Zeit, die Ästhetik einer Elite.

Daneben gibt es – mehr Ausnahme und Kontrast – den deftigen Dekor des CIZHOUYAO unter Nord-SONG und JIN und die bunte Fröhlichkeit der LIAO-Keramik.

Aufgrund neuerer Ausgrabungen weiß man, daß viele Öfen und regionalen Produktionszentren, die bisher in der Literatur für *einen* bestimmten Keramiktyp bekannt und berühmt waren, auch gleichzeitig andere Keramiktypen herstellten.

Von edlem Weiß mit einem cremig-warmen Farbton ist das **DINGYAO** von DINGZHOU in der Provinz HEBEI unter Nord-SONG und JIN.

Obwohl eine schöne weiße, porzellanartige Keramik mit zarten Formen und leicht bläulich-grünem Schimmer sowie andere Weißglasuren schon in der TANG-Zeit entstanden waren, schufen die SONG-Töpfer eine völlig neue Art weißer Glasur auf einem harten, porzellanartigen Scherben, der weiß und durchschimmernd war. Der Dekor wurde eingeschnitten oder mit Modeln gepreßt. Er war meist floral, oder er bestand aus Vögeln, seltener aus Drachenmotiven. Hauptsächlich findet man Schalen und Teller. Besonders charakteristisch ist, daß die Schalen mit dem Rand nach unten in die Kassetten im Ofen gesetzt wurden, wodurch der Rand oft unglasiert und die Basis meist glasiert ist. Häufig wurde dann der unglasierte Rand in Kupfer oder Silber gefaßt. (Die gleiche Technik wurde auch bei einem Teil der QINGBAI-Keramik angewendet.)

Ein DINGYAO-Typ wurde auch in JINGDEZHEN (Provinz JIANXI) hergestellt. Man spricht dann von Süd- oder NANDINGYAO. Daneben gibt es noch ein seltenes DINGYAO mit schwarzer oder braunroter Glasur.

Große Schale (Ausschnitt), YINGQING, JINGDEZHEN, SONG-Dynastie

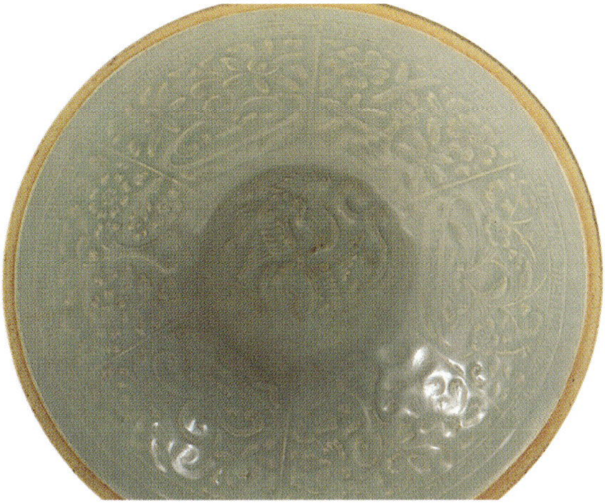

QINGBAI (»bläuliches Weiß«) oder **YINGQING** (»Schattenblau«) ist Porzellan mit einem durchscheinenden, weißen und sehr festen Scherben. Die Farbtöne der feinsten Stücke schattieren zwischen einem leicht bläulichen Weiß und einem klaren Hellblau und stammen aus JINGDEZHEN. Etwas mehr gräulich-hellblau bis grünlich-blau und von einfacherer Qualität sind Stücke aus den Provinzen FUJIAN (DEHUA) und GUANGDONG. Letztere wurden auch nach Südostasien exportiert. Die Blautönung entsteht durch eine Spur Eisen in der Glasur in einem Reduktionsbrand bei hoher Temperatur. Der Dekor ist teilweise eng mit dem des DINGYAO verwandt, und die Dekortechnik ist dieselbe. Neben Schalen (meist mit unglasiertem Rand) gibt es im Vergleich zum DINGYAO häufger Vasen und Kannen.

Eine kraftvolle Keramik mit einer dicken, opaken, in der Bewegung erstarrten Glasur von reicher Zeichnung und Tönung ist die **JUN-Keramik** (benannt nach JUNZHOU, Provinz HENAN). Der graue oder gelbgraue, dicke Scherben ist hart und wird nach dem Brand lederfarben. Er wurde vorgebrannt, mit eisenhaltiger Engobe und mehreren Glasurschichten überzogen und dann bei hohen Temperaturen gebrannt. Die Farbtöne reichen von Graublau über Hellblau bis Lavendelblau. Seltenere Varianten sind Stücke mit einem oder mehreren (meist drei)

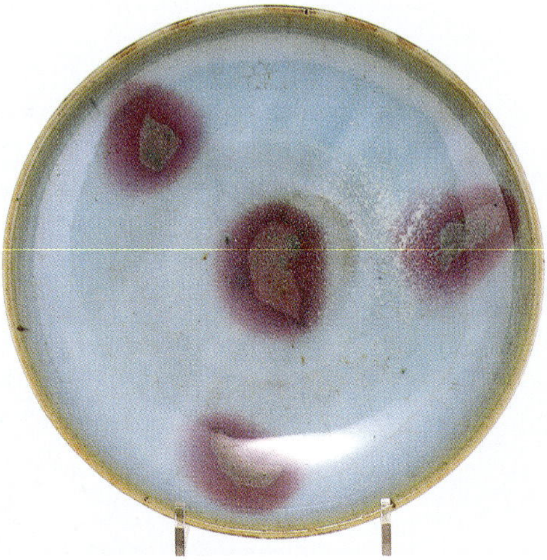

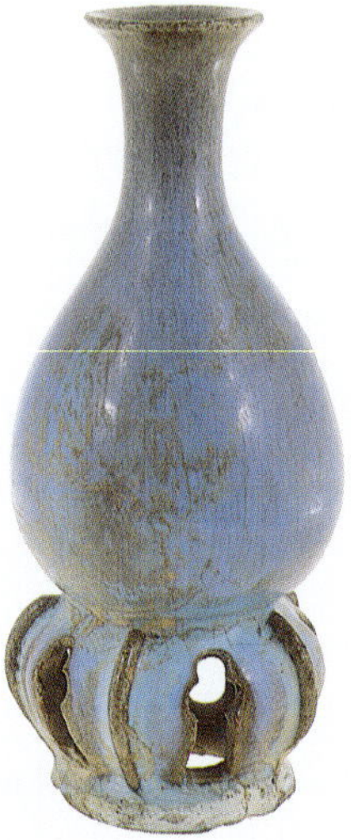

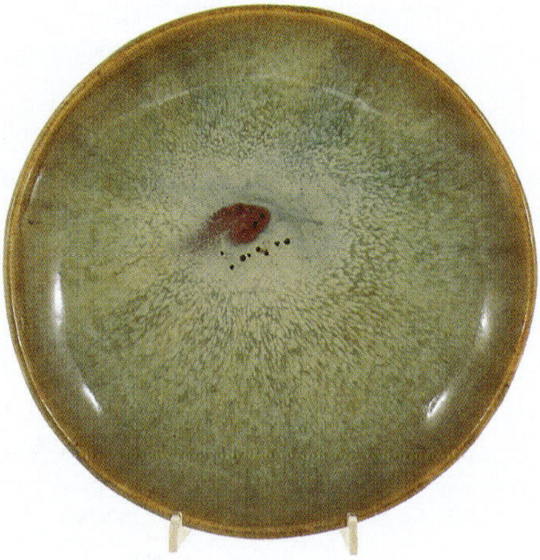

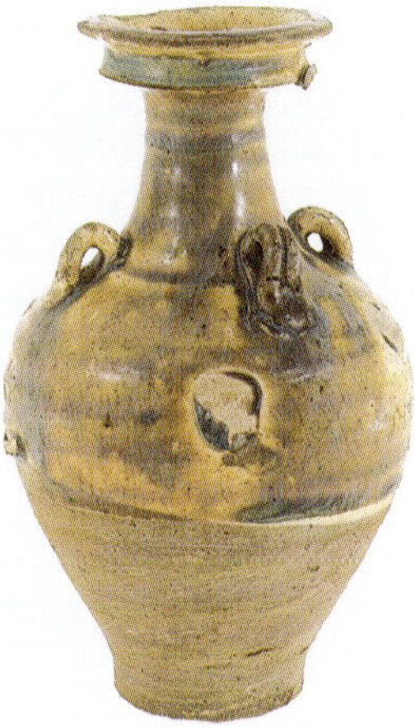

roten oder violettroten Flecken, die durch Auftrag von Kupferoxid entstehen. Die kostbarsten erhielten dominierend oder ganz eine dicke kupferhaltige Glasur und sind tief lilarot.

Darüber hinaus gab es ein olivgrünes, opakes JUNYAO, das auf den ersten Blick mit Seladon verwechselt werden kann.

Links oben:
JUNYAO-Teller mit vier kupferroten Flecken, SONG-Dynastie

Rechts oben:
JUNYAO-Vase, Ende JIN- oder frühe YUAN-Dynastie

Zeitlich und typologisch unterscheidet man zwischen JUNYAO unter SONG und JIN sowie unter YUAN (weniger hochgebrannt, auch MAJUN genannt) und Früh-MING. Am Ende der MING-Zeit lebte die JUN-Glasurtechnik als SHIWANYAO (Provinz GUANGDONG) wieder auf und wird bis heute produziert. Auf den ersten Blick besteht eine Verwechslungsgefahr zwischen dem JUN-Typ der SHIWAN-Keramik, auch GUANGJUN genannt, und JUNYAO. Abgesehen davon werden derzeit ausgezeichnete Kopien in großer Anzahl und Variation in China, beziehungsweise aus China kommend, angeboten!

Die **CIZHOU-Keramik** ist eine deftig und frei dekorierte Keramik, die meist mit der Kontrastierung von Hell und Dunkel arbeitet. Sie war eine eher volkstümliche Keramik, die nicht unbedingt dem elitären Geschmack dieser Zeit entsprach. Desto reizvoller ist es, sich mit ihr auseinanderzusetzen. Sie wurde bis in die MING-Zeit hinein in den Provinzen HEBEI (CIZHOU), HENAN und SHANXI hergestellt.

Bei dieser für den alltäglichen Gebrauch bestimmten Keramik handelt es sich meist um Kopfstützen, Kerzenhalter, Vasen und Töpfe sowie kleinere Figuren. Schalen und Teller sind heute wenig im Handel anzutreffen, da sie sich wegen des nicht sehr stabilen Scherbens schnell verbraucht haben dürften.

Es existieren ganz verschiedene Dekortechniken. So gibt es eine schwarzbraune Unterglasurmalerei mit Eisenoxid auf cremeweißem Grund oder seltener ausge-

Links unten:
großer JUNYAO-Teller mit Kupferfleck, YUAN-Dynastie

Rechts unten:
Vase, Proto-JUN, WUZHOUYAO, TANG-Dynastie

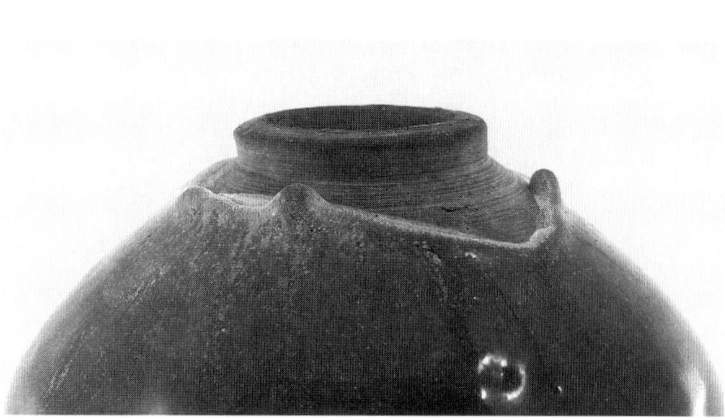

Basis einer großen Schale, JUNYAO, JIN-Dynastie

spart hell auf dunklem Grund (häufig unter YUAN). Die frei ausgeführte Malerei entlehnte ihre Motive aus der damaligen Literatenmalerei und bestand aus großzügigen Darstellungen von Blumen und Pflanzen, von Landschaften, menschlichen Figuren, Tieren und ähnlichem, oft mit Zitaten und anderen Inschriften versehen.

Äußerst selten sind die ersten polychromen Überglasurmalereien auf cremeweißer Glasur mit roten, grünen und manchmal gelben Emailfarben, die aus der SONG/JIN-Zeit stammen.

Eine völlig andere ornamentale Dekortechnik bestand darin, die Motive aus zwei verschiedenfarbigen schwarzweißen Engobeschichten herauszuschneiden (»Sgraffiato«) oder eine der Engobeschichten abzukratzen, bis der Scherben sichtbar wurde. Danach glasierte man das Stück farblos, manchmal auch in Grün oder Türkisblau.

Schließlich gab es auch monochrom cremeweißes CIZHOU YAO.

In dieser Zeit erlebte die **schwarze Glasur** durch neue Ideen für Material und Dekor sowie durch die Glasurtechnik »des gelenkten Zufalls« eine Typenvielfalt wie nie zuvor oder danach. Es ist eine Technik, die jedes Stück zu einem einzigartigen Werk werden ließ. So wurden in

CIZHOUYAO:
links Gefäß mit braunschwarzer Unterglasurmalerei, MING-Dynastie, 15. Jh.;
rechts Schale, SONG-Dynastie

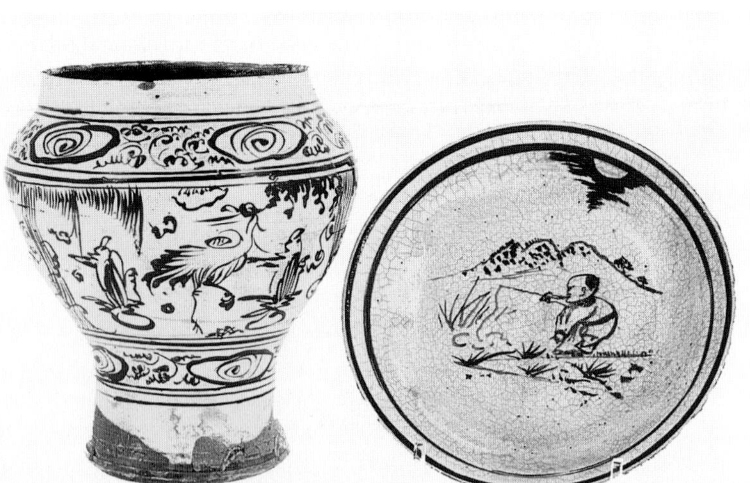

den Provinzen FUJIAN und JIANGXI Teeschalen und kleine Vasen, in HENAN und HEBEI Teeschalen, aber auch Töpfe, Vasen und Flaschen mit einer schwarzbraunen Glasur (Eisenoxidgehalt von ca. 10%) hergestellt. In SHANXI und ähnlich im Gebiet der XIXIA-»Dynastie« entstanden Töpfe und Vasen mit in die Glasur eingeritztem oder ausgeschabtem Dekor (»Sgraffiato«).

Diese schwarze Keramik erlangte in der SONG-Zeit höchste Wertschätzung als Utensil für das Teetrinken im CHAN-Buddhismus (japanisch: ZEN) auf dem Berg TIANMU, einem Zentrum dieser Sekte. Die schwarzbraunen Teeschalen wurden erstmals in den JIAN-Öfen (JIANYAO) in der Provinz FUJIAN produziert. Japanische Pilger brachten sie nach Japan und nannten sie, nach TIANMU, japanisch **TEMMOKU**. So wird diese Keramik bis heute allgemein genannt.

JIANYAO kannte zwei Typen von Teeschalen, eine mit nach außen und eine mit nach innen geschwungenem und »genicktem« Mündungsrand. Sie hatten einen sehr dicken, groben und dunklen, fast schwarzen Scherben. Im Gegensatz zu den in HENAN hergestellten Schalen wurde JIAN TEMMOKU mit einer hellen Engobe überzogen. Die Glasur verläuft streifig in braunen Schattierungen und hat ein fellartiges Aussehen, wofür diese Keramik berühmt wurde. Man spricht hier von »Hasenfell-Glasur«. Innen ist die Glasur zur Mitte hin flach und dick zusammengelaufen, an der Außenwand bildet sie schwere Tropfen. Andere Glasureffekte sind die »Ölflecken«- und die »Rebhuhnbrustglasur«. Ganz selten gibt es irisierende Glasuren.

Ein anderer TEMMOKU-Typ, **JIZHOUYAO** genannt, wurde in der Provinz JIANGXI hergestellt. Er unterscheidet sich wesentlich von JIANYAO. Die Formen sind leicht gebaucht oder konisch. Der Scherben ist gelblich-grau und nicht so dick. Die Glasur bildet keine Tropfen und läuft bis zur Basis. Auch hier gibt es eine »Hasenfellglasur«. Neben anderen Glasurvarianten kommt eine gelb-fleckige »Schildkrötenglasur« vor, auch treten Glasuren mit einem natürlichen Blatt oder ausgeschnittenen aufgelegten Papiermustern (zum Beispiel: Phönix) auf. Einfache Motive wurden auch mit Glasur aufgemalt.

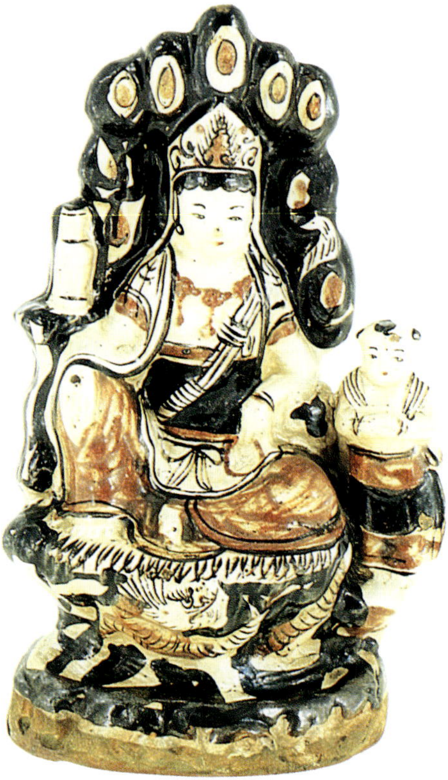

GUANYIN, CIZHOUYAO mit schwarz-brauner und roter Bemalung, SONG-/frühe YUAN-Dynastie

Die aus HENAN (YUCHOUYAO) und HEBEI (JINGHEXIANYAO) stammende schwarze Keramik bezeichnet man englisch als »**Northern Black**« oder »*HENAN Black*«. Sie zeichnet sich durch einen hellen Scherben aus, der manchmal mit einer braunen Engobe überzogen ist, und eine schwarze sowie eine typisch rostrote Glasur. Der Dekor besteht aus großen Flecken oder aus angedeutetem Blattwerk in rostroter Glasur auf tiefschwarzem Grund. Ferner gibt es undekorierte Stücke mit schwarzer oder rotbrauner Glasur. Ein bekannter Typ sind schwarze, gerippte Töpfe aus JINGHEXIAN und aus ZIBOYAO, Provinz SHANDONG, bei denen die Rippen hell durchscheinen.

QINGCI, »Grüne Ware« oder **Seladon**, eine Keramik besonderer Faszination, entstand in ihrer frühesten Form durch die Meisterschaft des Zufalls und war die erste Glasur in der Geschichte der Keramik überhaupt. Erst rund zweitausend Jahre später begannen die Töpfer bewußt diese »Glasur der Glasuren« weiterzuentwickeln und sie in den Mittelpunkt ihrer Kunst zu stellen.

Gegen Ende der SONG-Zeit trat in **YAOZHOU** (Provinz SHAANXI) ein Seladontyp von eigener Art und Schönheit auf. Diese Ware (englisch auch als sogenanntes »*Northern Seladon*« bezeichnet) hat einen sehr harten, porzellanähnlichen, grauweißen Scherben, der durch den Brand eine bis ins Braun gehende Färbung erhielt. Die oft intensiv gezeichnete Glasur war ein reines, bis ins Bräunliche spielendes Olivgrün. Sie ist weitgehend glänzend transparent, unregelmäßig zart craqueliert und besitzt einen tief eingeschnittenen oder mit Modeln eingepreßten Dekor, meist aus Lotos-, Päonien- und Blattwerkmotiven, Enten mit Wellen oder spielenden Kindern mit Blattwerk. Hauptsächlich handelt es sich um Schalen, seltener um Krüge und Vasen. Ähnliche Seladone wurden auch in LINRU in der Provinz HENAN produziert.

Schwarz-braun glasierte Keramik *(v. l. n. r.)*: JIANYAO-Schale, SONG-Dynastie; Vase HENAN-Provinz, YUAN-Dynastie; JIZHOUYAO-Schale, SONG-Dynastie; Schale, HENAN-Provinz, JIN-Dynastie; JIZHOUYAO-Schale, SONG-Dynastie

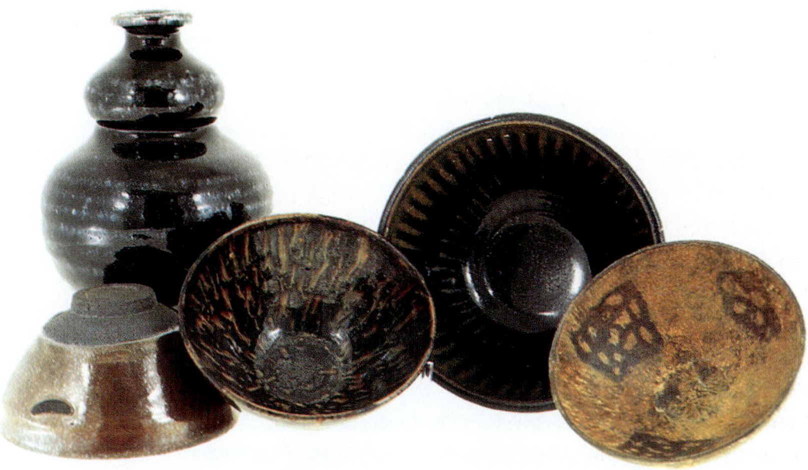

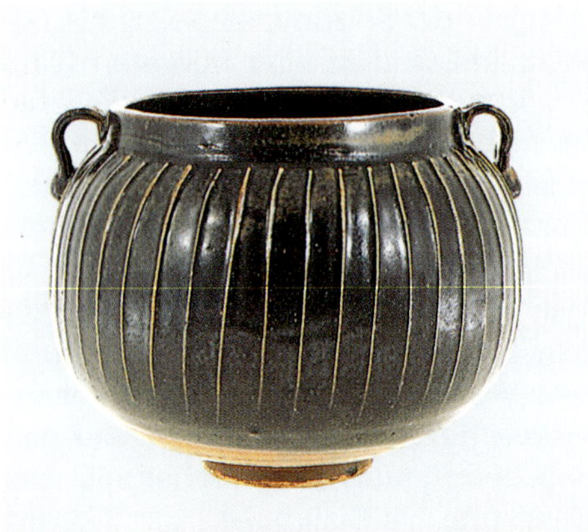 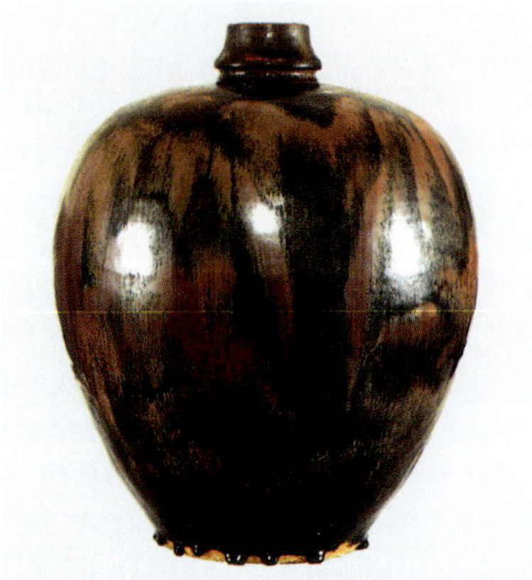

Links:
»Hundert-Rippen-Gefäß«, nördliche schwarze Keramik, Ende JIN-/YUAN-Dynastie

Rechts:
Große MEIPING-Vase, Nord-SONG/JIN-Dynastie (ausgestellt auf der »Oriental Ceramic Exhibition«, Hong Kong 1950)

RUYAO-Seladon aus RUZHOU (Provinz HENAN) gilt als das feinste und für den Sammler unerreichbarste. Weltweit soll es nur etwa siebzig Stücke geben, und diese sind in festen Händen (zum Beispiel Percival David Foundation, London, und Palastmuseum in TAIPEI, TAIWAN). Sie sollen von 1107 bis 1127 n. Chr., anderen Angaben zufolge von 1086 bis 1106 n. Chr. in der Nähe der Hauptstadt KAIFENG für den kaiserlichen Gebrauch entstanden sein. Die klassisch geformten, schlichten Stücke sind undekoriert, die Glasur spielt ins Bläuliche. Die Basis ist völlig mit Glasur überzogen, die Spuren der Brandstützen sind deutlich zu sehen.

Recht unklar sind Herkunft und Produktionsstätten der seltenen Stücke, die als **GUANYAO** (GUAN heißt »offiziell«) bezeichnet werden. Man spricht von Nord-SONG-GUANYAO oder BIAN GUANYAO (nach der Hauptstadt BIAN, heutiges KAIFENG/HENAN) und einem Süd-SONG-GUANYAO oder LIN'AN GUANYAO, das angeblich im Palastgeviert nach der Verlegung der Hauptstadt nach LIN'AN, dem heutigen HANGZHOU, in der Provinz ZHEJIANG oder in deren Nähe gefertigt wurde. Ein dritter Typ mit reicher Craquelierung, hauptsächlich bei Schalen, wurde in LONGQUAN produziert und wird als LONGQUAN GUANYAO bezeichnet. Interessant ist, daß es nicht den in dieser Gegend typisch grauen, sondern einen dunklen Scherben hat.

Heute versteht man unter GUANYAO eine Keramik mit klaren, strengen Formen und einem bräunlichen bis dunkelbraun sichtbaren Scherben. Dabei weist Nord-SONG-Ware einen dickeren, Süd-SONG-Ware eher einen dünneren Scherben auf. Dementsprechend ist die Glasur bei der Süd-SONG-Ware oft dicker als der Scherben. Die Glasur des Nord-SONG GUANYAO variiert von hellem Graublau über Hellblau zu bläulichem Hellgrün bis zu bläulichem Hellgrau. Die Glasur des Süd-SONG-GUANYAO ist sehr ähnlich, jedoch eher beigeweiß bis hellbraun getönt. Ein wichtiges Kriterium ist das fast immer vorhandene Craquelé der Glasur, das kaum sichtbar sein kann und ziemlich weitmaschig ist. (Ursprünglich nicht beabsichtigt, wurde es in der SONG-Zeit bewußt als Mittel zur Gestaltung eingesetzt. Manchmal wurden die Sprünge mit Tusche eingerieben.)

Die Basis der GUANYAO-Ware ist glasiert, oft existieren Brandstützen. Der Fuß ist im Gegensatz zu RUYAO unglasiert.

GEYAO ist eine stark craquelierte, dem GUANYAO nahestehende Keramik. Das Craquelé hat eine ausgeprägtere, engmaschigere und regelmäßigere Struktur als beim GUANYAO. Oft gibt es zwei verschiedene Cra-

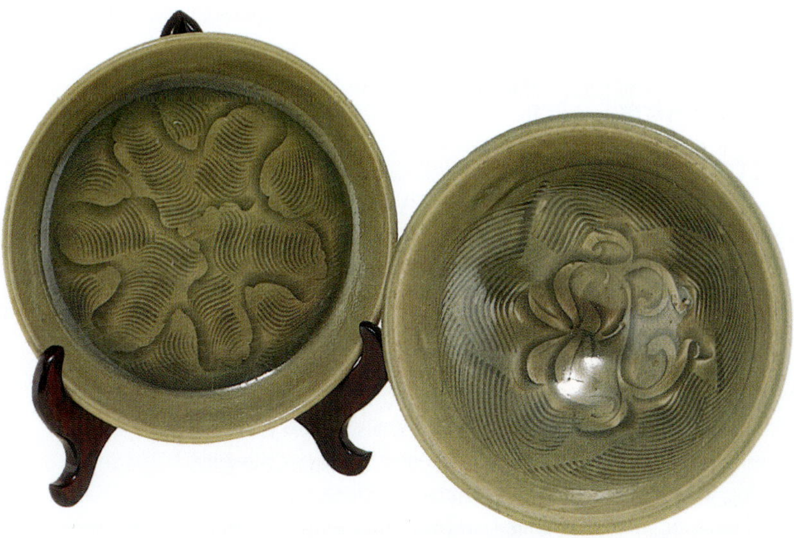

YAOZHOUYAO-Seladon, Nord-SONG-Zeit

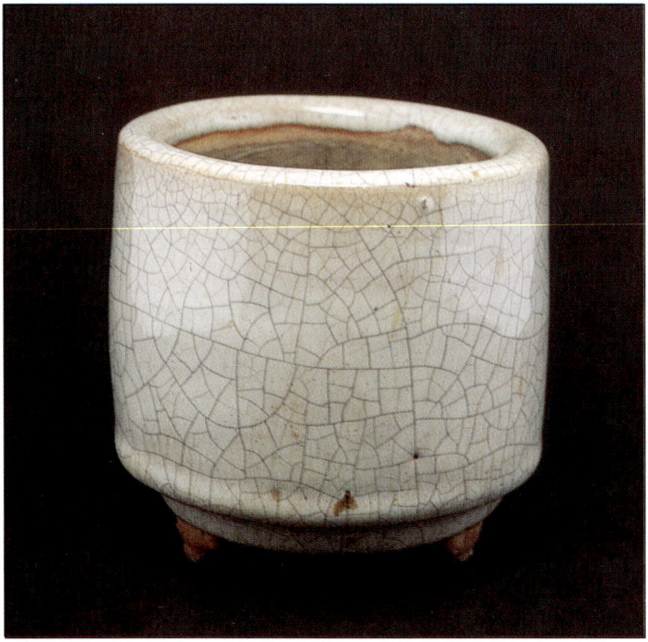

Dreifüßiges Räuchergefäß mit GEYAO-Glasur, SONG-Dynastie

quelés ineinander, bewußt beabsichtigt und mittels Auftrag mehrerer Schichten der Glasur produziert. Es sind kleinere Objekte, wie Räuchergefäße, Schälchen und Vasen. In der Literatur wird behauptet, daß GEYAO anfangs an einem Ort namens GEGEDONG hergestellt wurde, woraus sich der Name ableitet. SONG-zeitliche Stücke sind extrem selten. Die meisten frühen Stücke stammen aus der YUAN-Periode. In der MING-Zeit wurde GEYAO weiter als hochgeschätzte Nachempfindungen (FANG) hergestellt (MINGFANGGE). Doch fast alle Stücke, denen man im Handel begegnet, sind aus der QING-Zeit (QINGFANGGE). Die Glasur ist weiß bis hellgrau, cremeweiß bis hellbraun oder von hellem, bläulichem Grün.

Das **LONGQUAN-Seladon** aus dem Süden der Provinz ZHEJIANG gehört in den Augen des Abendländers neben dem Blau-Weiß-Porzellan zur typischsten Erscheinung der chinesischen Keramik. Dieses Seladon beweist endgültig die souveräne Handhabung dieser frühesten aller Glasuren. Wegen seiner Schönheit und Ausstrahlung war es im gesamten südöstlichen und westasiatischen Raum begehrt und wurde in großen Mengen dorthin exportiert. Es ist in vielen Zentren im Süden der Provinz produziert worden. Ausgrabungen zeigen, daß in dieser Gegend die ersten Seladone schon in der Zeit der »Fünf Dynastien« entstanden sind. Eine wesentliche Steigerung der Produktion setzte in der Nord-SONG- und vermehrt in der Süd-SONG-Zeit ein. Vor der Süd-SONG-Periode sind Stil und Glasur so nahe mit der YUEYAO-Keramik verwandt, daß sie oft schwer zu unterscheiden sind. Erst danach setzte die Entwicklung ein, die dem LONGQUAN-Seladon qualitativ und künstlerisch zu dem außergewöhnlichen Stellenwert verhalf, der ihm in der Geschichte der Keramik zukommt.

LONGQUAN-Seladon hat einen feinen, grauweißen und sehr harten Scherben, der an freien Stellen nach dem Brand zu Ziegelrot neigt. Bei seltenen Stücken nahm der Töpfer dies zum Anlaß, Stellen in Form von figuralen Applikationen unglasiert (»Biskuit«) zu lassen, und schuf so einen einzigartigen, kontrastierenden Dekor. Die Formen sind streng. Die Stücke sind kräftig in der Hand, undekoriert oder mit eingepreßten Motiven versehen.

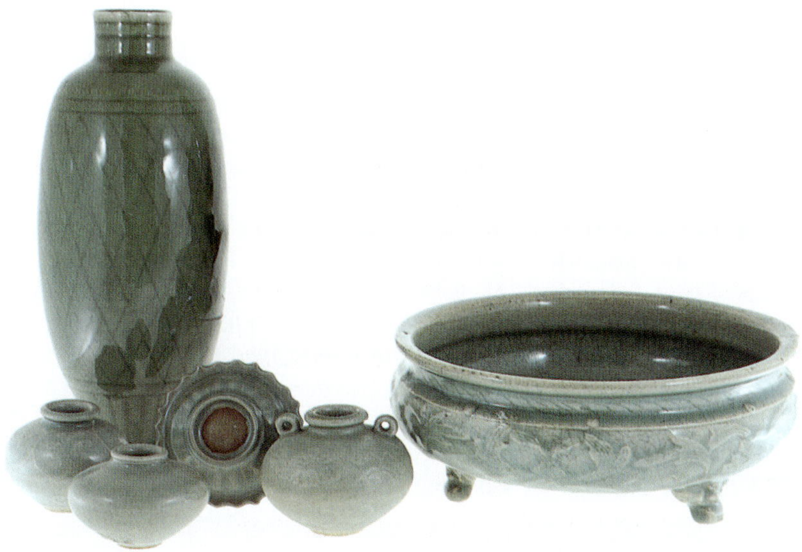

LONGQUAN-Seladon: *vorne* drei kleine Kugelväschen, *in der Mitte* SONG-Dynastie, *links und rechts* YUAN-Dynastie; großer Dreifuß (Räucherbecken), YUAN-Dynastie; Vase und Tellerchen, MING-Dynastie.

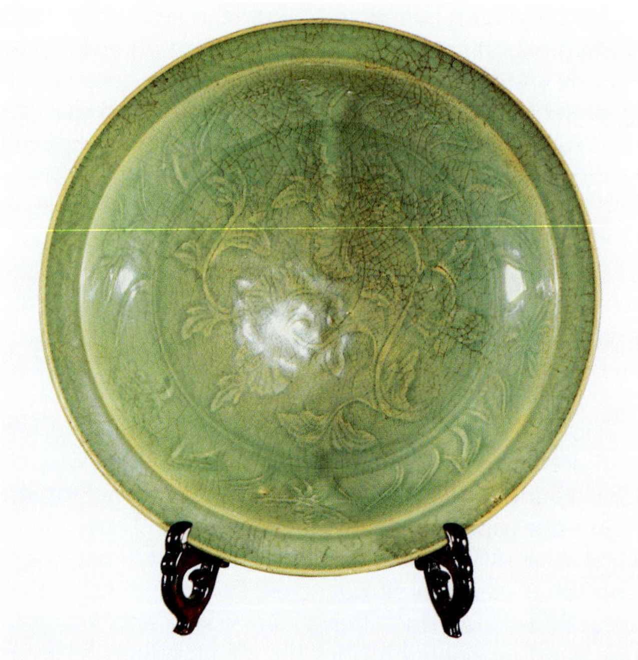

Große Seladon-Platte, LONGQUANYAO, Durchmesser 45,5 cm, frühe MING-Dynastie

In der Süd-SONG-Ära erreichte die Glasur ein neues, reiches Farbenspiel, teilweise mit einer bläulichen Tönung, die Farbtöne von Hellblaugrün bis zum berühmten Meeresgrün unter der YUAN- und MING-Dynastie entstehen ließ. Die Glasur ist zweifellos eine Weiterentwicklung aus der Tradition von YUEYAO, das seit Anfang der SONG-Zeit seine Vorherrschaft an die nördlichen Manufakturen verloren hatte. In der Technik des Glasierens gibt es einen entscheidenden Unterschied: Die Glasur wurde in mehreren Schichten aufgetragen und erreichte so eine besondere Tiefe und Farbintensität.

Hier soll noch ein sehr seltenes **SANCAIYOU** aus der JIN-Zeit erwähnt werden, das zeitgleich mit Süd-SONG in den GUANTAI-Öfen (Provinz HEBEI) produziert wurde. In der YUAN-Zeit entstand außerdem ein SANCAIYOU meist in Form von großartigen Dreifüßen. Bei diesem JINSANCAIYOU (oft als SONGSANCAIYOU bezeichnet) wurden die Glasuren, wie beim LIAOSANCAIYOU, entsprechend dem Dekor aufgebracht.

Die **LIAO-Keramik** besitzt in Glasur und Form eine eigene Charakteristik. Sie wurde von dem Nomadenvolk der QIDAN (deutsch Kitan, alte Bezeichnung für Chinesen in Europa) hergestellt, das vom 10. Jahrhundert bis 1125 n. Chr. die Mongolei und die nördlichen Teile Chinas beherrschte und die LIAO-Dynastie errichtete. (Sie wurden 1125 von den Jurchen aus der Mandschurei überrannt, die in der Folge ganz Nordchina eroberten und die JIN-Dynastie gründeten.)

Die QIDAN waren sehr bestrebt, chinesische Kultur und Lebensart anzunehmen. SONG-Keramik findet man als Tributzahlung. Doch daneben gab es eine ungewöhnlich interessante Keramik mit einem typischen Erscheinungsbild in Glasur und Form, die allein eine Schöpfung der QIDAN war. Andererseits ist die LIAO-Keramik zum Teil ein Nachhall der TANG-Epoche, zum Teil eigene Interpretation der SONG-Keramik.

Bei den **Glasuren** dominieren:

- ein Weiß, das auch als LIAODINGYAO bezeichnet wird; weiße Porzellanschalen mit transparenter Glasur. Am Boden ist oft das Zeichen »GUAN« (»offiziell«) eingeritzt;
- ein Weiß, bei dem auf einem teefarbenen Scherben eine weiße Engobe aufgetragen ist und mit transparenter Glasur überzogen wurde, monochrom oder ein Dekor herausgeschnitten im CIZHOU-Stil, ent-

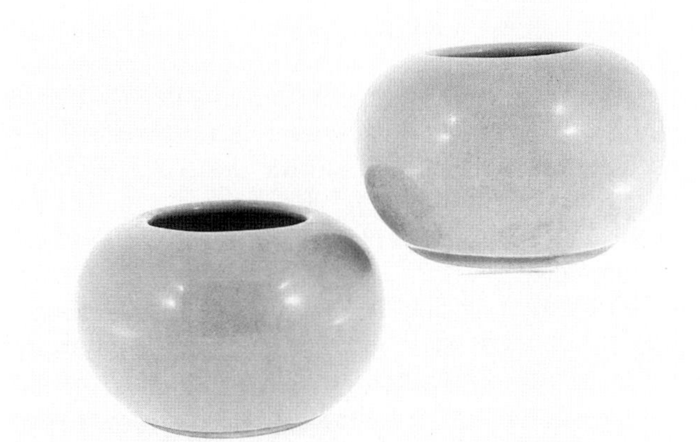

Zwei Spielstein-Gefäße aus Seladon, JINGDEZHENYAO, Mitte MING-Dynastie

weder Ton in Ton belassen oder weiß mit braun abgesetzt;
- ein tiefes Olivgrün mit Schattierungen ins Braun;
- ein intensives Grün;
- ein prachtvolles, bräunliches Gelb, das bei Schalen innen eine hasenfellartige Struktur besitzt;
- ein Eidottergelb bei Kannen und Flaschen;
- ein dunkles Braun oder Schwarzbraun;
- eine Dreifarbenglasur LIAOSANCAI mit speziellem Dekor und eigener Formentypologie, die im Unterschied zum TANGSANCAI in ihrer farblichen Applikation immer den eingepreßten oder eingeschnittenen Motiven folgt und diese betont.

Der **Formenkatalog** beschränkt sich auf wenige, aber sehr charakteristische Typen, die den Einfluß der TANG-Keramik nicht verleugnen können:
- hohe, gebauchte Vasen mit stark geschweifter Mündung, meist gelb oder grün,
- hohe, gebauchte Vasen oder Flaschen mit Phönix-Kopf-Ausguß, meist gelb oder grün,
- abgerundete Lederbeutelflaschen mit großem Henkel und Ausguß, meist grün, gelb und weiß,
- kantige Lederbeutelflaschen mit Trageösen und Ausguß, meist braungrün,
- langgezogene MEIPING-Vasen mit kleiner Öffnung im CIZHOU-Stil, meist weiß,
- verschiedene Kannen, teils TANG-, teils SONG-Formen nachempfunden, meist weiß,
- Schalen, entweder konisch gerade (weiß) oder flach und leicht gebaucht, mit drei typischen Spurenmarken der Brandstützen, innen braungelb. (Sind diese jedoch mit einer pinkfarbenen Engobe an der Unterseite überzogen, waren sie für den offiziellen Gebrauch bestimmt),
- sehr langgezogene »Hühnerschenkelflaschen« mit Querrillen.

Zu den Formen in der LIAOSANCAIYOU-Technik gehören runde, quadratische oder längliche Schalen mit stark gelappten Rändern, innen mit floralen Motiven und Schalen mit rundem, ungelapptem Rand, Kopfstützen und Becken mit geraden Seiten sowie Tierfiguren.

Links:
Reiterflasche mit grünbrauner Glasur, LIAO-Dynastie

Rechts:
Vase mit grüner Glasur, LIAO-Dynastie

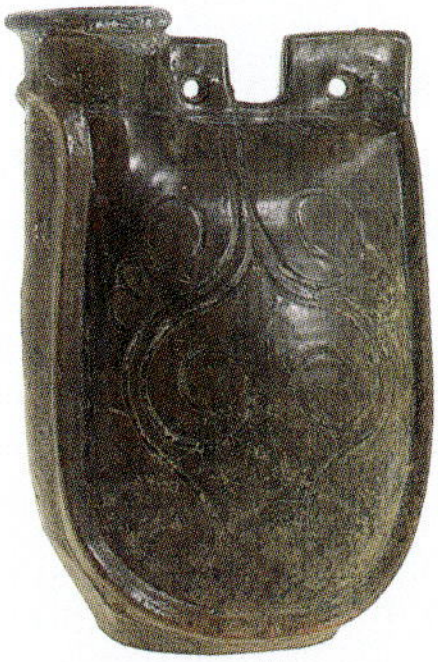

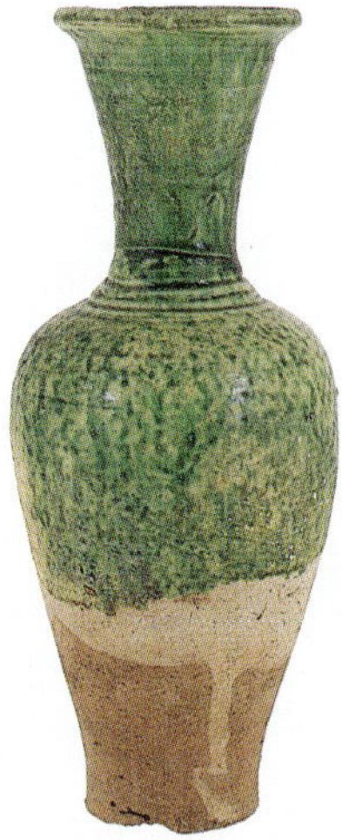

Links:
Flasche mit strohgelber Glasur, LIAO-Dynastie

Rechts:
Schale mit SANCAIYOU (»Dreifarben-Glasur«), LIAO-Dynastie

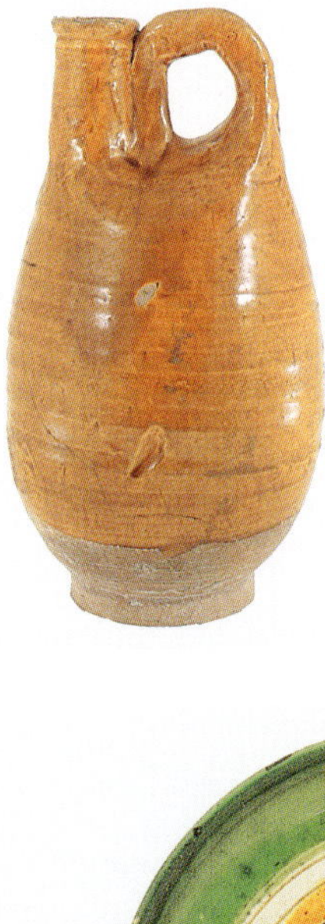

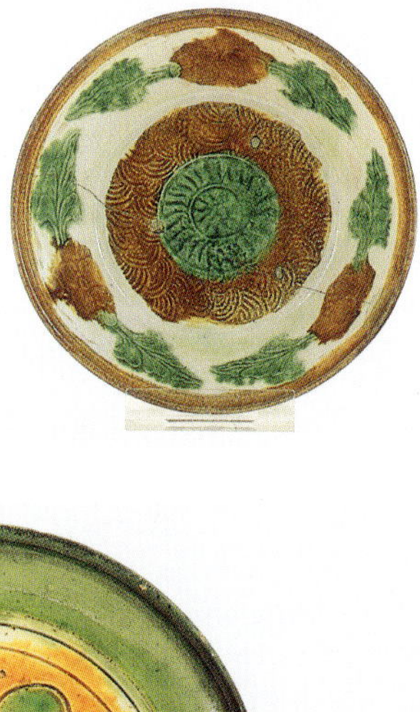

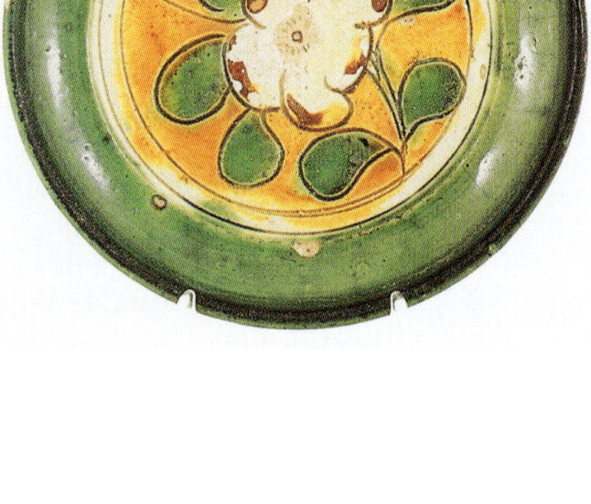

SANCAIYOU-Teller, SONG/JIN-Dynastie

TYPOLOGIE UND SAMMELGEBIETE KERAMIK
SONG-CI

Keramikgruppe	Haupttypen	Periode/Kulturkreis	Varianten
Seladon QINGCI	YUEYAO	WUDAI	Formen
	LONGQUAN	WUDAI/Nord-SONG	Formen
	YAOZHOU	Nord-SONG	Formen/Dekor
	YAOZHOU	JIN	Formen/Dekor
	LINRUYAO	Nord-SONG	Formen/Dekor
	RUYAO	Nord-SONG	Formen
	BIAN GUANYAO	Nord-SONG	Formen
	LIN'AN GUANYAO	Süd-SONG	Formen
	LONGQUAN GUANYAO	Süd-SONG	Formen
	GEYAO	Süd-SONG/YUAN	Formen
	LONGQUAN	Süd-SONG/YUAN	Formen/Dekor/ Farbton
JUNYAO	JUN»GUAN«YAO	Nord-SONG	Formen/Farbton
	JUNYAO	Nord-SONG	Formen/Blau oder Grün
	JUNYAO	JIN	Formen/Blau oder Grün
	MAJUNYAO	YUAN	Formen
	JUNYAO	frühes MING	Formen
CIZHOUYAO-Typ	CIZHOUYAO	Nord-SONG	Dekortechniken/ Weiß-Braun-schwarz
	CIZHOUYAO	JIN	Dekortechniken/ Glasuren
	CIZHOUYAO	JIN/YUAN/MING	Malerei auf Glasur (Rot-Grün-Gelb)
	CIZHOUYAO	YUAN/MING	Dekortechniken
	YAOZHOUYAO	YUAN	Schalen
Weiße Glasuren	CIZHOUYAO	Nord-SONG/JIN	Formen
BAICI	DINGYAO	Nord-SONG	Formen/Dekor
	DINGYAO	JIN	Formen/Dekor
	DINGYAO-Typ	LIAO	Schalen
	DINGYAO	SONG	Malerei auf Glasur (Rot-Grün-Gelb)
	CIZHOUYAO-Typ	LIAO/JIN	Formen/Dekor
	JINGDEZHENYAO	SONG	DINGYAO-Typ
	JINGDEZHENYAO	SONG/YUAN	QINGBAI-Typ/ a. Figuren
	DEHUAYAO	SONG/YUAN	QINGBAI-Typ/ a. Figuren

Keramikgruppe	Haupttypen	Periode/Kulturkreis	Varianten
Schwarze und schwarzbraune Glasuren	JIZHOUYAO	Süd-SONG	versch. Glasurtypen
	JIANYAO	Süd-SONG	Schalen/verschiedene Glasurtypen
	NORTHERN BLACK	Nord-SONG/JIN	schwarz-rotbraun
	DINGYAO	Nord-SONG/JIN	schwarze Schalen
	CIZHOUYAO	YUAN	Vasen
	SHANXIYAO	JIN	Vasen, Töpfe
	XIXIAYAO		Vasen, Töpfe
	XIXIAYAO	»Sgraffiato-Typ«	Vasen, Töpfe
	XIXIAYAO	»Teestaubglasur««	Vasen, Töpfe
	YAOZHOUYAO	YUAN	Schalen
Rotbraune Glasuren (Khakifarben)	DINGYAO	SONG	Schalen u.a.
	YAOZHOU	Nord-SONG	Schalen, Vasen
	HENANYAO	SONG	Schalen, Vasen
»Drei-Farben-Applikation«	SANCAIYOU	LIAO	spezielle Formen
SANCAI	SANCAIYOU	JIN	Vasen, Teller
	SANCAIYOU	YUAN	Dreifüße, GUANYIN u.a.
Unglasiert	Figuren (MINGQI)	Nord-SONG/JIN	(heller Scherben)
	Figuren (MINGQI)	YUAN	(schwarzgrauer Scherben)

SONGMING-BIAN-CI

Der Übergang von der SONG- zur MING-Periode ist eine Zeit des totalen Umbruchs in der Geschichte der chinesischen Keramik. Die Typenvielfalt verschwindet ebenso wie die subtile Handhabung der Glasur, die einem gemalten, intensiven und reichen Dekor weicht. Viele der traditionellen und spezialisierten Produktionsstätten lösten sich auf oder versanken in provinzieller Bedeutungslosigkeit. Das »graue« Steinzeug tritt vor der Dominanz des »weißen« Porzellans zurück, das jetzt für die Malerei eine perfekte Basis ist. Der Töpfer wird zum Maler, sein Werk – abgesehen vom praktischen Nutzen – zum Träger des Bildes. Nur ausnahmsweise kommen einfarbig glasierte Stücke (Monochrome) – die jetzt zu einer eigenen Kategorie werden – vor. Sie sind einer anderen Ästhetik als der der Malerei verpflichtet. In ihnen wirkt noch das schöpferische Ringen mit den beiden rein keramischen Essenzen Ton und Glasur fort.

In JINGDEZHEN in der Provinz JIANGXI entsteht aufgrund seiner idealen topographischen Lage, seiner unerschöpflichen Tonvorkommen und der kaiserlichen Pro-

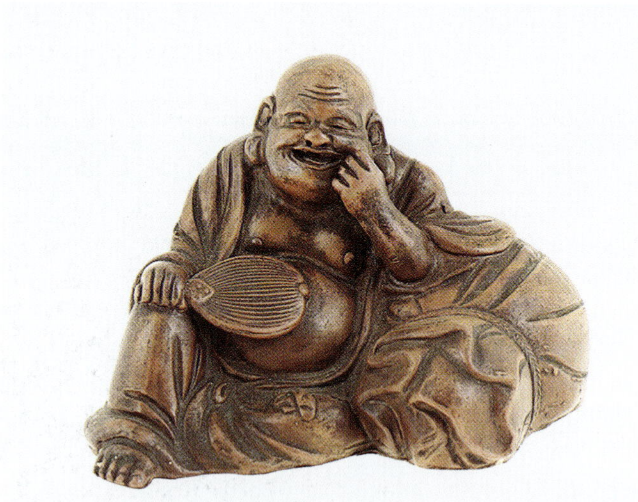

YIXING-Keramik:
BUDAI, 18./19. Jh.

SHIWAN-Keramik:
SHOULAO, Gott
der Langlebigkeit,
18. Jh.

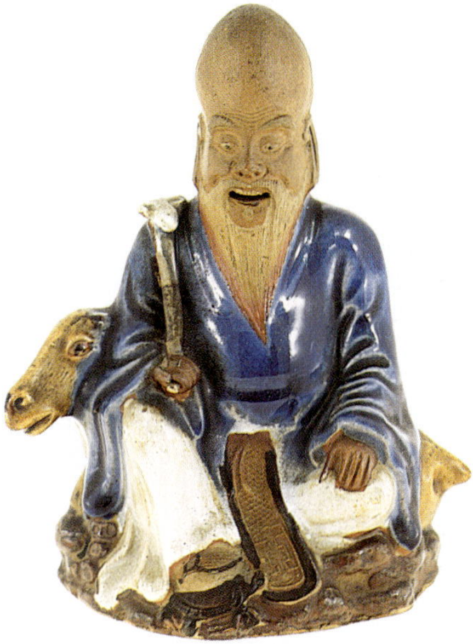

tektion ein einziges, alles überragendes Produktionszentrum staatlich beaufsichtigter und privater Manufakturen für **Porzellan**.

Abgesehen von den Öfen, die für den südostasiatischen Export arbeiteten, hielten sich nur noch wenige Produktionsstätten von Bedeutung, wie beispielsweise

- LONGQUAN (ZHEJIANG) für prachtvolle Seladone,
- DEHUA (FUJIAN) für weiße Porzellanfiguren,
- YIXING (JIANGSU) für feines, verspieltes rotbraunes und unglasiertes Teegeschirr,
- SHIWAN (GUANGDONG) für typologisch dem JUN verwandtes, dunkles Steinzeug mit schweren, faszinierenden Mutationsglasuren.

Der YUAN-Dynastie blieb es vorbehalten, die Nahtstelle zu einer neuen Zeit in der Keramik zu sein. In dieser Periode erlebte die überkommene Kunst der Keramik ein letztes Aufblühen und erhielt neue, entscheidende Impulse.

V MING-CI

Die »Neuzeit der chinesischen Keramik«, die von der Porzellanmalerei beherrscht wird, beginnt im letzten Drittel der YUAN-Dynastie. Im Gegensatz zu der bis dahin existierenden Keramik ist sie durch eine Reihe von Neuerungen charakterisiert.

Die MING-Zeit war eine Zeit des Friedens und des Wohlstandes. Das genußreichere Leben erweckte den Wunsch nach Verschönerung des Alltags durch Kunst. Porzellan war für die verschiedensten Zwecke begehrt wie nie zuvor. So entstand beim Porzellan eine immer größere Formenvielfalt. Sie blieb bis zum Ende der QING-Zeit unverändert, wobei in der Verfeinerung und dem Variantenreichtum die nachfolgende QING-Epoche ihren schöpferischen Anteil an der künstlerischen Entwicklung der Keramik bewies.

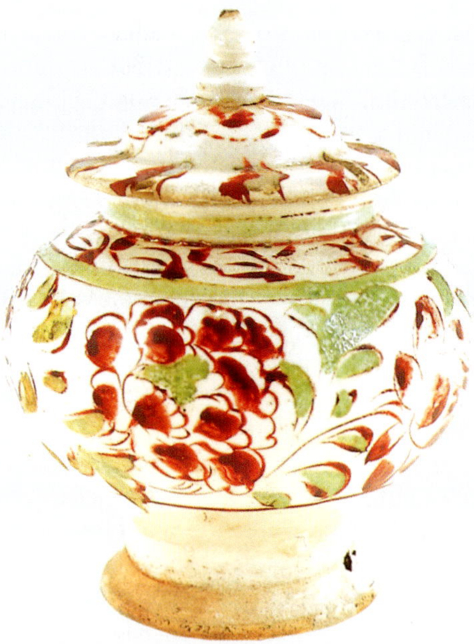

Deckeltopf mit frühester eisenroter und grüner Überglasur-Emailmalerei, YUAN-Dynastie

Der Prozeß der Verfeinerung und technischen Handhabung der keramischen Masse mit einem hohen Kaolinanteil war so weit abgeschlossen, daß ein weißer, harter und dünner Scherben vorlag, der durch seine außergewöhnlichen Eigenschaften die Unterglasur- und später die Überglasurmalerei erst ermöglichte. Es war echtes Porzellan von höchster Güte. Anfang des 18. Jahrhunderts wurde ein kostbares, hauchdünnes, fast transparentes Porzellan erfunden, das sogenannte Eierschalenporzellan (TOUTAI). Es wurde immer mit Emailfarben bemalt. Daneben gab es auch weiße, monochrome Stücke.

Porzellan wird, abhängig von der angewendeten Veredelungstechnik, ein- oder zweimal gebrannt.

Bei der Unterglasurmalerei und bei monochromen Scharffeuerglasuren wird es bei hoher Temperatur von 1300 bis 1350° Celsius nur einmal gebrannt.

Bei der Überglasurmalerei mit Emailfarben oder monochromen Glasuren mit niedrigem Schmelzpunkt (Bleiglasuren) wird das Stück zweimal im Ofen gebrannt. Hierbei gibt es zwei verschiedene gestaltungs- und brandtechnische Verfahren, wobei jedes seine besonderen Charakteristika in bezug auf Farbe und Dekor auf weist:

- Der Scherben wird mit transparenter Basisglasur im Scharffeuer gebrannt, danach mit Emailfarben bemalt oder monochrom mit einer einfarbigen Überfangglasur überzogen und dann bei ca. 700 bis 900° Celsius (Muffelbrand) nochmals gebrannt.
- Der Scherben wird unglasiert im Scharffeuer gebrannt (»Biskuit«), mit Emailfarben bemalt *(»email sur biscuit«)* oder monochrom mit einer leicht schmelzbaren einfarbigen Glasur überzogen und bei ca. 700 bis 900° Celsius wieder gebrannt.

Ohne die von den Chinesen entwickelte Technik eines zweiten Brandes wäre die einzigartige Farbpalette monochromer Glasuren nicht möglich. Die »weiße« Glasur ist in Wirklichkeit eine transparente Glasur, die für die Porzellanmalerei auf den weißen Porzellanscherben aufgeschmolzen wird. Es ist die gleiche Glasur wie bei der Unterglasurmalerei. Typisch für das chinesische Porzellan ist, daß die weiße Glasur (durch minimale Verunreinigungen) immer einen leicht bläulichen oder grünlichen Farbton besitzt. Von der YUAN-Dynastie an bis heute kann man viele feine, charakteristische Tonunterschiede dieser Glasur feststellen, so daß die weiße Glasur eines der wesentlichen Erkennungsmerkmale für die Zuordnung eines Stückes in eine Regierungsperiode darstellt.

Wichtige Kriterien für die periodenbezogene Zuordnung von Porzellan:

- Form,
- Scherben,
- Basisabschluß,
- Farben,
- Dekor,
- Dekortechnik,
- Malstil,
- eventuell Marken.

Porzellanmalerei

Durch die Perfektionierung und Dominanz der Unter- und Überglasurmalerei entstand ein völlig neues, in seiner dekorativen Vielfalt unübertroffenes Erscheinungsbild der chinesischen Keramik. In der YUAN-Zeit begonnen und in der MING-Ära zur Blüte gebracht, erreichte die Porzellanmalerei ihre Vollendung in der QING-Epoche.

Die chinesische Porzellanmalerei (HUACI oder CAI-HUACI) unterliegt einer strengen Dekordisziplin und kennt keine individuell beeinflußte Malerei. Ihr floraler Dekor prägt zum großen Teil die europäische Porzellanmalerei bis heute. Alle Motive und Sujets der Porzellanmalerei entwickelten sich im Laufe der MING-Zeit und

Kugelväschen und Kännchen mit frühester Unterglasurkobaltblau-Malerei (QINGHUA), YUAN-Dynastie

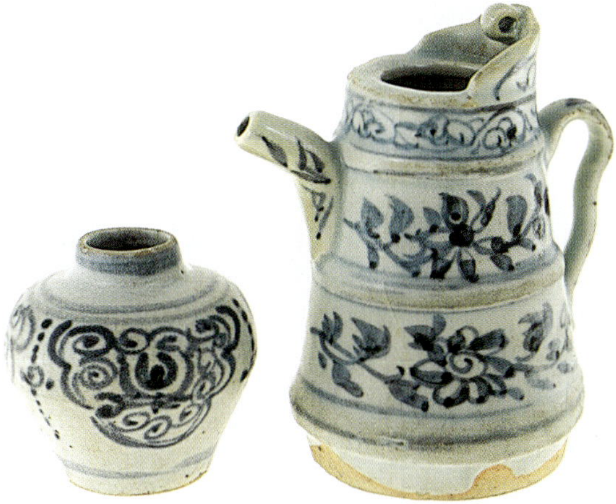

erfuhren eine ständige, nur durch Vorlieben innerhalb der Regierungsperioden und in nachfolgenden Epochen unterschiedlich gewichtete Wiederholung und stilistische Abwandlung.

Die wichtigsten **Motivgruppen** der Porzellanmalerei sind weitgehend identisch mit denen in anderen Kunstbereichen. Zu erwähnen sind vor allem:

- Drachen, dominierendes Motiv, in der YUAN-Zeit mit drei oder vier, von der MING-Zeit an mit vier oder fünf Klauen. Es gab sie in den verschiedensten Formen und Haltungen, als LONG nach vorne blickend oder im Profil, als CHI archaisiert oder als Meeresdrachen FEIYU mit einem Fischschwanz. Oft finden sich neun verschiedene Drachendarstellungen auf einem Stück Porzellan. Am häufigsten sind zwei Drachen, die sich spielend um eine Donnerperle zwischen Wolken streiten. Der Drache stellt das männliche Prinzip dar und ist immer ein Symbol für den Kaiser;
- Phönix, das weibliche Prinzip symbolisierend. Er ist immer ein Symbol für die Kaiserin;
- florale und sonstige botanische Motive, Blattwerk, Lotosblüte, Päonie und andere, sowie Bambus, Bananenstauden, Bäume, Früchte und anderes;

- figürliche Motive, Darstellungen der »Unsterblichen«, von Buddha, von berühmten Philosophen, von Kriegern und Helden, von Freunden im Garten und ähnliches;
- Tiermotive wie Hirsche, Pferde, Fabeltiere, Vögel und Fledermäuse oder Insekten, Krabben, Fische und anderes;
- Landschaften und Palastszenen;
- eine Vielzahl von Symbolen und verschiedenen Glückszeichen; am häufigsten sind die »acht buddhistischen Embleme« und die »acht Kostbarkeiten«, ferner Schriftzeichen und Gedichte;
- eine Anzahl von Begleitmotiven, wie Mäander-, Lotos- und Bananenblattband oder Wolken-, Wasser- und Felsmotive und anderes mehr. Gerade die Sekundärmotive sind für die zeitliche Einordnung von großer Bedeutung, da sie der jeweiligen Epoche entsprechend unterschiedlich stilisiert sind.

Im einzelnen wird zwischen zwei verschiedenen **Maltechniken** unterschieden, der Unterglasurmalerei (mit Kobaltoxid und Kupferrot) und der Überglasurmalerei (mit Emailfarben).

Unterglasur-Malerei. Dabei wurde das geformte Stück luftgetrocknet und dann von Malern, die jeweils nur auf ein bestimmtes Dekorteil spezialisiert waren, nach Vorlage bemalt. Da die Farbe sofort aufgesaugt wird, mußte der Dekor präzise aufgetragen werden. Eine Korrektur war nicht mehr möglich. Als Vorlage diente ein identisches Stück, unglasiert gebrannt (»Biskuit«), in welchem der zu malende Dekor eingeritzt war. Nach der Bemalung wurde das Stück mit einer farblosen, völlig transparenten Glasur überzogen und bei hohen Temperaturen von etwa 1300 bis 1350° Celsius (Scharffeuer) gebrannt.

Ein Brand von größeren Objekten konnte mehr als zwei Wochen in Anspruch nehmen:
- ca. eine Woche Erhitzung mit steigender Temperatur,
- ca. zwei Tage bei höchster Temperatur,
- ca. sieben bis zehn Tage Ab- und Auskühlung der Stücke.

Die Unterglasurmalerei kennt nur drei **Farben**, die auch kombiniert werden können: blau (blau-weiß), rot (rot-weiß) und braunschwarz (braun-weiß).

- QINGHUA, sogenannte Unterglasurblau-Malerei, die »Blau-Weiß-Malerei« mit Kobaltoxid unter der Glasur (einige Vorläufer aus der TANG- und der SONG-Zeit sind bekannt). Dies ist die häufgste Porzellanmalerei vom Ende der YUAN-Zeit an.
  Das Unterglasur-Kobaltblau tritt in den verschiedensten Farbschattierungen auf, je nach der qualitativen Zusammensetzung des Kobaltoxids und den Bedingungen, denen es während der Bemalung und des Brandes ausgesetzt war. Es gab ein (wahrscheinlich aus Persien) importiertes und ein chinesisches Kobaltoxid. Wie seit kurzem chemische Analysen belegen, verwendete man im 14. und zu Beginn des 15. Jahrhunderts ausschließlich importiertes, im 15. und 16. Jahrhundert ein importiertes und ein einheimisches Kobalt, entweder jedes für sich oder beide gemischt. Vom 17. Jahrhundert an wurde nur noch einheimisches Kobaltoxid, hauptsächlich aus der Provinz ZHEJIANG, benutzt, das bekanntlich die schönsten und reinsten Farbtöne ergab.

Unterglasurkobalt-blau-Malerei (QINGHUA) der MING-Epoche, *Links:* Teller und Deckeltopf, XUANDE/ ZHENGTONG-Periode; *Mitte hinten:* CHENGHUA-Periode ; *Mitte vorne:* frühe JIAJING-Periode; *Topf rechts stehend:* ZHENGDE-Periode; *Topf rechts liegend:* HONG-ZHI-Periode

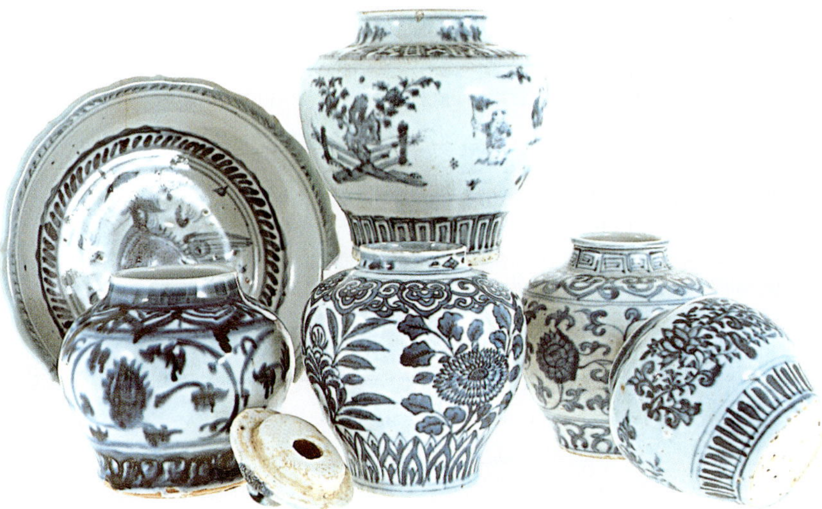

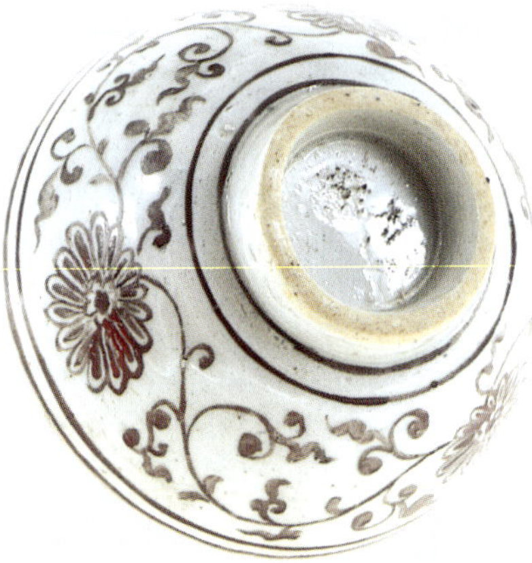

Kleine Schale mit Unterglasur-kupferrot-Malerei (YOULIHONG), HONGWU-Periode

Nicht nur die Herkunft des Kobalts war, wie oft behauptet, für den Farbton ausschlaggebend, sondern das Raffinieren, das Pulverisieren, die Farbdicke beim Auftrag und die spezifische brandtechnische Handhabung. In der MING-Zeit gab es oft gleichzeitig sehr unterschiedliche blaue Farbtöne. So existierten innerhalb bestimmter Perioden verschiedene Qualitäten bzw. typische Farbtöne, zum Beispiel war ein tiefes, etwas violettes Blau für die JIAJING-Periode berühmt.

- YOULIHONGHUA, sogenannte Unterglasurrot-Malerei, die »Rot-Weiß-Malerei« mit Kupferoxid unter der Glasur, ist eine schwierige Technik, die vom Ende der YUAN-Zeit bis zu ihrem kaiserlichen Verbot 1526 angewandt wurde. Solche Objekte sind daher sehr selten. In der XUANDE-Periode wurde sie erstmals mit Unterglasurblau kombiniert.
  Unterglasur-Kupferrot ist deshalb schwierig in der Anwendung, weil es sehr leicht im Brand oxidiert und dann dazu neigt, ins Grünlich-Graue umzuschlagen.
- HEIHUA, eine Unterglasurmalerei mit braunschwarzem (seltener braunem) Eisenoxid (CIZHOUYAO).

Überglasur-Malerei. Der breite und immer perfektere Einsatz der Emailmalerei (CAIHUA) von der Mitte der

MING-Epoche an war der endgültige Triumph der Porzellanmalerei. Nirgendwo wurde diese Art der Malerei so früh und – im doppelten Sinne des Wortes – so »brillant« vervollkommnet wie in der chinesischen Porzellanmalerei.

Die Überglasurmalerei wurde auf einem Scherben ausgeführt, der nach der Formung mit einer transparenten Glasur überzogen und im Scharffeuer (bei ca. 1350° Celsius) gebrannt wurde. Nach der Bemalung kam das Stück in einen zweiten Brand (Muffelbrand) bei ca. 800° Celsius.

Kategorien der Porzellanmalerei mit Emailfarben

In der Porzellanmalerei der MING- und der MING-QINGBIAN-Zeit gibt es klar zu unterscheidende Kategorien bezüglich der Verwendung von Emailfarben oder deren Kombination mit Unterglasurfarben. Nachfolgend eine vollständige Übersicht über diese Kategorien der Porzellanmalerei.

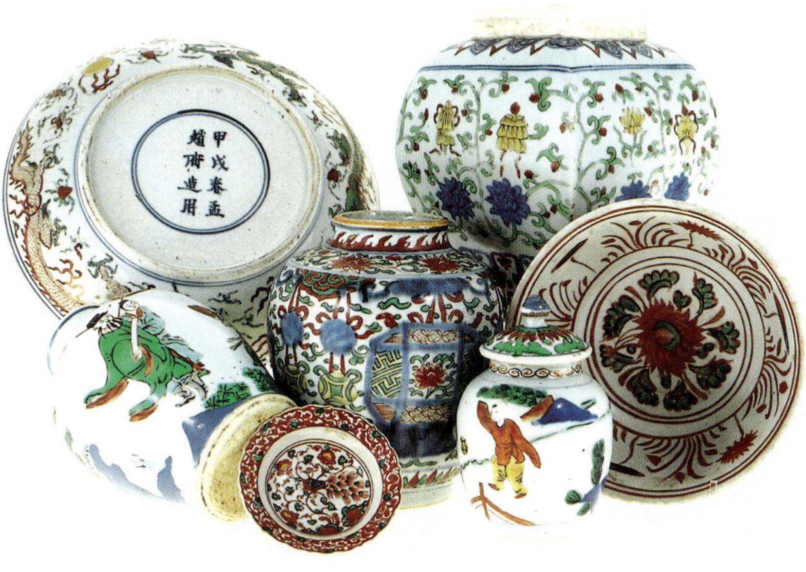

WUCAI-Malerei *(v. l. n. r.)*: großer Teller, datiert 1634 (CHONGZHEN-Periode); davor liegendes Väschen und Schultertopf in der Mitte, MINGQING-Transition-Periode; kleines Tellerchen und Deckeltöpfchen, WANLI-Periode; quadratischer Schultertopf rechts oben und Schale, JIAJING-Periode

Übersicht über das erstmalige Auftreten bestimmter Emailfarben:

Eisenrot	HONGWU
Grün	HONGWU
kräftiges Eisenrot	XUANDE
sanftes Eisenrot	XUANDE
knalliges Eisenrot	CHENGHUA
dunkles Eisenrot	CHENGHUA
dunkles, stumpfes Grün	CHENGHUA
leuchtendes Grün	CHENGHUA
sanftes Gelb	CHENGHUA
Eidottergelb	CHENGHUA
Aubergine/Traubenblau	CHENGHUA
Türkis (Pfauenblau)	HONGZHI
Giftgrün	HONGZHI
Gelbgrün	ZHENGDE
Dunkelgrün	ZHENGDE
Orangerot	ZHENGDE
Aubergine (Traubenrot)	WANLI
Hellbraun	LONGQING
Hellrot	LONGQING
helles Türkis	MINGQING-BIAN

YICAIHUA, » Email-Einfarben-Malerei«, ist jede Überglasurmalerei mit nur einer Emailfarbe auf weißer Glasur oder von der QING-Zeit an auch auf einer farbigen Glasur. Die früheste Emailfarbe für die Einfarbenmalerei in der MING-Zeit ist Eisenrot (ab XUANDE). Manchmal folgte die Malerei auch einem gravierten Dekor (ab CHENGHUA).

DOUCAI, »streitende Farben«, oder besser DOUCAIHUA, »gemalte streitende Farben« (englisch »*contending colours*«) ist eine Technik, bei der die Konturen in Unterglasurblau aufgemalt werden. Es folgen Glasur und Brand. Danach werden auf die Glasur in die blau konturierten Felder Emailfarben eingemalt. In der XUANDE-Periode erstmals angewendet, wird DOUCAI für die CHENGHUA-Zeit typisch und berühmt.

WUCAI, »fünf Farben«, korrekter WUCAIHUA, »Fünf-Farben-Malerei«, ist eine Malerei mit drei oder mehreren

Schultertopf mit WUCAI-Malerei, erste Hälfte 17. Jh.

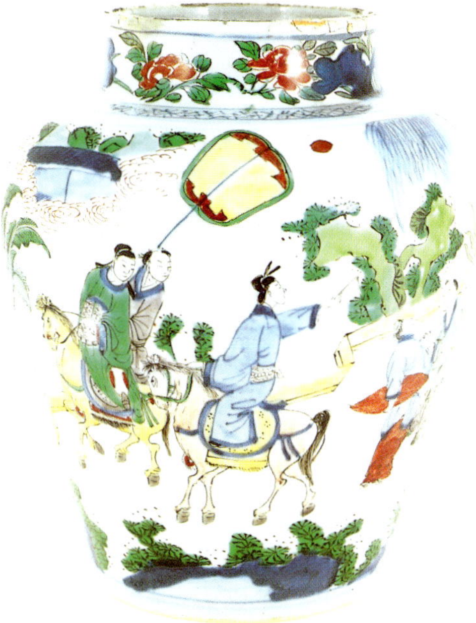

Emailfarben, meist kombiniert mit Unterglasurblau. Im Gegensatz zu DOUCAI sind die Konturen auf der Glasur schwarz, braun oder rot ausgeführt. Die erste bekannte Anwendung dieser Technik erfolgte in der JIAJING-Zeit, die zusammen mit den Perioden WANLI und MINGQINGBIAN die Blütezeit dieser Malerei darstellt.

Farbton-Unterschiede:

JIAJING	WANLI
dunkles Blau	trübes Mittelblau
Dottergelb	Hellgelb
warmes Hellgrün	mittleres Giftgrün
mittleres Rot	intensives Rot
warmes Weiß	gräuliches Weiß

LIANGCAIHUA, »gemaltes Farbenpaar« oder »Zwei-Farben-Malerei«, ist jede Malerei (auch oberflächendeckend, sogenannte »Fondmalerei«) mit zwei Emailfarben auf weiß glasierten oder unglasierten (»Biskuit«) Scherben. Die weiße Glasur gilt hier nicht als Farbe.

JIALIANGCAIHUA, »falsches Farbenpaar«, ist die Kombination von einem Unterglasurblaudekor mit einer Emailfarbe oder mit einer Glasur, die die Unterglasurblau-Malerei umgibt. »Falsches Farbenpaar« besagt, daß hier zwei völlig verschiedene *Farbtechniken* angewendet werden, nämlich Unterglasurmalerei mit Überglasurmalerei bzw. Glasur kombiniert (im Unterschied zu DOUCAI, bei dem nur zwei verschiedene Farben verwendet werden und nie Unterglasurblau als Konturlinie). Typische Beispiele: Unterglasurblau mit eisenroter Emailfarbe oder Unterglasurblau mit gelber Glasur, beide erstmals in der XUANDE-Periode aufgetreten.

Glasurdekortechniken (CAIYOU)

SANCAIYOU, »Drei-Farben-Glasur«, Applikation von drei oder mehr verschiedenfarbigen Glasuren, kam von der Mitte der MING-Epoche an wieder auf und gewann in einigen Varianten große Bedeutung. Zur Unterscheidung gegenüber den früheren und den nachfolgenden Formen des SANCAI wird es auch als MINGSANCAI bezeichnet. Es ist wie bei LIAO, JIN und YUAN kein »freies« SANCAI, sondern es folgte immer einem gravierten oder plastisch aufgesetzten Dekor. Zu den klassischen Farben kamen noch Türkis und Aubergine hinzu.

FAHUA ist eine technische Variante des MINGSANCAI und eine Erfindung spätestens in der TIANSHUN-Periode. Der meist florale Dekor, der keine Drachen und Phönixe kennt, wird wie beim Cloisonné durch Stege aus Schlicker gebildet, seltener aus tiefgeschnittenen Rillen. Die dabei entstandenen Felder werden mit verschiedenen farbigen Glasuren ausgefüllt. Blau und Türkis dominieren. Meist handelt es sich um große Weintöpfe (GUAN) oder Vasen. Die bekanntesten FAHUA-Stücke wurden im Süden der Provinz SHANXI aus einem hochqualitativen Steinzeug hergestellt. Sie hatten alle ein prachtvolles Aussehen.

Eine weitere erwähnenswerte Erfindung der MING-Zeit ist die Technik LINGLONG (»feines Gitterwerk«), oder liebevoller GUIGONG (»Heidenarbeit«) genannt. Es

LIULISANCAI-
Dachziegel,
MING-Dynastie

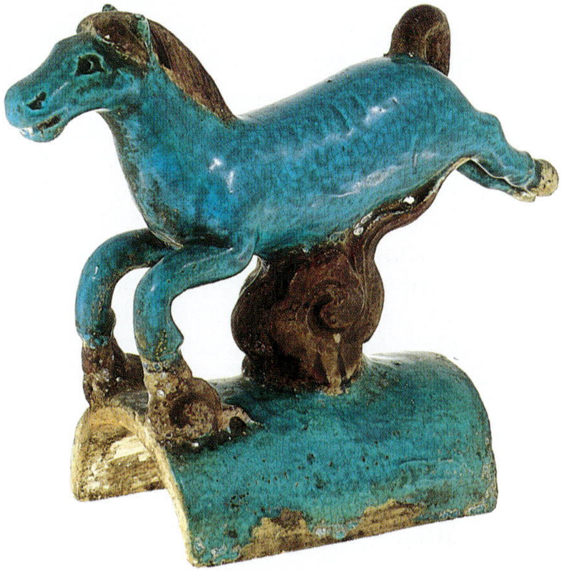

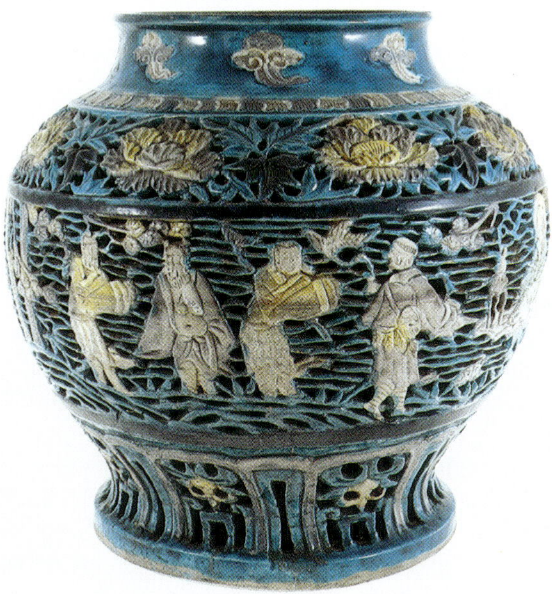

Großer FAHUA-SANCAI-Schultertopf mit durchbrochener Außenwandung (GUIGONG), Mitte MING-Dynastie

handelt sich um durchbrochenes Porzellan. Bei FAHUA-SANCAI war das Gefäß mit einer zweiten Wandung aus Durchbrucharbeit, dekoriert in SANCAI-Technik, ummantelt.

LIULISANCAIYOU ist eine eigene Keramikgruppe. Es handelt sich um eine mit den Glasuren des SANCAI dekorierte Baukeramik: Dachdekorationen in Form von Drachen, Delphinen, Pferden und Figuren aller Art, aber auch Räuchergefäße, Buddhafiguren, Vasen und anderes mehr. Neben den Palastdächern in BEIJING ist die Neundrachenwand in DATONG (SHANXI) aus der HONGWU-Periode das berühmteste und großartigste Beispiel dafür. Diese Keramik läßt sich als eine Tradition von spezialisierten Töpferfamilien aus SHANXI weitere tausend Jahre zurückverfolgen. Die Töpfer reisten zu den Bauplätzen und arbeiteten vor Ort.

LIANGCAIYOU, »Farben-Paar« oder »zwei-Farben-Glasur«, Applikation von zwei verschiedenfarbigen Glasuren, wird oft auch als ein »reduziertes SANCAI« betrachtet, bei dem ein flächenfüllend geritzter oder aufgesetzter Dekor kontrastierend hervorgehoben wird. Es ist eine Dekortechnik und keine Malerei und darf deshalb nicht mit der Einfarbenmalerei (YICAIHUA) auf einer farbigen Glasur oder mit einer flächenfüllenden (»Fondmalerei«) Zweifarbenmalerei (LIANGCAIHUA) verwechselt werden. »Grüne Drachen auf gelbem Grund« waren ein beliebter Dekor, der in der HONGZHI-Periode auftauchte. Stücke dieser Art wurden bis zum Ende der QING-Zeit immer wieder für den kaiserlichen Haushalt hergestellt.

Monochrome (DANCAIYOU)

Die Monochrome (DANCAIYOU, »Ein-Farben-Glasur«, oder auch SEYOUCI, »Farbe-Glasur-Porzellan«) spiegeln den immer wieder durchbrechenden chinesischen Hang nach einer »reinen Ästhetik« wider. Die chinesische Kunst neigt zu zwei sich widerstreitenden Ausdrucksformen: einerseits verspielte Fülle symbolschwe-

Auftreten monochromer Glasuren (JINGDEZHEN) in den MING-Perioden:	
HONGWU	Seladon, Himmelblau, Unterglasur-Kupferrot, Eisenrot (»Purple Gold«)
YONGLE	Kupferrot (»sacrificial«), Eisenrot, Hellblaugrün, Weiß (»sweet«)
XUANDE	Kupferrot (»sacrificial«), Eisenrot, Seladon, Himmelblau, Dunkelbraun, gesprenkeltes Blau, Gelb, sweet white, GEYAO-Glasur, Türkis
CHENGHUA	Kupferrot, Weiß (»sweet white«), Hellgelb, GEYAO- und GUANYAO-Glasuren
HONGZHI	Hellgelb, Weiß, Grün
ZHENGDE	Helles Kupferrot, Gelb, Weiß, Türkis, GUANYAO-Glasur, Seladon
JIAJING*	Blau, Weiß, Eisenrot, Hellgrün, Gelb, Aubergine
WANLI*	Blau, Braun, Gelb, Weiß, Orangerot

(* teilweise »sur biscuit«)

ren Dekors, im Detail jedoch ausgewogen, und andererseits Reduktion und Besinnung auf das Wesentliche der Dinge, Minimalisierung von Mittel und Form auf der Suche nach der »dem Schönen innewohnenden Stille«.

Die Monochrome, Porzellan mit einfarbigen oder »mutierenden« Glasuren (letztere durch Zumischen verschiedener Farboxide), traten als eine eigenständige Gruppe unter der MING-Dynastie auf. Unter der QING-Dynastie galten sie als höchste Raffinesse des erlesenen Geschmacks.

Die Monochrome sind sowohl Reaktion als auch Rückbesinnung. Reaktion sind sie auf die alles übertönende Porzellanmalerei mit ihrem barocken und kontraststarken Bilderwerk. Nie zuvor war eine Keramik so bedrängend und erzwang ein Lebensgefühl, das sich nicht in jede Stimmung des chinesischen Wesens fügte. So entdeckte man wieder die Wirkung der Form in der Harmonie mit einem einzigen Farbton und die Ausstrahlung eines einzigen (DAN) Farbtons (CAI) in der Strenge der Form. Doch waren und blieben die Monochrome einem elitären Bedürfnis vorbehalten, weitgehend exklusiv und manchmal mit einem geheimen, versteckten Dekor (ANHUA), der nur für den Eingeweihten gedacht war, versehen. Sinnigerweise gab es in der Folge Monochrome, die nur dem kaiserlichen Gebrauch vorbehalten waren. Rückbesinnung sind die Monochrome, indem sie an die »naturgegebene Monochromie« der jetzt verehrten vorhergegangenen Keramik anknüpfen. Oft entstand daraus der Versuch, die »alte Keramik« nachzuempfinden, was von uns Abendländern – unverbesserlichen Liebhabern des Originären – gern als »Kopie« abgetan wird.

Zwei alles überragende monochrome Glasuren entstanden in dieser Zeit, einmal ein tiefes leuchtendes Kupferrot (englisch »*Sacrificial Red*«), und zum anderen ein Gelb (englisch »*Imperial Yellow*«), welches nur dem kaiserlichen Haushalt vorbehalten war.

In LONGQUAN (Provinz ZHEJIANG) wurden in der zweiten Hälfte der MING-Zeit die herrlichsten Seladone und in DEHUA und DONGXI (Provinz FUJIAN) das schönste monochrome, figürliche Porzellan in Cremeweiß hergestellt.

An dieser Stelle sollen noch zwei wichtige Dekorationstechniken für Monochrome beschrieben werden:

- ANHUA, »versteckter Dekor«, ist ein in der YONGLE-Periode erfundener unsichtbarer Dekor, der nur gegen das Licht gehalten erkennbar wird. Die Motive, meist Drachen, wurden entweder in den getrockneten Scherben eingeritzt, in den mit Engobe überzogenen Scherben graviert oder mit Schlicker auf ihn gemalt. Der Scherben wurde anschließend glasiert und gebrannt.
- DIAO-CI, »geschnittenes Porzellan«, ist sehr häufig bei Monochromen. Der Dekor wurde in den ungebrannten Scherben, der dann glasiert wurde, graviert oder geschnitten.

Die Marken der MING-Zeit

In der chinesischen Keramik gibt es keine Marken, die sich auf einen Herstellungsort, eine Manufaktur oder einen Töpfer beziehen, mit Ausnahme von YIXINGYAO.

Seit YONGLE wurde aber, ausgenommen in neuerer Zeit (ab ca. 1900), in der Regel eine Markenkategorie benutzt, die, verglichen mit europäischen Porzellanmarken, einzigartig ist: die sogenannte **Periodenmarke** (NIANHAO). Die Periodenmarke setzt sich im Regelfall aus sechs Zeichen zusammen, und zwar aus dem Hinweis auf die Dynastie, z.B. »Da MING« (»große MING«), dem Hinweis auf die Regierungsperiode, z.B. »XUAN DE« (»Verkündung der Tugend«), und fast immer den Zeichen »NIAN ZHI« (»Periode gemacht«), meist in zwei Reihen von drei Zeichen von oben nach unten geschrieben, und zwar von rechts nach links zu lesen. Dabei ist XUAN DE nicht der persönliche Name des Kaisers, sondern seine gewählte Regierungsdevise, chinesisch NIANHAO (»Proklamation (eines) Zeitalters«), unter der er regierte und in die chinesische Geschichte eingegangen ist. Diese Regierungsdevise ist daher auch die Bezeichnung für die ganze Regierungszeit des jeweiligen Kaisers (vgl. Zeittafel der chinesischen Geschichte, Seite 27ff).

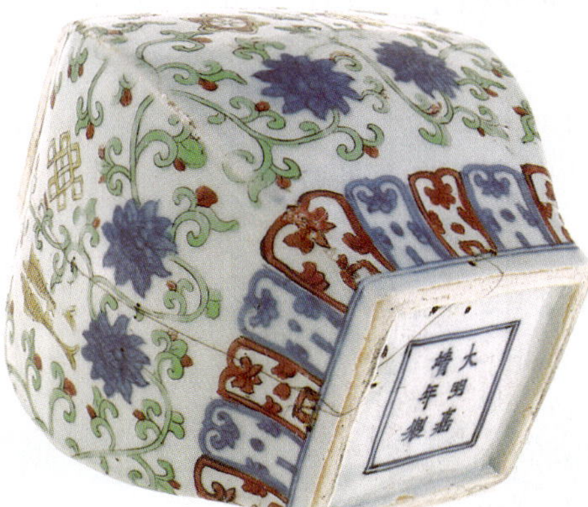

Quadratischer, gebauchter Topf mit WUCAI-Malerei, JIAJING-Periode mit Sechs-Zeichen-Marke (NIANHAO)

Die Marken der MING-Dynastie (1368-1643) 明朝

大明洪武年製 HONGWU (1368-1398)	大明建文年製 JIANWEN (1399-1402)	大明永樂年製 YONGLE (1403-1424)
大明洪熙年製 HONGXI (1425)	大明宣德年製 XUANDE (1426-1435)	大明正統年製 ZHENGTONG (1436-1449)
大明景泰年製 JINGTAI (1450-1456)	大明天順年製 TIANSHUN (1457-1464)	大明成化年製 CHENGHUA (1465-1487)
大明弘治年製 HONGZHI (1488-1505)	大明正德年製 ZHENGDE (1506-1521)	大明嘉靖年製 JIAJING (1522-1566)
大明隆慶年製 LONGQING (1567-1572)	大明萬歷年製 WANLI (1573-1619)	大明昌泰年製 CHANGTAI (1620)
大明天啓年製 TIANQI (1621-1627)	大明崇禎年製 CHONGZHEN (1628-1643)	

Monochrome
gelbe Glasur,
HONGZHI-Periode

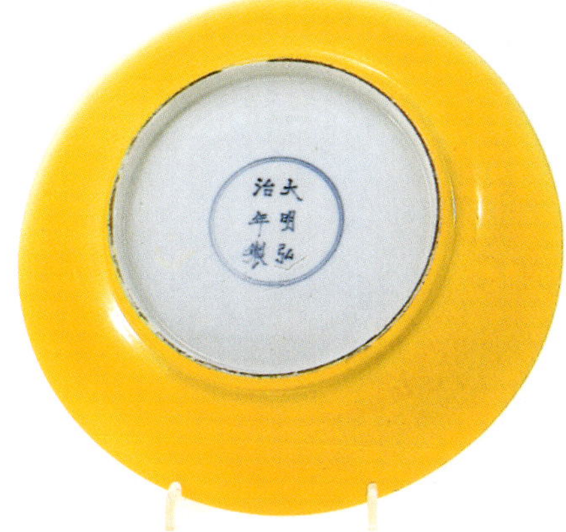

Während der MING-Zeit wurde die Marke fast immer in der Mitte der Basis in Unterglasurblau aufgemalt – meist innerhalb eines Doppelkreises –, in einigen Fällen auch am Teller- oder Gefäßrand. Manchmal war sie durch eine Datierung erweitert, die jeweils aus einem Zeichen der sogenannten zehn »Stämme« und zwölf »Zweige« innerhalb eines Rhythmus von sechzig Jahren gebildet wird (siehe Anhang).

Der NIANHAO wurde in der MING-Zeit im allgemeinen nur auf »offiziellem« Porzellan angebracht. Die allermeisten Stücke aus der MING-Zeit tragen keinen NIANHAO. Porzellan mit NIANHAO ist, von wenigen Ausnahmen abgesehen, von hoher Qualität, solches ohne Marke umfaßt dagegen alle Qualitätsstufen.

Der NIANHAO einer wichtigen oder hochgeschätzten Periode wurde zu allen Zeiten immer wieder auf späteren Stücken angebracht. Es geschah aus Verehrung dieser Periode gegenüber, erst in neuerer Zeit auch aus unlauterer Absicht.

Neben dem NIANHAO gab es in der späten MING- und in der MINGQINGBIAN-Zeit noch sogenannte »Hallenmarken«, wahrscheinlich für private Bestellungen, oder Glückwunschmarken (als Schriftzeichen oder als figürliches Motiv, zum Beispiel ein Hase).

TYPOLOGIE UND SAMMELGEBIETE KERAMIK
MING-CI UND MINGQING-BIAN-CI

Kategorie	Typ	Periode	Varianten	Seltenheitsgrad
Unterglasur-Malerei	Kobaltblau: »Blau-Weiß« (QINGHUA)	YUAN	nach Formen	sss
		HONGWU	Vasen, Teller, Deckelgefäße	sss
		YONGLE	(Vasen, Flaschen, Kannen, Teller, Schalen)	sss
		XUANDE	n. Formen/Dekor	ss
		CHENGHUA	n. Formen/Dekor	ss
		Mitte MING	n. Formen/Dekor	s
		WANLI/Ende MING	n. Formen/Dekor	
		M-Q-TRANSITION	n. Formen/Dekor	-
	Kupferrot: »Rot-Weiß« (YOULIHONGHUA)	YUAN/ HONGWU	(Vasen/Schalen)	sss
		XUANDE	(Vasen/Schalen)	sss
		Mitte MING/»1526«	Formen	ss
	Kombiniert	ab XUANDE/»1526«	Formen	ss
	Braunschwarz: (HEIHUA)			
	»Braunschwarz-Weiß«	ab SONG (CIZHOUYAO)	Töpfe, Teller, Vasen	s
	»Schwarz-Türkis« (CIZHOUYAO)	ab SONG/YUN	Dreifüße, Vasen	ss
Überglasur-Malerei (CAIHUA)	YICAIHUA			
	Eisenrot	HONGWU	(Teller/Schalen)	sss
		XUANDE	(Schalen)	ss
	Grün	CHENGHUA/ HONZHI	(Schalen/Teller) Drachen	ss
		JIAJING	(Schalen/Vasen) Drachen	s
	DOUCAIHUA	CHENGHUA	n. Formen/Dekor	sss
		ZHENGDE/JIAJING	n. Formen/Dekor	ss
		WANLI	n. Formen/Dekor	ss
	WUCAIHUA	JIAJING	n. Formen/Dekor	s
		WANLI	n. Formen/Dekor	s
		M-Q-TRANSITION	n. Formen/Dekor	

Kategorie	Typ	Periode	Varianten	Seltenheitsgrad
	LIANGCAIHUA	Früh-MING	(Vasen)	sss
		XUANDE	(Schalen)	ss
		CHENGHUA/ HONGZHI	(Schalen)	ss
		JIAJING	Deckelvasen, Schalen u.a.	ss
		Spät-MING	n. Formen	s
	JIALIANGCAIHUA			
		XUANDE	Teller/floral	ss
		CHENGHUA	Teller/floral	ss
		HONGZHI/ JIAJING	Teller/floral	s
Glasur-Applikationen (CAIYOU)	LIANGCAIYOU	CHENGHUA/ HONGZHI	(Schalen, gelb-grün, Drachen, gr. Dreifuß)	ss
		ZHENGDE/JIAJING	(Schalen, gelb-grün, Drachen)	s
		WANLI	(Deckeltopf, gelb-grün, Drachen)	
	FAHUASANCAIYOU	TIANSHUN/Mitte MING	Große Gefäße, Vasen	s
	SANCAIYOU	ZHENGDE	(Dreifuß u.a.)	ss
		WANLI/Ende MING	(Hocker, Figuren u.a.)	s
	LIULISANCAIYOU	MING/M-Q-TRANSITION	Dach- u. Nischenfiguren, Vasen	
Monochrome (DANCAIYOU)		HONGWU bis WANLI	Schalen, Teller, Vasen	ss
			MINGQI-Figuren, Modelle	s
	Seladon	LONGQUANYAO	Platten, Töpfe, Vasen, Dreifüße, Figuren u.a.	
	Weiße Glasur	DEHUAYAO	Figuren	s
	Mutationsglasur	SHIWANYAO	(Teller, Vasen)	

Anmerkungen:
Häufige Beispiele sind in Klammern aufgeführt.
In der letzten Spalte ist der geschätzte Seltenheitsgrad im internationalen Markt angegeben (s, ss, sss).

MINGQING-BIAN-CI

Diese Zwischenperiode ist für die chinesische Keramik eher ein Ausläufer der MING- als ein Vorläufer der QING-Zeit und wird ganz allgemein mit dem englischen Ausdruck »*Transition*« bezeichnet. Ihr Zeitraum umfaßt die beiden letzten MING-Perioden und das erste Drittel der KANGXI-Periode, also von rund 1620 bis ungefähr 1680 n. Chr.

Es gibt einige typische Merkmale für diese Zeit, wie zum Beispiel ein Band aus kurzen, spitzen Bananenblättern am oberen Abschluß einer Vase oder eines Gefäßes oder zylindrische hohe Vasen mit eingeknicktem Hals.

Die WUCAI-Malerei, die noch einmal ihre ganze Pracht entfaltete, und die Unterglasurblau-Malerei, die noch nicht in die strenge Disziplin der QING-Ästhetik eingebunden war, beherrschten die gesamte Porzellanmalerei der »*Transition*«-Periode und erlebten hiermit nochmals eine späte Blütezeit in der ausklingenden MING-Epoche.

VI QING-CI

Über diese Ära, in der die chinesische Keramik ihren absoluten Höhepunkt erreichte, ist im Vergleich zu früheren Epochen wenig geschrieben worden. In der Literatur wird sogar oft nach der Erwähnung der drei »erlauchten« Perioden KANGXI, YONGZHENG und QIANLONG die QING-Periode als Niedergangszeit bezeichnet.

In Wirklichkeit sind nicht nur bis zur Mitte der QING-Zeit künstlerisch vollendete Stücke entstanden, in allen nachfolgenden Perioden gibt es Spitzenstücke, wenn auch weniger. Daneben nahm für die damals immens gestiegene einheimische Nachfrage eine Produktion von einfacher oder mehr allgemeiner Qualität zu, die jedoch ihren eigenen Sammelwert besitzt. Der Markt hat diese auch in der zweiten Hälfte der QING-Zeit entstandenen Spitzenstücke schon vor der Literatur erkannt.

Gruppe polychromer Malerei des 18. Jh. *(v. l. n. r.):* kleines Schälchen mit eisenrotem Fond, YONGZHENG-Periode; Vase mit gelbem Fond mit FENCAI-Malerei, QIANLONG-Periode mit Marke; Vase mit YINGYANGCAI-Malerei, YONGZHENG-Periode mit Marke; Vase in sogenanntem Eierschalen-Porzellan (TOUTAI) mit FENCAI-Malerei, QIANLONG-Periode; davor Schale mit FENCAI-Malerei, YONGZHENG-Periode; Teller mit FENCAI-Malerei, Ende 18., Anfang 19. Jh.; kleiner Pinselbecher mit FENCAI-Malerei, QIANLONG-Periode mit Marke

Heute sind viele dieser Stücke seltener und kostbarer geworden als gute Stücke aus vorhergehenden Epochen.

Die Porzellanmalerei (CAIHUA)

In der QING-Zeit wurden alle Maltechniken der MING-Epoche technisch und künstlerisch weiterentwickelt und zur Vollkommenheit gebracht. Neue Emailfarben und neue Glasuren wurden erfunden und eingeführt. Im 18. Jahrhundert erreichte die chinesische Porzellanmalerei ihre größte Vollendung. In der darauffolgenden Epoche MINGUO-CI gab es keine wesentlichen Veränderungen mehr.

In der Vielfalt an Techniken, Stilen, Dekors, Farben und Formen soll der nachfolgende Überblick über die verschiedenen Mal- und Gestaltungstechniken für das Porzellan der QING-Zeit eine Orientierungshilfe geben.

QINGHUA, Unterglasurblauweiß-Malerei, blieb die beliebteste und verbreitetste Porzellanmalerei bis zur Mitte

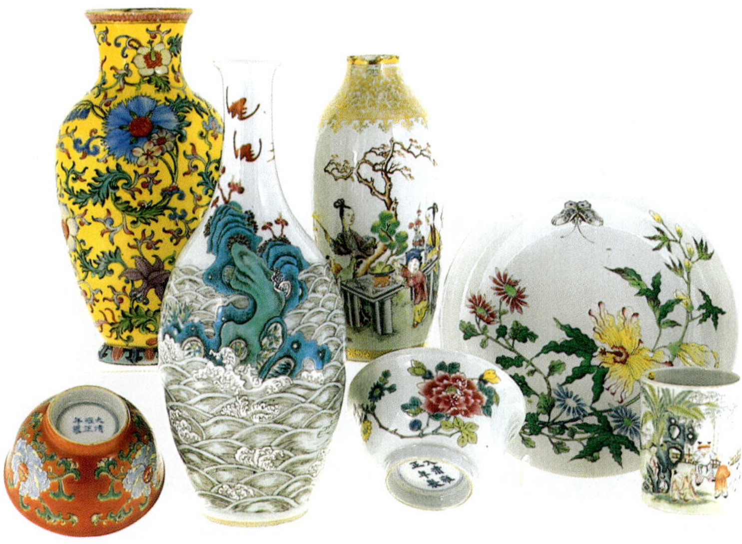

des 18. Jahrhunderts, neben YINGCAI und FENCAI (siehe unten). Berühmt wurde das tiefe Blau der KANGXI-Periode. Überhaupt ist ein schönes, klares, leuchtendes Blau Zeichen des 18. Jahrhunderts, während es im 19. Jahrhundert etwas an Farbintensität verlor und erst wieder gegen Ende der QING-Zeit intensiv in der Farbe wird.

YOULIHONGHUA, Unterglasurrotweiß-Malerei, wurde erst unter KANGXI wiederentdeckt, bei frühen Stücken immer kombiniert mit dominierendem Unterglasurblau, in den späteren Perioden und in ihrer Blütezeit, der QIANLONG-Periode, auch als reine Unterglasurrotmalerei. Im übrigen blieb sie eine sehr seltene und schwierige Maltechnik. In einigen Fällen tritt eine gleichmäßige, zart grünliche Farbe auf, da das Kupfer durch oxidierende Einflüsse beim Brand ins Grüne wechselt, sehr wahrscheinlich beabsichtigt.

YINGCAI(HUA), »harte Farben«, aufgrund der vorherrschenden Farbe Grün allgemein als »*famille verte*« (»grüne Familie«) bekannt, ist aus dem WUCAIHUA in der

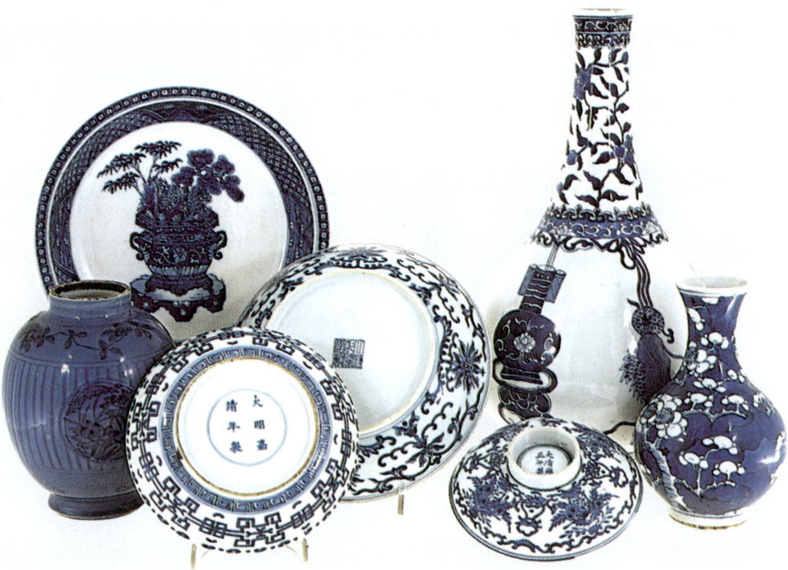

Unterglasurkobaltblau-Malerei (QINGHUA) des 18. Jh. *(v. l. n. r.):* kugeliger Topf und Teller, KANGXI; kleiner Teller, YONGZHENG; mittlerer Teller, QIANLONG; kleines Fußschälchen oder Schalendeckel, YONGZHENG; große und kleine Vase, KANGXI-Periode

Räucherschale mit Buddha-Darstellungen in Unterglasurkobaltblau-Malerei (QINGHUA), SHUNZHI-Periode mit Sechs-Zeichen-Marke (NIANHAO)

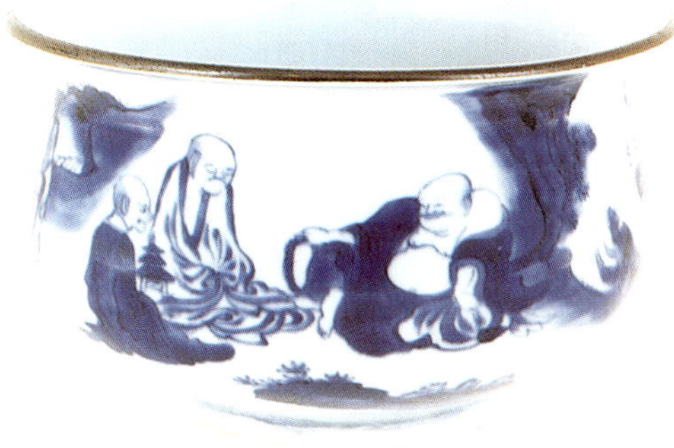

Links:
Fußschale mit Unterglasurkobaltblau-Malerei (QINGHUA), DAOGUANG-Periode mit Vier-Zeichen-Siegelmarke (NIANHAO)

Rechts:
Schultertopf mit Unterglasurkobaltblau-Malerei (QINGHUA), frühe KANGXI-Periode

zweiten Hälfte des 17. Jahrhunderts hervorgegangen. Der entscheidende Unterschied besteht darin, daß das Unterglasurblau durch Kobalt-Überglasurblau als Emailfarbe ersetzt ist. Manchmal wurden die Emailfarben anstatt auf den glasierten direkt auf den gebrannten, unglasierten Scherben aufgetragen, sogenanntes »*email sur biscuit*«, was ein wärmeres Farbbild zur Folge hatte. Innerhalb der YINGCAI-Familie unterscheidet man neben der Malerei auf weißer Glasur Malereien auf sechs meist sehr seltenen, die Malerei völlig umgebenden Farben:

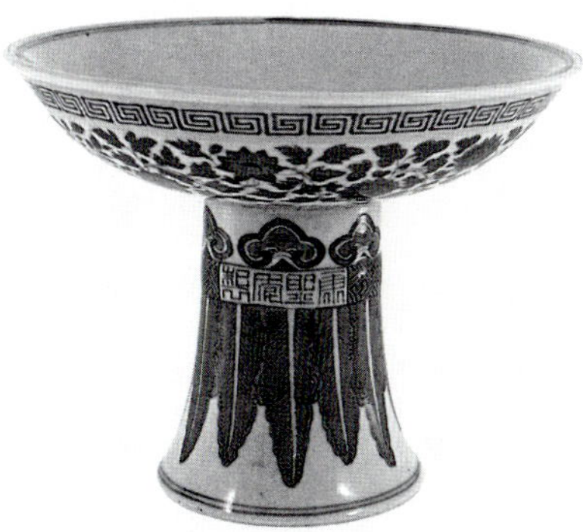

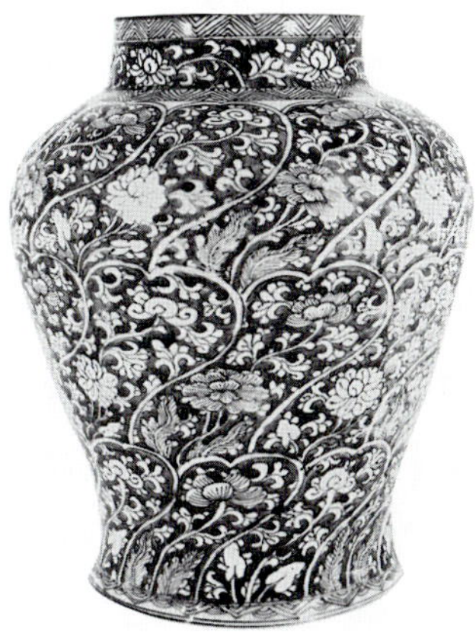

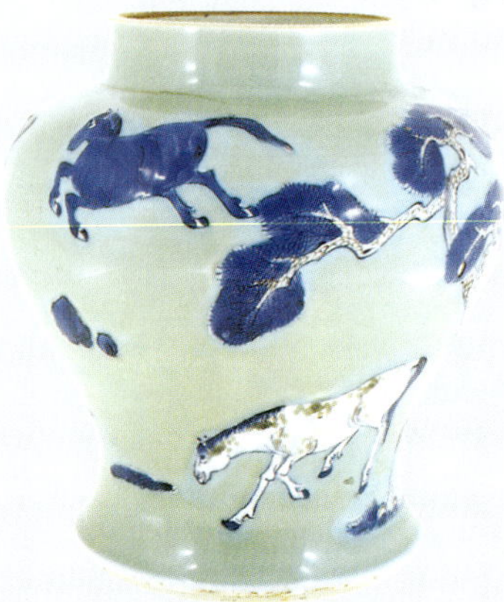

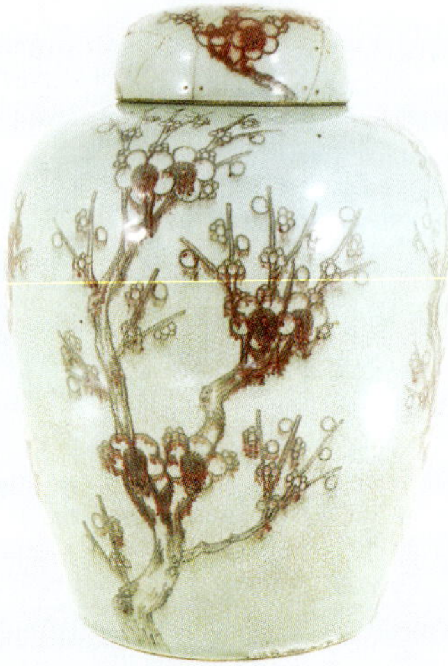

Links:
Schultertopf mit Seladon-Glasur und Unterglasurkobaltblau- und Unterglasurkupferrot-Malerei, KANGXI-Periode

Rechts:
Topf mit Deckel mit Unterglasurkupferrot-Malerei (YOULIHONG) unter einer Seladonglasur, KANGXI-Periode

FENCAI-Porzellanmalerei (famille rose), Ausschnitt aus einer Bildplatte, 18. Jh.

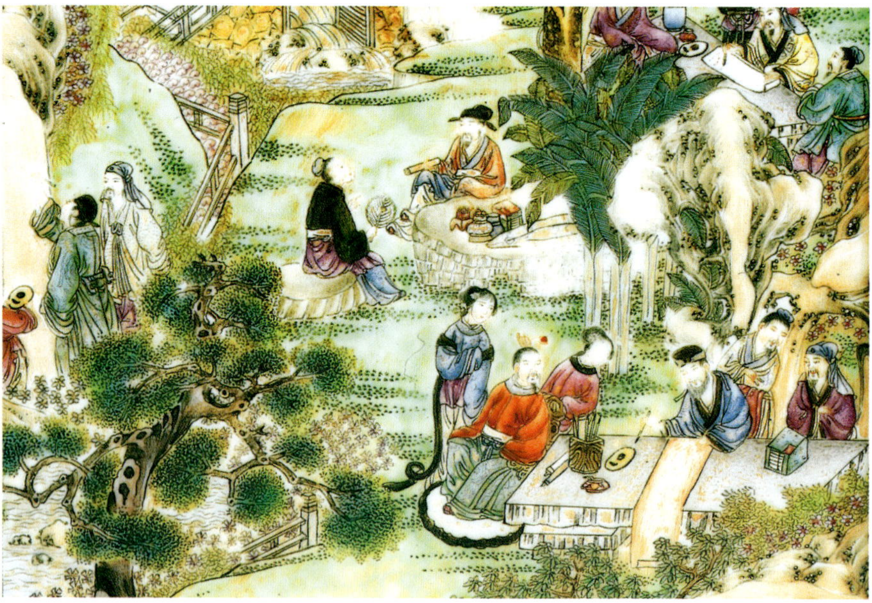

blauer Fond	QINGYINGCAI	famille verte-bleu
grüner Fond	LÜYINGCAI	famille verte-verte
hellbrauner Fond	FENHEYINGCAI	famille verte-café-au-lait
roter Fond	HONGYINGCAI	famille verte-rouge
schwarzer Fond	HEIYINGCAI	famille verte-noire
gelber Fond	HUANGYINGCAI	famille verte-jaune

(Vergleiche Abbildung auf S. 259)

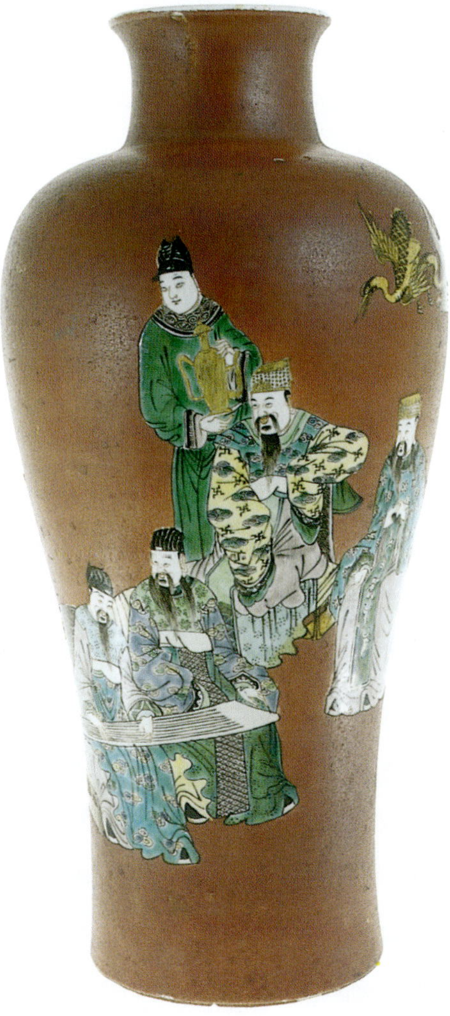

Große Vase, Typ MEIPING (»Blütenvase«), mit HONGYINGCAI-Malerei (famille verte-rouge), KANGXI-Periode (die Vase gehört zu einem Vasenpaar mit gegengleicher Malerei)

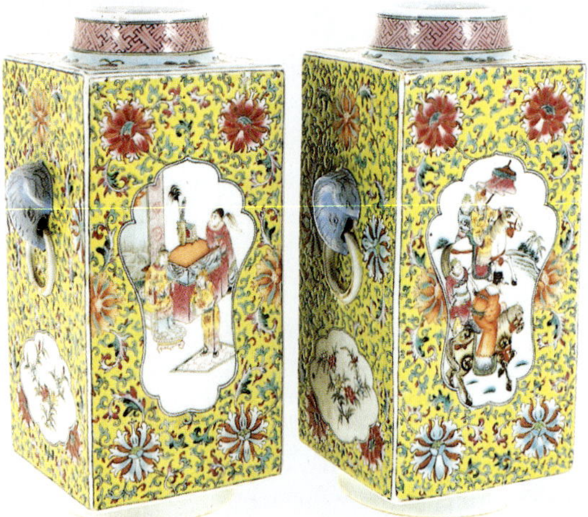

FENCAI-Malerei der QIANLONG-Periode

YINGCAI wurde nach der KANGXI-Periode, außer als Kopien der MINGQING-BIAN- und KANGXI-Periode im 19. Jahrhundert, sehr selten angewendet.

FENCAI(HUA), »zarte Farben«, oder RUANCAI, »weiche Farben«, oder YANGCAI, »fremde Farben«, oder allgemein als »*famille rose*« bekannt, erscheint gegen Ende der KANGXI-Periode und ermöglichte die schönste und vielseitigste Farbpalette in der Porzellanmalerei. Sie löste die bis dahin dominierende polychrome YINGCAI-Malerei ab. Farbtechnisch unterscheidet sie sich von YINGCAI durch die Verwendung zweier neuer Farbpigmente, zum einen durch das aus Europa stammende Goldchlorid (Farbe des Rubinglases) als drittes Rot (nach Eisen- und Kupferrot) in der Porzellanmalerei, und zum anderen durch eine weiße Emailfarbe. Entscheidende Bedeutung gewann dieses Weißpigment dadurch, daß es sich mit vielen anderen Farbpigmenten mischen ließ und so zum Beispiel mit dem neuen Rot zu einem Rosa und mit anderen Farben zu »weichen« Farbabtönungen verhalf. Seltener wurde die neue weiße Emailfarbe auf weißer Glasur aufgemalt, »*bianco sopra bianco*« genannt. Eine weitere Erfindung dieser Zeit ist ein intensives Kanariengelb, ein zusätzliches Charakteristikum des FENCAI

Rechte Seite:
Oben links: Ovale Fußschale mit FENCAI-Malerei (»famille rose«) mit »Neun-Drachen«-Motiv JIULONG), JIAJING-Periode mit Sechs-Zeichen-Siegelmarke (NIANHAO)

Oben rechts: Große Schale mit FENCAI-Malerei (»famille rose«) mit archaisiertem Phönix-Motiv (FENGHUANG), DAOGUANG-Periode mit Sechs-Zeichen-Siegelmarke (NIANHAO)

Unten links: Teller mit DOUCAI-Malerei und CHENGHUA-Marke, KANGXI-Periode

Unten rechts: Schale mit WUCAI-Malerei der QIANLONG-Periode (wichtig für die Zuordnung, wenn das Rosa innerhalb einer Bemalung nicht eingesetzt wurde).

QINGFENCAI (HUA), eine seltene Malerei mit den FENCAI- Emailfarben und Unterglasurblau.

YINGYANGCAI(HUA), *»famille rose-verte«*, ist eine sehr seltene Farbkombination Ende KANGXI bis Anfang YONGZHENG, in Einzelfällen auch später. Es ist ein YINGCAI mit der zusätzlichen Verwendung des reinen, ungemischten Goldchlorid-Rotes (tief rubinfarben).

DOUCAI(HUA), »streitende Farben«, Malerei mit den Emailfarben des WUCAI und unterglasurblauen Konturlinien, wurde besonders im 18. Jahrhundert als sehr kostbare Maltechnik wiederentdeckt. Häufig wurden Stücke aus der CHENGHUA-Periode kopiert und mit Marken dieser Periode versehen.

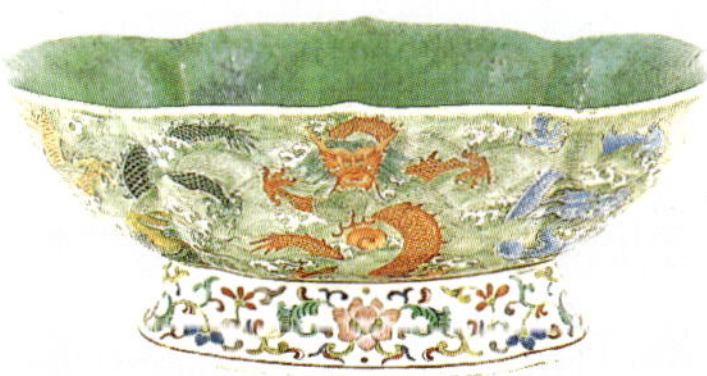

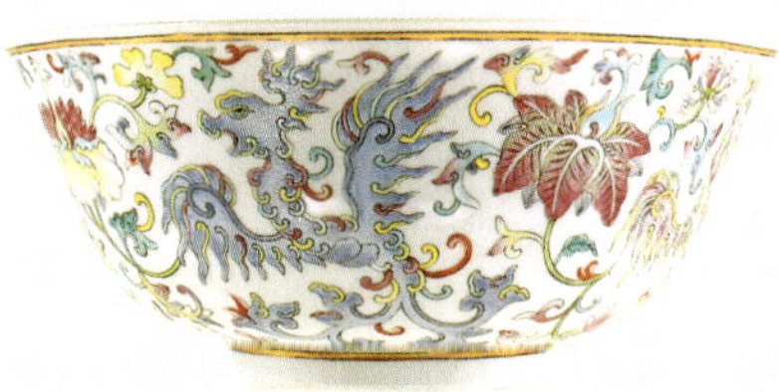

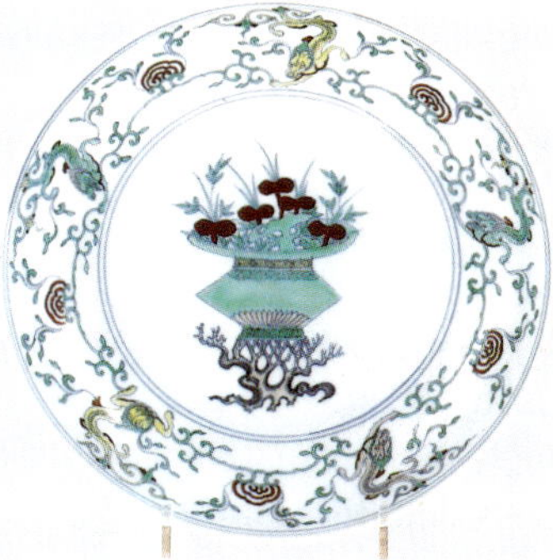

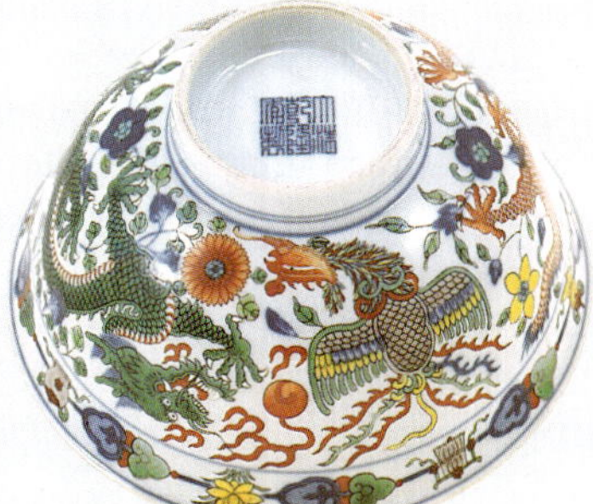

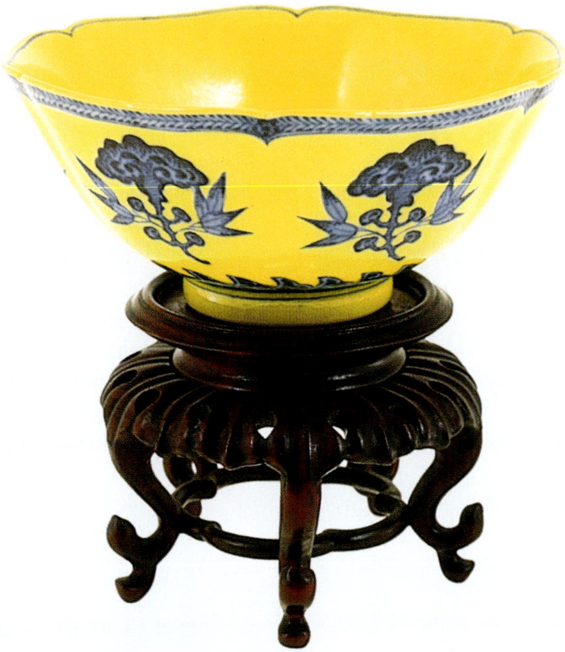

Schale in JIALIANGCAI-Malerei (»falsches Farbenpaar«) mit Unterglasurkobalt-blau-Malerei (QINGHUA) und gelbem Glasur-Fond, QIANLONG-Periode mit Sechs-Zeichen-Siegelmarke (NIANHAO)

WUCAI(HUA), »Fünf-Farben-Malerei«, ausschließlich mit der Farbpalette der späten MING-Epoche, wurde in der QING-Zeit selten als eine eigenständige Malerei (das heißt im QING-Stil) angewendet, vielmehr wurde sie häufig im 19. Jahrhundert für Kopien der MING-Zeit eingesetzt.

YICAI(HUA), »Email-Einfarben-Malerei«, wurde auf weißer Glasur, häufig in Grün (auch mit feinen schwarzen Konturlinien) oder Eisenrot, seltener in Blau, Schwarz, Goldchlorid-Rot und anderem oder auf monochromen Stücken ausgeführt (nicht zu verwechseln mit der »Fondmalerei«, einer Variante des LIANGCAIHUA, das heißt Emailmalerei auf weißglasierten Scherben und einfarbig gemaltem Fond), als Goldmalerei meist auf schwarze, blaue, eisenrote, seltener auf andere farbige Glasuren.

LIANGCAI(HUA), »Zwei-Farben-Malerei« oder »gemaltes Farbenpaar«, Malerei mit zwei Emailfarben, war in der QING-Zeit nach FENCAI und neben der Unterglasurblau-Malerei die beliebteste Maltechnik, wobei es zwei Varianten gab, die eine als zweifarbige Malerei auf weißem Untergrund, die andere als »Fondmalerei«, d.h. eine Farbe wurde als Malfarbe und die andere als Fondfarbe, den weißen Untergrund ausfüllend, eingesetzt.

JIALIANGCAI(HUA), »Falsches Farbenpaar«, Malerei mit einer Emailfarbe und Unterglasurblau, kam von der KANGXI- bis zur QIANLONG-Periode in subtilster Malweise auf Schalen und Vasen in Unterglasurblau mit gelbem Fond unter Verwendung derselben Dekors und Formen wie bei der gleichzeitigen »Blau-Weiß«-Ware wieder in Mode.

Glasurdekortechniken (CAIYOU)

LIANGCAI(YOU), »Farben-Paar-Glasur« oder »Zwei-Farben-Glasur«-Applikation, wurde für den kaiserlichen Bedarf in den verschiedensten Varianten angefertigt, fast immer mit gelbem Fond und Drachendekor in unter-

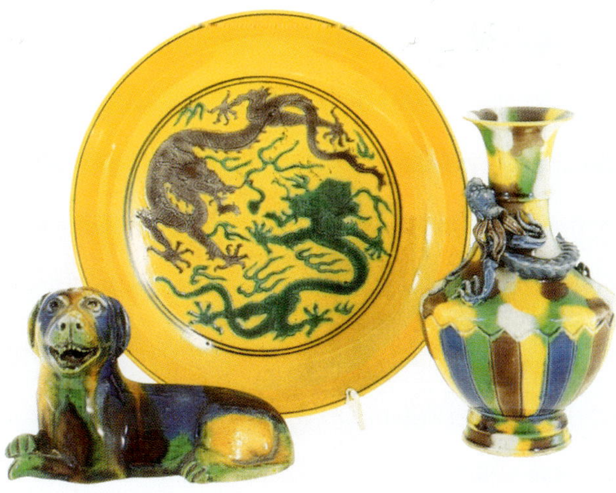

Zwei Typen SANCAI-Dekor: Teller und Hundefigur, KANGXI-Periode; Väschen, erste Hälfte des 19. Jh.

schiedlichen farbigen Glasurkombinationen, wie zum Beispiel in Grün oder Aubergine.

SANCAI(YOU), »Drei-Farben-Glasur«, wurde hauptsächlich in der KANGXI-Periode und als »Kopien« des KANGXISANCAI gegen Ende der QING-Zeit auf einer weißen Glasur oder »*sur biscuit*« angewendet, und zwar auf zweierlei Weise:

- Bei der sogenannten TANGSANCAI(YOU)-Dekortechnik wurden die leicht fließenden Glasuren fast immer frei und großzügig in Grün, Gelb und Aubergine aufgetragen, so daß das Stück gefleckt aussah (auch als »egg and spinach« bezeichnet). Manchmal kam Blau hinzu. Meist handelt es sich um figürliche Objekte, selten um Schalen oder ähnliches.
- Bei der LIAOSANCAI(YOU)-Technik folgten dagegen die verschiedenfarbigen Glasur-Applikationen

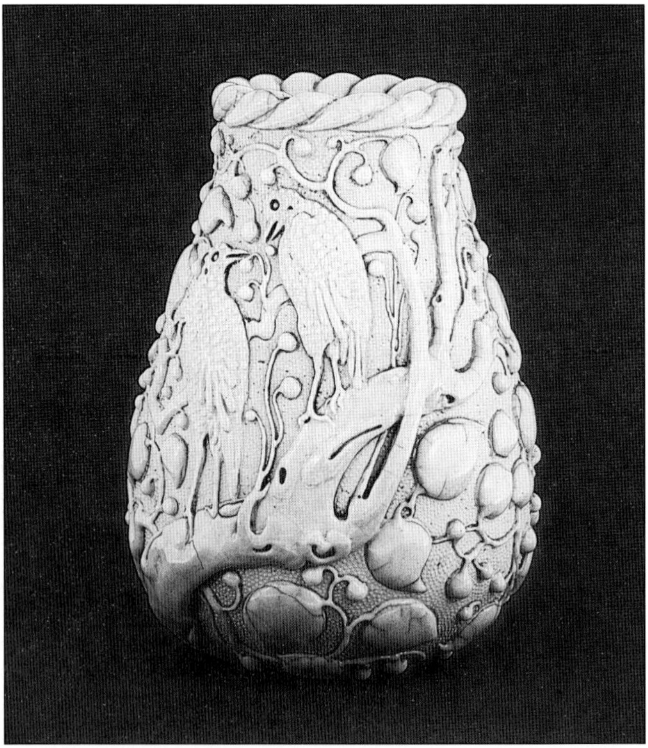

Unglasierte Vase (Biskuit) mit weißer »Glasurmalerei«, Ende 18./Anfang 19. Jh.

auf Tellern, Schalen und Töpfen ausnahmslos dem gravierten Dekor.

FAHUA(YOU) (siehe MING-CI) wurde als eine SANCAI-Technik in der QIANLONG-Periode und gegen Ende der QING-Periode angewendet, allerdings sehr selten.

LIULISANCAI(YOU) (Baukeramik) wird bis heute für Renovierungen alter Paläste und für Bauten im traditionellen Stil in größeren Produktionszentren und Ziegeleien hergestellt.

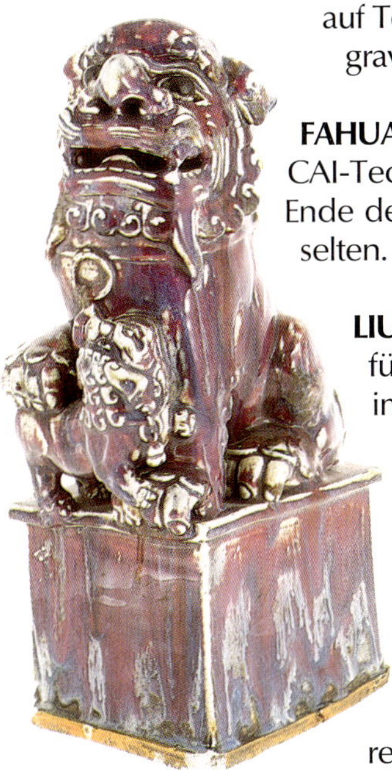

Großer FO-Löwe in kupferroter-kobaltblauer Mutationsglasur (YAOBIAN), 18. Jh.

MONOCHROME (DANCAIYOU ODER SEYOUCI)

Im Gegensatz zu den Monochromen der MING-Zeit, die nur wenige einfarbige Glasuren kannte, gab es in der QING-Ära eine einzigartige Vielfalt an Glasuren und Glasurvariationen. Ende KANGXI, YONGZHENG und Anfang QIANLONG gilt als die schöpferische Epoche der Monochrome. Das Ende des 17. Jahrhunderts begann mit der Erfindung einer kupferroten Glasur, bekannt als »Ochsenblut« oder LANGYAO, und ebenfalls auf Kupfer basierend »Pfirsichblüte«, englisch »*peach bloom*«, die kostbarste aller Glasuren, sowie anderer Glasuren, wie »Apfelgrün«, ein intensives Blau und »Spiegelschwarz«. Viele neue Glasuren waren Nachempfindungen aus der SONG-Zeit, wie zum Beispiel JUNYAO für Blautöne und Mutationsglasuren, GUANYAO für sanfte Seladonfarbtöne, GEYAO für intensive Craquelierungen, YONGLE-Weiß für zarte, warmweiße Schalen mit ANHUA, YAOZHOU für tiefgrüne Seladone, DINGYAO für »*Soft paste*«-Porzellan und so weiter. Gelb blieb dem kaiserlichen Haushalt vorbehalten. Gleiches wurde von der unter YONGZHENG geschaffenen »Teestaub«-Glasur behauptet. Das traf aber bestenfalls nur für eine kurze Zeit zu.

In ihrer Gesamtheit sind Monochrome, die bis Mitte des letzten Jahrhunderts entstanden sind, heute die seltenste Kategorie des chinesischen Porzellans. Ihre ästhetische Wirkung beruht auf der Verbindung von Schönheit der Glasur mit zeitlos raffinierter Schlichtheit der Form. Wie groß der Erfindungsreichtum für die Monochrome dieser Zeit war, die in JINDEZHEN produziert wurden, zeigt folgende Aufzählung der farbigen Glasuren, die keinen Anspruch auf Vollständigkeit erhebt:

Abendröte	Opferrot	Edelsteinrot
Alaunrot	Korallenrot	Bohnenrot
Pfirsichblüte	Moosgrün	Puderblau
Himmelblau	Mondweiß	Schattenweiß
Süßes Weiß	Reisweiß	Schweineleberrot
Eisenrost	Apfelrot	Weintraubenblau
Apfelgrün	Senfgelb	Spiegelschwarz
Schildkröte	Teestaub	Schafleberrot
Dottergelb	Wachsgelb	Gänsefettgelb
Eierpflanze	Mausgrau	Schwarzes Gold
Alte Bronze	Aalgrün	Schlangenhautgrün
Kanariengelb	Pfauenblau	Feuerflammenblau
Rotkehlchenei	Reisstrohgelb	Feuerflammenrot
Lauchgrün	Nelkengelb	Kamelienblattgrün
Gurkengrün	Purpurbraun	

Gleichzeitig erlebte das figurale Porzellan aus DEHUA (FUJIAN) eine eigene Blütezeit, das sogenannte »*blanc de chine*«. So erlangten die an Liebreiz und Vollkommenheit nicht zu übertreffenden GUANYIN-Figuren eine große Berühmtheit.

Am Ende der MING-Zeit, Anfang KANGXI, kommt das JIANGTAI (»Pastiges Material«) oder HUASHI-Porzellan auf. Es ist ein sehr feines, leichtes, aber hartes Porzellan mit elfenbeinfarbener bis weißer, meist zart craquelierter Glasur, das wahrscheinlich dem DINGYAO nachempfunden war. Es galt als sehr kostbar, und man stellte nur kleine, fast immer monochrome Objekte her. In der Literatur wird es irrtümlich oft mit »*soft paste*« bezeichnet. Während ein echtes, das heißt europäisches »*soft*

Links:
Vase mit geschnittenem Dekor (DIAOCI) mit pfauenfederblauer Glasur, QIANLONG-Periode mit eingeprägter horizontaler Sechs-Zeichen-Siegelmarke (NIANHAO)

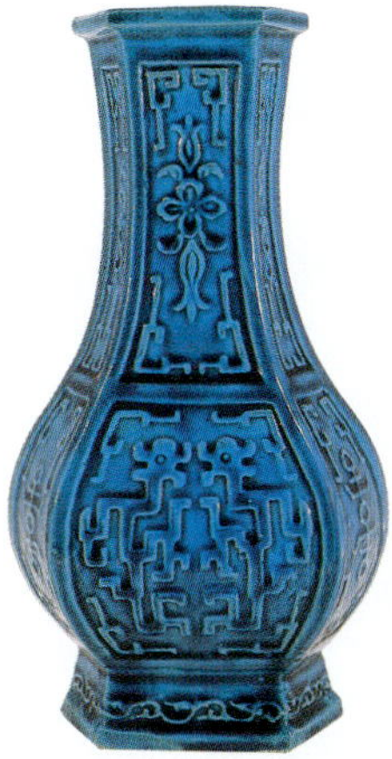

Rechts:
Wassergefäß in Form eines »Hühnerkorbs« mit »Pfirsichblüten«-Glasur mit drei Drachenmedaillons in feinster Unterglasur-Gravur (DIAOCI), KANGXI-Periode mit Sechs-Zeichen-Marke (NIANHAO)

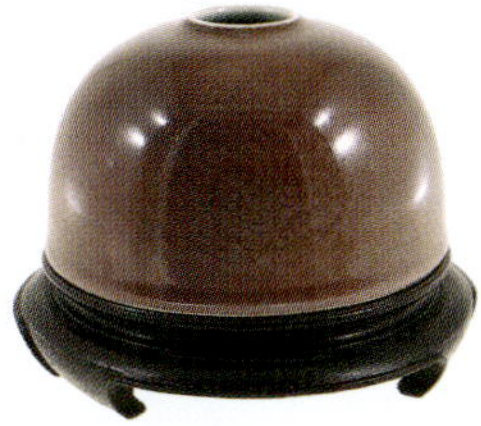

Mitte links:
Vase mit kaisergelber Glasur, QIANLONG-Periode mit Sechs-Zeichen-Siegelmarke (NIANHAO)

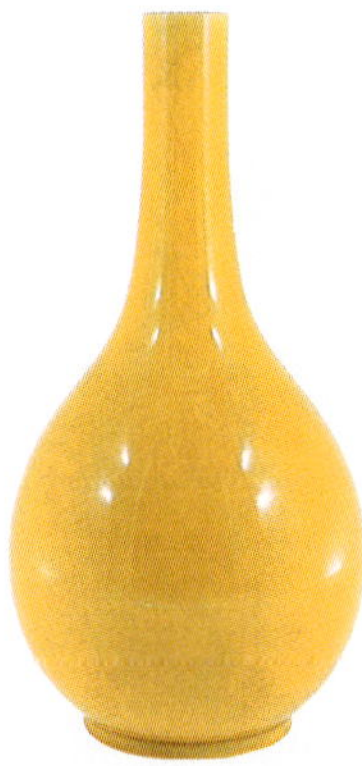

Mitte rechts:
Vase mit »Ochsenblut«-Glasur (LANGYAO), KANGXI-Periode

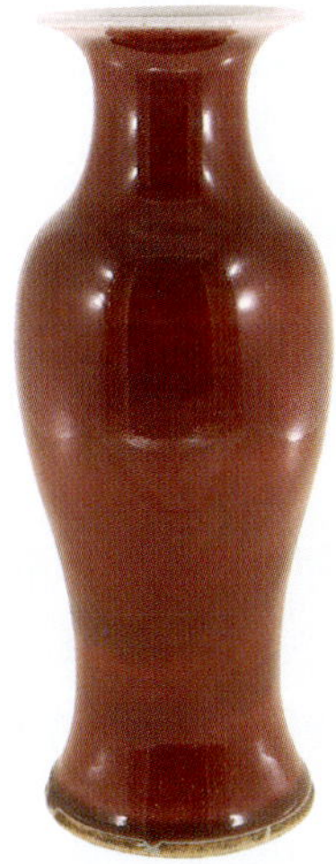

Links:
Vase mit café-au-lait-Glasur, JIAJING-Periode mit Sechs-Zeichen-Siegelmarke (NIANHAO)

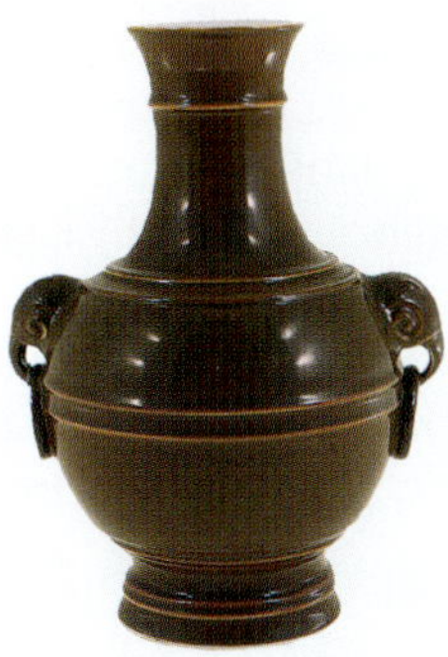

Rechts:
Vase mit apfelgrüner Glasur, 18. Jh.

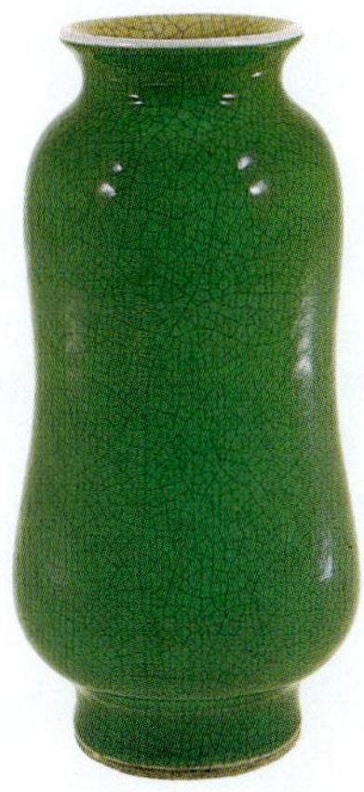

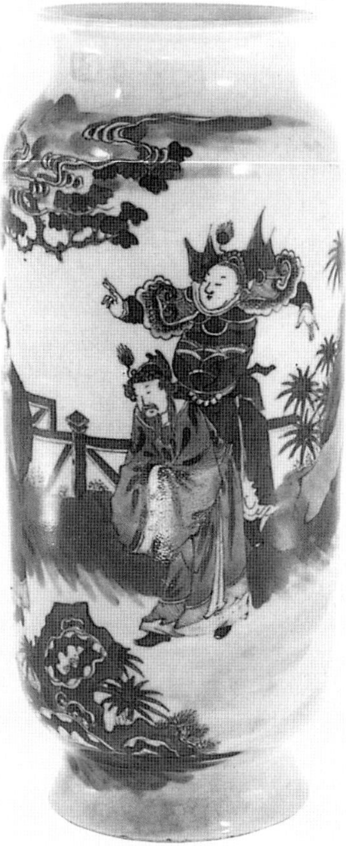

Rechts:
HUASHI-Porzellan mit Unterglasurkobaltblau-Malerei, KANGXI-Periode

paste« (hier bedeutet »*soft*« eine niedrige Brandtemperatur von ca. 1200° Celsius), vom 18. Jahrhundert an bis heute in England und Frankreich sehr verbreitet ist, war das chinesische »*soft paste*« von anderer Zusammensetzung, und wurde bei höheren Temperaturen gebrannt. Bei diesem sehr seltenen und noch seltener unterglasurblau bemalten Porzellan ist angeblich das Kaolin durch Steatit ersetzt.

Der seltenste NIANHAO überhaupt dürfte der des ersten Kaisers der QING-Dynastie, SHUNZHI, sein. Das 17. Jahrhundert kennt nur wenige Beispiele von Regierungsmarken, desto öfter gab es Hallen- und Glückwunschmarken oder Wiederholungen früherer Marken, vor allem von CHENGHUA und JIAJING. Jedoch trugen die allermeisten Stücke keine Marken. Erst Ende des 17. Jahrhunderts wurde der NIANHAO von KANGXI mit einer gewissen Regelmäßigkeit verwendet.

Ab YONGZHENG kam zusätzlich zum NIANHAO in der Normalschrift KAISHU eine Siegelmarke in der Siegelschrift ZHUANSHU auf. Auch die Siegelmarken bestehen im Regelfall aus den sechs Zeichen, wie zum Beispiel DA QING QIAN LONG NIAN ZHI. Innerhalb einer Periode war die Verwendung des NIANHAO in Normalschrift oder als Siegelmarke eher typologisch bestimmt.

Die meisten Regierungsmarken der frühen QING-Zeit sind in KAISHU und mit einem Doppelkreis umgeben. Manchmal findet man auch einen Doppelkreis ohne Marke aus der KANGXI-Periode, und zwar kurz bevor die Marke dieser Periode in Gebrauch kam (Ende 17. Jahrhundert). Bis ungefähr Mitte des 18. Jahrhunderts

Zwei Teller mit YICAI-Malerei, links mit grüner Emailfarbe und feiner schwarzer Konturlinie, KANGXI-Periode mit Sechs-Zeichen-Marke (NIANHAO), rechts eisenrote Malerei, JIAJING-Periode mit Sechs-Zeichen-Siegelmarke (NIANHAO)

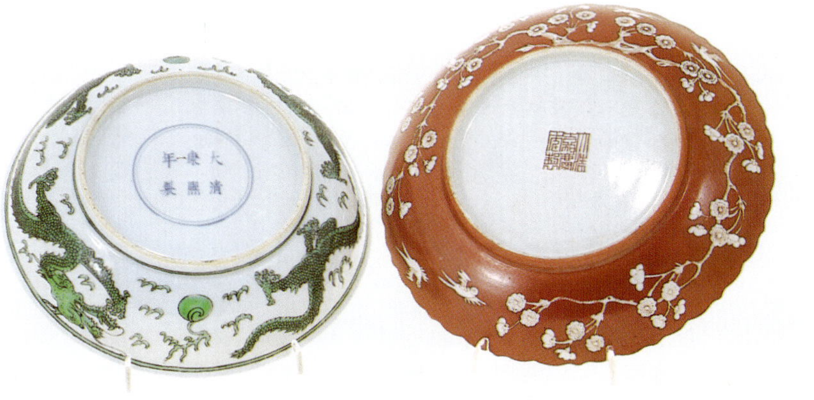

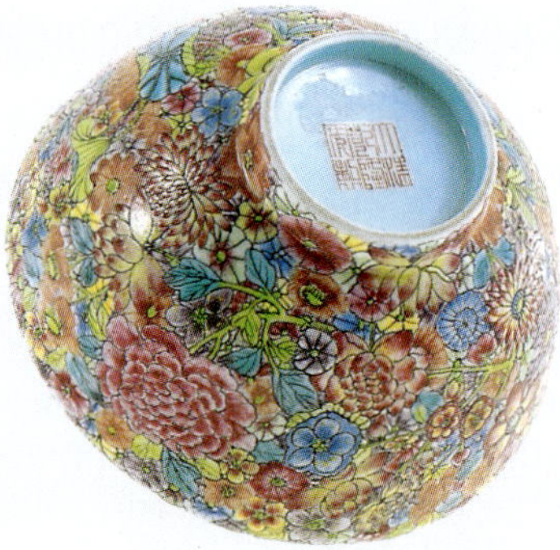

Schale mit FENCAI-Malerei (»famille rose«) mit »Tausend-Blumen«-Dekor (»mille fleurs«), späte QIANLONG-Periode mit Sechs-Zeichen-Siegelmarke (NIANHAO)

wurden beide Typen der Regierungsmarke fast ausschließlich in Unterglasurblau gemalt, seltener als Vier-Zeichen-Marke mit quadratischer Umrandung in Email-Goldchloridrot oder Emailblau. Danach treten immer häufger Siegelmarken in Eisenrot auf. Im 19. Jahrhundert dominierte bis zum Ende der TONGZHI-Zeit die Siegelmarke, die jetzt immer seltener in Unterglasurblau, statt dessen meist in Eisenrot ausgeführt war. Die Marken in Normalschift waren wiederum überwiegend unterglasurblau.

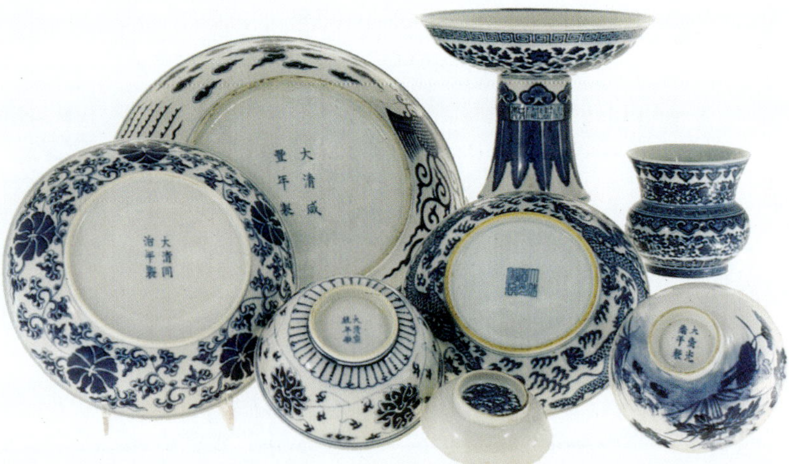

Die Marken der QING-Dynastie (1644-1912) 清朝

治大 年清 製順 SHUNZHI (1644-1661)	熙大 年清 製康 KANGXI (1662-1772)	正大 年清 治雍 YONGZHENG (1723-1735)
隆大 年清 製乾 QIANLONG (1851-1861)	慶大 年清 製嘉 JIAQING (1796-1820)	光大 年清 製道 DAOGUANG (1821-1850)
豐大 年清 製咸 XIANFENG (1851-1861)	治大 年清 治同 TONGZHI (1862-1874)	緒大 年清 製光 GUANGXU (1875-1908)
統大 年清 製宣 XUANTONG (1909-1912)	國民 REPUBLIK (1912-1949)	年洪 製憲 HONGXIAN (1916)

Linke Seite: Unterglasurkobaltblau-Malerei (QINGHUA) des 19. Jh. *(v. l. n. r.):* Teller, TONGZHI-Periode; großer Teller, XIANFENG-Periode; Schale, XUANTUNG-Periode; Fußschale und mittlerer Teller, DAOGUANG-Periode; Spucknapf, JIAJING-Periode; Schale, GUANGXU-Periode; kleines Schälchen mit Drachen (Mitte), Ende 19. Jh.

Im 19. Jahrhundert erschienen daneben immer häufiger sogenannte Hallen- und Palastmarken.
Die drei bedeutendsten Palastmarken, alle auf Porzellan von höchster Qualität, waren:

- Die Marke für einen Palast von DAOGUANG, SHEN DE TANG ZHI (»für die Halle zur Pflege der Tugend (-haftigkeit) gemacht«). Sie wurde unter GUANGXU wieder verwendet.
- Die Marke der »Kaiserin« CIXI während der GUANG-XU-Periode, DA YA ZHAI ZHI (»für das Studio der großen Eleganz gemacht«).
- Die Marke des ersten Präsidenten der Republik YUAN SHIKAI (1912 bis 1916), JU REN TANG ZHI (»für die Halle des Wohlwollens/der Wohltätigkeit gemacht«).

Origir

Originalbeispiele einiger Siegelmarken der QING-Dynastie (1644 - 1912)

Trotz gewisser formaler Vorgaben für die Marken einer Periode gibt es eine Vielzahl von Abweichungen in der Ausführung, bedingt durch die vielen verschiedenen Manufakturen und die verschiedenen »Handschriften« der einzelnen Kalligraphen.

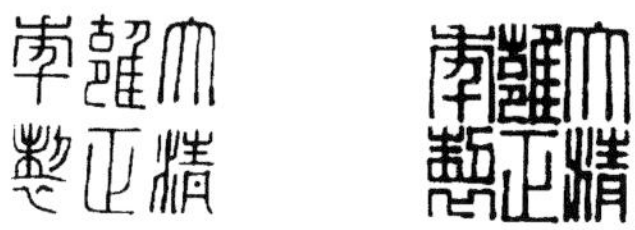

YONGZHENG (1723-1735)

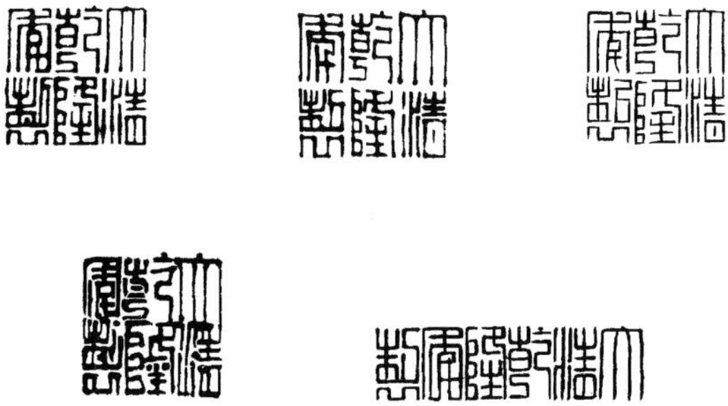

QIANLONG (1736-1795)

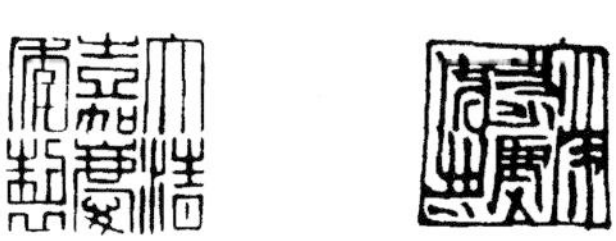

JIAQING (1796-1820)

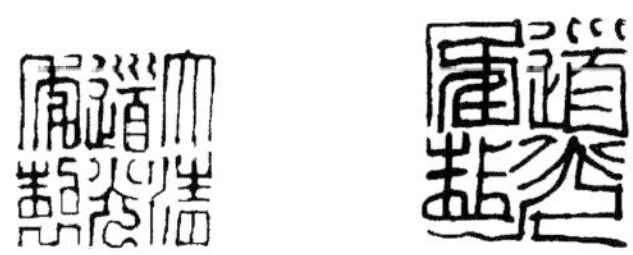

DAOGUANG (1821-1850)

XIANFENG (1851-1861)

TONGZHI (1862-1874)

YUAN SHIKAI
Palastmarke (1912-1916)

Mit Beginn der GUANGXU-Periode verschwand die Siegelmarke als NIANHAO aus der jeweiligen Periode. Gegen Ende des 19. Jahrhunderts und häufig während der Republik wurde jedoch ein großer Teil des Porzellans mit Marken beider Typen aus dem 18. Jahrhundert versehen.

Stücke des 18. Jahrhunderts mit unterglasurblauen, eisenroten oder emailfarbenen Regierungsmarken sind immer von bester Qualität. Im 19. Jahrhundert befinden sich dagegen unterglasurblaue Marken auf Stücken von hoher Qualität und eisenrote mehr auf einfacher Qualität. Im 18. Jahrhundert gibt es sehr häufig qualitätsvolle Stücke ohne Marken (NIANHAO), im 19. Jahrhundert dagegen weniger.
In der chinesischen Keramik gibt es fast keine Regel ohne Ausnahme. Ausnahmen sind erfreuliche Seltenheiten, wie zum Beispiel eine KANGXI-Marke in Unterglasurrot (Wassergefäß mit Pfirsichblütenglasur) oder eine YONGZHENG Vier-Zeichen-Marke ohne Umrandung in Eisenrot an der Basis einer Deckelvase mit einer exzellenten Bemalung in YINGYANGCAI-Malerei (siehe Umschlagvorderseite).

Anmerkung zum Begriff »Qualität«

Die Verwendung des Begriffs »Qualität« bei chinesischem Porzellan verlangt noch einen Nachtrag. Mit einer Objektivierung der »Qualität« entsteht eine Schwierigkeit, die letzten Endes wenig Sinn ergibt. Meint man damit »Form und Malerei gekonnt und akkurat ausgeführt«, so kann man damit umgehen, es sei denn, man halte ein so hochgeschätztes typisches WANLI-WUCAI-Stück mit »nachlässiger« Malerei in den Händen, wissend, daß die gleiche Periode auch zu den delikatesten Malereien fähig war. Oder betrachten wir umgekehrt Porzellan aus der ersten Hälfte des 18. Jahrhunderts, so ist ein großer Teil schlichtweg das schönste und vollkommenste, was je in Porzellan entstand. Doch beeindruckt ein Teil derselben nur durch die künstlerisch-technische Brillanz und durch die perfekte Wiedergabe traditioneller Dekore. Gleichzeitig sind aber viele »nichtkaiserliche« Porzellane aus dem 18. und teilweise 19. Jahrhundert reich an überraschender Kreativität und faszinierender Ursprünglichkeit, eine Fundgrube voller Anreize für ein Sammlerherz. So betrachtet, ist »Qualität« ein sehr schillerndes Wort und doch notwendig, um in eine Richtung zu weisen.

Monochrome wurden gegen Ende der QING-Zeit und in der MINGUO-Periode in größeren Mengen mit Marken des 18. Jahrhunderts nachempfunden oder kopiert. Monochrome aus dieser Zeit mit authentischen Marken sind ausgesprochen selten, wobei sie teilweise auch mit gepreßten oder gravierten Siegelmarken versehen waren.

VII MINGUO-CI

Die QING-Dynastie wurde 1911 mit Hilfe eines Generals gestürzt, der ein großer Porzellan-Liebhaber war. Vier Jahre lang beherrschte er die erste Republik Chinas (MINGUO) und versuchte kurz vor seinem Tode, eine neue Dynastie zu begründen. Es war der ehemalige General der QING-Dynastie und erster Präsident der chinesischen Republik, YUAN SHIKAI. Nach seinem Amtsantritt gab er umgehend den Befehl, in JINGDEZHEN Porzellan für seinen Palast anzufertigen. Dieses elegante und sehr seltene Porzellan trägt die Siegelmarke JU REN TANG ZHI (»für die von Wohlwollen erfüllte Halle gemacht«). Im Jahre 1916 ließ YUAN SHIKAI die neue Dynastie HONGXIAN (»Große Verfassung«) ausrufen, die

慎德堂製

SHEN DE TANG ZHI »Für die Halle zur Pflege der Tugend(-haftigkeit) gemacht«. DAOGUANG-Periode (Palastmarke) und Ende GUANGXU-Periode

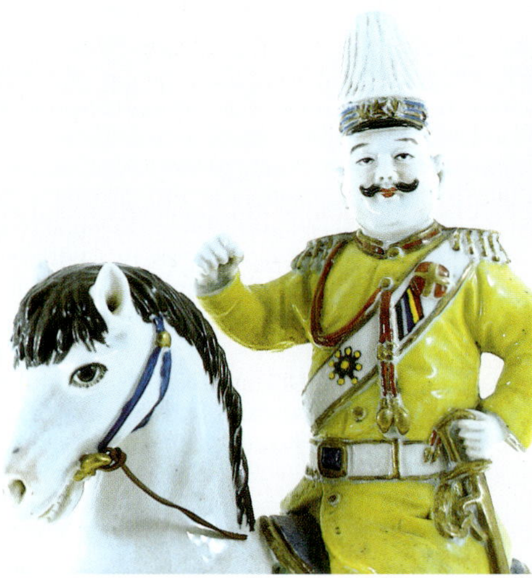

YUAN SHIKAI, erster Präsident der Republik China (1912 bis 1916), auf dem Pferd, bemalte Porzellanfigur (Künstlermarke unter Pferdeschweif)

Zwei Schalen in Unterglasurblaumalerei (QINGHUA) der »JIANGXI-Porzellan-Fabrik«, Anfang 20. Jh.

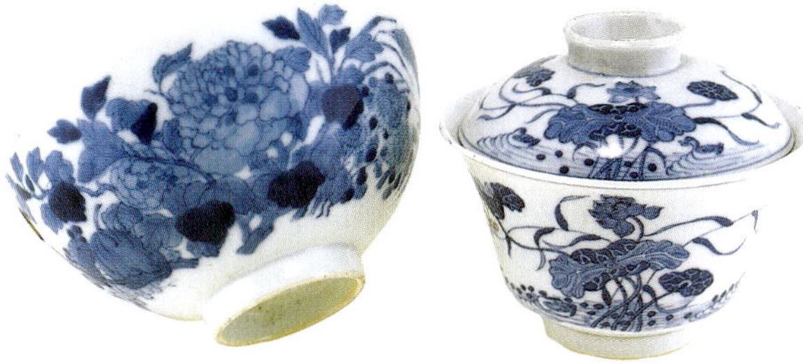

aber nach zweiundachtzig Tagen mit seinem plötzlichen Tod wieder unterging.

Porzellane mit der Palastmarke JU REN TANG ZHI oder mit der gleichfalls sehr seltenen Vier-Zeichen-Marke HONG XIAN NIAN ZHI sind von hoher, zum Teil extrem hoher Qualität mit teilweise neuen, die nachfolgende Zeit prägenden Stilelementen. Angeblich sollen Originalemailfarben aus dem 18. Jahrhundert, die im Kaiserpalast gelagert waren, für die persönlichen Stücke des Präsidenten verwendet worden sein.

Daneben produzierte die am Ende der QING-Zeit (1910) gegründete, halbstaatliche und bis Anfang der zwanziger Jahre existierende Manufaktur mit der Marke »JIANGXI-Porzellan-Fabrik« unterglasurblaues und teilweise unterglasurrotes Porzellan von ungewöhnlicher Schönheit. Dieses Porzellan ist heute der krönende Abschluß einer Sammlung von Unterglasurmalerei, so wie es das HONGXIAN-Porzellan für Emailmalerei ist.

江西瓷業公司

JIANGXI CI YE GONG SI »JIANGXI (Provinz) Porzellanmanufaktur«

Generell kann man aus der MINGUO-Periode drei Porzellangruppen unterscheiden:

- Porzellan von hohem Sammlerwert entstand bis in die zwanziger Jahre hinein. Es hat einen eigenen Stil, zeigt neue Formen und ist meist von hoher Qualität. In der Malerei gibt es eine Vorliebe für bildbeherrschende Figuren aus der Literatur.
- Vasen, Schalen und andere Objekte in Anlehnung an den bisherigen Dekorschatz, mehr oder weniger

abgewandelt, bilden die zweite Gruppe. Die Gesichter der weiblichen Figuren haben einen unverwechselbar »lieblichen« Ausdruck, der unter der Volksrepublik in eine unerträgliche Idealisierung und Süßlichkeit umschlägt. Der größte Teil dieses Porzellans ist in großen Mengen für den breiten Bedarf in mittlerer und einfacher Qualität hergestellt, nur ein kleiner Teil in gehobener Qualität. Dazu gehört ein extrem feines Eierschalenporzellan. Allgemein waren die Stücke häufig mit Marken aus dem 18. Jahrhundert oder mit verschiedenen modernen JINGDEZHEN-Marken versehen oder trugen keine Marken.
Ferner wurden mehr oder weniger und werden heute mehr denn je gelungene Kopien alter Porzellane in großen Mengen produziert oder bewußte Fälschungen, sogar mit Kalligraphien alter Marken, messergeschnittener Basis (MING-typisch) und anderes mehr auf den Markt gebracht.

Die beiden letzten Gruppen werden bis heute produziert. Sie sind kaum von den Porzellanen aus der Mitte der MINGUO-Periode zu unterscheiden. In der Hauptsache werden diese Kopien für den Export und das Touristengeschäft in China hergestellt. Sie werden meist ehrlich verkauft, aber in Zweithänden können sie tückisch sein (u.a. gibt es schon exakte Kopien aus der GUANGXU und der HONGXIAN-Periode!). Erst in neuester Zeit entstehen mit einem Zertifkat versehene, von Künstlern bemalte und signierte Einzelstücke, die für Sammler interessant werden können.

TYPOLOGIE UND SAMMELGEBIETE KERAMIK
QING-CI und MINGUO-CI

Typ	Unterscheidungskriterien	Beginn/Häufung	S
Porzellanmalerei			
QINGHUA	»Blau-Weiß-Malerei«	KANGXI	d
	Unterglasur-Kobaltblau	YONGZHENG	s
		QIANLONG	h
		JIAJING/DAOGUANG	w
		Ende QING	w
		MINGUO	w
	JIANGTAI-Porzellan	KANGXI	ss
		QIANLONG	ss
YOULIHONGHUA	»Rot-Weiß-Malerei«	KANGXI	ss
	Unterglasur-Kupferrot	YONGZHENG	ss
		QIANLONG	ss
		Sonstige	ss
QING-/	»Blau-Rot-Weiß-Malerei«,	KANGXI	s
YOULIHONGHUA	Unterglasur-Kombination	YONGZHENG	ss
		QIANLONG	ss
		Sonstige	ss
YOULIHONGHUA/	Unterglasur-Rot mit	KANGXI	sss
YINGCAIHUA	WUCAI-Emailfarben		
YICAIHUA	»Email-Einfarben-Malerei«	KANGXI	ss
		YONGZHENG	ss
		QIANLONG	ss
	primär Eisenrotmalerei	JIAJING/Ende QING	h
	andere	JIAJING/Ende QING	s
WUCAI(HUA)	»Fünf-Farben-Malerei« Emailfarben	MINGQINGBIAN	s
	mit Unterglasurblau (schwarze/	KANGXI	ss
	braune/rote Konturlinien)	YONGZHENG	sss
		QIANLONG	ss
		Sonstige	ss
		Kopien MINGQINGBIAN	h
YINGCAI(HUA)	»Harte-Farben-Malerei«	KANGXI:	
	auch »Famille-Verte-Malerei«	Fond: freie Weißglasur	h
	(mit Überglasurblau)	Fond: Blau QING	s
		Fond: Grün LÜ	w
		Fond: Hellbraun FENHE	sss
		Fond: Eisenrot HONG	sss
		Fond: Schwarz HEI	ss
		Fond: Gelb HUANG	ss
		YONGZHENG	sss
		QIANLONG	sss

Typ	Unterscheidungskriterien	Beginn/Häufung	S
		Sonstige	ss
		Kopien KANGXI 19. Jh.	h
		MINGUO	ss
	JIANGTAI-Porzellan	KANGXI	sss
YINGYANGCAI (HUA)	»Harte-und-fremde-Farben-Malerei« (mit reinem Goldchlorid-Rot)	Ende KANGXI/ Anfang YONGZHENG	sss
		DAOGUANG	ss
FENCAI(HUA)	»Zarte-Farben-Malerei« (Farbmischungen von Weiß mit Gold-Chlorid-Rot/anderen Farben)	Ende KANGXI	sss
		YONGZHENG	d
		QIANLONG	d
		JIAJING/DAOGUANG	d
		Sonstige	d
QINGFENCAI (HUA)	FENCAI-Malerei mit Unterglasurblau	Ende 18. Jh./ Anfang 19. Jh.	ss
DOUCAI(HUA)	»Streitende-Farben-Malerei« (Unterglasurblau als Dekor und Konturlinie)	ENDE KANGXI	ss
		YONGZHENG	s
		QIANLONG	s
		Sonstige	s
LIANGCAI(HUA)	»Gemaltes Farbenpaar« (als »Zwei-Emailfarben-Malerei ohne Fondmalerei«)	KANGXI	ss
		YONGZHENG	ss
		QIANLONG	ss
		JIAJING/ENDE QING	h
JIALIANGCAI(HUA)	»falsches Farbenpaar« (Unterglasur- und Email-Glasurfarbe)	KANGXI/YONGZHENG	ss
		QIANLONG	s
		JIAJING/ENDE QING	sss
Glasur-Applikationen			
LIANGCAI(YOU)	»Farben-Paar« (dekorkonform/ überdeckend)	KANGXI	s
		QIANLONG	ss
		Sonstige	ss
SANCAI(YOU)/ Typ TANG	Mehr-Farben-Applikation (»frei«)	KANGXI	d
		ENDE QING	ss
		KANGXI/Kopien/19. Jh.	h

Typ	Unterscheidungskriterien	Beginn/Häufung	S
SANCAI(YOU)/ Typ LIAO	Mehr-Farben-Applikation (»dekorkonform«)	KANGXI	w
		YONGZHENG/QIANLONG	ss
		Sonstige	ss
FAHUASANCAI (YOU)	Mehr-Farben-Applikation (Cloisonné-Technik)	QIANLONG	ss
		Sonstige	sss
LIULISANCAI (YOU)	Figurale Baukeramik	alle Perioden	
Monochrome (DANCAIYOU)			
Alle Glasur-Typen	Applikation einer Glasur	KANGXI	w
		YONGZHENG	ss
		QIANLONG	ss
		JIAJING/DAOGUANG	s
		Ende QING	h
		MINGUO	d
Cremeweiß	JIANGTAI-Porzellan	KANGXI/QIANLONG	ss
DEHUAYAO	Weiße Glasur	KANGXI	ss
		Sonstige	h
YIXINGYAO	unglasierte, rote Keramik	Frühe QING	s
		Sonstige	h
	glasiert	bis Mitte QING	ss

Anmerkungen:
Differenzierung der Sammelgebiete nach Formen, Verwendungszweck, Marken.
HUA oder YOU wurde dann in Klammern gesetzt, wenn der Begriff ohne diesen Zusatz bisher allgemein geläufig war.
Beim dynastiebezogenen Seltenheitsgrad (S) wird als Basis von hoher bis mittlerer Qualität ausgegangen (h-d-w). Stücke mit einem NIANHAO aus der Periode liegen ein Grad höher (s-ss-sss).
h = häufig/hauptsächlich (mit NIANHAO s)
d = dominierend oder relativ viel (mit NIANHAO ss)
w = wenig (mit NIANHAO sss)

STEINSKULPTUREN

Nur wenige Steinplastiken (SHIXIANG) aus China sind in Museen zu finden, und selten werden einzelne Stücke – meist Marmorköpfe oder Stelen – im Handel angeboten. Es lassen sich drei weitgefaßte Epochen unterscheiden:

- frühe Skulpturen bis zum Ende der HAN-Zeit,
- buddhistische Skulpturen ab dem vierten Jahrhundert,
- sonstige Skulpturen und Steinmetzarbeiten der MING- und QING-Zeit.

Frühe Skulpturen

Bei Grabungen in den zwanziger und dreißiger Jahren in der Nähe von ANYANG wurden in königlichen SHANG-Gräbern – zusammen mit Bronzen und Waffen – eine Reihe mittelgroßer Tierfiguren aus Marmor in der Gestalt von Büffeln, Widdern und Tigern gefunden. Die Figuren selbst sind mit einem Dekor überzogen, der denen auf den Bronzegefäßen entspricht.

Dies dürften die frühesten Zeugen der chinesischen Bildhauerkunst sein, zusammen mit einem sehr plastischen Relief einer TAOTIE-Maske aus der gleichen Zeit, welches man 1959 im Rietberg-Museum in Zürich bewundern konnte.

Eine Allee großer HAN-Tier-Skulpturen (SHENDAO/ »Geisterpfad«) entdeckte man im Grab eines Generals aus dem Jahre 117 v. Chr. in SHANXI. Darunter waren ein Pferd mit Reiter, einen Feind zerstampfend, Ungeheuer in Tierform und geflügelte Chimären. In anderen Gräbern fand man erstmals Löwen – ein Hinweis auf westliche Einflüsse, da es in China nie Löwen gab. Typische Steinarbeiten der HAN-Dynastie sind plastische Reliefs, Flachreliefs und gravierte Reliefs als Schmuck von Fürstengräbern, oft an den Wänden sogenannter »Geisterkammern«, die den Verstorbenen – die jetzt nach chinesischen Vorstellungen zu Erdgeistern geworden sind – zur Erbauung dienen sollten. Ferner fand man schwere, bearbeitete Steintüren und Sargplatten. Die Zeichnungen darauf haben viel Bewegung, die Darstellungen sind meist fröhlicher Natur und erinnern an die Wandmalereien aus derselben Zeit.

BUDDHISTISCHE SKULPTUREN

In der LIUCHAO-Periode (»Sechs Dynastien«) war der Buddhismus Auslöser und Träger einer beispiellosen Entwicklung der chinesischen Steinskulptur. Innerhalb die-

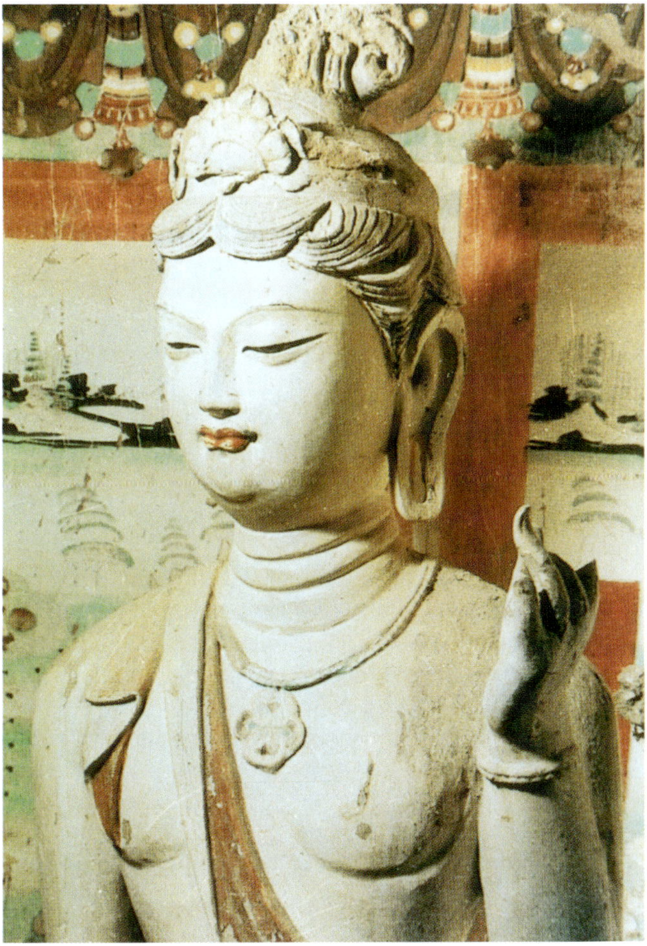

»Bodhisattva«, bemalte Steinskulptur aus der Höhle 159 bei DUNHUANG, TANG-Epoche

ser Entwicklung gab es Höhepunkte unter der WEI-, QI-, SUI- und der TANG-Dynastie mit prächtigen monumentalen Felsentempeln, Grotten, Reliefs, Einzelskulpturen und Votivstelen.

Die frühe buddhistische Kunst in der LIUCHAO-Periode war zunächst stilistisch noch stark von der Kunst in Gandhara bestimmt und erhielt erst allmählich eine eigene chinesische Ausformung.

Vor Mitte des fünften Jahrhunderts sind uns nur wenige Beispiele von Skulpturen bekannt, da eine erste Verfolgung des Buddhismus im Jahr 444 n. Chr. fast alle der ab 415 begonnenen Felsskulpturen von YUNGANG vernichtete. Erst im Jahre 454, nach dem Übertritt des WEI-Königs WEN CHENGDI zum Buddhismus, waren endgültig die Voraussetzungen für eine Ausbreitung der buddhistischen Kunst in China geschaffen. Sie sollte in der Folge zu einer der großartigsten Erscheinungen in der Weltkunst werden. Die Arbeiten brachen im Jahre 845 n. Chr. ab, als eine große Verfolgung des Buddhismus diese Kunst, im wörtlichen und im übertragenen Sinne, weitgehend zerstörte.

Der Beginn und die Blütezeit der buddhistischen Steinskulptur fanden ihren Ausdruck und ihre Vollendung in Hunderten von grandiosen, gewaltigen **Höhlentempelanlagen.** Idee und Vorbild der Felsentempel kamen aus Indien. Dort entstanden solche noch vor der Zeitenwende. Die ersten Anlagen in China stammen aus dem Jahre 366 n. Chr. in DUNHUANG am Anfang der Seidenstraße. Im einzelnen zu erwähnen sind:

- DUNHUANG mit den bedeutendsten Wandmalereien und bemalten Skulpturen, in der Provinz GANSU,
- YUNGANG mit 53 Grotten und 51000 bis 17 m hohen Bildnissen bei der WEI-Hauptstadt DATONG (Provinz SHANXI),
- LONGMEN bei der neuen WEI-Hauptstadt LUOYANG (Provinz HENAN) ab 495 n. Chr. bis weit in die TANG-Zeit hinein,
- TIANLONGSHAN (Provinz SHANXI),
- MAIZHISHAN ab 556 n. Chr.: »Höhle der sieben Buddhas«, erweitert unter SUI, TANG und Nord-SONG, mit unzähligen Darstellungen buddhistischer

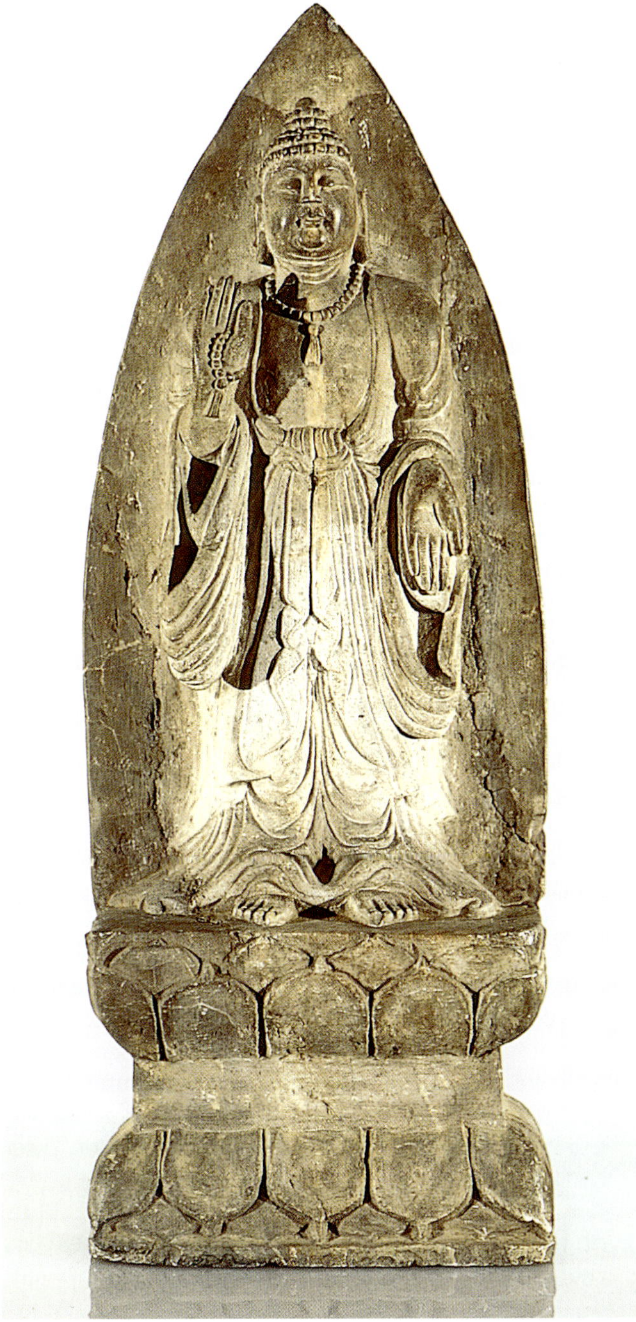

Buddha-Stein-Votivstele, Höhe 71 cm, aus der Nord-WEI-Periode, datiert auf das Jahr 514

Heiliger und Begleiter, 20 m hohen Buddhas und bis zu fünfhundert Arhats (chinesisch LOHAN, Schüler Buddhas; normalerweise sind es achtzehn!), in der Provinz GANSU.

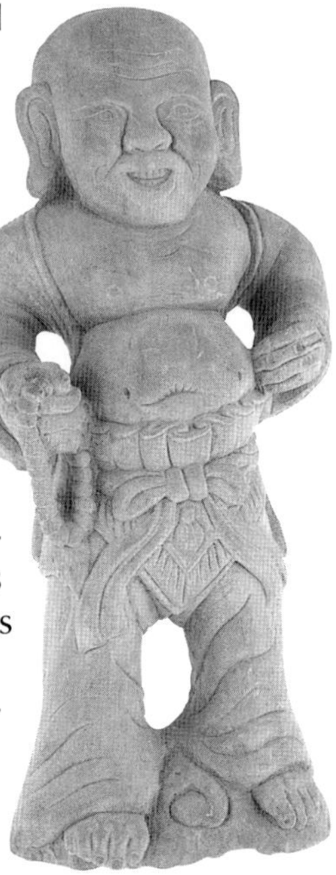

Buddha-Steinskulptur, Höhe 38 cm, SONG-Dynastie

Die – meist von Mönchskünstlern aus Stein geschaffenen – **buddhistischen Gestalten** sind Darstellungen von göttlichen Helfern und Verkündern, von Beschützern und Tröstern. Sie sind Symbole und Manifestationen auf dem Weg zur Buddhaschaft, die jedes Wesen – nach buddhistischem Glauben – in sich trägt und erlangen kann. Abgesehen von einigen seltenen Skulpturen von Mönchen, Geistern und Dämonen sind es fast immer solche von Buddhas, von Bodhisattvas und von heiligen Wächtern.

Die meisten **Buddhas** (FO) sind erkennbar an einer Erhöhung (»urna«) in der Mitte des Hauptes, die sich nach der SONG-Zeit mehr und mehr verlängerte und mit einer Perle geschmückt war, sowie an einem Zeichen auf der Stirn und an langen Ohrläppchen, die durch den schweren Schmuck des Prinzen Siddharta, der zum Buddha wurde, entstanden sind. Im Gegensatz zu den meist fürstlich geschmückten Bodhisattvas bedurfte aber ein Buddha als Erleuchteter keines Schmuckes.

Die wichtigsten Darstellungen von Buddhas (SHIFO), im einzelnen zu unterscheiden durch ihre Handgesten (mudras) und die ihnen zugeordneten Attribute, waren:

- der historische Buddha Gautama (gestorben 486 v. Chr.), als Prinz Siddharta geboren, als Asket und Sucher erleuchtet, der erste Buddha unseres Weltzeitalters (Shakyamuni), sitzend oder stehend auf einem Lotosthron, manchmal zwei Löwen zur Seite, meist die eine Hand erhoben (abhaya: »Nichtfürchten«) und die andere nach unten haltend (varada: »Gunstgewährung«) oder sitzend in einer lehrenden oder meditierenden Gestik;
- der Amitabha (EMIDUO), der »meditierende Buddha«, die »unterscheidende Weisheit«, Gottheit des Feuers, des Lichts und des Westens, meist auf einem

Lotosthron oder mit einer Lotosblüte in der Hand dargestellt;

- der Maitreya (MILUO), ursprünglich ein Bodhisattva der allumfassenden Lehre, jetzt der sehnsüchtig erwartete Retter der Menschheit, der Buddha voller Mitleid für die Leiden der Menschen, auf einer Bank sitzend, später oft lachend mit einem Sack, gefüllt mit Freuden;
- der Vairochana, Herrscher des Weltenzentrums, Manifestation der absoluten, reinen Weisheit, meist mit der mudra des Wissens oder der Predigt dargestellt; er wurde vor allem in der TANG-Zeit von mystischen Sekten verehrt.

Neben Buddhas gab es die Darstellungen von **Bodhisattvas** (PUSA). Sie sind Erlöserbuddhas, werdende Buddhas, auf den rechten Weg helfende Wesen, die – trotz Erleuchtung – aus Mitleid freiwillig auf ihre Erlösung verzichten. Teilweise wurden sie auch als Verkörperung eines Buddhas auf Erden aufgefaßt. Der wichtigste Bodhisattva in China ist Avalokitesvara, auch GUANYIN genannt (»derjenige, der die Stimme vernimmt«), reich geschmückt mit Ketten und einer Art Krone. Mit immer weiblicheren Zügen wird er seit dem 9. Jahrhundert dann *die* GUANYIN, Göttin der Barmherzigkeit und Beschützerin der Menschheit, häufig dargestellt mit Lotosblüte und Vase mit Lebenswasser (das Nirvana symbolisierend) und manchmal sogar mit einem Kind. In Tibet gilt Avalokitesvara als verkörpert im Dalai Lama.

Andere Zeugen dieser »Sternstunde« in der chinesischen Kunst sind die aus einem Stück Stein gehauenen **Votivstelen,** meist Buddha mit flammender Aura (»Mandorla«) zeigend und oft auf der Rückseite beschriftet und datiert (vgl. Abbildung auf Seite 179).

Eine direkte Fortsetzung der WEI-Kunst und deren stilistische Weiterentwicklung läßt sich über Nord-QI, Nord-ZHOU und die SUI-Dynastie bis in die TANG-Zeit verfolgen, in welcher die buddhistische Stein- und Höhlenkunst, wie z.B. die wahrhaft majestätischen Monumentalskulpturen von 70 m Höhe in BINGLINGSI zeigen, zu einer weiteren Blütezeit fand. Sie wurde ausgelöst durch die Förderung des Buddhismus unter der Kaiserin WU

(684 bis 705 n. Chr.) und beendet durch die großen Verfolgungen im Jahre 845 n. Chr.

Nach der TANG-Epoche entstanden unter dem Einfluß des immer stärker in Erscheinung tretenden und von der Bilderverehrung sich abwendenden CHAN-Buddhismus nur noch wenige buddhistische Höhlentempel und Steinskulpturen, welche sich bis Ende der SONG-Zeit stark an die älteren Vorbilder anlehnten. Nur der eroberte Norden erfährt eine Wiederbelebung der durch den WEI-Stil inspirierten buddhistischen Skulptur durch die Förderung der nichtchinesischen Herrscher. So wurde YUNGANG restauriert, und neue Skulpturen wurden geschaffen.

Endgültig wandte sich ab der MING-Zeit die buddhistische Figurenwelt anderen Materialien wie Holz, Trockenlack und Bronze zu.

Sonstige Skulpturen und Steinmetzarbeiten

Einige Grabskulpturen sind aus der Nord-WEI-Zeit bekannt.

Zu Beginn der TANG-Dynastie gab es große nichtbuddhistische Skulpturen, hauptsächlich in Form von Pferden und Wächtern als Grabstützen. Es ist eine Tragik der Geschichte, daß hier – wie so oft – die Zerstörung von Städten und Palästen so gründlich war, daß kaum eine erhaltene Steinarbeit aus der TANG-Epoche von dieser kulturellen und politischen Hochblüte Zeugnis ablegen kann.

Aus der Nord-SONG-Zeit sind Richtlinien für Steinarbeiten für Palast- und Hausbau in Buchform bekannt. Sie hatten einen großen Einfluß auf die nachfolgenden und baufreudigen Perioden. Die MING- und die QING-Zeit waren beherrscht von prächtigen Steinarbeiten für architektonische sowie für dekorativ-symbolische Zwecke, wie Palast-Löwen, Torrahmen, »Geistermauern« und bis zu dreistufige Terrassen mit Balustraden, Geländern und Säulenknäufen als hervorragender Teil der Palastarchitektur. Sie werden als »Sumeru-Terrassen« bezeichnet (Sumeru ist der Ort, an dem sich alle ins Nirvana eingegangenen Buddhas aufhalten). Ferner gibt es Treppenstützen, bis 16 x 3 m große Steinplatten auf Wegen und Treppen mit mehr oder weniger reichen Reliefs (Kaiserpalast in BEIJING) voll figuraler Darstellungen von Drachen und Phönixen, Blumen und Bambus, sowie Drachenköpfe, Sonnenuhren und ähnliches, alles aus weißem Marmor (HANBAIYU) gearbeitet. Die wohl berühmtesten Steinskulpturen aus jener Zeit sind riesige Wächter- und Tierfiguren an den »Geisterstraßen« zu den kaiserlichen MING-Gräbern bei NANJING und BEIJING.

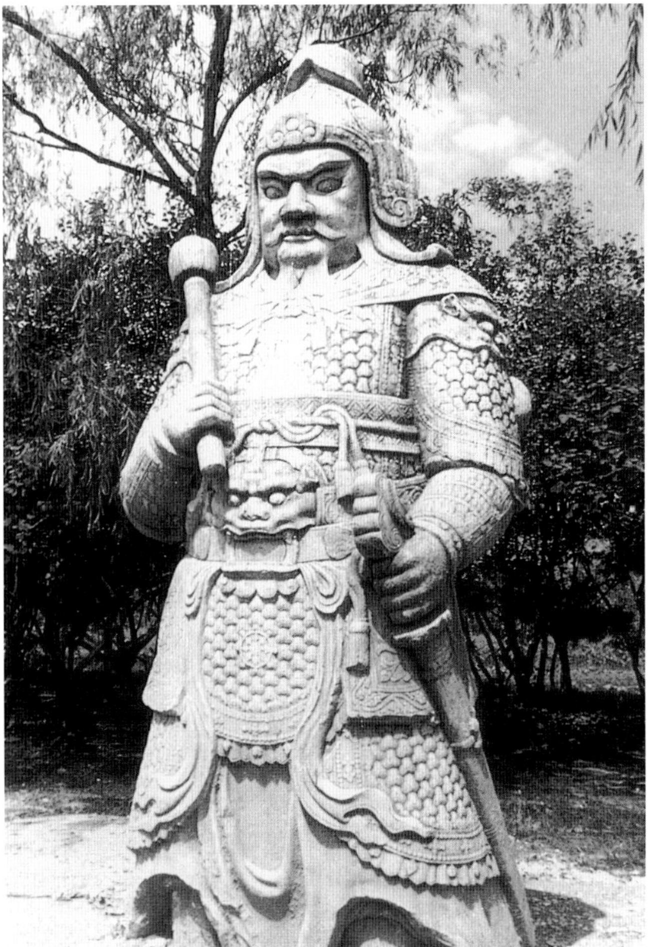

Steinskulptur »Wächter« aus den kaiserlichen MING-Gräbern bei BEIJING

LACKARBEITEN

Seit über fünftausend Jahren wird aus dem Saft des im mittleren und südlichen China verbreiteten Lackbaumes (*Rhus verniciflua*) ein Lack (QI) gewonnen, veredelt und kunsthandwerklich verarbeitet. Der aus der eingeschnittenen Rinde des Baumes austretende Rohlack wird nach Reinigung und Erwärmung klar. Er ist gelblichbraun. Zum Erhärten benötigt er warme und feuchte Luft. Er wird dann resistent gegen Wasser, gegen eine ganze Reihe von Lösungsmitteln, gegen Alkohol, Säuren und Basen. So kann er nach der Verarbeitung als schützender und verschönernder Klarlack verwendet werden.

Die Chinesen haben fünf mit natürlichen Pigmenten gefärbte Lacke entwickelt. Am häufigsten ist der geschnitzte Rotlack (QIHONG), der durch Einfärben mit Zinnober, rotem Eisenoxid oder Hämatit entsteht. Schwarzlack (QIHEI), mit Ruß oder Eisensulfat gefärbt, wird meist als Malgrund benutzt. Daneben gibt es den

Roter Schnitzlack *Links* floral geschnitzte Lackdose mit QIANLONG-Siegelmarke (aus der Zeit) in Messing im Boden eingelegt; *rechts* Fußschale, Typ JIA, auf hohem Ständer mit Rot- und Schwarzlackschnitzereien, 18. Jh.; *davor* kleines Schälchen, 18. Jh.

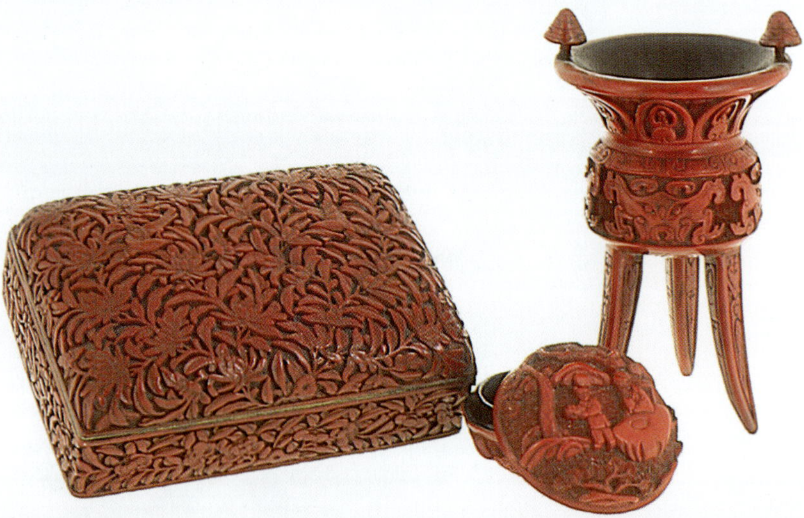

Große rechteckige Deckeldose aus rotem Schnitzlack, Mitte 15. Jh.

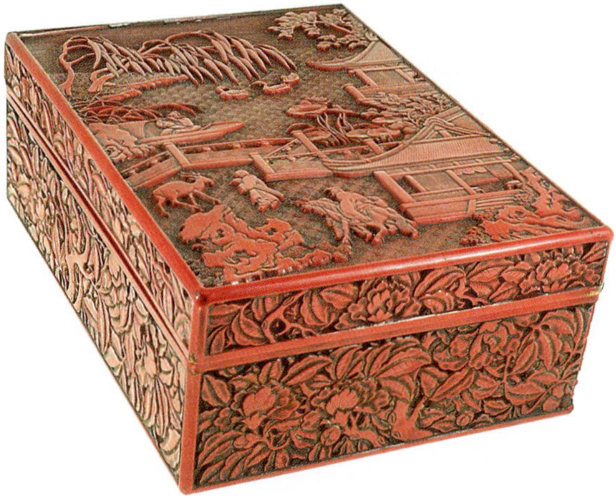

Gelblack mit Arsentrisulfid, den Braunlack mit Eisenoxid und den Grünlack, mit Malachit gefärbt.

Herstellung

Um ein Kunstobjekt aus Lack (QIQI) herzustellen, braucht es fünf verschiedene Arbeitsgänge, die sich über viele Monate hinziehen können.

1. Zuerst wird die Basis des Lackobjektes herausgearbeitet, meist aus einfachem Nadelholz, bei Vasen kann auch Metall verwendet werden, bei Figuren und ähnlichem Pappmaché, lackgetränkte Textilien, Leder oder ähnliches.
2. Zum Präparieren dieser Basis trägt man eine Mixtur aus Leim und Rohlack auf, die, wenn sie getrocknet ist, wiederum mit Rohlack überzogen wird. Seit der HAN-Zeit leimt man dann ein Gewebe als spannungsausgleichendes Zwischenmaterial auf.
3. Zur Grundierung des Lackes wird anschließend eine Mischung aus fein zermahlenem Ton, Asche und Leim oder eine Lackpaste mit Gewebefasern aufgebracht, die nach dem Trocknen geschliffen wird.
4. Danach beginnt der Auftrag der Farblacke, die aus vielen Schichten bestehen. Hierbei wird Schicht für Schicht eine immer feinere Lackqualität verwendet.

Jede Schicht muß getrocknet, geschliffen und sorgfältig poliert werden.

5. Der letzte Arbeitsgang ist die künstlerische Gestaltung, das heißt das Bemalen mit Gold, mit Lack- oder Ölfarben, das Gravieren oder das Schnitzen.

Ein anderes Verfahren ist die Herstellung von Hohl- oder Trockenlack, meist für Figuren, Schalen oder ähnliches gebraucht. Dazu spannt man lackgetränkte Leinwand über einen Kern, meist eine hölzerne Form, trocknet sie und bringt weitere Lackschichten auf, je nachdem, ob das Stück geschnitzt oder bemalt werden soll. Nach der Fertigstellung wird der Holzkern fast immer entfernt.

Bearbeitung

Folgende künstlerische Bearbeitungstechniken und Erscheinungsformen chinesischer Lackarbeiten sind zu unterscheiden:

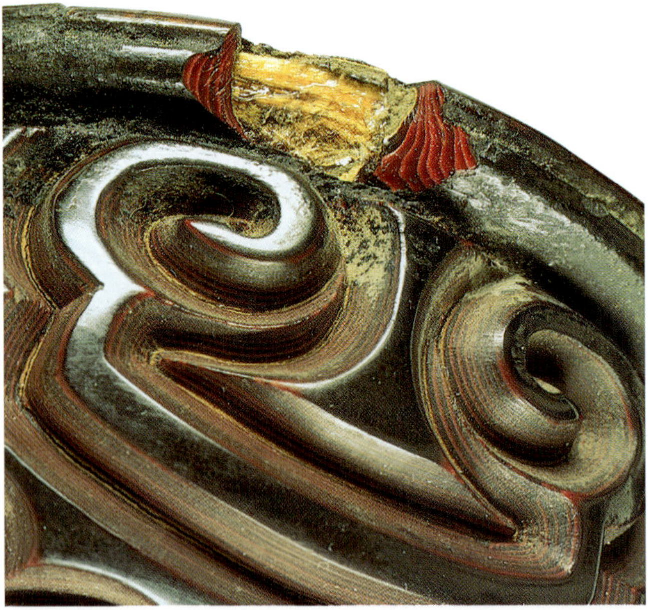

Nahaufnahme eines Schälchens mit schwarz-roten Lackschichten und RUYI-Motiv, YUAN- oder frühe MING-Zeit

- Lack mit Farben bemalt,
- Lack mit Goldfarbe bemalt,
- Schnitzlack,
- Lack mit Perlmutteinlagen,
- Gravierter Lack,
- Relieflack,
- Koromandellack.

Wenig erklärungsbedürftig sind das Bemalen mit Lack- oder Ölfarben, das Gravieren und das Einlegen mit den verschiedensten Materialien wie Perlmutt, Elfenbein, Halbedelsteinen etc.

Dagegen müssen wir auf eine einzigartige chinesische Erfindung, den Schnitzlack, näher eingehen. Man braucht dafür einen Lack von drei bis zehn Millimeter Dicke. Ein Lack von nur einem Millimeter Dicke besteht aus ca. dreißig Schichten. Ein Schnitzlack von einem Zentimeter Dicke besitzt demnach rund dreihundert Lackschichten übereinander, was den enormen Zeitaufwand bei der Herstellung deutlich macht. Meist wurde nur eine Lackfarbe verwendet. Um jedoch besondere Effekte zu erzielen, trug man auch zwei oder mehrere verschiedenfarbige Lackschichten übereinander auf (QICAI oder TICAI = geschnittene Farben).

Lack mit Farben (schwarz, rot, grün und gelb) bemalt ist seit der späten ZHOU-Zeit bekannt.

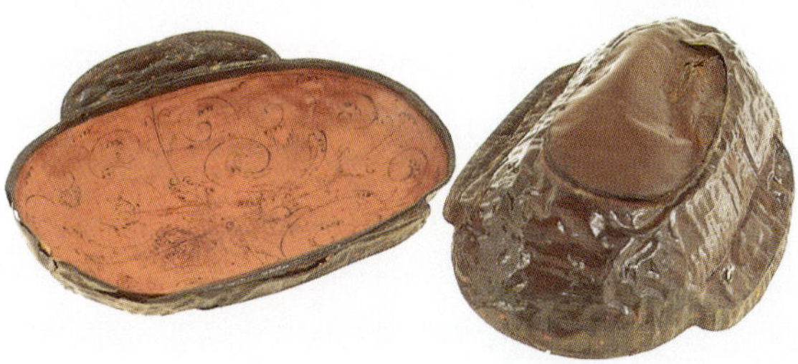

Zwei papierdünne »Ohrenschalen«, außen mit schwarzbraunem Lack, innen mit schwarz bemaltem rotem Lack, Ende West-ZHOU

Lack mit Goldfarbe bemalt (MIAOJIN = gezeichnetes Gold) kam erstmals in der TANG-Zeit und dann häufiger in der MING-Zeit vor. Die schönsten Stücke, wie Paravents mit Goldmalerei auf schwarzem Lack, finden

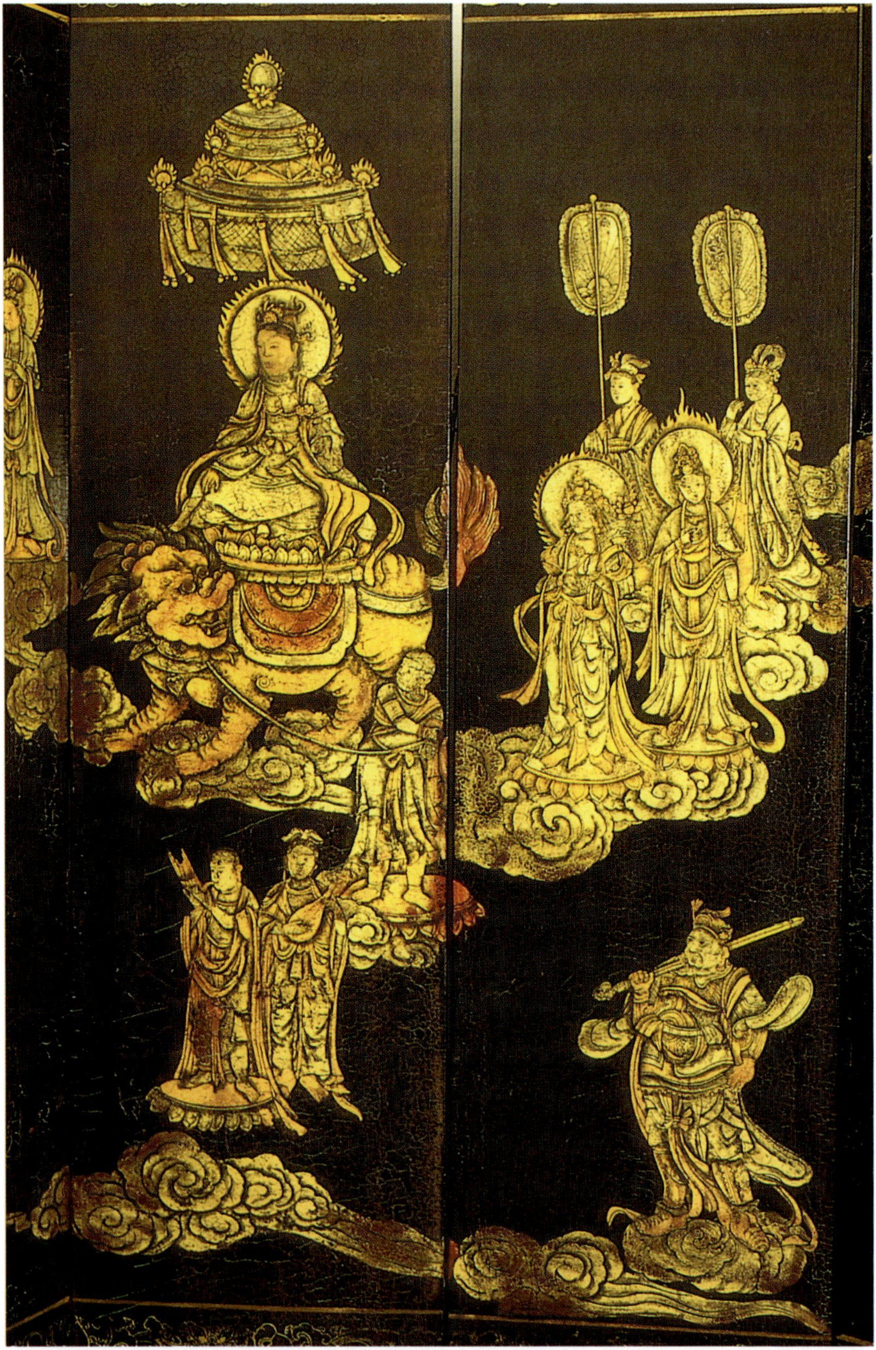

»Paradies der Königin-Mutter des Westens« (XI WANGMU); Bildausschnitt eines Paravents aus dem kaiserlichen Palast mit Goldmalerei auf Schwarzlack, QIANLONG-Marke (NIANHAO) aus der Zeit

wir im 18. Jahrhundert. Danach wurden sie immer liebloser in der Ausführung. Im 19. Jahrhundert wurden große Mengen solcher Wandschirme nach Europa exportiert.

Schnitzlack. Die ersten Versuche, Lack zu schnitzen, begannen während der TANG-Dynastie. Die frühesten Stücke in Sammlungen stammen aus der SONG-Zeit. Sie sind oft mit einem aus der Keramik bekannten, typischen »Phönix und Flora«-Motiv geschmückt oder mit einem »Haus und Park, Landschaft und Figuren«-Dekor versehen. Mit Sicherheit kennt man eine größere Anzahl von Schnitzobjekten aus der YUAN- und der frühen MING-Dynastie. Sie trugen figürlichen, seltener geometrischen Dekor, wie das Wolken(JIANHUAN)-oder Zepter (RUYI)-Muster, meist japanisch mit »guri« bezeichnet. In der ersten Hälfte des 15. Jahrhunderts, der frühen MING-Zeit, sind dann die herrlichsten Werke aus rotem Schnitzlack geschaffen worden. Sie zeichnen sich durch einen der Malerei entlehnten Dekor mit großen Palast- und Parkszenen oder floralen Motiven aus. Tief im Schnitt, mit weichen Konturen, sind sie von bewegender Eleganz und ungewöhnlicher Schönheit. Erst im 18. Jahrhundert gab es dann wieder einen Höhepunkt. Diese außerordentlich qualitätsvollen Stücke in einem frischen Rot sind jedoch von geringerer Schnitztiefe und mehr scharf und kantig geschnitten. Sie sehen völlig anders aus als die

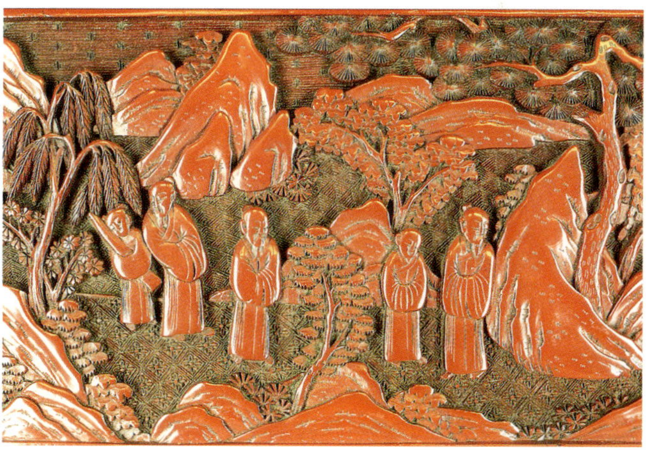

Ausschnitt einer Armstütze aus rotem Schnitzlack, frühe MING-Zeit

Stücke aus der frühen MING-Zeit und wirken durch ihren intensiven Dekor besonders prachtvoll.

Um zu beurteilen, welcher Dynastie oder Periode ein Stück zuzuordnen ist, sind folgende Kriterien zu beachten:

- Typ und Form des Objektes,
- Sujet und Stilistik,
- Farbton,
- Schnitztiefe und Schnitztechnik.

Diese Kriterien waren der künstlerischen und technischen Entwicklung im Laufe der Perioden unterworfen und weisen deshalb alle mehr oder weniger typische Unterschiede und Merkmale auf. Selten sind Marken (geritzt, gemalt oder als Messingplaketten) auf den Stücken vorhanden.

Lack mit Perlmutteinlagen (Laque Burgautée, LUOTIAN) wurde bereits in der TANG-Zeit hergestellt, in der YUAN-Dynastie wesentlich weiterentwickelt und verfeinert. In der MING- und QING-Zeit ist diese Technik vor allem mit Schwarzlack häufig. Bis ca. 1700 wurde die milchig weiße Schale der Nautilus-Schnecke verwendet, danach feinste Plättchen der grün-blau-lilarosa schimmernden Schalen der Haliotis-Schnecke.

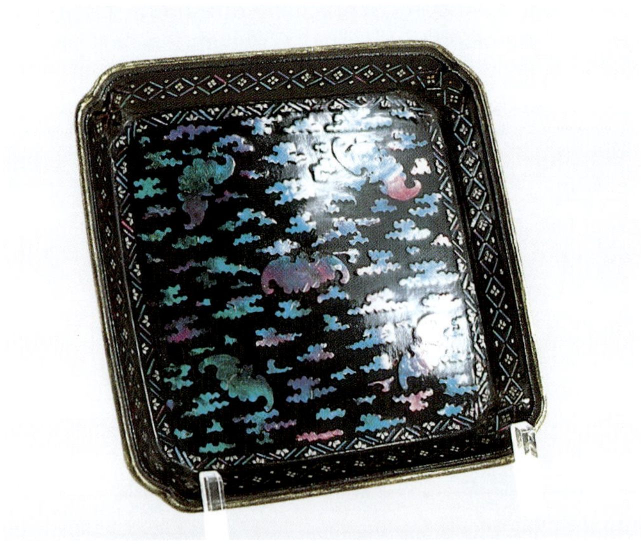

Schwarzlack mit Perlmutteinlagen (Laque Burgautée), 18. Jh.

Gravierter Lack (Ritzlack) entstand in der SONG-Dynastie. Die Lackfläche wird bei diesem Verfahren (QIANG JIN) mit einem Stichel geritzt und die Gravur mit Blattgold ausgefüllt. Darüber hinaus gab es in der späten MING- und QING-Zeit eine Technik, bei der die durch vergoldete Ritzlinien umrandeten Felder mit verschiedenfarbigem Lack ausgefüllt wurden (TIANQI).

Relieflack. Dabei wird auf einen Holzkern nach der Grundierung Schwarz- bzw. Rotlack aufgetragen. In die nicht ausgehärtete obere Lackmasse modelliert man das Motiv hinein.

Koromandellack. Seit dem Ende des 16. Jahrhunderts sind Objekte aus Koromandellack bekannt. Sie waren in Europa sehr beliebt und wurden häufig importiert. Die Technik besteht darin, daß die Holzbasis mit einer starken weißen Schicht grundiert wurde. Darauf kamen dann mehrere Schichten von schwarzem Lack, die jeweils nach der Aushärtung geschliffen und poliert wurden. Danach schnitt man den Dekor bis auf den weißen Grund heraus, den man dann mit lebhaften Farben bemalte.

CLOISONNÉ UND CHAMPLEVÉ

Das chinesische Cloisonné (FALANG oder QINGDAILAN) ist von leuchtender Farbe und verspielter Schönheit. In Europa gilt es als eine der typischen Erscheinungen der chinesischen Kunst. In China selbst wurde es oft als ungewöhnlich empfunden und entsprach nicht immer dem Geschmack der herrschenden Schicht. Erst im 18. Jahrhundert erlangte es eine gewisse Bedeutung. Cloisonné-Objekte von überdimensionaler Größe dienten der Prachtentfaltung in Palästen und Tempeln.

Cloisonné, auch Zellenschmelz genannt, gehört mit dem sogenannten Furchen- und Grubenschmelz (Champlevé) zu einer Gruppe von Metallarbeiten, deren Dekor aus farbigen Glasflüssen besteht. Der Glasfluß, das heißt die Schmelzmasse – auch Email genannt -, ist ein Gemisch aus Quarzsand, Feldspat, Kaolin, Soda, Salpeter, Borax, Natron, Blei sowie färbenden Mineralien. Die aus Bronze, Kupfer oder seltener aus Silber oder Gold gefertigten Dreifüße, Gefäße, Vasen, Teller, Schalen etc. wurden bei der Cloisonné-Technik mit Metallstegen überzogen. So entstanden Zellen (französisch »*cloisons*«), die mit verschiedenen Glasflüssen ausgefüllt wurden. Im Ofen wurden diese Glasflüsse bei Temperaturen von ca. 700 bis 800° Celsius auf das Metall aufgeschmolzen. Danach wurde das Stück geschliffen und poliert, die freien Teile und Stege wurden feuervergoldet.

Cloisonné

Cloisonné wurde in Byzanz erfunden. Im Jahre 1367 n. Chr. findet man es erstmals in der chinesischen Literatur bei dem Gelehrten CAOZHAO erwähnt. Es scheint sich um Importware aus dem Westen zu handeln, da er von einer »Moslem-Ware« oder »Ware aus dem Teufelsland« (GUIGUOYAO) spricht (wahrscheinlich Stücke aus byzantinischer Produktion). In einer Neuausgabe des Werkes von CAOZHAO im Jahre 1462 wird von einer Herstellung solcher Waren im Kaiserpalast gesprochen. Geht man davon aus, daß fremde künstlerische Techniken von den Chinesen im Laufe ihrer Geschichte schnell und gekonnt aufgenommen wurden, so ist der Beginn einer kontinuierlichen Cloisonné-Herstellung in China schon im 14. Jahrhundert anzunehmen. Der Import mag eine Art Initialzündung für die einheimische Produktion gewesen sein.

Die historische Zuordnung einzelner Objekte ist oft schwierig und nur innerhalb eines größeren Zeitabschnittes möglich. Der Grund hierfür ist, daß eine nur allmähliche formale und technische Entwicklung des chinesischen Cloisonnés stattfand. Eigenartigerweise sind in keinem Grab und auf keinem Bild aus der MING-Epoche solche Objekte gefunden worden.

Als Motive stehen die Lotosblüte mit Blattwerk und das Lotosblatt-Band – beeinflußt von der gleichzeitigen Porzellanmalerei – von Beginn an im Mittelpunkt des klassischen Cloisonné-Dekors. Die Blüten sind anfangs natürlich, weniger formal und stilisiert. Das Email ist vergleichsweise hoch aufgetragen, die Stege sind unregelmäßig und recht dick, werden jedoch gegen Ende des 17. Jahrhunderts – aufgrund einer neuen Herstellungstechnik – gleichmäßiger. Als Metall dient in dieser Zeit oft Kupfer anstelle von Bronze. Die Farben sind ein starkes Blau und

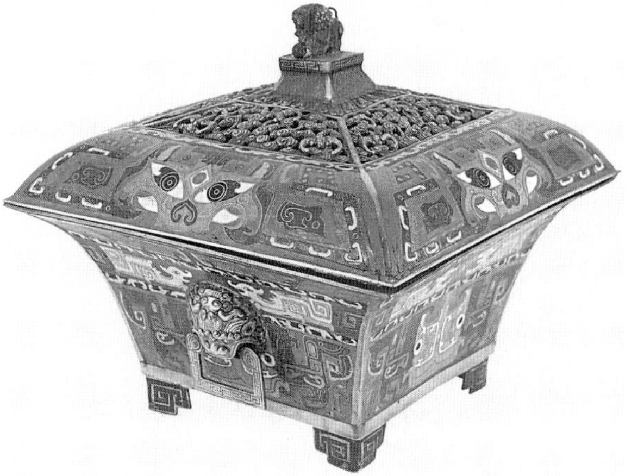

Quadratisches Räuchergefäß aus Cloisonné, 18. Jh.

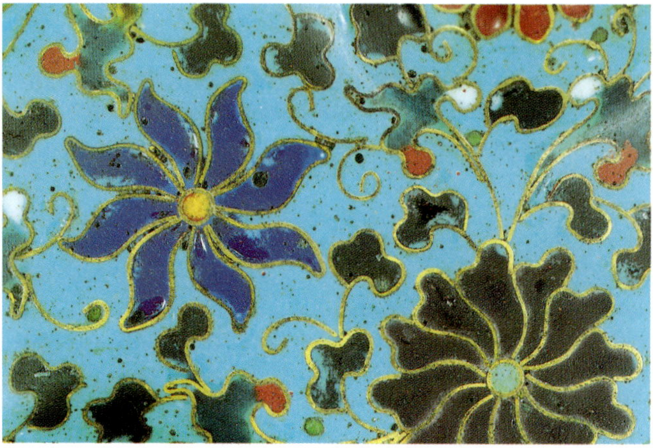

Nahaufnahme eines Dreifuß (vgl. Abb. rechts unten) in Cloisonné-Technik, 15./16. Jh.

Rot, ein lebhaftes Türkis, Butterblumengelb, Weiß und seit Ende des 15. Jahrhunderts Aubergine sowie ein einfaches Rosa, gemischt aus Rot und Weiß, und ein gelbliches Grün aus Gelb und Grün.
Die Farben entstanden durch Beigabe von Mineralien:
- Blau durch Kobalt,
- Grün durch Kupferoxid,
- Rot bis Braun durch Eisenoxid/Kupferprotoxid,
- Weiß durch Zinn,
- Aubergine durch Manganperoxid,
- Gelb durch Silberoxid.

Anfang des 16. Jahrhunderts kamen noch ein Braun und ein Türkis hinzu. Gegen Mitte des 16. Jahrhunderts wurde das Blau durch Verwendung von einheimischem Kobalt gräulich bis fast schwarz. Im 18. Jahrhundert tritt eine Vielzahl neuer Pastelltöne auf, die durch die um 1720 eingeführte Farbpalette der Porzellanmalerei beeinflußt sind: das europäische Rubinrot und ein vorher unbekanntes, mischfähiges Weißpigment. Das zarte, feine Rosa stand im Mittelpunkt dieser neuen Farben (sogenanntes »*famille rose*«) und wurde von da an zu einem festen Bestandteil im Kolorit des Cloisonnés.

In der Entwicklung der Motive wird Ende des 15. und Anfang des 16. Jahrhunderts die Lotosblüte gespalten: »Bei dieser Form scheint die Blüte waagerecht in zwei Teile geschnitten und auseinandergeklappt« (Gabbert-Avitabile). Brinker und Lutz unternahmen den Versuch, die formale Entwicklung der Lotosblüte innerhalb der verschiedenen Perioden anhand einiger Beispiele zu erfassen (siehe Abbildung S. 196).

Seit Mitte der MING-Zeit kommen vermehrt figurale Motive auf, Drachen erstmals in der WANLI-Periode. Landschaftsdarstellungen werden üblich. Die meisten Dekorelemente entsprechen der gleichzeitigen Verwendung in anderen Kunstbereichen wie der Porzellanmalerei. Hierbei war das 18. und frühe 19. Jahrhundert sowohl Höhepunkt als auch endgültiger Abschluß der künstlerischen und technischen Entwicklung des Cloisonnés. Von besonderem Reiz für Liebhaber und Sammler sind figurale Darstellungen von eigentümlich naiver Schönheit aus der späten MING- und der QING-Zeit. Die Gestaltung der Gefäße orientiert sich mit Vorliebe an Formen der traditionellen Typen chinesischer Bronzen aus der SHANG- und ZHOU-Dynastie.

Marken (NIANHAO) einer Periode sind auf Cloisonné-Objekten selten in Siegelschrift (ZHUANSHU), meist in Normalschrift (KAISHU). Die meisten Stücke besitzen

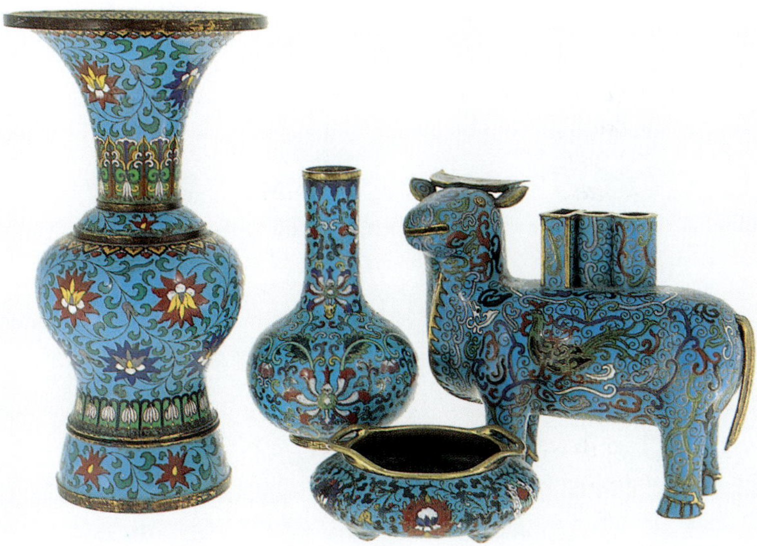

Cloisonné *(v. l. n. r.)*: große Vase, 16./17. Jh.; kleine Vase, 17. Jh.; Dreifuß, 15./16. Jh.; »Büffel«, QIANLONG-Periode mit Vier-Zeichen-Marke (NIANHAO)

aber keine Marken. Die wohl früheste authentische Marke stammt aus der Periode XUANDE. Die so berühmt-berüchtigte Marke der JINGTAI-Ära ist fast immer falsch. Dagegen sind die Stücke mit WANLI-Marken weniger zweifelhaft. Die häufigste und bedeutendste Marke, immer auch ein Zeichen kaiserlicher Wertschätzung und nur auf Stücken von höchster Qualität, ist die QIANLONG-Marke. Der Büffel auf der Abbildung auf Seite 195 ist mit einer Vier-Zeichen-Marke QIANLONG in Normalschrift versehen, ein Gegenstück befindet sich im Palastmuseum in BEIJING.

Eine Erfindung der späteren QING-Zeit ist ein Cloisonné ohne Metallbasis. Die aneinandergelöteten, mit Email ausgefüllten Zellen sind völlig durchsichtig und erinnern an die Bild- und Lichteffekte von Kirchenfenstern.

Die Entwicklung der Lotosblüte im Cloisonné
a-c 1. Hälfte 15. Jh.
d 1. Hälfte 16. Jh.
e Mitte 16. Jh.
f 2. Hälfte 16. Jh.
g um 1600
h 1. Hälfte 17. Jh.
i-k 2. Hälfte 17. Jh.
l-m 18. Jh.

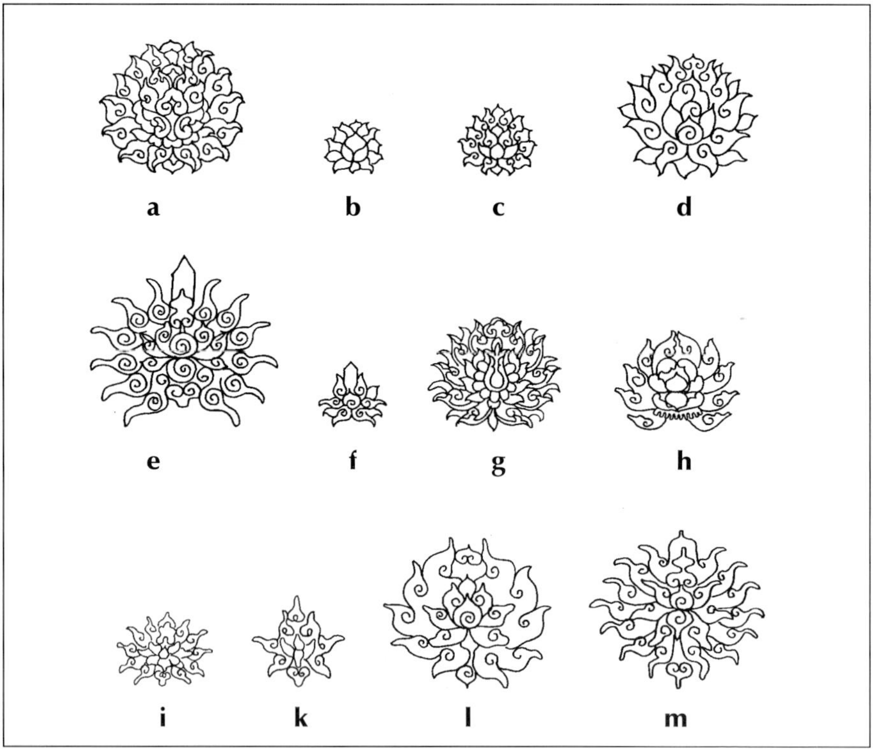

Furchen- und Grubenschmelz

Der seltene und sporadische Einsatz von Furchen- und Grubenschmelz in China läßt sich nach neuerer Erkenntnis bis ins 11. Jahrhundert vor Christus zurückverfolgen. Am häufigsten sind Objekte aus der späteren ZHOU- und HAN-Zeit.

Beim **Furchenschmelz** werden in den Bronzekörper tiefe Furchen graviert und mit farbigem Glasfluß ausgefüllt, der dann im Ofen zum Schmelzen gebracht wird. Der Furchenschmelz ist wahrscheinlich eine Erfindung der Ägypter und erlangte bei den Kelten große Bedeutung.

Beim **Grubenschmelz**, dem sogenannten Champlevé (Beginn in Rom und Blütezeit im Mittelalter), werden in die Bronze oder in das Kupfer ganze Felder hineingeschnitten und mit verschiedenen farbigen Glasflüssen ausgefüllt, die danach im Ofen geschmolzen werden. Nach Erkalten des Stückes wird es geschliffen und poliert, und die entstandenen Stege sowie andere Teile werden feuervergoldet. Die Champlevé-Technik kann nur auf einer gegossenen Bronze oder auf einer starken Kupferbasis angewendet werden. Daher tritt sie meist nur vereinzelt auf den Henkeln von Gefäßen oder auf massiven Einzelstücken auf, wie bei Gewandfibeln oder beim Pferdegeschirr. Im Gegensatz zu Japan, wo diese Technik im letzten Jahrhundert sehr beliebt war, findet man nur wenige chinesische Objekte in dieser Technik aus den Epochen nach der HAN-Zeit.

EMAILARBEITEN

Am Anfang des 18. Jahrhunderts wurde in China eine europäische Maltechnik auf Metall bekannt, die Emailmalerei (FALANGHUA), und erregte das künstlerische Interesse des Kaisers KANGXI. Er ließ daraufhin 1713 eine Werkstatt für Emailmalerei in Beijing errichten, so berichten französische Missionare in ihren Briefen aus China.

Als Basismaterial dient Metall, meist Kupfer, seltener Gold oder Silber. Darauf wird zunächst einfarbiges Email aufgetragen, das im Ofen aufgebrannt wird. Der Emailfarbenüberzug hat dabei dieselbe Funktion wie die Glasur in der Überglasur-Porzellanmalerei. Anschließend wird das Stück mit verschiedenen Emailfarben bemalt, die dann ebenfalls im Ofen auf den Email-Untergrund aufgeschmolzen werden und sich mit ihm verbinden.

Aufgrund der reichhaltigen Palette prachtvoller Emailfarben für die Porzellanmalerei waren alle Voraussetzungen ideal erfüllt, um auch die Emailmalerei zu einer neuen, prunkvollen Gattung der chinesischen Kunst werden zu lassen. Schon 1721 schickte der Kaiser dem Zaren ein Service aus Goldschalen mit Emailmalerei zum Geschenk. Von Anfang an wurde das aus Europa stammende neue Goldchlorid-Rot als Rosa eingesetzt (FENCAIHUA oder »*famille rose*«), das in der Folge in der Emailmalerei dominierte. Mit Bezug auf die Herkunft dieser Maltechnik nennen die Chinesen diese Emailarbeiten YANGCI, das heißt »ausländisches Porzellan«. In Europa sind die chinesischen Emailmalereien unter dem Namen »Kanton-Email« geläufig, da große Mengen stilistisch recht einheitlicher, in GUANGZHOU (Kanton) hergestellter Emailwaren nach Europa exportiert wurden.

Die künstlerisch interessantesten Objekte sind diejenigen, die für den chinesischen Gebrauch (»*Chinese taste*«) in einigen hochqualifizierten Werkstätten in BEIJING und in GUANGZHOU angefertigt wurden.

Solche Stücke aus dem 18. Jahrhundert sind auf der nebenstehenden Abbildung wiedergegeben: Der Teller ist von extrem feiner Ausführung mit rückseitiger Bema-

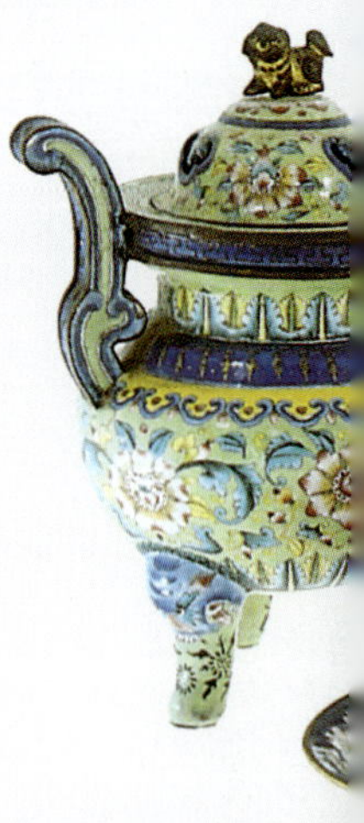

Emailmalerei *(v. l. n. r.):* quadratisches Schälchen und Weinkanne, beide 18. Jh.; Schale mit Deckel, blaues Email mit Goldmalerei, QIANLONG-Periode mit Vier-Zeichen-Siegelmarke (NIANHAO); Teller, YONGZHENG-Periode; Schälchen mit Untertasse (Vergleichsstück in der Palastsammlung TAIPEH, Taiwan), QIANLONG-Periode, 18. Jh.; Räuchergefäß, 18. Jh.

lung und damit typisch für die YONGZHENG- oder die frühe QIANLONG-Periode; Schale und Deckel mit Goldmalerei auf tiefblauem Grund tragen eine QIANLONG-Marke aus derselben Zeit; das Schälchen mit Untertasse (Gegenstück im Palastmuseum in Taipeh, Taiwan) stammt aus derselben Periode; daneben noch eine Kanne, welche in Form und Malerei ein sehr typisches Stück dieser Zeit ist.

Häufig findet man eine große Ähnlichkeit in Dekor und Farben zwischen dem dünnwandigen Eierschalen-Porzellan (TOUTAI) und den Emailarbeiten der gleichen Zeit – vermutlich wurden sie in den gleichen Ateliers bemalt.

Die Chinesen selbst hatten gewisse Schwierigkeiten, sich für diese künstlerische Technik zu begeistern. Von Anfang an verglichen sie die Emailmalerei auf Metall mit

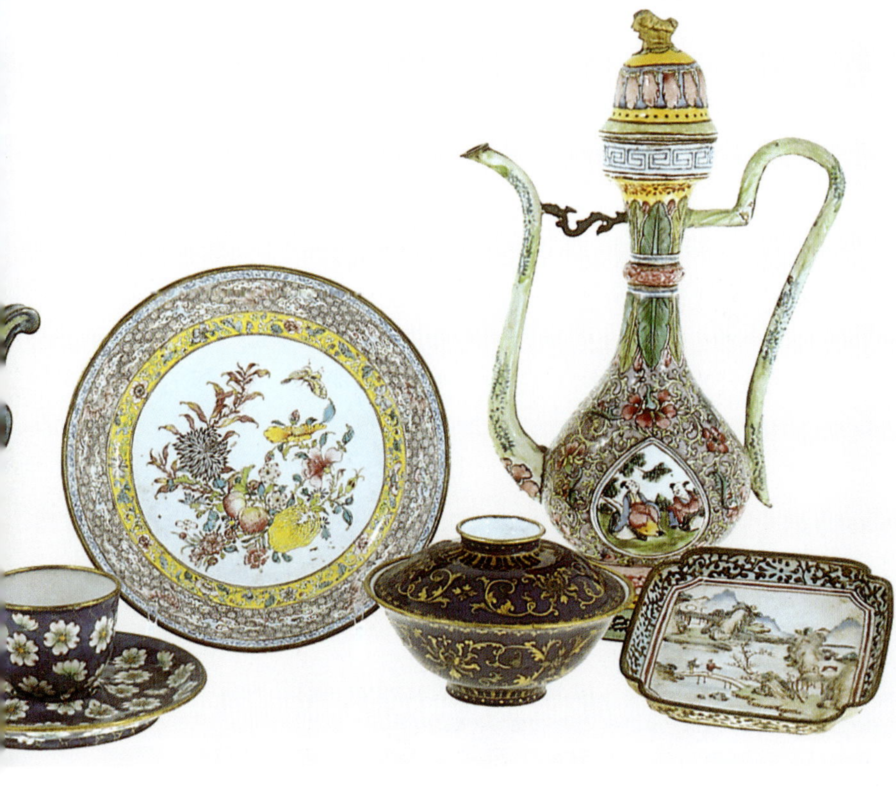

der Emailmalerei auf Glasur und monierten den »weicheren« Ton der Farben, die sich hier sanft mit dem Emailuntergrund verbinden und nicht mit brillanter Leuchtkraft auf der Glasur »aufsitzen«. Doch gerade dieses andere Erscheinungsbild unter Verwendung des gleichen Farbmaterials wie bei Porzellan bereicherte die Vielfalt der Emailfarbentechnik und ist mit Recht zu einer typischen Erscheinung der chinesischen Kunst mit einer eigenen ästhetischen Ausstrahlung geworden.

JADE UND HALBEDELSTEIN-ARBEITEN

JADE

Jade (YU, wie Jü ausgesprochen) galt als der kostbarste Halbedelstein und wurde immer schon zu Dingen verarbeitet, die im sakralen Bereich Verehrung, Wünsche und Opfergaben repräsentierten oder im persönlichen Gebrauch für Bildung, Geschmack, hohe Gesinnung und Reichtum standen.

»YU ist der schönste aller Steine. Ihn zeichnen fünf Tugenden aus. Sein strahlender, doch warmer Glanz entspricht der Wohltätigkeit; seine Durchsichtigkeit, seine Farbe und Maserung (entsprechen) der Rechtschaffenheit; seine Reinheit und der eindringliche, beim Anschlagen hervorgerufene Klang entsprechen der Weisheit; seine Zähigkeit (entspricht) der Tapferkeit; er ist wie die Gerechtigkeit hart und nicht leicht verletzt.« (Zitat nach Willetts von XU SHEN, ca. 100 n. Chr.)

Doch die Schönheit und die Vielfalt waren nicht al-

Verschiedene kleinere Jadeobjekte aus der West-ZHOU-, HAN- sowie SONG- und MING-Epoche

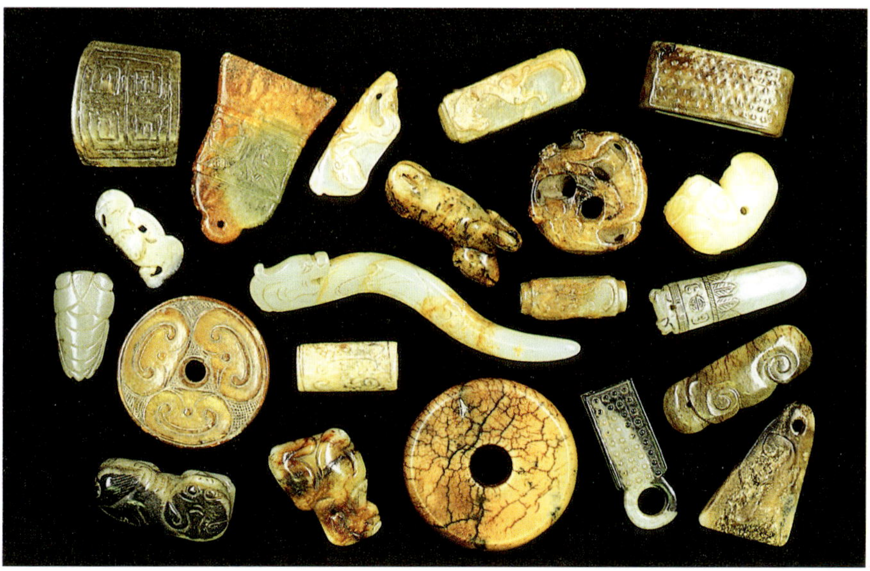

lein der Grund, warum Jade in China eine alles überragende Wertschätzung genoß. Seit frühesten Zeiten wurden der Jade magische Kräfte zugeschrieben. Sie spielte im alten China eine wichtige Rolle in den Riten bei der Beschwörung der Götter. Jade gewährte als Talisman göttlichen Schutz, als BI-Scheibe war sie Sinnbild von Himmel und Erde und als Grabbeigabe (MINDQI) bewahrte sie die Toten vor Verwesung und Fluch. Jade wurde in die neun Öffnungen des Leichnams gelegt oder umhüllte, wie im Falle des HAN-Prinzen LIUSHENG und seiner Gemahlin, die Körper mit einem ganzen Kleid von 2498 beziehungsweise 2160 Jadeplättchen.

Jade wurde im Geröll bestimmter Flüsse gefunden (»Flußjade«) oder in Bergwerken abgebaut (»Bergjade«). Die Bearbeitung von Jade ist wegen seiner Härte mit größter Mühe verbunden. Jade ist härter als Stahl, kann nicht geschnitten, sondern nur geschliffen werden und ist verarbeitet von einem weichen, opaken Glanz. Es wurden Bohrer aus verschiedenem Material verwendet, angetrieben durch eine Bogensehne. Schleifmittel war Sand aus Quarz, Granat oder Korund. Die Technik des Jadeschleifens hat sich jahrtausendelang nicht geändert.

In China wird neben echter Jade (CHEN YU) eine verwirrende Anzahl von mehr oder weniger edlen Steinen gleichfalls als Jade (von chinesischen Kennern als FU YU = falsche Jade) bezeichnet. So kann man sich bei Käufen in China niemals auf die englische Angabe »*real jade*« verlassen, besser ist es, die chinesischen Bezeichnungen zu kennen. Viele dieser Steine haben einen geringen Wert. Jedoch hat auch echte Jade je nach Art, Größe, Farbe, Maserung und Alter einen extrem unterschiedlichen Marktwert.

Echte Jade gehört zu einer Gruppe von Mineralien, die mit Nephrit, Jadeit und Chloromelanit bezeichnet werden. Am häufigsten wurde in der chinesischen Kunst Nephrit verarbeitet.

Nephrit (Calcium-Magnesium-Eisensilikat) ist Jade im eigentlichen Sinne und wird immer mit YU bezeichnet.

Nephrit-Jade wird seit mindestens 6000 Jahren gewonnen. Sie erhält ihre Färbung durch den Eisengehalt

Wassergefäß aus Nephrit-Jade, 17./18. Jh.

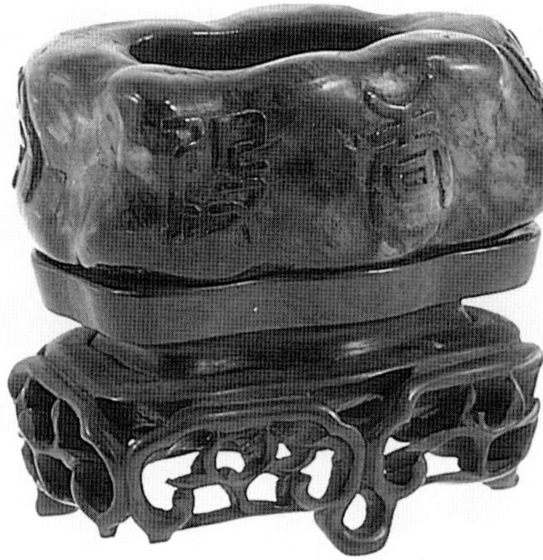

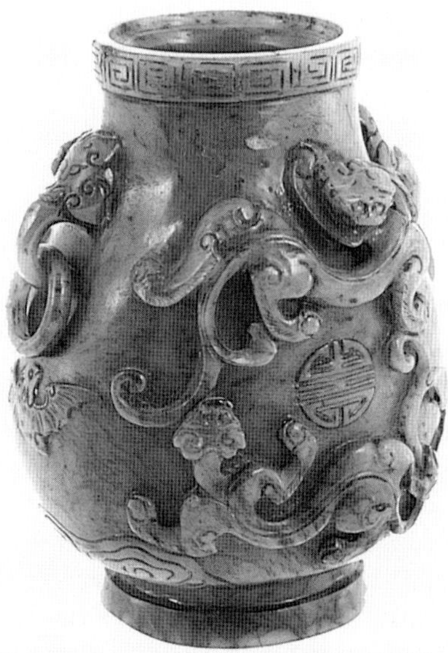

Vase aus moosgrüner Nephrit-Jade, QIANLONG-Periode mit Vier-Zeichen-Siegelmarke (NIANHAO)

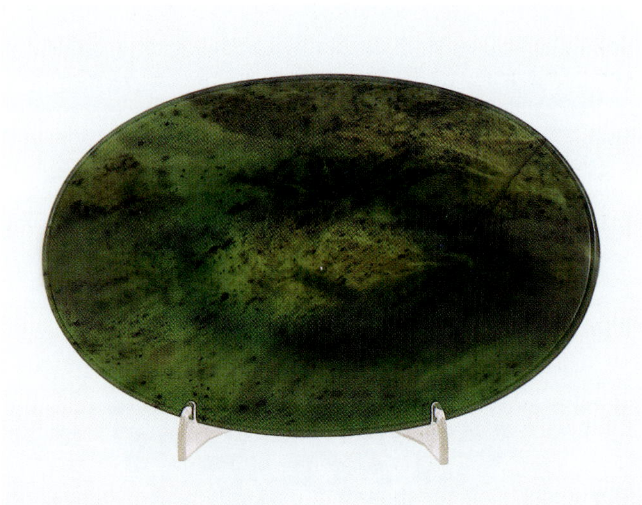

Spinatgrüne Jadeschale, 18. Jh.

(bis 5 %). Ihre Farbpalette reicht von Elfenbein, verschiedensten Brauntönen über Grünschattierungen bis zum Schwarz. Eine Besonderheit ist Nephrit ohne Eisengehalt, die opakweiße »Hammelfett-Jade«. Nephrit-Jade verwittert und verfärbt sich leicht in Gräbern und wird dann unregelmäßig gelblich-braun. Nach chinesischer Auffassung entstehen die Verfärbungen durch Verwesungseinflüsse, weshalb solche Stücke besonders verehrt und gesammelt werden. Man spricht dann auch von »Grabjade«. Aus der SHANG- und ZHOU-Zeit ist außer Schmuckobjekten und Klangsteinen (QING) vor allem die »Sakraljade« bekannt, wie die BI-Scheibe (weibliches Prinzip), das CONG-Rohr (männliches Prinzip), die GUI-Täfelchen (Frühling, Osten), die HUANG-Halbscheiben (Winter, Norden), die ZHANG-Täfelchen (Sommer, Süden) und weiße Jade in Form eines Tigers (Herbst, Westen). Ansonsten war Nephrit-Jade das am höchsten geschätzte Material für Opfergaben, Ritualwaffen, Schmuck oder persönliche Kostbarkeiten aller Art.

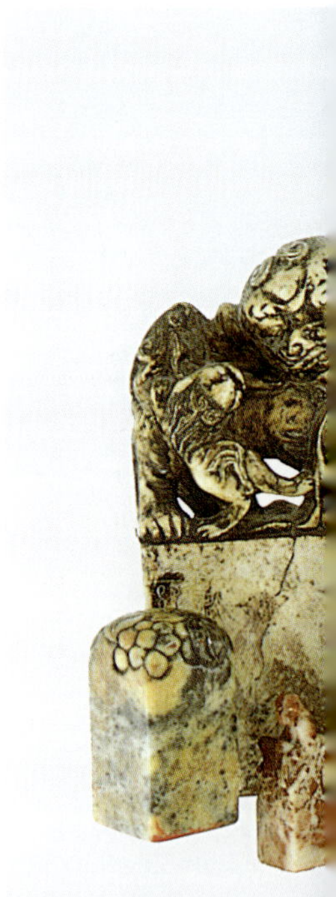

Jadeit (Natrium-Aluminium-Silikat), auch FEICUI genannt, erhält seine Färbung durch Eisen, Nickel, Chrom, seltener durch Mangan (malvenfarbig). Es gibt hier herrliche Farb- und Zwischentöne, von Weiß über Grünweiß bis Blaugrün, Spinatgrün bis zu dem kostbaren Smaragdgrün der

»Kaiser-Jade«. Jadeit ist meist farbig durchzogen oder gefleckt. Erst seit ungefähr 200 Jahren wird Jadeit aus Burma eingeführt und zu Figuren, Schalen und Vasen, hauptsächlich aber zu Schmuck verarbeitet.

Chloromelanit ist ein Verwandter von Jadeit, dunkelgrün bis schwärzlich durch seinen hohen Eisengehalt.

Sonstige Steine

Allgemein wurden und werden in der chinesischen Kunst neben Jade alle nur denkbaren Halbedelsteine und anderen Steine in Form von figuralen Objekten, Vasen und Schalen geschnitten oder geschliffen. Hervorzuheben sind hier die Halbedelsteinarbeiten (BAOSHI) mit weißer oder roter Koralle, mit Bergkristall, Achat und Rosenquarz und die Steinarbeiten (SHI) mit Steatit, auch Speck- oder Seifenstein genannt. Eine besondere Grup-

Verschiedene Steinschnitzereien aus dem 18. und 19. Jh.; *hinten rechts* Tuschreibestein, *ganz rechts* ein Faustkeil, ca. 5000 bis 10000 Jahre alt

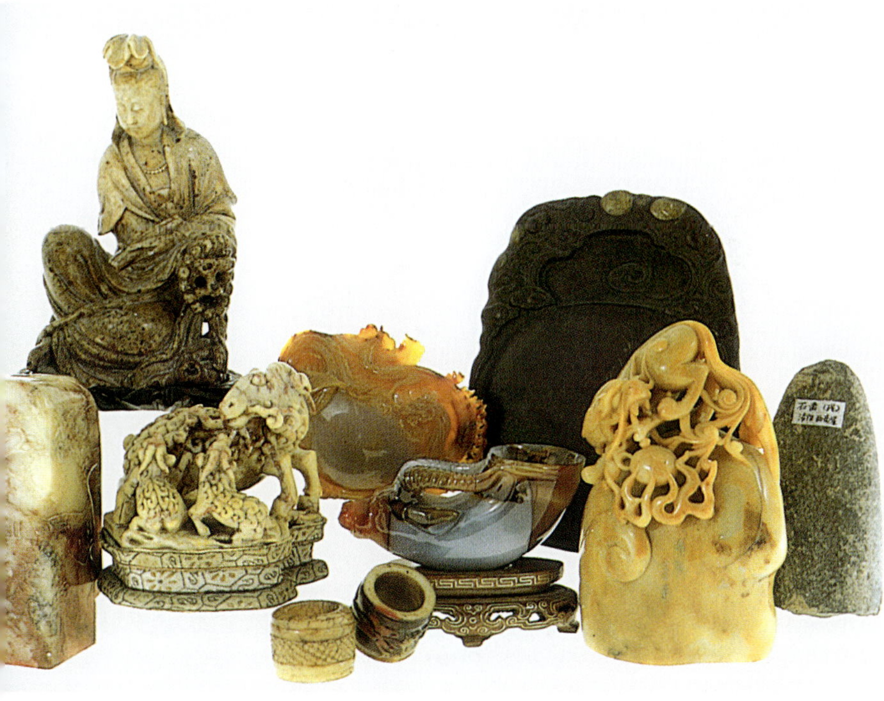

pe sind Steine für Siegel (YINSHI). Nach chinesischen Angaben werden neben Jade an die siebzig verschiedene Steine für das Siegelschneiden verwendet, wie z.B. der QINGTIAN-, SHOUSHAN- oder CHENGHUA-Stein. Einige sind so kostbar wie beste Jade, wie z.B. der rotfleckige »Hennenblut«-Stein oder der ockergelbe TIANHUANG/ »Gelber-Himmel«-Stein. Für Tuschreibesteine wurden Flußbett-Versteinerungen, der DUANXI-Stein und am häufigsten Schiefer verarbeitet.

GOLD- UND SILBERARBEITEN

Neben dem elegant distanzierten Widerschein des Silbers (YIN) schätzte man auch in China den unvergleichlich warmen Glanz von Gold (JIN). Es war ein kostbares Material – und doch erreichte es nie den Stellenwert, den Gold bei uns innehat. Jade und Bronze galten als weit wertvoller.

Im täglichen Sprachgebrauch war Gold – wie bei uns – als Synonym des Besonderen weit verbreitet. So war eine »goldene Truhe« die kostbare Bibliothek eines Gelehrten, der »goldene Pfirsich« Symbol der Unsterblichkeit, und edle Eigenschaften des Menschen wurden als »goldene« umschrieben.

Die chinesische Natur drängte aber nicht nach Gold, wenn sie Reichtümer erstrebte. Für den chinesischen Menschen gab es viele andere ihn erfüllende Dinge, die er als Kostbarkeiten zu besitzen trachtete. Die Folge war, daß Gold mehr der Veredelung in Form von Blatt- und Feuervergoldung oder als Goldfarbe diente sowie mit Silber als Material für Einlegearbeiten in Bronze und Eisen Verwendung fand. Objekte aus purem Gold oder Silber waren sehr selten.

Teilweise wurde seit der SONG-Zeit Silber als eine Art Währung in Form von sogenanntem Hack- oder Barren-

Zwei vergoldete Silberbecher mit Henkel, in der Mitte eine goldene Fußschale, Dekor mit Ringpunzierung, TANG-Epoche

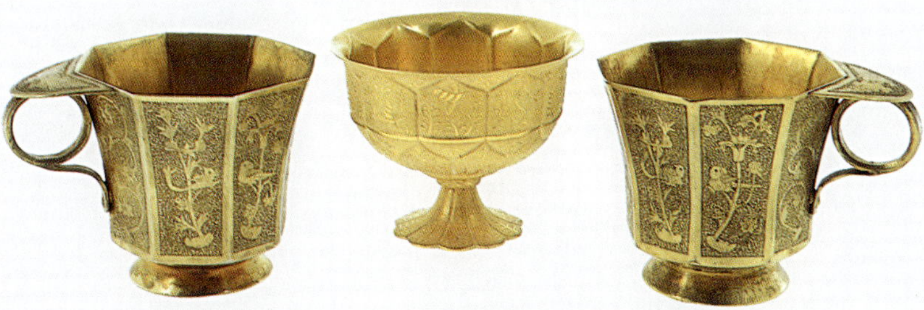

silber verwendet, seit dem 19. Jahrhundert in Form von Münzen (YUAN/Dollar).

TECHNIKEN DER GOLD – UND SILBERVERARBEITUNG

Gold gewann man in seiner reinen Form als »Lagergold« in Bergwerken oder in den Ablagerungen der Flüsse. Es entspricht dem pragmatischen Witz des Chinesen, wenn er je nach Größe des Goldfundes erstere als »Pferdehufe«, »Oliven« oder »Melonenkerne« und letztere als »Hundeköpfe« und »Weizenkleie« bezeichnete.

Neuere Ausgrabungen beweisen eine Verarbeitung von Gold seit dem 14. Jahrhundert v. Chr., von Silber erst ab dem 6. Jahrhundert v. Chr. Die Gründe hierfür liegen sicher in den sehr unterschiedlichen technologischen Gewinnungsverfahren, wobei das für Silber weit umständlicher und aufwendiger war.

Gold- und Silberobjekte wurden entweder nach dem Wachsausschmelzverfahren gegossen oder durch Schlagen mit einem Hammer zu Blech und Platten hergestellt.

Verschiedene Schmuckstücke sowie zwei Gebetsketten, 18./19. Jh.

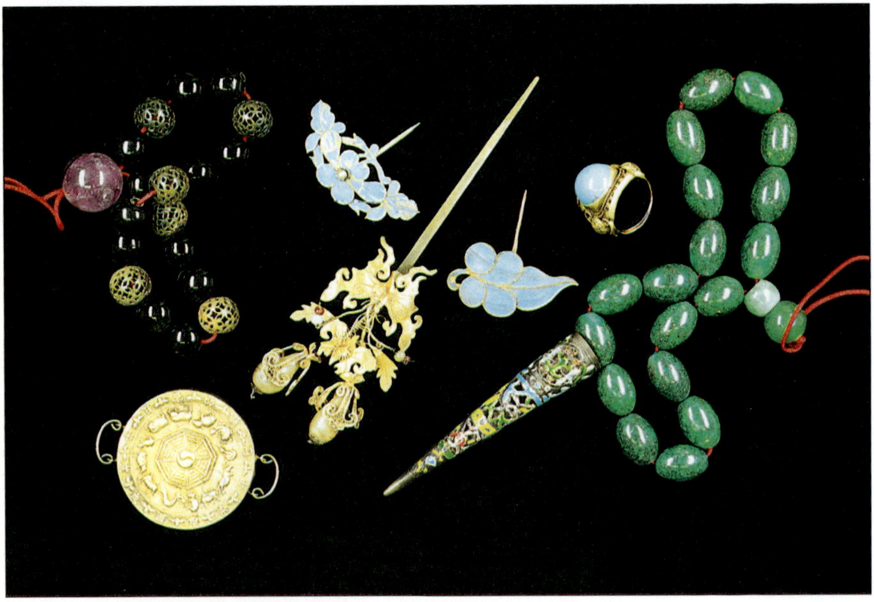

Zu Beginn der Goldverarbeitung in der ZHOU-Epoche wurden auf dünnen Platten einfache Ornamente eingehämmert oder graviert.

Im 6. Jahrhundert v. Chr. begann die große Zeit der Einlegearbeiten mit Gold und Silber in Bronze und in Eisen, oft mit Halbedelsteinen kombiniert. Unter der HAN-Dynastie erreichten diese Arbeiten ihren endgültigen Höhepunkt. Generell löste die Technik der Einlegearbeit den bisherigen, häufig überreichen Reliefguß ab. Hauptsächlich wurden auf diese Weise Spangen, Dolch- und Schwertgriffe, Teile für Wagen und Pferdegeschirr, Kultgefäße und Grabbeigaben hergestellt.

Schon ab Ende der ZHOU-Dynastie wurden flache Reliefarbeiten und Formen in Gold mit Punzen auf einer Unterlage aus Blei, Holz oder Pech von außen oder von innen herausgetrieben (sog. »*repousé*«).

In der TANG-Epoche wurde die seit dem 5. Jahrhundert bekannte und seit der SONG-Zeit nicht mehr angewendete (aber vereinzelt im 18. und 19. Jahrhundert wieder praktizierte) Technik der sogenannten »Ringpunzierung« mit ringförmiger Spitze (YUZIWEN), auch Mattunzierung genannt, zur höchsten Vollendung gebracht. Die Abbildung auf Seite 207 zeigt zwei achteckige Henkel-Becher in Silber vergoldet und eine massivgoldene Fuß-Trinkschale aus der TANG-Zeit (Anfang 8. Jahrhundert), alle mit dem für diese Zeit typischen Motiv »florales Geranke mit Vogel«, der Silberbecher fein und die Goldschale extrem fein ringpunziert. Motiv und Formen lassen einen gewissen westlichen, sassanidischen Einfluß erahnen.

Ferner war seit der HAN-Zeit die schwierige Kunst der Granulation – im Westen schon seit zweitausend Jahren angewendet – bekannt, die dann gegen Ende der TANG-Zeit, wie im Westen, in Vergessenheit geriet (und erst 1933 von Littledale wiederentdeckt wurde).
Die Technik der Schmuckherstellung wurde bis in die YUAN-Zeit durch Treib-, Ziselier- und Durchbrucharbeiten (sog. »*ajouré*«) beherrscht. Sie wurde dann in der MING-Ära (und bis heute) weitgehend von der für China so typischen Filigrantechnik abgelöst (Arbeiten mit Draht), die auch für größere Objekte zur Anwendung kam.

Blattgold gewann man, indem Gold zwischen speziellen, reißfesten Papieren aus Bambusfasern flachgeschlagen wurde.

Vergoldung. Metallobjekte aus Bronze, Kupfer oder Silber wurden durch Auftrag eines Gold-Quecksilber-Amalgams mit nachfolgender Erhitzung bis auf 500° C feuervergoldet. Gegen Ende der ZHOU-Zeit begann man die Feuervergoldung anzuwenden, und sie erreichte eine solche Bedeutung, daß man davon sprechen könnte, daß Gold als reines Material »überflüssig« wurde. Denn im Gegensatz zu anderen Kulturkreisen war in China schon früh die Bronze für kultische Zwecke sowie für religiös-figurale Objekte und eine hochentwickelte Keramik für den profanen Bereich in Gebrauch – statt wie in Europa einfaches Steinzeug, Holz oder Zinn und für den Adel Silber und Gold. Abgesehen von Schmuck wurden daher Gefäße, Becher, Figuren und andere größere Objekte selten aus Silber und äußerst selten aus Gold angefertigt.

Silberarbeiten: Vase, 18./19. Jh.; Lotos-Kanne, Ende 18.Jh.; Schale, 19.Jh.

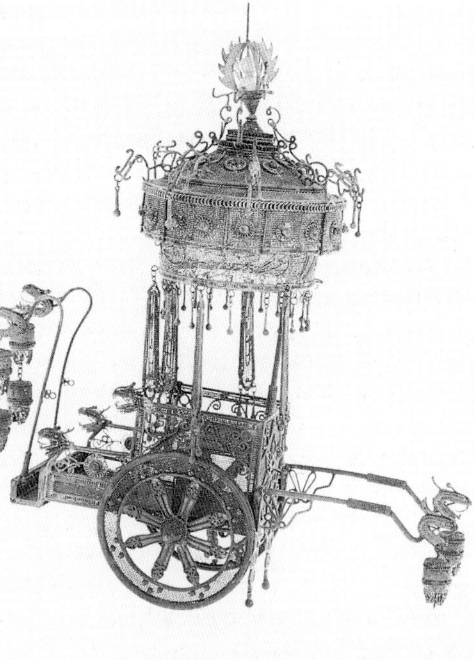

Prunk-Rikscha, Kupfer-Filigranarbeit aus dem 18./19. Jh.

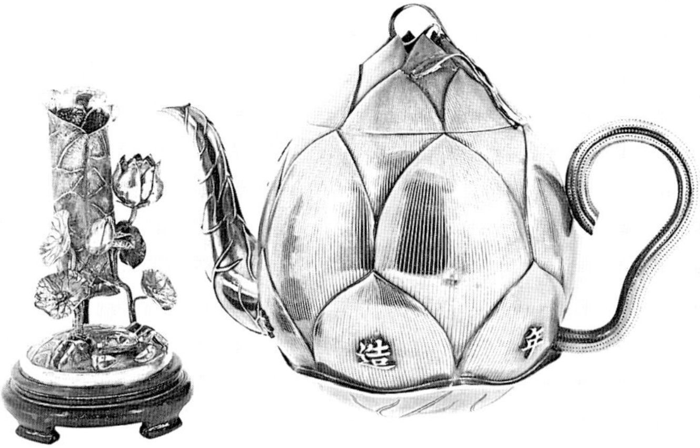

Geschichte der Gold- und Silberverarbeitung

Lassen wir die weitgefächerte und vielseitige Anwendung von Gold in der Kunst als Blatt- oder Feuervergoldung und als Goldfarbe beiseite und betrachten wir die künstlerische Verarbeitung von massivem Gold und Silber in einem vereinfachten geschichtlichen Rückblick, so kann man drei bedeutende Epochen unterscheiden:

Die ZHOU- und HAN-Epoche, die Frühzeit der Gold- und Silberverarbeitung, war beherrscht von einer raffinierten Einlegetechnik und brachte nur wenige Objekte hervor, die getrieben oder, wie bei Bronze, gegossen waren.

Die TANG-Epoche entsprach der Blütezeit der Gold- und Silberverarbeitung mit zur höchsten Perfektion entwickelten Techniken und ließ unvergleichliche Kunstwerke von subtilster Ästhetik entstehen.

Ab der SONG-Epoche begann die »Spätzeit« der Gold- und Silberverarbeitung, in welcher die sogenannte Filigrantechnik dominierend aufkam. Hierbei lassen sich zwei zeitliche Bereiche ausmachen, in denen einige künstlerisch und stilistisch eigenständige Meisterwerke entstanden sind, und zwar in der YUAN- bis Mitte der MING-Zeit, z.B. in Form von in Silber gegossenen Figurengruppen, und unter der QING-Dynastie im 18. und frühen 19. Jahrhundert, z.B. in Form von Alltagsobjekten (siehe Abbildung Seite 211). Im letzteren Falle sind nur solche Stücke gemeint, welche für den chinesischen Gebrauch vorgesehen waren, und nicht die nach europäischem Geschmack gefertigten, die in großen Mengen gegen Ende des 19. Jahrhunderts exportiert wurden. Kunsthandwerklich war dieses Exportsilber aber meist von hoher Qualität.

Silber als Zahlungsmittel

Silber als Zahlungsmittel kam als größere Werteinheit unter der HAN-Dynastie in Gebrauch. Es war ungemünzt – in diesem Sinne können wir von Barren sprechen – und unterschiedlich in Feingehalt, Form und Gewicht.

Von der SONG-Zeit an wurden die Silberbarren DING genannt und hatten eine Vielzahl von Formen, wie z.B. Sattel, Pferdehuf oder Schiff. Sie wurden deshalb von Ausländern als »Silberschuhe« bezeichnet (oder englisch »*Sycee ingots*«, nach der chinesischen Bezeichnung XISI = »feine Seide« im Sinne von »echtes Silber«).

Während der QING-Dynastie waren sie das wichtigste Tauschmittel im Großhandel und innerhalb der Regierung, und zwar im Gewicht von 1, 5, 10 und 50 chinesischen Unzen (LIANG), »Tael« genannt (»Tael« ist identisch mit der von den Chinesen gebrauchten Bezeichnung für eine Unze, »LIANG«; das Wort »Tael« soll eine von den Ausländern eingeführte Verballhornung aus dem Portugiesischen sein; 1 »Tael« = 35-38 g = 800-1600 »*Cash*«-Bronzemünzen). Diese Silberbarren waren noch bis 1935 im Umlauf, bevor sie durch ein Regierungsdekret abgeschafft wurden.

Gold war in diesem Sinne kein übliches Zahlungsmittel. Es diente aber, neben Silber, der Werthortung. Da Gold gegenüber dem Silber lange einen niedrigeren Wert hatte als im Ausland, war es bis 1785 für die den Chinahandel beherrschende englische »Ostindische Companie« lohnend, in China Silber gegen Gold zu tauschen.

Erste bekannte chinesische YUAN-Silbermünze, mit »SHOULAO« (Gott der Langlebigkeit), geprägt zwischen 1837 und 1845, Taiwan

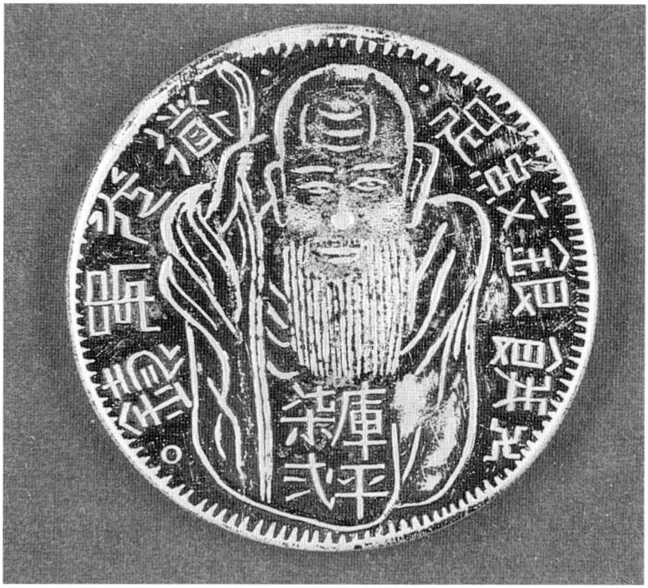

Silberbarren (LIANG), YUAN-Dynastie

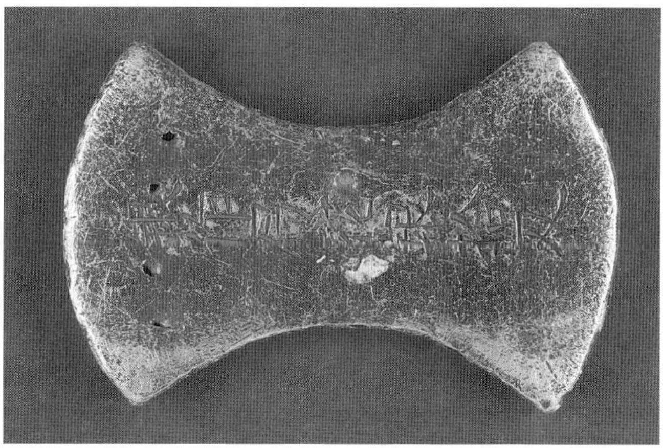

Die ersten geprägten Silbermünzen Chinas, die den späteren YUAN-Münzen entsprachen, erschienen 1837 in Formosa (Taiwan). So wie auch heute noch der amerikanische Dollar in China eine inoffizielle Rechnungseinheit und für den reisenden Kunstfreund als Barschaft unentbehrlich ist, so waren im 19. Jahrhundert amerikanische und mexikanische Silbermünzen gängiges Zahlungsmittel in China und in Fernost (manchmal nachträglich punziert mit chinesischen Schriftzeichen, z.B. einer Bank, englisch sog. »*Chop marks*«).

Erst ab 1889 wurden in GUANGDONG und in der Folge in einigen anderen Provinzen, in Anlehnung an amerikanische und mexikanische Münzen, YUAN (Dollar)-Silbermünzen (1 YUAN entsprach 1000 »*Cash*« = 100 FEN = 0,72 »Tael« bzw. LIANG) in zunehmendem Maße bis Ende der QING-Dynastie geprägt. Sie waren weitgehend einheitlich mit einem Drachen auf der Vorderseite versehen – deshalb auch »Drachen-Dollar« genannt – und besaßen eine Wertangabe auf der Rückseite, oft zusätzlich mit englischer Beschriftung. Daneben gab es in einigen Provinzen Silbermünzen im Wert eines »Tals« statt eines YUANS (die erste Ausgabe in SHANGHAI 1856 und die letzte in YUNNAN 1943).

Nach Gründung der Republik trug der YUAN auf der Vorderseite meist ein Präsidentenporträt mit der Beschriftung »Chinesische Republik« und Angabe des Jahres, auf der Rückseite eine florale Bekränzung mit der Angabe »1 YUAN«. Er wurde von dem 1906 gegründeten staatlichen Münzamt in TIANJIN bis 1934 herausgegeben, gleichzeitig gab es aber auch einige Provinzprägungen des YUANS.

Die wichtigste frühe YUAN-Münze ist die mit dem Porträt des zweiten Präsidenten YUAN SHIKAI, die in drei Varianten von 1914 über seinen Tod 1916 hinaus bis 1921 geprägt wurde. Die sicher amüsanteste YUAN-Ausgabe erschien 1928 in GUIZHOU mit der Abbildung eines Autos auf der Vorderseite.

Seit wenigen Jahren gibt es für Sammler offizielle YUAN-Goldmünzen und auch wieder YUAN-Silbermünzen in feinster Prägung und in extrem niedriger Auflage (z.B. Münzen mit den chinesischen Tierkreis-Jahreszeichen von 1000 YUAN in Gold mit einer Auflage von nur 500 Stück oder 10-YUAN-Silbermünzen mit einer Auflage von 15000 Stück). In China sind sie verboten, werden aber als Kopien angeboten.

SEIDE UND TEPPICHE

Seide

Spätestens seit dem zweiten Jahrtausend vor Christus war in China Seide (SI) in Gebrauch, wie Funde in ANYANG beweisen. Im indischen und assyrischen Raum wurde möglicherweise noch früher aus einem Nachtfalterkokon eine Art Seide, »*Bombycien*«, gewebt. Doch erst zwei Erfindungen der Chinesen ermöglichten die groß angeleg-

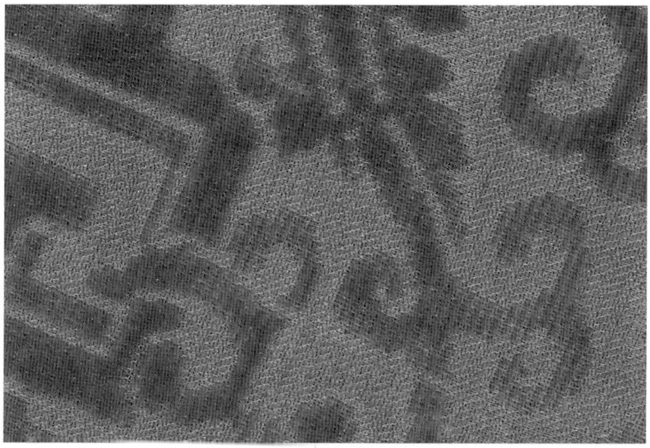

Nahaufnahme einer einfarbigen Reiterseidenjacke in Reliefschnitt-Technik

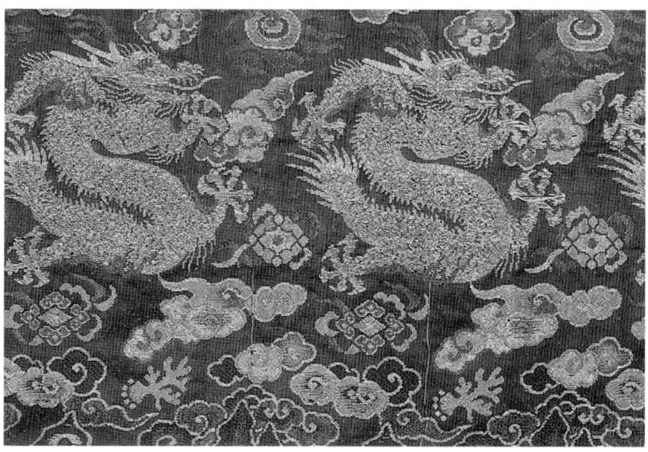

Teilausschnitt eines Goldseidenbrokats mit Drachen, MING-Epoche

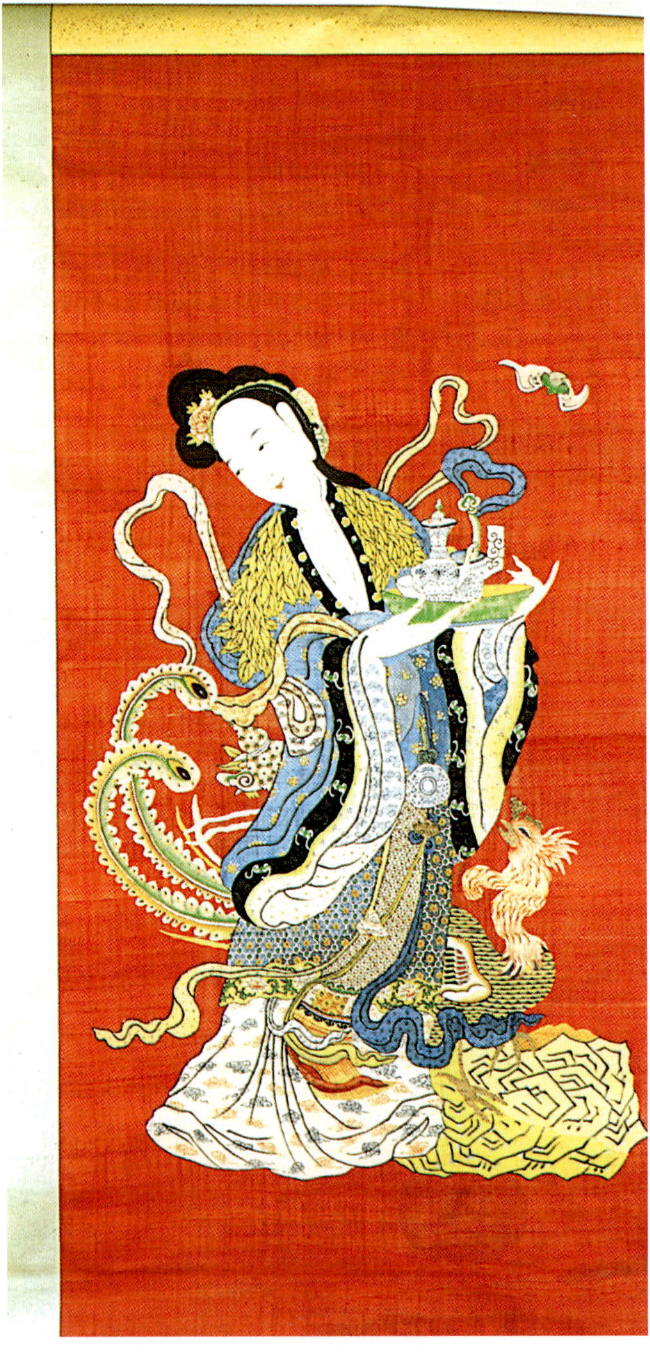

Großes seidenbild-gewirktes Gemälde (KESI) der HE YIAN-GU, Beschützerin des Haushaltes, mit teilweise gemalten Konturen, 19. Jh.

findungen der Chinesen ermöglichten die groß angelegte Herstellung von Seide:

- die Kultivierung des Maulbeerbaum-Seidenspinners, der einen bis 800 m langen Faden pro Kokon liefert,
- das Abhaspeln des Gespinstes, anstatt es zu zerzupfen.

»Seres« nannte man in der Antike das Volk, das den Seidenhandel zwischen China, Nahost und Europa über die sogenannte »Seidenstraße« schon seit dem dritten vorchristlichen Jahrhundert beherrschte. Erst in der MING-Zeit brach dieser Handel ab und wurde gegen Ende der MING-Epoche über den Seehandel wieder aufgenommen.

Techniken

Aus der Ära der Streitenden Reiche und der HAN-Epoche kennt man in Kettbindung **gewebte Seidenstoffe**, bunt **bestickte Seide**, **Seidengaze** und **Seidenbrokat**, oft mit vielfarbigen Mustern wie TAOTIE-Masken, Drachen, Tigern, Vögeln, stilisierten Bäumen, Blüten, Ranken und Schriftzeichen, die auch weit außerhalb Chinas gefunden wurden. Chinesische **Goldbrokate**, die in Europa schon im Mittelalter bekannt waren, wurden mit vergoldeten, eingeschossenen Lederstreifen oder mit Goldpapierstreifen angefertigt.

Daneben kannte man bereits in der TANG-Zeit eine Reihe verschiedener **Färbemethoden**: das Batiken mit Wachs, das Färben zwischen zwei Holzschablonen zwecks symmetrischer Muster und das Abbinden der Muster.

Erst in der späten MING-Zeit kam die **Seidensamtweberei** auf, deren Ornamente – wie später bei den Teppichen – herausgeschnitten wurden und auf diese Weise changierten.

Künstlerisch von größtem Interesse ist die **Seidenbildwirkerei** (KESI), eine Bildwebtechnik, die oft extrem feine, unvergleichliche Seidengemälde schuf, die von den Chinesen zur Kunst der Malerei gezählt werden. In der Palastsammlung in Taiwan befinden sich eine Reihe solcher Kostbarkeiten aus der YUAN-, MING- und QING-Zeit, teilweise von berühmten Meistern signiert.

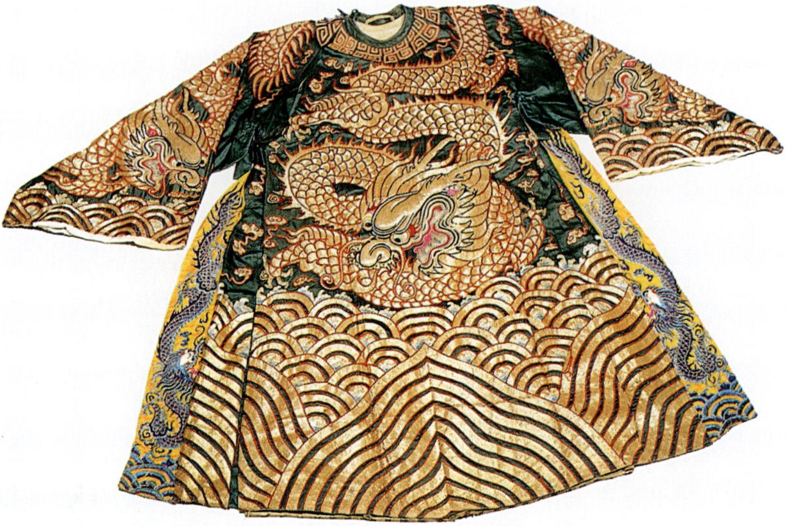

Drachengewand für die chinesische Oper mit prachtvoller Goldrelief-Stickerei auf Seide, Anfang 20. Jh.

Die **Seidenstickerei** (XIUSI oder XIUHUASI), eigentlich eine Seidennadelmalerei, die als Bildnadeltechnik eine reine Handarbeit ist, brachte ihre eigenen Meisterwerke hervor. Ihr Höhepunkt war die Reliefstickerei mit Gold- und Silberfäden. Man unterschied über 50 Sticharten mit Hunderten von Varianten.

Gewänder

Stoffe, Gewänder und sonstige Bekleidungsstücke, gewebt ebenso wie bestickt, aus früheren Dynastien, selbst aus der MING-Zeit, sind extrem selten. Es ist unrealistisch, solche im Handel finden zu wollen. Desto reicher und vielfältiger sind Seidenbilder, sonstige Seidenstickereien und bestickte Seidengewänder ab der späten QING-Zeit.

Ein faszinierendes Sammelgebiet sind die Zeremonialgewänder der Beamten der verschiedenen Ränge und die, allerdings seltenen, Gewänder der Adeligen und der kaiserlichen Familie. Die Zeremonialgewänder des Kaisers für festliche Anlässe waren gelb, manchmal orangegelb, für die Opferzeremonien für den Himmel blau, für die Sonne rot und für den Mond weiß. Ansonsten war die vorherrschende Farbe für alle Ränge dunkelblau, selten rotviolett und andere Farben. Die Gewänder der kaiserlichen Familie hatten vier, die der Beamten zwei Schlitze. Sie waren mit einer festgelegten Anzahl von goldenen Drachen, Wolken- und Wellenmotiven bestickt und besaßen einen breiten Saum mit Bergsymbolen aus vielfarbigen, konisch zueinander laufenden Linien. Sie wurden »Python(drachen)- oder Drachengewand« genannt. Auf einem Drachengewand mit neun Drachen findet man außen nur acht Drachen, der neunte ist auf der Innenseite des Aufschlags eingestickt. (In allem, was den Kaiser betraf, waren die Zahlen neun und fünf heilig. So hieß ein alter Titel des Kaisers JIUWUZHIZUN »Erhabenheit von Neun und Zehn«.)

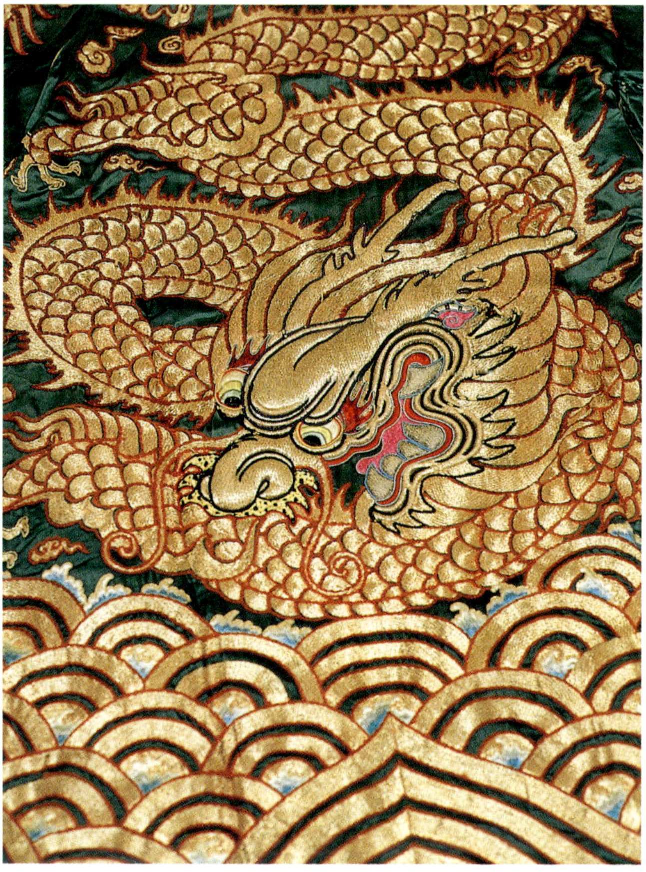

Ausschnitt aus dem Drachengewand oben links

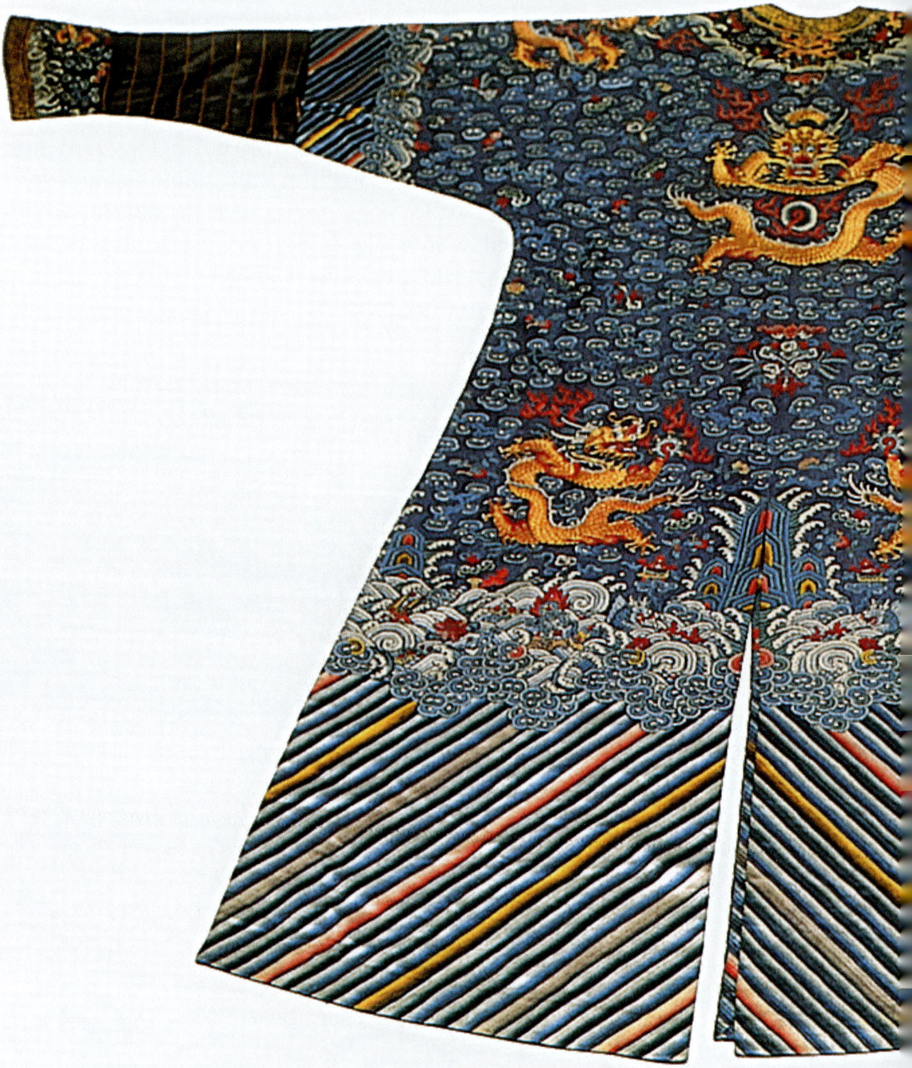

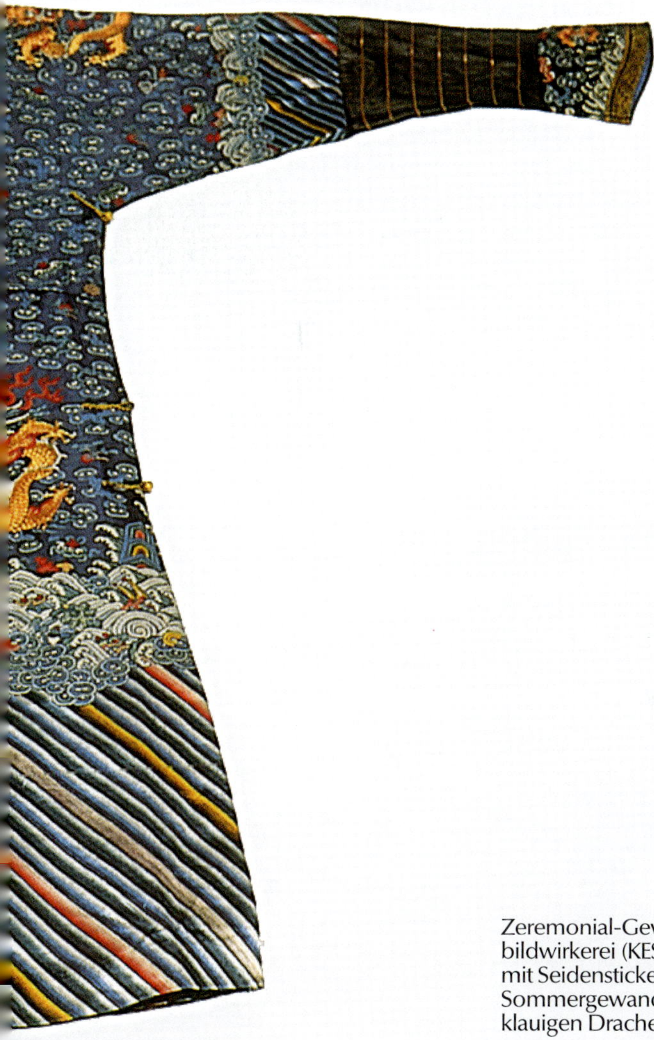

Zeremonial-Gewand in Seidenbildwirkerei (KESI) kombiniert mit Seidenstickerei auf Gaze als Sommergewand, mit neun fünfklauigen Drachen, 19. Jh.

Ferner gab es seit der MING-Dynastie vom Kaiser persönlich an Gelehrte, Zivil- und Militärbeamte verliehene quadratische (ca. 30 x 30 cm große) Rangzeichenapplikationen, die von den Beamtenfrauen seitenverkehrt getragen wurden. Vom fünften Rang bei Zivilbeamten bzw. vom vierten Rang bei Offizieren aufwärts sowie bei Gerichtsbeamten mußte eine Amtskette von 108 Perlen getragen werden, zum Beispiel aus Jade, Koralle, Bernstein oder geschnitzten Obststeinen. Darüber hinaus trugen Beamte des sechsten Ranges und darunter eine blaue Fasanenfeder und Beamte des fünften Ranges und darüber eine Pfauenfeder auf der Kappe. Je nach Rang waren sie ein- oder zweiäugig. Die dreiäugige Pfauenfeder durfte nur vom Sohn eines Mandschu-Prinzen getragen wer-

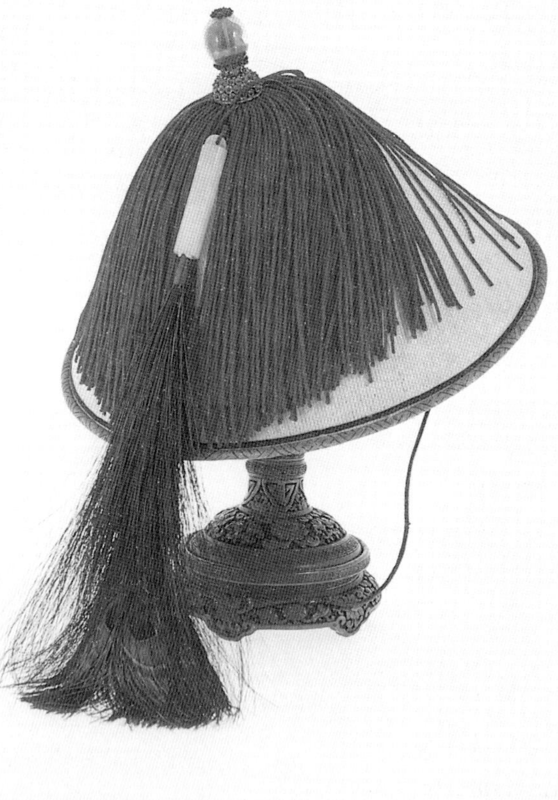

Beamtensommerhut mit doppeläugiger Pfauenfeder und rotlackierter Rangperle, Ende 19. Jh.

den. Auf der Spitze der Kappe war eine Rangperle angebracht.

Die Rangkennzeichen auf den Zeremonialgewändern für Zivilbeamte waren wie folgt:

Rang	**Rangperle**	**Anzahl der Drachen**	**Amtszeichen**
Erster	Rubin	neun fünfklauige	Kranich
Zweiter	Koralle	neun fünfklauige	Goldfasan
Dritter	Saphir	neun fünfklauige	Pfau
Vierter	Lapislazuli	acht vierklauige	Wildgans
Fünfter	Kristall	acht vierklauige	Silberfasan
Sechster	Tridaknamuschel	acht vierklauige	Reiher
Siebter	Gold	fünf vierklauige	Mandarinente
Achter	Gold, graviert	fünf vierklauige	Wachtel
Neunter	Gold, reliefiert	fünf vierklauige	Fliegenschnäpper

Militärbeamte hatten als Amtszeichen vierfüßige Tiere, mit dem höchsten Rang beginnend: Einhorn (QILIN), Löwe, Tiger, Leopard, Bär, Wildkatze, Rhinozeros (zwei Ränge) und Walroß.

Die seit 1636 vorgeschriebenen Rangperlen auf der Kappenspitze waren oft nicht aus Edelsteinen, sondern aus farbigem Glas. Die Perle des sechsten Ranges war aus Glas (ursprünglich weiße Jade) oder vergoldet.

TEPPICHE

Teppiche (DITAN) hatten in China nie die Bedeutung, die ihnen in den Ländern des Vorderen Orients aufgrund der Sitzweise dort zukam. In China waren Teppiche viel eher ein dekoratives Element für Böden, Wände und sogar Palast- oder Tempelsäulen. Doch als Dekoration standen sie in Konkurrenz mit vielen anderen kunsthandwerklichen Produkten, die mehr dem Geschmack und den Gebrauchsgewohnheiten der Chinesen entsprachen.

Die ersten Teppiche in China waren schlichte, floral gemusterte Filzteppiche, die vor allem unter der YUAN-Dynastie eine gewisse Verbreitung fanden.

Erst gegen Ende des 17. Jahrhunderts ist die Herstellung von Knüpfteppichen in NINGXIA belegt. Unter QIANLONG wurden die entstehenden Manufakturen gefördert und mit größeren Aufträgen bedacht. Dies war der eigentliche Beginn der Geschichte des chinesischen Knüpfteppichs und gleichzeitig seiner Blütezeit, die weit bis ins 19. Jahrhundert reichte. Erst Anfang des 20. Jahrhunderts kamen chinesische Teppiche in Amerika und dann in Europa in Mode und wurden in zunehmendem Maße importiert. Dies führte zur Gründung großer Manufakturen, die die bisher überwiegend in Familien- und Dorfgemeinschaften ausgeführte Fertigung ablösten. So verloren allmählich die so hundertfältig in Bild und De-

PAODOU-Bildteppich, 1,65 m x 1,68 m, 19. Jh.

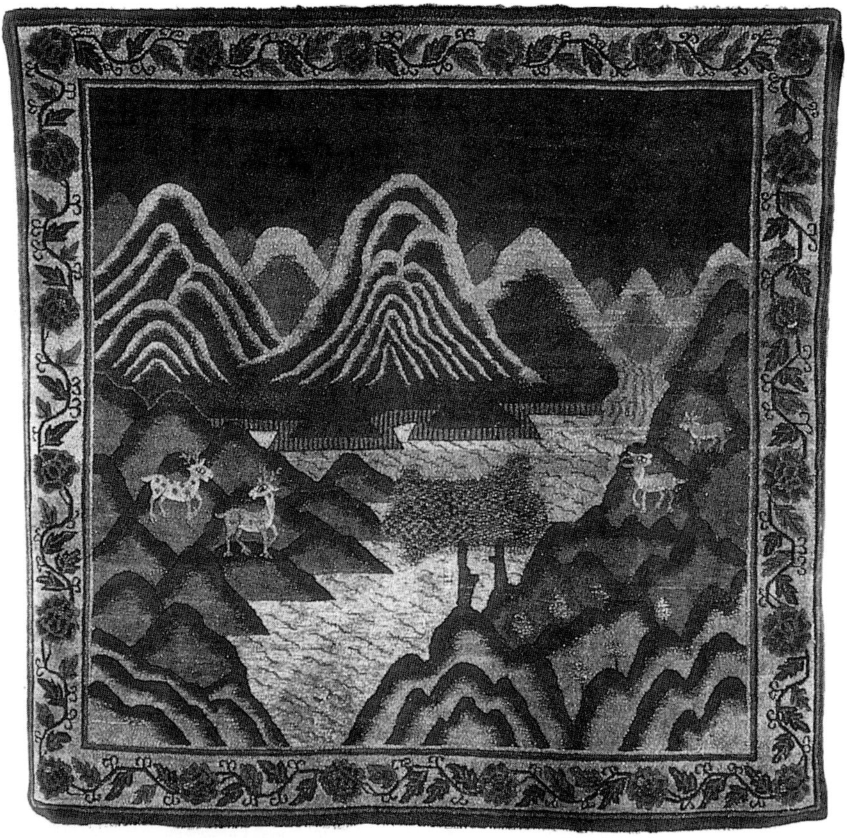

kor verschieden gestalteten PAODOU-Bildteppiche an Bedeutung.

Der heute seltene »antike« chinesische Teppich (bis Ende des 19. Jahrhunderts) begegnet uns in einer Vielfalt einmaliger Stücke, die eine typologische Übersicht und eine sichere Zuordnung nicht einfach machen. Eine eigene Kategorie sind die oben erwähnten Bildteppiche aus PAODOU, die sich fast niemals gleichen und meist in dunklen Blautönen gehalten sind. Noch seltener sind Säulenteppiche aus NINGXIA, deren Muster um eine Säule gelegt ein zusammenhängendes Bild ergeben. Berühmt sind diejenigen mit einem Drachenmotiv.

Neuere chinesische Teppiche lassen sich aufgrund der Vereinheitlichung von Motiv und Ornamentik in den großen staatlichen Manufakturen leichter in verschiedenen Gruppen erfassen. Man unterscheidet vier Mustertypen:

- sogenannte *Beijing-Teppiche* mit klassischem chinesischen Dekor und Motiven;
- *Aubusson-de-chine-Teppiche*, den französischen Aubusson-Teppichen nachempfunden;
- *Chinaflorale Teppiche* mit chinesischen Blumen- und Pflanzenmotiven;
- *monochrome Reliefteppiche*, deren Dekor vertieft ausgeschnitten ist.

Wichtige Produktionszentren des chinesischen Teppichs sind die Provinzen Chinesisch-Turkestan, GANSU und Tibet, in Nordostchina die Orte PAODOU, BEIJING, TIANJIN und in Mittelostchina die Städte SHANGHAI und NINGXIA.

Generell sind die Ornamente und Motive weitgehend dieselben wie die der anderen Kunstbereiche. Neben den acht Symbolen der Gelehrten finden sich die Attribute der acht daoistischen Unsterblichen, die acht Sinnbilder des Buddhismus, die Glückszeichen SHOU (hohes Alter) und FU (Glück), Münzen (Reichtum), Swastika (Unendlichkeit, Herz Buddhas, Zehntausendfach), das YIN-YANG Zeichen, oft mit den acht Trigrammen, Päonie und Lotos, Drache, Phönix und Kranich, Fledermaus (FU), Einhorn(QILIN), Löwe, Hirsch und Gazelle, verschiedene Arten von Mäander- sowie Wasser-, Berg-, Wolken- und Donnerborten. Eine Besonderheit des chinesischen Teppichs ist, daß häufig Motive bzw. Konturen reliefartig aus dem Flor ausgeschoren werden, um so stärkere Musterkontraste zu erzielen.

Die Farbgebung der chinesischen Teppiche beschränkt sich im Unterschied zu anderen Orientteppichen im allgemeinen auf wenige Farben oder eine dominierende Farbe. Gelb, die kaiserliche Farbe, findet sich vor allem in frühen Teppichen, während blaugrundige Teppiche für das 19. Jahrhundert typisch sind. Später paßte man sich dem Geschmack der Länder an, in die chinesische Teppiche vorwiegend exportiert wurden. Der Westen liebte Pastelltöne, und so weisen die Knüpfungen die ganze Palette von Elfenbein bis zu zarten Blauabstufungen, von blassen Rosatönen bis zu Resedagrün in feinsten Nuancierungen auf. Oft ist die Musterung sparsam, manchmal asymmetrisch gesetzt, die Bordüren sind in ihrer Gestaltung schlicht. Das Gesamtbild der Teppiche ist eher zurückhaltend, dezent und elegant.

HOLZARBEITEN UND MOBILIAR

Wie in vielen waldreichen Ländern ist auch in China Holz (MU) ein dominierendes Grundmaterial für den Hausbau, für Gebrauchs- und Kunstgegenstände. Seit frühesten Zeiten wird Holz verarbeitet und künstlerisch gestaltet. Bei kleineren Gegenständen war die Ausführung voller Liebe zum Detail, beim Mobiliar und in der Architektur zeitlos elegant oder auch prunkvoll und prächtig.

Kunstobjekte aus Holz vor der MING-Epoche sind kaum erhalten geblieben und deshalb in Museen und im Handel sehr selten.

Die für China typischen Verwendungsbereiche des Holzes sollen hier kurz umrissen werden.

Architektur

Holz war das wichtigste Baumaterial für Häuser und Paläste, da die chinesische Architektur nicht auf Mauerwerk und Stein, sondern auf einem Holzskelettbau basierte,

Dach des östlichen Wachturms des Kaiserpalastes in BEIJING

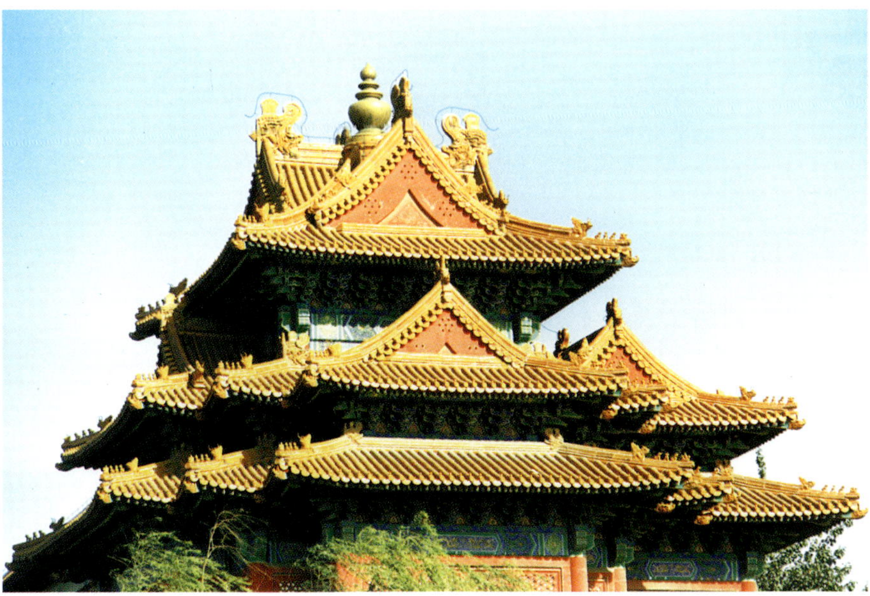

der seine endgültige und klassische Form in der frühen MING-Zeit fand. Es gab einfache Häuser, ein- und mehrgeschossige Wohnpaläste, Hallen, Pavillons und Torbauten. Das häufigste Konstruktionsprinzip war ein Säulen- und Balken-Verbund. Der Grundriß eines Gebäudes war meist rechteckig, seltener quadratisch oder rund. Die Ausgestaltung unterlag strenger Symmetrie.

Die hölzerne Dachkonstruktion war ein kunstvolles, kompliziertes und vielseitig gegliedertes System von Säulen und Quer-, Stuhl- und Dachbalken sowie von Konsolen. Teilweise waren die Holzteile reich geschnitzt, vergoldet und in intensiven Farben mit Ornamenten, Symbolen oder Drachen, Vögeln, Blumen und anderem Dekor bemalt.

Zu den charakteristischen Dachformen zählen das ein- oder doppelstufige oder halbierte Walmdach, das Satteldach, das Dach mit gerundetem First sowie das Kegel- und das Zeltdach. Am häufigsten war das Satteldach (chinesisch YINGSHANDING/»Fester Berg«), während hochrangige Gebäude Walmdächer trugen. Sinn und Zweck des so typisch chinesischen Walmdaches ist es, daß das Wasser nach vier Seiten abfließen kann. Es wird daher als SIZHUDING (»Vier fließende Wasserdächer«) bezeichnet. Schon in der YANGSHAO-Kultur läßt sich diese Dachkonstruktion nachweisen, die seither den Palast- und Tempelbau beherrschte. Typisch ist auch, daß die Dächer leicht nach oben geschwungen sind und so der chinesischen Vorstellung von natürlichen Formen entsprechen. Solch eine Dachform macht den Eindruck eines FEIWUDING, eines »fliegenden Daches«.

Die wohl kunstvollsten Beispiele sich kreuzender Fußwalmdächer, bereichert durch Traufenvorsprünge und Nebendächer, sind die Ecktürme auf der Palastmauer der Verbotenen Stadt in BEIJING. Alle Dächer waren mit gelb-, grün- oder blauglasierten oder unglasiert grauen, halbrunden und länglichen Ziegeln belegt. Die hölzernen Dach- und Säulenkonstruktionen waren reich an Schnitzwerk und prächtig bemalt in meist vorherrschenden Blau- und Grüntönen, stellenweise vergoldet, Holzsäulen und -tore mit dem typischen Rot lackiert.

Raumgestaltung

Holz in der Raumgestaltung findet man in Form von Säulen, Decken und Wänden, die verschieden dekoriert, poliert, bemalt, lackiert und vergoldet sind. Eine Besonderheit sind tief und reich figural geschnitzte, oft ganz vergoldete Wandbilder und Wandtäfelungen, Türen, Geländer und Gitterwerk. Heute werden Bildteile davon aus der MING- und QING-Zeit in sehr unterschiedlicher Qualität im Handel angeboten.

Möbel

Holz wurde zu Ruhe-, Baldachin- und dreiseitigen LUOHAN-Betten, Zeichen-, Lauten-, niedrigen KANG- und Altartischen, rechteckigen, schmalen, halben oder quadratischen (Eß-)Tischen, Hockern aller Art, Stühlen, Armstühlen, Klappsesseln, Thronsesseln, Bänken, Schränken und offenen Schauschränken, Regalen, Kommoden und Truhen, Paravents, Weihrauch-, Spiegel-, Kleider- und Waschschüsselständern, Toilettenkästen und Picknickkoffern verarbeitet.

Die hier vollständig aufgezählten Typen des chinesischen Möbels wurden in der Regel in ihrem Holz natürlich belassen. Sie konnten aber auch rot oder schwarz lackiert und zusätzlich mit Gold bemalt oder als Rotlack geschnitzt sein.

Allgemein waren die Möbel oft mit mehr oder weniger geschnitzten Teilen versehen, fein geschliffen und poliert. Manche waren mit Perlmutt eingelegt, oder es

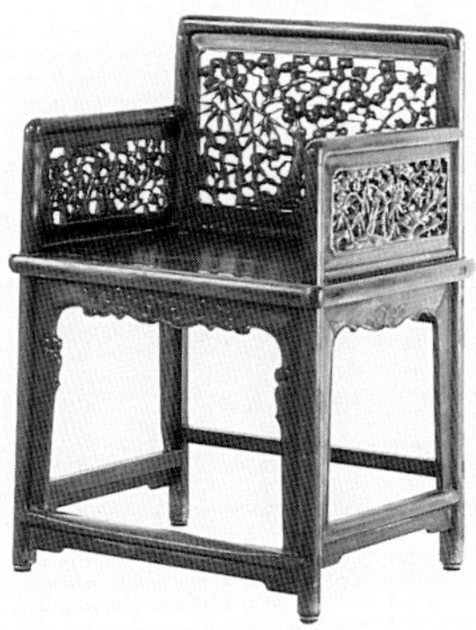

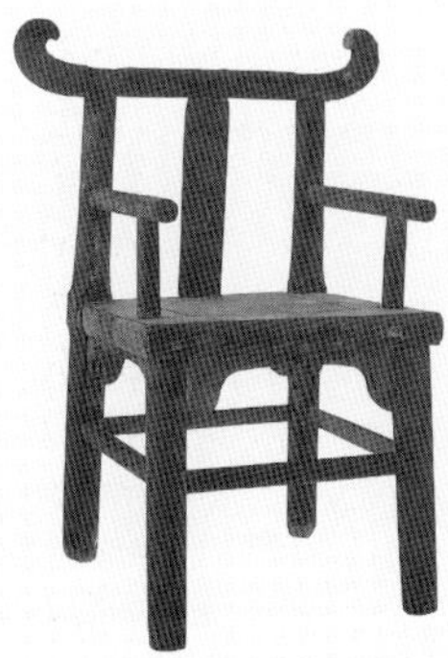

Links:
HUANGHUALI-Holz-Armstuhl, ausgehende MING-Epoche

Rechts:
Kleiner Armstuhl, schwarz gefaßt, LIAO-»Dynastie«

waren in die Rückenlehne und Tischplatte daoistisch inspirierte »Traumsteine« (Marmortafeln mit starker Zeichnung) eingefügt.

Bemerkenswert war die Verbindungstechnik der chinesischen Tischler, da sie es verstanden, ohne Nägel und Schrauben und fast ohne Leim Möbel so zu fertigen, daß sie jederzeit weitgehend auseinandergenommen und leicht wieder zusammengesetzt werden konnten.

Die eigene Schönheit der chinesischen Möbel und der oft gute Zustand der heute noch erhaltenen Stücke aus der MING- und QING-Zeit ist auf die hohen Ansprüche der Kunsttischler zurückzuführen, die für den gehobenen Bedarf nur harte Hölzer mit feiner natürlicher Färbung und meist herrlicher Maserung verarbeiteten. Es läßt sich generell sagen, daß das chinesische Möbel zumindest bis Ende des 19. Jahrhunderts von höchster Qualität war.

Der Reiz der chinesischen Möbel beruht außerdem auf den oft leicht duftenden Hölzern, aus denen sie gefertigt sind. Zu den wichtigsten chinesischen Möbelhölzern gehören:

HUANGHUALI-Holz	»Gelbe Birnenblüte«	honiggelb, orange, rötlich
LAOHUALI-Holz	»Alte Birnenblüte«	wie HUANGHUALI, aber dunkler
HONGMU-Holz	»Rotholz«	tief rotbraun
ZITAN-Holz	»Purpur-Sandelholz«	rötlichschwarz
NANJU-Holz	»Südliche Rüster«	mittelbraun
TIELI-Holz	»Eisen-Stärke«	mittelbraun, rötlich
JICHI-Holz	»Kükenflügel«	»altes«: hell-/mittelrot »neues«: rötlichschwarz
HUAMU- oder YINGMU-Holz	»Blühendes Holz«	verschiedene Wurzelhölzer
ZUO-Holz	Eichenholz	bräunlichgelb
NANMU-Holz	»Süd-Holz«	gelblich hellbraun
ZHU-Holz	Bambus als Rohr	viele Töne, gefleckt
TANXIANG-Holz	Echtes Sandelholz	hellbraun

Hinter jeder dieser Bezeichnungen versteckt sich oft eine Vielzahl von botanisch kaum identifizierbaren Holzarten, die teils in China vorkommen, teils Importe sind. In Europa faßt man alle diese Hölzer unter der Bezeichnung »Rosenholz« zusammen.

Armstuhl in HONGMU-Holz (?) und Tischchen in HUALI-Holz, 19. Jh.

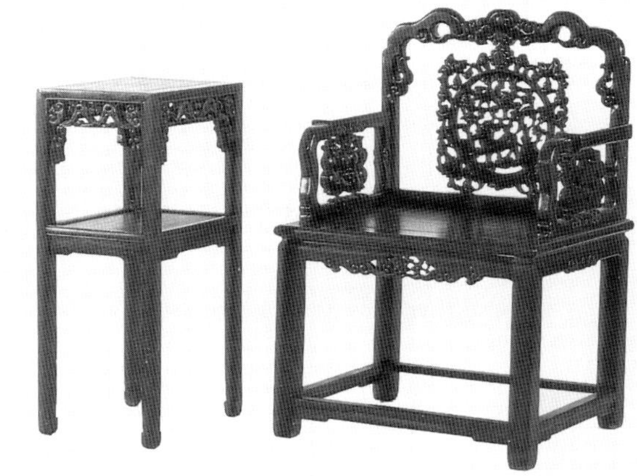

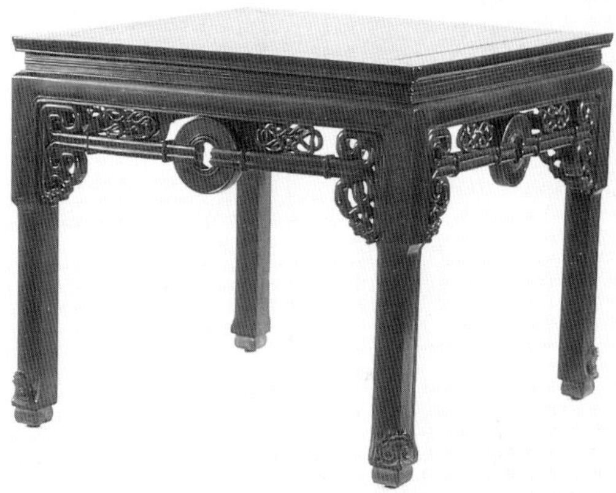

Quadratischer Speisetisch in HONGMU-Holz, 19. Jh.

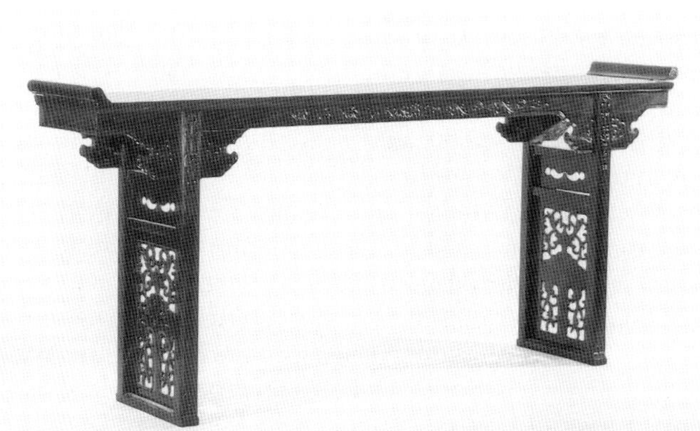

Altartisch mit »Schwalbenschwanz«-Seitenteilen in HONGMU-Holz, 17./frühes 18. Jh.

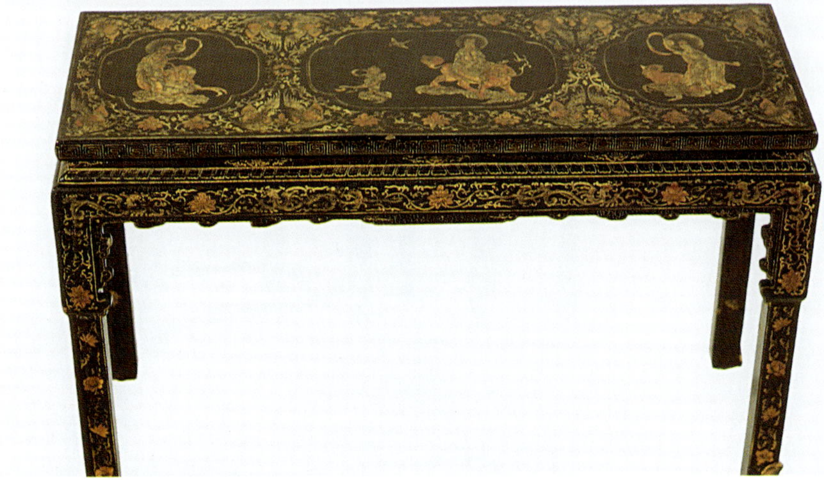

Länglicher Schwarzlack-Altartisch aus kaiserlichem Besitz mit Goldmalerei, QIANLONG-Periode

Die meisten guten chinesischen Möbel waren aus HUANGHUALI-Holz, die zweithäufigsten aus dem seltenen, sehr harten und wertvolleren ZITAN-Holz. Ferner wurden Kampferholz für Truhen, Walnußholz für Schnitzereien, Weißfichte für billigere Möbel und für Lackmöbel, XINHUALI, das sogenannte chinesische Mahagoniholz, ein weiches, braunes Holz, und QIUMU für einfache Alltagsmöbel verwendet.

Um das 3. Jahrhundert begann man von der bis dahin üblichen Sitzhaltung mit untergeschlagenen Beinen oder kniend abzugehen und setzte sich auf Armstützen angelehnt mit ausgestreckten Beinen auf eine Plattform (KANG) oder auf eine Matte am Boden. In der Zeit der »Sechs Dynastien« (LIUCHAO) tauchen die ersten Hocker auf. In der TANG-Epoche gab es bereits Tische und Stühle, obwohl gleichzeitig noch die alte Sitzweise praktiziert wurde. Seit der SONG-Dynastie waren fast alle klassischen Möbeltypen vorhanden.

Die eigentliche Blütezeit des chinesischen Möbels begann in der Mitte der MING-Zeit und reichte bis weit in die QING-Zeit hinein. Steigender Wohlstand bewirkte eine immer größere Nachfrage nach elegantem Mobiliar.

Ein immer freierer Warenaustausch über die Grenzen Chinas hinaus machte es möglich, Edelhölzer zu importieren.

Typisch für die chinesischen Möbel der MING-Zeit waren raffinierte Schlichtheit und elegant geschwungene, »barocke« Linien; der Dekor war zurückhaltend, nur partiell oder die Form betonend. Dann werden die Möbel formaler, »klassizistisch«, mit archaisierendem Dekor, seit der Mitte des 18. Jahrhunderts gefolgt von einem reichen, mehr und mehr die Form auflösenden Schnitzdekor, der schließlich zu einer unglaublichen Prachtentfaltung im 19. Jahrhundert führte.

Skulpturen

Holz wurde für Buddha-Statuen, GUANYIN und andere Gottheiten verwendet, die bemalt, bunt lackiert oder ganz oder teilweise vergoldet werden konnten. Große Tempel-Buddhas hatten meist in Ermangelung eines teuren Bronzekopfes einen geschnitzten und bemalten Kopf aus Holz. Der Körper war aus Textilien und Pappmaché aufgebaut, bemalt und lackiert.

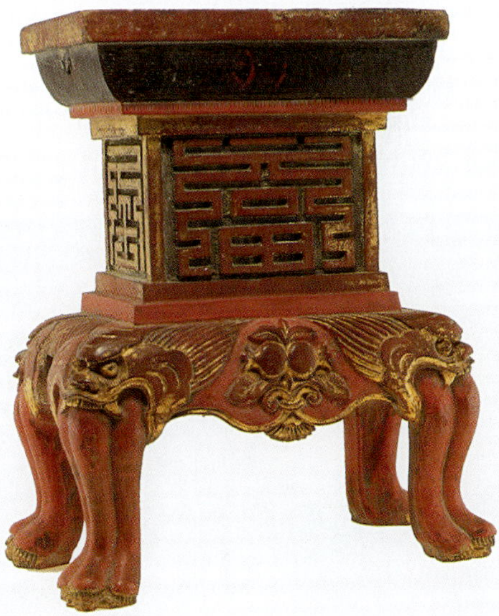

Räucherstäbchenhalter, aus Holz geschnitzt, rot-schwarz lackiert und vergoldet, MING-Epoche

Kleinkunstobjekte

Das Holz wurde kunstvoll geschnitzt und graviert. Kleine Holzgegenstände umfaßten ein weites Spektrum:

- Pinselhalter und Pinselständer, Armstützen, Bildrollengewichte, Ständer für Vasen, Figuren, Schalen, Dosen, Kassetten für Bildrollen, große Pinsel und Spielsteine, Siegel und anderes mehr,
- Freundschaftsgeschenke wie RUYI-Zepter, Fächer, Stöcke,
- Kästen und Behälter für die Aussteuer der Braut, Toilettenkästen oder Spiegelrahmen,
- Kleinskulpturen, Figuren und Figurengruppen, wie zum Beispiel »Lotosblatt mit Krabbe«, Buddhas, Figuren von Göttern und Unsterblichen, Früchte mit symbolischer Bedeutung,
- luxuriöse Holzkäfige für Liebhaber von Vögeln und Grillen,
- Schmuck und Miniaturschnitzereien in Form von geschnitzten Obstkernen (für Ketten) und Nüssen (als Handschmeichler).

Als Schnitzholz wurde hauptsächlich Bambus verwendet (mehrere berühmte bambusschnitzende Künstler sind uns seit der MING-Zeit bekannt), aber auch Buchsbaum-, Weiden-, Oliven-, Ahorn- oder Lan-Holz. Ebenholz, Gharu-Holz und Sandelholz nahm man gerne wegen ihres Duftes. Außerdem wurden alle Arten von Wurzelhölzern, Holz von Nüssen, Kokosschalen und Obststeinen, Samen sowie Kürbisse (in Holzformen zum Trocknen für Grillenkäfige gepreßt) verarbeitet.

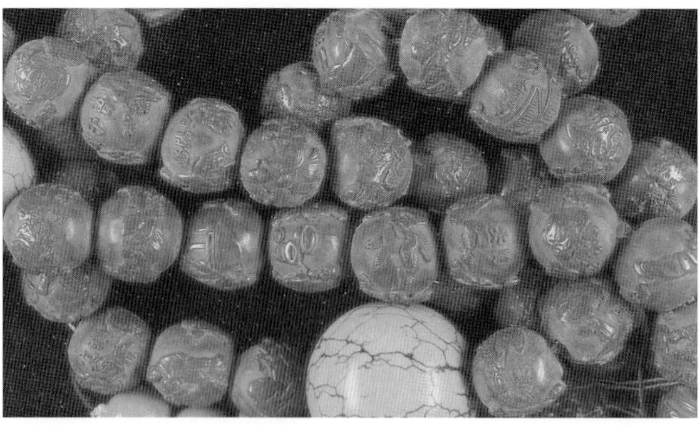

Nahaufnahme einer Amtskette aus 108 relief-geschnitzten Fruchtsteinen, 19. Jh.

GLAS

Die Herstellung von Glas (BOLI) scheint in China nach neueren Forschungen in der späten WEST-ZHOU-Periode begonnen und in der HAN-Dynastie eine gewisse Bedeutung erlangt zu haben. Das früheste in Gräbern gefundene Glas besteht aus einer Blei-Barium-Verbindung, die nirgendwo in der Antike eine Parallele hat. Es besitzt ein anderes spezifisches Gewicht als das westliche Glas. Man nimmt an, daß mit der Hinzufügung von Barium versucht wurde, das Grün von Jade zu imitieren. Die Abbildung auf Seite 236 zeigt ein kleines, ca. 7 cm hohes, prachtvolles smaragdgrünes Fläschchen mit blasiger Struktur aus der HAN-Dynastie. Aus der gleichen Zeit sind aus den sehr seltenen Funden gläserne Zikaden, Perlen und sogenannte BI-Scheiben bekannt, sowie Glasplättchen, mit denen man anstatt mit teurer Jade die Toten bedeckte.

Davor und gleichzeitig gab es eine Art Glas mit einer kristallinen Struktur, das mehr der damals schon in vielen Kulturen verbreiteten sogenannten Fayence entsprach.

Bei vielen Glasobjekten, die in China gefunden wurden, ist strittig, ob sie importiert waren oder ob sie aus chinesischer Produktion stammten. Jedenfalls wurde römisches Glas während der HAN-Zeit und später eingeführt, wie umgekehrt übrigens chinesische Jadeobjekte in römischen Gräbern gefunden wurden. Chinesisches Glas, auch noch aus der YUAN- und MING-Dynastie, ist selten.

Im 5. Jahrhundert v. Chr. gelangte die Glasbläserei aus Westasien nach China. In der Folge scheint Glas bis in die SONG-Zeit hinein vor allem mit dem Buddhismus als Symbol der Reinheit verbunden gewesen zu sein. Es ist seit der QING-Zeit wegen seiner vielen leuchtenden Farben und Farbspiele in Form von Schalen, Vasen, aber vor allem als Pillen- und Schnupftabakfläschchen bekannt.

Die große Zeit des chinesischen Glases begann, als der Kaiser KANGXI 1696 eine Glaswerkstätte im Palast er-

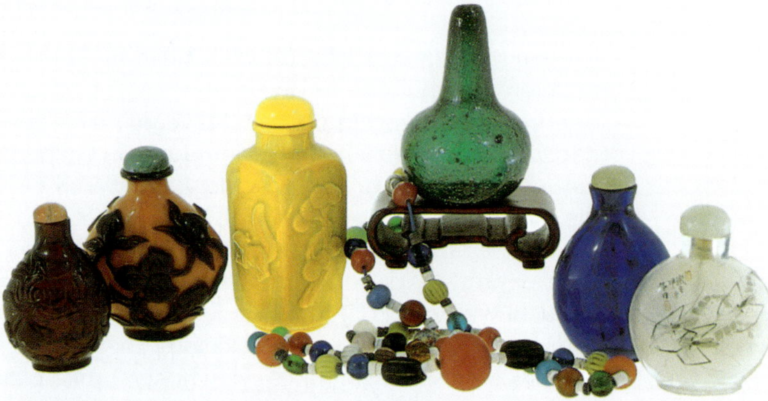

Verschiedene Glasobjekte:
Links: drei geschnittene Schnupftabakfläschchen, in der Mitte aus Überfangglas;
Vorne: Glasperlen aus der SONG- und MING-Dynastie;
Mitte: dunkelgrünes Fläschchen auf Holzsockel aus der HAN-Epoche, rechts davon dunkelblaues monochromes Riechfläschchen aus der QIANLONG-Periode; Fläschchen daneben mit Hinterglasmalerei, 20. Jh.

richten ließ, die von einem Jesuiten beaufsichtigt wurde. Doch bis Mitte des 18. Jahrhunderts litten alle Objekte an einer Glaskrankheit, die das Glas trüb werden ließ. Der Grund dafür war der zu hohe Alkaligehalt, verursacht durch die zugrundeliegende europäische Glasrezeptur. Dies hatte jedoch weder Einfluß auf die künstlerische Gestaltung noch den Dekor, die ganz dem chinesischen Geschmack der Zeit entsprachen.

Eine grandiose Erfindung in der chinesischen Glaskunst ist das Schneiden von Reliefs in Glas oder in ein- oder mehrfarbige Glasschichten (Überfangglas). Damit hing auch zusammen, daß chinesisches Glas im allgemeinen nicht geblasen, sondern gegossen wurde und immer sehr dickwandig ist.

Im übrigen schufen die Chinesen mit einer virtuosen Glasfärbetechnik die schönsten Imitate von Halbedelsteinen aller Art sowie die skurrilsten Nachahmungen natürlicher Objekte.

SCHNUPFTABAKFLÄSCHCHEN, PILLENFLÄSCHCHEN UND MINIATURVASEN

Es gibt eine Gruppe reizvoller kleiner Kunstwerke, die fast alle künstlerischen Techniken und wertvollen Materialien Chinas vereinen. Es sind die beliebten und meist von zarten Händen gesammelten Schnupftabakfläschchen (engl. »*snuff bottles*«). Oft werden sie mit den zylindrischen Pillenfläschchen und mit den an große Vorbilder angelehnten Miniaturvasen verwechselt. Letztere bekamen irgendwann einen Stöpsel mit Knochenlöffelchen aufgesetzt, und schon wurden sie zu »Snuff bottles«, obgleich sie als Miniaturvasen und Pillenfläschchen meist viel seltener sind.

Die Riech- und Schnupftabakfläschchen kamen in China im 18. Jahrhundert in große Mode und blieben seitdem Objekte persönlicher Kleinkunstfreuden. Doch es gibt unter ihnen wenige antike, zumindest wenige, die hundert Jahre alt oder älter sind.

Viele Stücke, von denen behauptet wird, daß sie einer älteren Periode entstammen, entziehen sich häufig einer sicheren Zuordnung. Fast unmöglich ist die sichere Datierung bei Arbeiten aus Halbedelsteinen und aus Glas, weitgehend zweifelsfrei dagegen bei Porzellan. Die allermeisten Fläschchen sind aus jüngerer oder jüngster Vergangenheit.

Beinahe jede künstlerische Technik wurde mit großem Raffinement eingesetzt, um der Eigenart und Form des Materials alles nur mögliche abzugewinnen.

Die wichtigsten künstlerischen Techniken waren:

- Schneiden von Glas und Halbedelsteinen,
- Schnitzen und Gravieren von Elfenbein, Holz oder Lack,
- Formen und Gießen von Glas, Porzellan und Metall,
- Bemalen von Glas, emailliertem Kupfer und Porzellan.

Während die gegossenen Objekte immer ein liebevoll

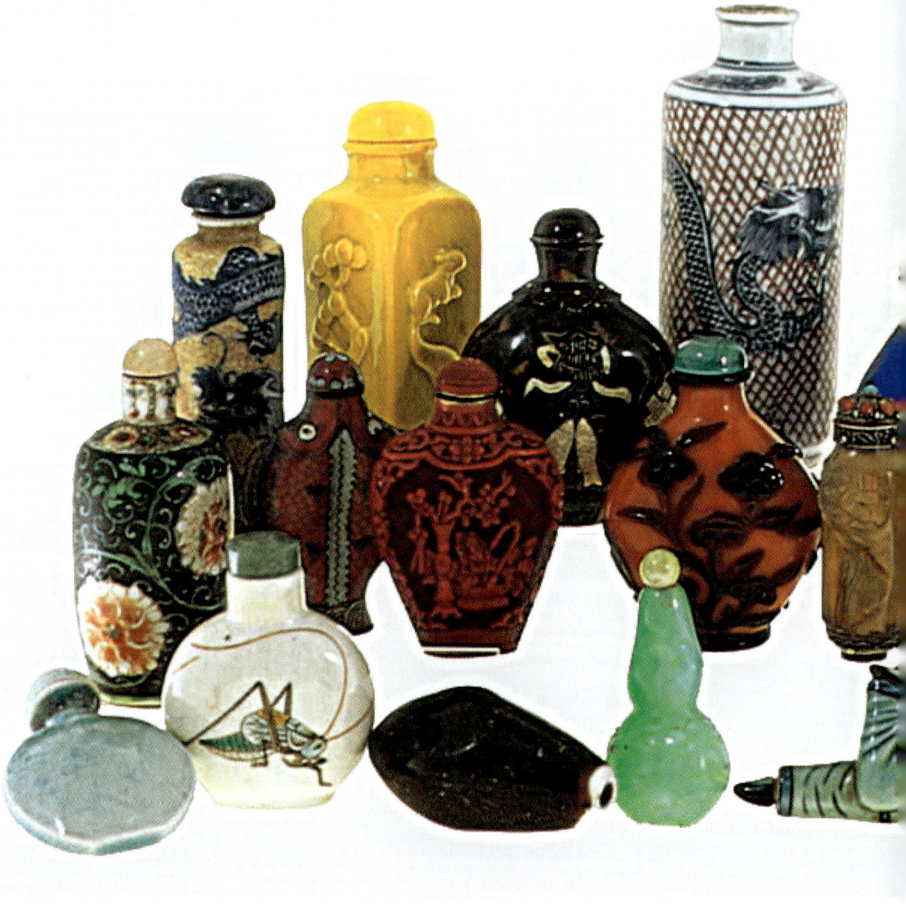

gepflegtes und originelles Niveau hielten, gab und gibt es qualitativ extreme Unterschiede bei den geschnitzten und geschnittenen Objekten. Um eine Lehrlingsarbeit von einem Meisterwerk zu unterscheiden, braucht es ein geübtes Auge.

Schnupftabakfläschchen aus dem 18. und 19. Jh. aus den verschiedensten Materialien, und zwar Porzellan, Glas, Achat, Jade, Horn, Schildpatt, Cloisonné, Elfenbein und aus versteinertem Mammutelfenbein

Es gibt drei große Materialgruppen, aus denen die meisten Schnupftabakfläschchen, Pillenfläschchen und Miniaturvasen bestehen:

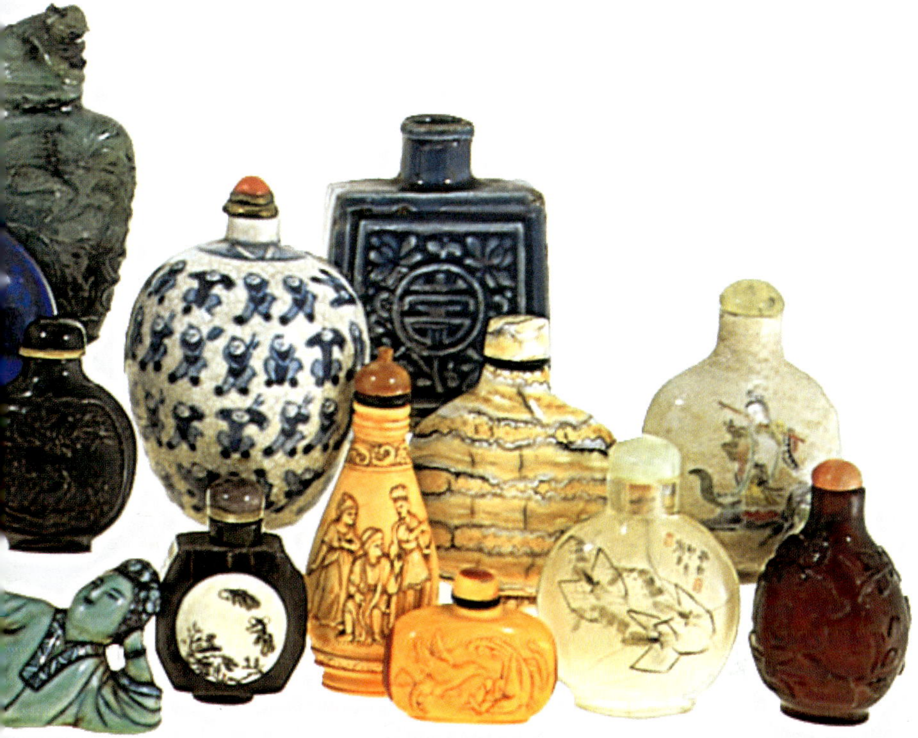

Glas. Klar oder bunt, gegossen, mit andersfarbigem Glas überzogen (Überfangglas), geschnitten, graviert oder auf der Oberfläche mit Emailfarben bemalt. Das von innen – »hinter Glas« – bemalte Fläschchen ist eine großartige Erfindung künstlerisch-bizarrer Denkungsart der Chinesen. Ferner gab es Glas, das auf geheimnisvolle Weise veredelt und abgewandelt war, um natürliche Materialien zu imitieren oder sonstige überraschende Effekte zu erzielen.

Halbedelsteine. Schlicht und natürlich belassen, geschnitten, geschliffen oder graviert. Jade, als der kostbarste Stein, und andere Halbedelsteine wurden wegen ihrer Farbe, Maserung und verschiedener Einsprengsel hoch geschätzt. Die häufigsten Steine sind Jade, Achat, Karneol, Kalzedon, Kalzit, Jaspis, Türkis, Lapislazuli, Obsidian, Bergkristall, Rauch- und Rosenquarz, Amethyst, Serpentin, die rote und die sehr kostbare weiße Koralle sowie Bernstein.

Porzellan. In verschiedensten figuralen, skurrilen oder schlichten Formen, in allen Varianten glasiert, oft andere Materialien vortäuschend oder einfach elegant und erlesen mit Email- oder Unterglasurfarben bemalt. Aus Porzellan sind auch die meisten Miniaturvasen und Pillenfläschchen.

Andere Materialien. Im übrigen gab es und gibt es »Snuff bottles«, die aus so unterschiedlichen Dingen und Materialien entstanden wie Elfenbein, Rhinozeros-Horn, Bronze, Zinn und Kupfer (emailliert), Silber, Gold, Cloisonné, geschnitztem oder eingelegtem Lack, Schildpatt, Perlmutt, Bambusholz und anderem Holz, Samenkapseln, Fruchtschalen, Kürbis, Nüssen und Flechtwerk. Ein sinnvolles Konzept für eine Sammlung wäre es, sich entweder auf ein bestimmtes Material oder aber auf die Vielfalt der verwendeten Materialien zu konzentrieren.

HINWEISE FÜR SAMMLER

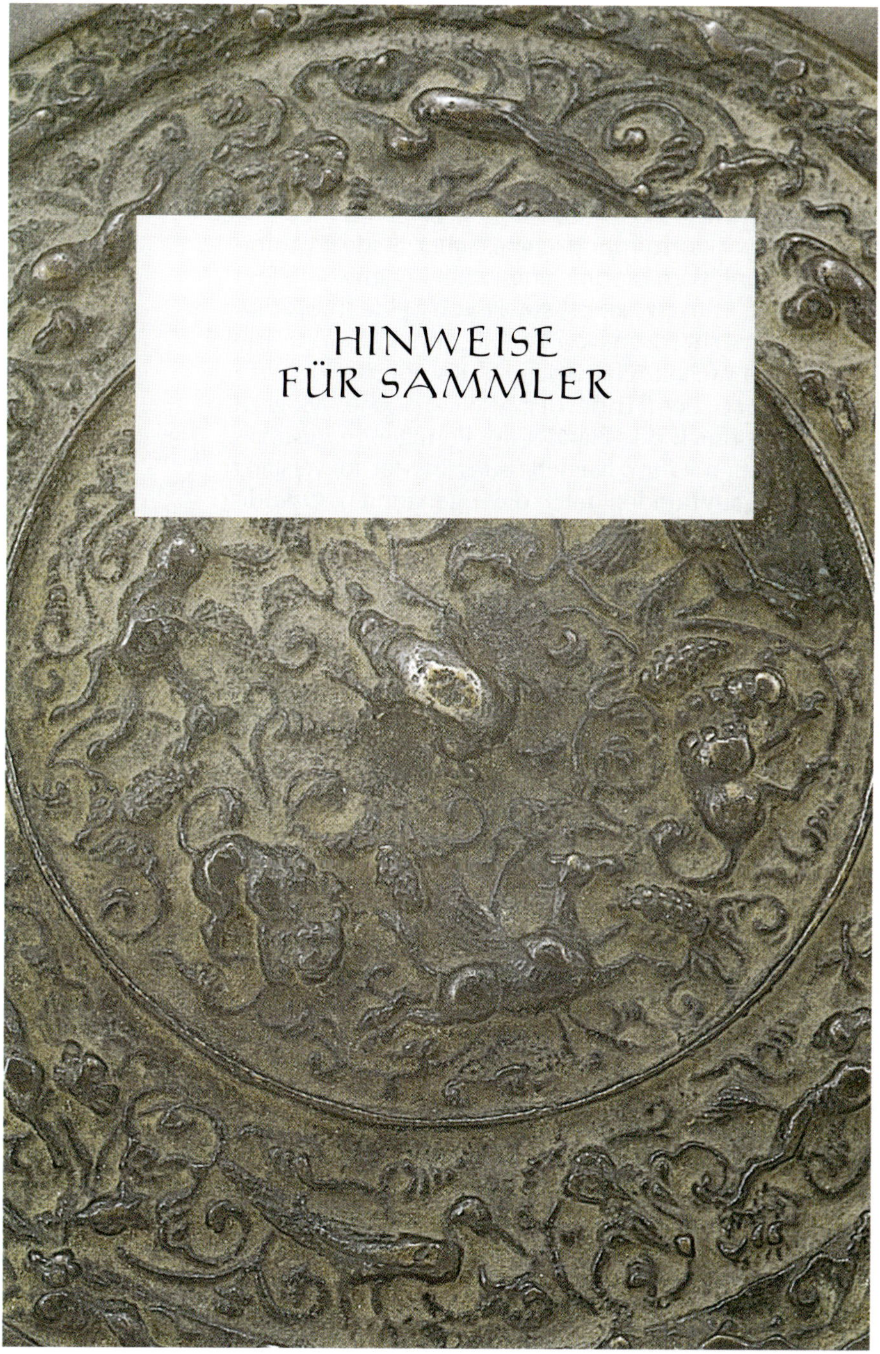

In bezug auf Entfernung und Fremdheit einer Kultur gibt es zu den frühen Sammlungen chinesischer Kunst in Nahost, Nordafrika und Europa keinen Vergleich in der Kunstgeschichte.

Sehen wir vom Import chinesischer Seide in römischer Zeit und vom Export chinesischer Keramik seit dem 8. Jahrhundert nach Nahost sowie von Seidenbrokat im Mittelalter nach Europa ab, so begann in Europa die große Leidenschaft, chinesische Kunstobjekte zu sammeln, erst ab dem Ende der MING-Epoche. Möglich wurde dies durch den Handel der Portugiesen (erstmals 1514 n. Chr.) mit ihrer Niederlassung in Macao, verstärkt ab dem 18. Jahrhundert durch die sogenannten »Ostindischen Kompanien« der Engländer (1715) und später der Franzosen (1728), der Amerikaner und anderer mit den von der Regierung beauftragten chinesischen HONG-Kaufleuten (HONG = »Firma«) von Kanton aus (ab 1689). So kamen z.B. im Jahre 1736 zehn, 1751 achtzehn und 1789 sechsundachtzig Handelsschiffe aus China nach Europa und Amerika.

Figuren aus verschiedenen Epochen *(v. l. n. r.):* eine Figur aus QIN, eine Figur aus HAN, zwei aus Nord-WEI, zwei aus TANG, eine aus SONG, eine aus YUAN und eine aus MING (einige Figuren mit Resten von Kaltbemalung)

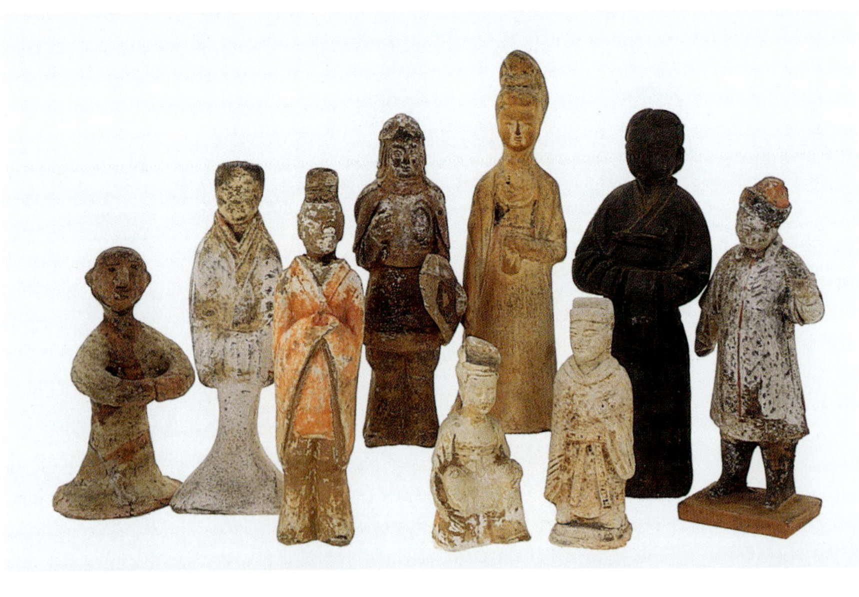

Importiert wurde, neben Tee und Seide, fast ausschließlich von privaten Manufakturen für den Export hergestelltes blau-weißes, später auch polychrom bemaltes und einige Typen monochromes Porzellan. In geringerem Maße wurden auch bemalte oder geschnitzte Lackarbeiten, Kleinmöbel, Teppiche, Arbeiten aus Elfenbein, Koralle und anderen Halbedelsteinen, Cloisonné, Emailmalerei, Schnupftabakfläschchen und anderes mehr gehandelt – gegen geprägtes und ungeprägtes Silber, Uhren, Baumwolle und später Opium. Käufer und Sammler waren der Adel, der damit ganze Räume ausstattete, und das wohlhabende Bürgertum. Noch heute haftet deshalb dem Sammeln chinesischer Kunst etwas Aristokratisches an.

Der Käufer und Sammler, der der Faszination der chinesischen Kunst verfällt, sollte seine »Herzenssache« trotzdem auf eine solide Grundlage stellen, um gelassen Bedeutung und Wert eines Objektes ermessen zu können. Die nachfolgenden Anmerkungen und Informationen sollen ihn dabei unterstützen.

Informationen für Sammler

Literatur

Die meisten uns zugänglichen Publikationen über die chinesische Kunst sind in englischer Sprache herausgegeben, geschrieben von Autoren, die kunstorientierte Sinologen und Kuratoren großer Museen sind. Aus diesem Grund ähneln sie sich alle im Konzept. Sie sind primär einer kunstwissenschaftlichen Betrachtungsweise verpflichtet und berücksichtigen vergleichsweise wenig den Informationsbedarf der Sammler und Händler sowie die Realitäten im Markt. Fast alle deutschsprachigen Bücher sind Übersetzungen oder folgen dem gleichen Konzept aus den gleichen Gründen. Allen Büchern über chinesische Kunst ist gemeinsam, daß sie immer wieder das gleiche Bildmaterial der gleichen Museen oder Privatsammlungen verwenden. Es handelt sich meistens um seltene und für die Sammler oft unerschwingliche Objekte. Aus diesem Grunde sei dem Leser für sein Studium geraten, zusätzlich zu der vorhandenen Literatur Asiatika-Kataloge,

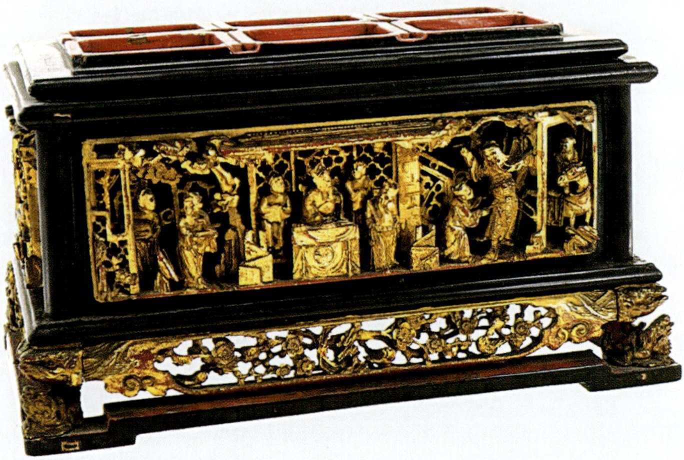

Kästchen für die Zeremonien zur Opferung der Ahnen, 18. Jh.

z.B. von Lemperts (Köln), Nagel (Stuttgart), Koller (Zürich), Christie's oder Sotheby's (beide London, Hongkong oder New York), über sein Interessengebiet zu abonnieren. (Bei letzteren sollte er sich nicht von Schätzungen und Auktionspreisen für einen internationalen, häufig prestige- oder spekulationsmotivierten Käuferkreis irritieren lassen.) Er wird mit der Zeit nirgendwo ein so reiches Bildmaterial erhalten und gleichzeitig ein Gefühl für Markt und Möglichkeiten erwerben können.

Ausstellungen

Die heute praktizierten Ausstellungskonzepte sind für einen ernsthaft Interessierten unbefriedigend. Abteilungen der Museen für chinesische Kunst zeigen – analog zur Literatur – fast nur ungewöhnliche und seltene Objekte weniger Teilbereiche eines Sachgebietes. Obwohl häufig viele verschiedene Stücke in den Magazinen vorhanden sind, wird eine dichtere, studienorientierte Plazierung der Objekte aus ästhetischen Gründen oder allgemein aus Platzmangel abgelehnt. Würden alle ausstellungswürdigen, von Stiftern geschenkten Objekte gezeigt, so würden überraschenderweise an manchen Orten wirkliche Studiensammlungen zutage treten. Im Gegensatz zu

Spezialsammlungen oder thematisch eingeschränkten Ausstellungen ist das Konzept einer Studiensammlung von Anfang an nicht auf wenige oder einige Kategorien, sondern »horizontal« auf Vielfalt und Vollständigkeit angelegt. Heute ist die Idee einer Studiensammlung (früher »Schausammlung« genannt, ursprünglich Bestreben und Pflicht der Öffentlichen Museen) weitgehend verlorengegangen. Doch die grandiosen, dem Zeitgeist entsprechenden, kurzfristigen und publikumswirksam sensationellen Sonderausstellungen mit nur extrem seltenen oder ungewöhnlichen Objekten sind für umfassende Informationen über ein Sachgebiet wenig hilfreich. Ihr unbestrittener Wert liegt darin, weite Kreise auf einen bedeutenden Kunstbereich oder auf einen ganzen Kulturkreis aufmerksam zu machen.

Man sollte jedoch so oft wie möglich die in ständigen Ausstellungen der nachfolgend genannten Museen vertretenen Objekte real studieren und auf sich wirken lassen:

Museum für Ostasiatische Kunst, Berlin
Museum für Kunsthandwerk, Berlin
Ostasiatische Sammlung, Berlin (ehemals Ostberlin)
Museum für Kunsthandwerk, Dresden
Staatliches Museum für Völkerkunde, Dresden
Museum für Kunsthandwerk, Leipzig
Museum für Völkerkunde, Leipzig
Museum für Kunst und Gewerbe, Hamburg
Museum für Ostasiatische Kunst, Köln
Staatliches Museum für Völkerkunde, München
Linden-Museum, Stuttgart
Roemer-Museum, Hildesheim
Museum für Kunsthandwerk, Frankfurt
Österreichisches Museum für Angewandte Kunst, Wien
Rietberg-Museum, Zürich
Baur Collection, Genf

Herkunft der Sammelobjekte

Für den Interessierten oder Käufer ist es von größter Bedeutung, möglichst zu wissen, zu erfragen oder sich vorzustellen, aus welchen Beständen das Kunstobjekt, dem er gegenübersteht oder das ihm angeboten wird, stammt. Jedes Objekt läßt sich mit Hilfe von Informationen oder realistischen Annahmen auf eine bestimmte Herkunft zurückverfolgen, die erst wichtige Rückschlüsse möglich macht.

Abgesehen von der in den letzten Jahrzehnten bis heute offiziell exportierten Ware basiert die Herkunft der meisten Objekte bis zur und einschließlich der MING-Epoche auf Grabräuberei. Dagegen waren fast alle Kunstobjekte aus der QING- und teilweise auch aus der MING-Epoche Eigentum chinesischer Sammler und Liebhaber und wurden nur in Notzeiten, zum größten Teil während des Bürgerkriegs bis 1949, verkauft.

Alle Angebote im Handel und alle Bestände in den Museen lassen sich auf folgende Quellen bzw. Sammlungen zurückführen:

- Frühe, größtenteils aristokratische Sammlungen aus dem 16., 17. und der ersten Hälfte des 18. Jahrhunderts. Sie bestehen, abgesehen von einigen Lackarbeiten und wenigen anderen Objekten, fast ausschließlich aus dem sogenannten »Exportporzellan«, und zwar hauptsächlich Blau-Weiß-Porzellan, in geringeren Mengen WUCAI-Porzellan des 16. und 17. Jahrhunderts, YINGCAI-Porzellan vom Ende des 17. und Anfang des 18. Jahrhunderts und schließlich in großem Umfang FENCAI-Porzellan des 18. Jahrhunderts. Hinzu kamen im 18. Jahrhundert einige in Europa sehr beliebte (häufig tierfigurale) Monochrome (wie *Blanc de chine*, Pfauenblau, Ochsenblutrot, Apfelgrün, Seladon), die aber auch gleichzeitig für den chinesischen Markt bestimmt waren und in Europa oft prachtvoll mit vergoldeten Bronzemontierungen versehen wurden. Im Vergleich zu der unerschöpflichen Vielfalt des chinesischen Porzellans in China waren alle damals exportierten Porzellane typologisch sehr einschränkt und auf einen europäischen Geschmack ausgerichtet.
- Sammlungen von Missionaren, die eine Zeitlang in China tätig waren, aus der zweiten Hälfte des 19. und der ersten Hälfte des 20. Jahrhunderts. Diese Sammlungen sind sehr unterschiedlich in Art und Qualität. Sie bestehen häufig aus während des Aufenthaltes in

China gerade »in Mode« stehenden Objekten oder persönlichen Erinnerungsstücken, die aber selten künstlerisch hochwertig sind. Missionare waren wenig an Kunst, desto mehr am chinesischen Menschen, seiner Sprache und seiner Philosophie interessiert.

- Sammlungen von ausländischen Beratern der chinesischen Regierung, von Vertretern ausländischer Niederlassungen etc. gegen Ende des 19. und erste Hälfte des 20. Jahrhunderts. Je nach Ignoranz oder Akzeptanz des chinesischen Wesens sind solche Sammlungen teilweise grandios, umfassen viele Kunstbereiche und bilden heute überall den Grundstock der Museen. Solche Sammlungen können für Erwerbungen Fundgruben sein, doch ist dabei Vorsicht geboten, da sie auch Fälschungen enthalten bzw. manche Stücke falsch zugeschrieben wurden.
- Sammlungen, deren Bestände teilweise aus Plünderungen westlicher Strafexpeditionen aus den Jahren 1860 und 1900 oder von Diebstählen der Eunuchen aus den kaiserlichen Palästen Anfang unseres Jahrhunderts stammen. Die erbeuteten Stücke gehören fast ausnahmslos der QING- und in geringem Maße der MING-Epoche an und führten nicht nur zu schockartig neuen Erkenntnissen und nachfolgend zu

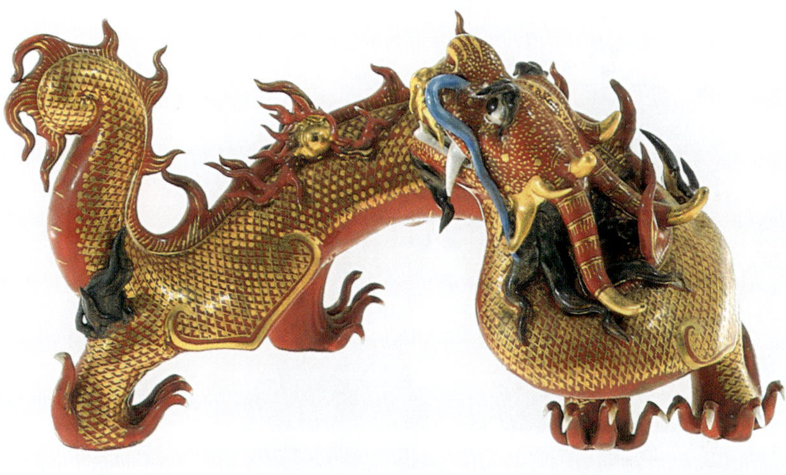

Polychrom bemalter Drache, Ende 19. Jh., Anfang 20. Jh.

qualitativen Differenzierungen der Nachfrage (»*China for China*«), sie sind auch bis heute in privaten und öffentlichen Händen die Glanzstücke der chinesischen Kunst aus diesen Perioden. Sie zirkulieren im Handel weitgehend auf internationalen Auktionen in Hongkong, London und New York, mit einem auch für gutbetuchte, engagierte Sammler extrem hohen Preisniveau.

- Sammlungen von Diplomaten bis 1949. Seit Anfang dieses Jahrhunderts entwickelte sich wie nie zuvor als Begleiterscheinung der von Ausländern initiierten chinesischen Archäologie der Grabraub (Stücke früher Epochen und MING) und die Herstellung exzellenter Fälschungen. Zusammen waren Grabraub, Fälschungen, Palastdiebstahl (Stücke der MING- und QING-Epoche) und Stücke aus altem Besitz von Adel und Gelehrten damals eine einmalige Chance für die Sammlungen eifriger Diplomaten oder (seltener) Einkäufer europäischer Sammler.
- Sammlungen von Diplomaten ab 1949. Sie entstanden unter völlig anderen Bedingungen als diejenigen davor. Einerseits gab es für einen langen Zeitraum keinen eigentlichen Antiquitätenhandel in China, andererseits bestand und besteht ein strenges Ausfuhrverbot, das aber mit dem Diplomatenstatus legal umgangen wurde und wird. Durch eine ausufernde Grabräuberei existiert heute in China ein großer Schwarz-

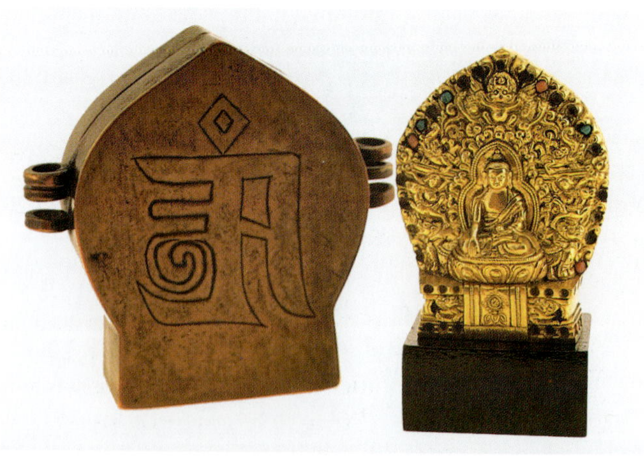

Kleiner Bronze-Buddha mit Mandorla, feuervergoldet, mit Kupferschatulle, QIANLONG-Periode

markt für Kunstobjekte früher Epochen und der MING-Zeit, der die Basis für die Sammlungen einheimischer Funktionäre und neureicher Sammler sowie der Diplomaten und anderer domizilierter Ausländer ist. Aus der QING-Zeit gibt es dagegen kaum gute Stücke. Darüber hinaus ist der Markt heute überschwemmt von – je nach Ehrlichkeit des Händlers – erstklassigen Fälschungen oder brillanten Kopien früher Bronzen und Keramik. Der sprichwörtlich kluge Diplomat besitzt aber in der Regel vertrauensvolle Beziehungen zu bestimmten Händlern und ist deshalb bis zu einem gewissen Grade geschützt vor Fälschungen (WEIZAO oder JIADE; den Ausdruck ZHENZHENG, »echt-echt« für »echt« sollte man weniger gebrauchen, denn auch eine Fälschung ist für den chinesischen Händler ein »echtes« Meisterwerk chinesischer Kunstfertigkeit!).

- Sammlungen von Importeuren und Vertretern ausländischer Firmen nach 1949. Vieles entspricht dem, was schon zuvor gesagt wurde, doch von Mitte der siebziger bis Mitte der achtziger Jahre bestand für Importeure, entsprechend ihrer wirtschaftlichen und persönlichen Bedeutung für den chinesischen Handelspartner, die Möglichkeit, ein Kontingent sogenannter semi-antiker Waren (siehe auch »offizieller Export«) aus großen, in der Kulturrevolution entstandenen Sammellagern günstig zu erhalten, welche relativ nachlässig selektiert waren (Experten waren verfolgt worden) und deshalb interessante Stücke enthalten konnten.
- Sammlungen von Antiquitätenhändlern. Sie sind mehr von hohem Niveau geprägt als von persönlicher Liebhaberei. Über einen langen Zeitraum wurden sie mit Kennerschaft einer vielfachen Selektion unterworfen.
- Sammlungen von Sinologen und kunstwissenschaftlich oder kunsthistorisch Interessierten. Dies sind die interessantesten, d.h. vielfältigsten oder thematisch vollständigsten Sammlungen. Sie enthalten oft seltene und ungewöhnliche Stücke, die wenig bekannte Erkenntnisse belegen. Statt Schönheit und Zustand wurden mehr die informativen oder geschichtlichen

Werte bevorzugt. Stücke aus solchen Sammlungen vertiefen und bereichern jede Sammlung.

- Sammlungen privater Kunstliebhaber Ende des 19. und erstes Drittel des 20. Jahrhunderts. »Pioniersammlungen« ist der Ehrentitel, den sie beanspruchen dürfen, denn sie verbanden ein erwachendes wissenschaftliches Interesse mit großer persönlicher Passion und dem Einsatz bedeutender finanzieller Mittel. Es waren Sammlungen der wohlhabendsten Kreise, häufig durch Reisen nach China bereichert. Sie sind heute aufgrund von Donationen qualitative und quantitative Schwerpunkte der öffentlichen Museen. Die großartigsten Beispiele solcher privaten Sammlungen mündeten in eigene Stiftungen, die heute weltweit die schönsten und großzügigsten Ausstellungen bestreiten. Erwerbungen aus »Pioniersamm-

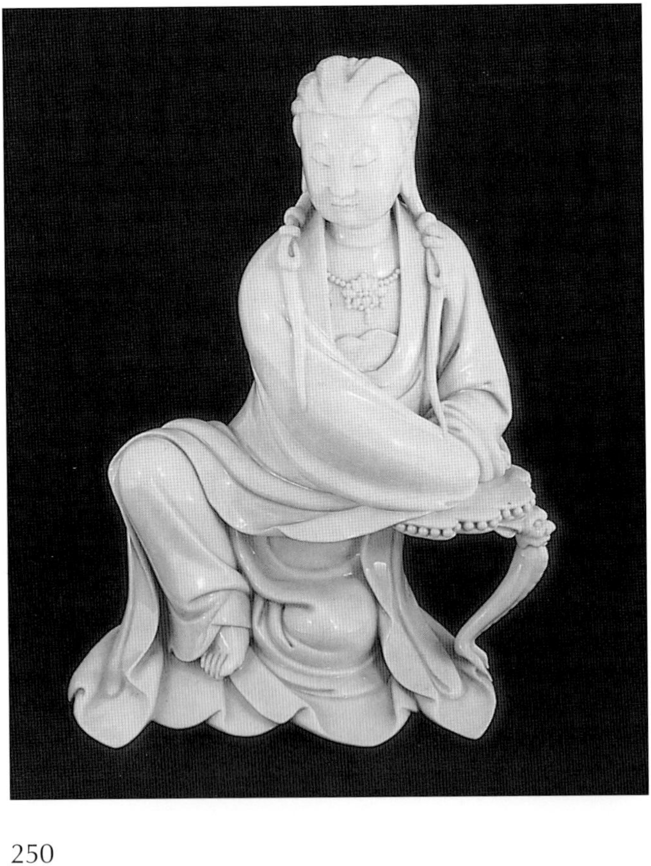

DEHUA-Porzellan: GUANYIN, Ende 17. Jh.

Schwarzbraune Keramik mit »Sgraffiato«-Dekor, XIXIA-»Dynastie«

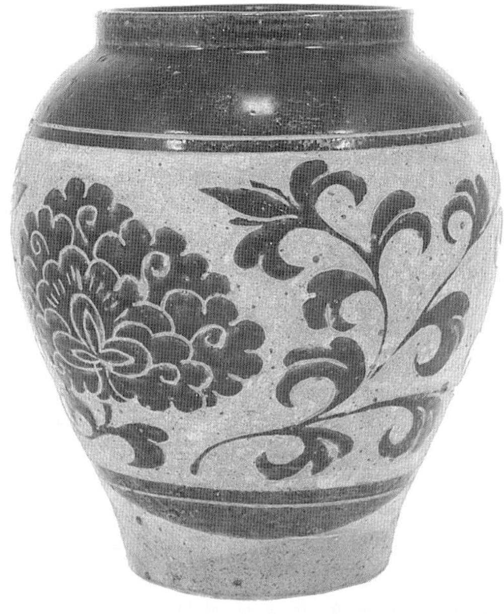

lungen« müssen mit einer gewissen Vorsicht geschehen, da der damalige wissenschaftliche Erkenntnisstand noch viele Lücken aufwies.

- Sammlungen privater Liebhaber der letzten dreißig Jahre. Sie sind dadurch charakterisiert, daß sie weniger als frühere Sammlungen mehrere Kategorien beinhalten, dafür sind sie sehr selektiv auf ein eng begrenztes Sammelgebiet zugeschnitten, oft auch für einen bestimmten dekorativen Zweck. Sie umfassen kaum größere Stückzahlen, wurden selten aufgrund eines wissenschaftlichen Interesses begonnen und dienten mehr der reinen Liebhaberei.
- Käufe von China-Reisenden bis 1949. Sie haben viel Ähnlichkeit mit Diplomatensammlungen aus dem gleichen Zeitraum, nur daß die Käufe aus Zeitgründen spontan waren und vieles dem Zufall oder einem selten gerechtfertigten Vertrauen gegenüber dem Händ-

ler überlassen wurde. Eine gewisse Ausnahme sind Sammlungen von Reisenden, die häufig China aufsuchten und nur bei bestimmten Händlern einkauften.

- Sammlungen institutioneller Anleger und spekulativ Interessierter der letzten dreißig Jahre. Sie wurden vor einigen Jahren in einer Phase sensationellster internationaler Preise teilweise oder ganz liquidiert und werden unter Umständen zur Zeit wieder aufgebaut. Sie werden über internationale Auktionen umgesetzt. Es handelt sich dabei um Objekte von höchster Qualität und Seltenheit.
- Sammlungen chinesischer und japanischer Liebhaber. Die Chinesen selbst waren immer schon die größten und leidenschaftlichsten Sammler ihrer eigenen Kunst. Das bedeutet für den europäischen Sammler, daß eine wirtschaftlich positive Entwicklung in China und Fernost (Auslandschinesen) langfristig eine gesteigerte Nachfrage nach chinesischer Kunst zur Folge haben wird.
- Sammlungen oder Angebote von Objekten, die aus versunkenen chinesischen oder europäischen Handelsschiffen geborgen wurden. Es handelt sich ausschließlich um Exportporzellan für Europa oder für Südostasien. Die Funde bestehen aus tausendfach identischen oder ähnlichen Stücken und sind aufgrund der jahrhundertelangen Lagerung im Meerwasser an einer opaken Glasuroberfläche leicht zu erkennen. Einige bedeutende Bergungen wurden mit großem Erfolg und hysterisch überzogenen Preisen versteigert. Kein Asiatika-Händler weltweit, der heute nicht mit solchen Stücken eingedeckt ist.
- Angebote und Bestände im Handel, die aus offiziellen Exporten der letzten Jahre stammen. Sie sind von staatlichen Experten in China streng selektiert worden und umfassen Keramik der letzten 150 Jahre, Holzschnitzereien der letzten 300 Jahre, Seidenstickereien (aus alten Gewändern) in Form von Deckchen, Lackschachteln, Körbe und ähnliches. Kunstobjekte im engeren Sinne sind hier kaum zu finden, dafür kann man sich an der Vielfalt und dekorativen Wirkung fast aller Stücke erfreuen, auch sind die Preise sehr moderat.

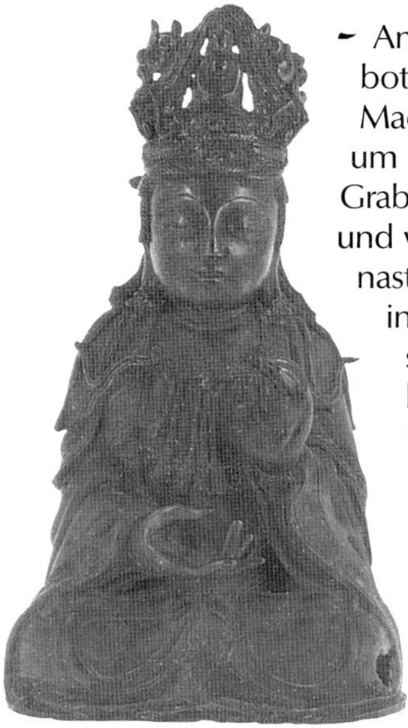

Große Bronzefigur GUANYIN, MING-Dynastie

- Angebote und Bestände im Handel, die aus verbotenen Exporten (meist über Hongkong und Macao) stammen. Es handelt sich ausschließlich um Objekte von relativ hoher Qualität aus Grabraub, und zwar viel Keramik, einige Bronzen und wenige andere Kategorien vor der QING-Dynastie. Die besten Stücke finden ihren Weg direkt in die internationalen Auktionen oder in chinesische Sammlungen außerhalb der Volksrepublik, der andere Teil wird weltweit dem Antiquitätenhandel zugeführt. Oft sind Preise und Art der Angebote schwankend, je nach Größe einzelner Funde (z.B. aus der TANG-Zeit) und je nachdem, ob zum Beispiel ein ganzes Gräberfeld während einer Baumaßnahme entdeckt und nächtens »heimgesucht« wurde (z.B. eines aus der MING-Epoche bei BEIJING, bei der Überbauung für die »Asiatischen Spiele«) oder ob es durch eine große Überschwemmung für immer verlorenging (wie vor kurzem geschehen).

Die Marktsituation allgemein

Der Markt für chinesische Kunst läßt sich wie folgt unterscheiden:

- Angebote im auf »Asiatika« ganz oder teilweise spezialisierten Handel. In Deutschland gibt es nur sehr wenige Geschäfte dieser Art, allerdings erhält man hier die fundiertesten und seriösesten Auskünfte. Die Preise sind in der Regel im internationalen Vergleich noch günstig.
- Angebote im allgemeinen Antiquitätenhandel. Einerseits findet man hier nicht sehr häufig chinesische Kunst (die sehr unterschiedlich in der Qualität sein kann), andererseits aber entdeckt man oft gute Stücke zu sehr günstigen Bedingungen. Voraussetzung hierfür sind aber ausreichende Kenntnisse oder auch einfach nur die Freude an einem bestimmten Stück.
- Angebote bei Asiatika-Spezial-Auktionen. Durch den Katalog erhält man wichtige Informationen, und eine

Besichtigung am Ort ist der beste Crash-Kurs in chinesischer Kunst.

Im Falle einer Kaufabsicht sind drei Entscheidungsphasen zu beachten:

- Prüfung und Gesamteindruck bei der Besichtigung,
- Prüfung und Gesamteindruck bei einer nochmaligen Besichtigung kurz vor der Auktion,
- Beobachtung aller Versuche und Erfolge »feindlicher Übernahmen«, Feeling für den Tagespreis des begehrten Stückes und blitzschnelles Abwägen, um gelassen im richtigen Moment mitzubieten,

- Angebote auf sonstigen Antiquitäten-Auktionen. Mit Vorsicht können hier sehr interessante Gelegenheiten genutzt werden.
- Angebote von privat, z.B. aufgrund von Zeitungsanzeigen. Hier besteht ein großer Unterschied darin, ob der private Anbieter selbst Sammler oder nur der Erbe ist. Im ersteren Fall kann man viele Informationen über das Stück miterwerben und günstig kaufen, im anderen Fall muß der Interessent oft völlig überzogene Preisvorstellungen zu korrigieren wissen, kann aber dann unter Umständen eine ganze Sammlung vorteilhaft erstehen.
- Angebote in China in Antiquitätenzentren oder geduldeten Märkten, z.B. dem »Geistermarkt« am Sonntag ab 4 Uhr früh in BEIJING. Hier werden dem Freund chinesischer Kunst schlimme (»schlimm« heißt, zum Fürchten niedrige Qualität oder raffinierteste Fälschung) und manchmal auch gute (oft zur Ausfuhr verbotene) Dinge angeboten. Die Ausfuhr ist verboten für alle Objekte, die vor 1820 entstanden sind. Die Preise kann man normalerweise um 50% herunterhandeln. Dagegen trifft man in Hongkong auf mehr gehobene Qualität. Die Preise richten sich dort aber nach den potenten einheimischen Käufern oder ahnungslosen Touristen, d.h. für einen europäischen Sammler sind sie selten sinnvoll und akzeptabel.

Problematisch sind Einkäufe während einer Reise in China, wenn man sich vorgenommen hat, »Kunst« zu kaufen; besser ist es, die Freude an der Reise ohne Vorbehalt damit zu krönen, spontan das zu kaufen, was ganz individuell Auge und Herz anspricht, was mehr Erinnerung als Anspruch sein soll. Ist man entschlossen, ein ganz persönliches »Stück China« zu finden und zu erwerben, dann sollte man folgenden Rat beachten :

1. Man suche ein überall existierendes Antiquitätenzentrum mit vielen kleinen Geschäften auf und gehe zuerst ruhig und sehr freundlich lächelnd von Laden zu Laden, um sich dabei ganz genau umzusehen. Man wird schnell feststellen, daß jeder Händler ein wenig spezialisiert ist.
2. In einer zweiten Runde erwähnt man dort den chinesischen Begriff seiner Wünsche, wo man hofft, etwas zu finden, oder man zeigt auf diejenigen Stücke, die man näher in Augenschein nehmen möchte. Man wird erleben, daß vieles versteckt war, was nun aus Schachteln und Schränken hervorkommt.
3. Hat man gefunden, was gefällt, dann wird man eine vorläufige Preissondierung vornehmen. Man läßt sich auf einem Zettel (jede Verhandlung erfolgt durch internationale Zeichensprache und mit mimischer Ausdruckskraft) einen Preis angeben (Achtung: US Dollar oder RENMINBI/YUAN?), den man entrüstet mit großem, aber sehr freundlichem Gelächter ablehnt,

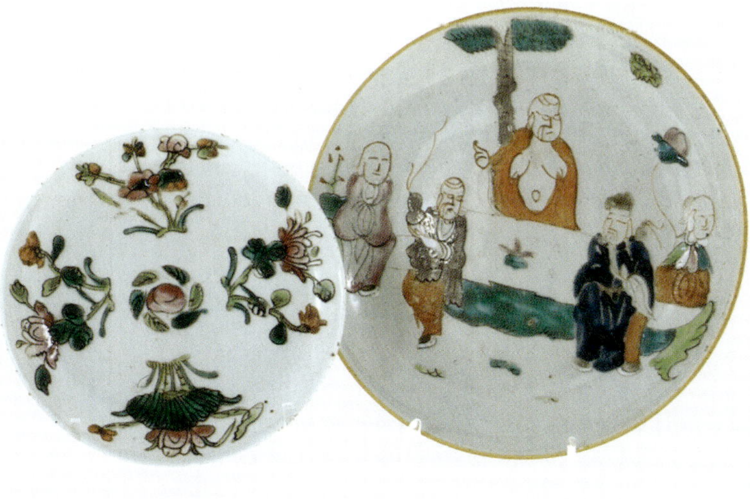

Volkstümliche Keramik des 18. und 19. Jh.

gleichzeitig sich dem Ausgang zuwendend. Noch besser: Der vor dem Laden stehende Partner ruft einen sehr unwillig zur Ordnung. Auch die nächsten Preisvorschläge muß man so lange ablehnen, bis das Lächeln des Händlers aus dem Gesicht weicht und der kunstliebende Tourist auch in China auf seine Grenzen stößt.

4. Man wird nun den Kopf schüttelnd und abwägend das Geschäft verlassen, um ruhig in anderen vorgemerkten Läden auf gleiche Weise vorzugehen.
5. Erst in einer dritten Runde wird man diejenigen Läden wieder aufsuchen, bei denen man beabsichtigt zu kaufen, und mit einem Lächeln einen kleinen Kompromiß anbieten, der im Regelfall schnell akzeptiert wird.

An dieser Stelle muß einem häufigen Mißverständnis vorgebeugt werden: Der chinesische Händler ist, wenn man sein Denken gegenüber dem Fremden ein wenig kennt und auf seine Eigenart eingeht, in der Regel genauso ehrlich, wie wir es verstehen, wenn gar sein »Gesicht« auf dem Spiel steht, absolut vertrauenswürdig. Es gibt hochspezialisierte Händler mit einem Wissen, welches kein europäischer Experte aufweisen kann. Sie zu finden ist schwierig, meist verbergen sie sich hinter unscheinbaren Läden. Doch allgemein sind leider (oder manchmal glücklicherweise) die durchschnittlichen Kenntnisse des chinesischen Antiquitätenhändlers erstaunlich gering, und bei Bronze, Keramik, Emailmalerei oder alter Malerei ist es selbst für Kenner oft schwierig, Echtheit (Periodenzugehörigkeit) oder exzellente Fälschung auseinanderzuhalten. Ideal ist es deshalb, wenn Freude und Preis ganz persönlich empfunden stimmen. Ein hoher geforderter Preis kann der Versuch einer Gaunerei sein oder ein Zeichen, daß der Händler zumindest glaubt, ein sehr gutes Stück zu besitzen.

Der Markt für die einzelnen Sammelgebiete

Abschließend einige kurze Hinweise für Kaufinteressenten, bezogen auf die einzelnen Sachgebiete der chinesischen Kunst. Die Angebote im Handel sind sehr unterschiedlich, und die Preise für chinesische Kunstobjekte liegen je nach Art, Typ, Qualität, Seltenheit und Zustand zwischen 500,- und 50 000,- DM. Spitzenstücke liegen noch weit darüber, teilweise bis in mehrfache Millionenhöhe!

- In der Malerei muß man zwei verschiedene Situationen auseinanderhalten, die der alten und die der zeitgenössischen Malerei. Während es in Deutschland schwierig ist, chinesische Malerei überhaupt zu er-

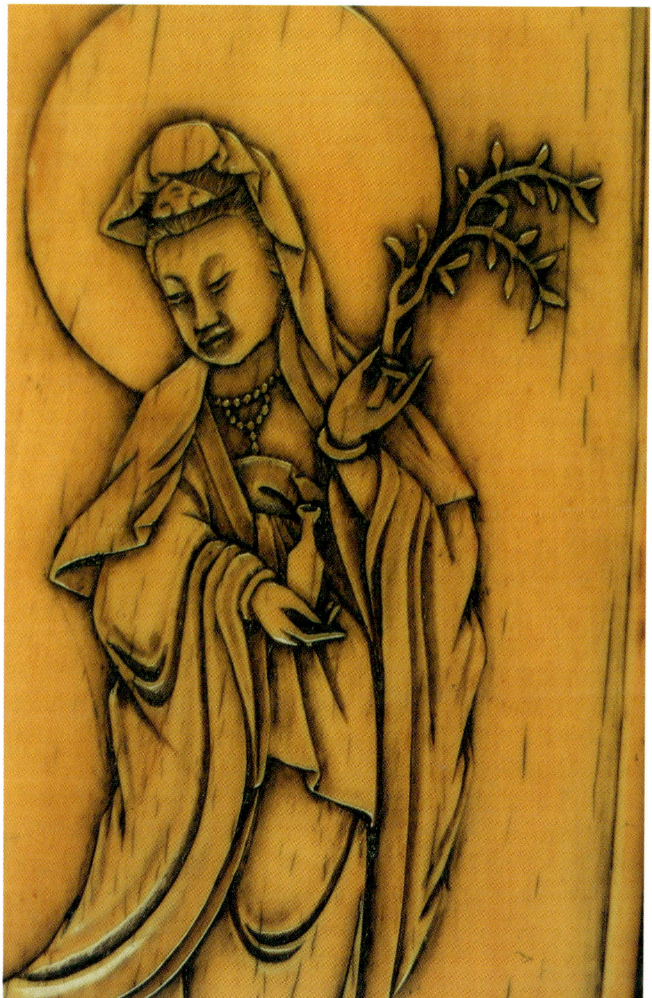

GUANYIN, Elfenbein-Reliefschnitzerei (Teilausschnitt), 16./17. Jh.

werben, gibt es im Ausland, wie z.B. in London und New York sowie im asiatischen Raum, einen bedeutenden spezialisierten Handel. Jährlich findet eine Reihe großer Auktionen ausschließlich für Kalligraphie und chinesische Malerei aller Kategorien statt. Eine Zuschreibung alter chinesischer Malerei – europäische Experten neigen immer zu Zweifel oder Verneinung – ist eines der schwierigsten Unterfangen und sollte deshalb von sekundärer Bedeutung sein. Generell sind die Preise für alte Malerei in der Regel nach oben wie nach unten nicht nachvollziehbar – sie sind letzten Endes eine sehr subjektive Angelegenheit. Als Alternative gibt es für den Liebhaber chinesischer Kunst die zeitgenössische Malerei, die neue faszinierende Perspektiven für eine Sammlung erschließt. Auch sind hier zu (noch!) akzeptablen Preisen ganze Sammlungen aufzubauen.

- Frühe Bronzen (aus der SHANG-, ZHOU- oder HAN-Zeit) trifft man im Handel selten an. Der Echtheitsbeweis ist schwierig und angesichts der hohen Preise ohne vertrauenswürdige Expertisen ein großes Wagnis. Kleine Buddhabronzen aus der Zeit der »Sechs Dynastien« und der TANG-Epoche sind etwas häufiger. Am häufigsten wird man aber im Handel Buddhabronzen aus der MING- und QING-Zeit finden. Die Preise bleiben selbst für außergewöhnliche Stücke im Rahmen der Möglichkeiten vieler Sammler. Andere Arten von Bronzen, wie Dekorations-, Schmuck- und frühe Goldbronze, werden weniger häufig angeboten.
- Kein Sammelgebiet der chinesischen Kunst ist an Vielfalt und Erscheinungsformen so reich wie das der Keramik. Im Kapitel »Keramik« wurde versucht, schematisch einen Überblick über alle wichtigen Kategorien und Typen der Keramik einschließlich der häufigsten Erscheinungsformen und eines geschätzten Seltenheitsgrades zu geben. Es lassen sich hier die höchsten Preise (z.B. für TANGSANCAI, RUYAO, GUANYAO und GEYAO aus der SONG-Epoche, YUAN- und frühe MING-Unterglasurmalerei, DOUCAI-Malerei der CHENGHUA-Periode, einzelne Spitzenstücke der QING-Epoche) wie auch die niedrigsten Preise (z.B. für sehr dekorative »Bauernmalerei«) für chinesische

Kunst beobachten. Die schier endlosen Möglichkeiten für das Sammeln chinesischer Keramik und die Breite des Angebotes erzwingen geradezu eine Spezialisierung. Für die Zuschreibung eines Stückes, d.h. die Bestimmung, aus welcher Periode es stammt, sind für jede Kategorie spezielle Kenntnisse unabdingbar.

- Steinskulpturen, z.B. Buddhastelen oder ganze Figuren, sind schon aufgrund der damit verbundenen Umstände seltene Kunstobjekte im Handel. Nur kleinere Skulpturen und Torsi in Form von Buddha-, Bodhisattva- oder GUANYIN-Köpfen aus der Zeit der »Sechs Dynastien«, der TANG- und frühen MING-Epoche kann man gelegentlich antreffen.
- Lackarbeiten, sei es als Schnitzlack oder als Lackmalerei (z.B. Paravents), sind vergleichsweise häufig im Handel zu finden. Aus material- und arbeitstechnischen Gründen sind gute Fälschungen kaum möglich. Schwarzlack als Maluntergrund erhält durch die Zeit ein unnachahmliches Aussehen, und die heutige noch so geschickte Schnitztechnik (mit und ohne elektrische Werkzeuge) bei Lackobjekten ist kantig und neigt zum Groben.

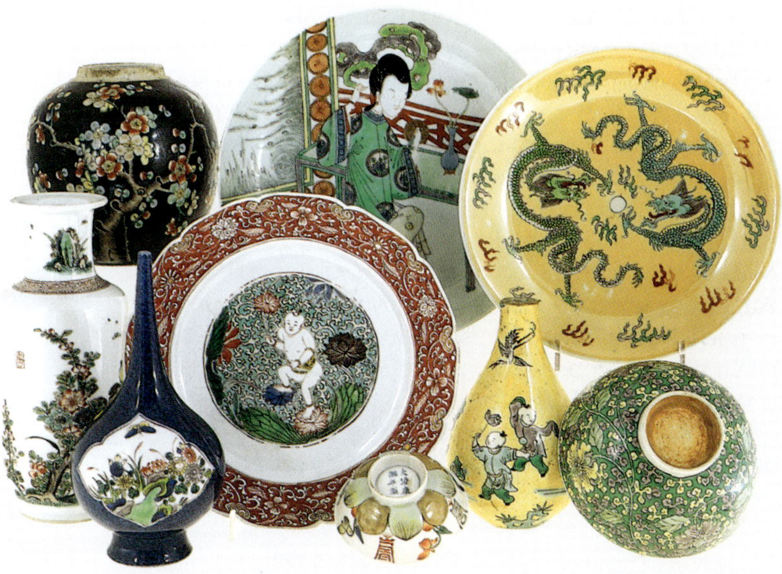

Verschiedene Typen der YINGCAI-Malerei (famille verte), KANGXI-Periode

- Cloisonné ist heute ein Massenerzeugnis für alle Arten von Gegenständen. Technisch perfekt und exakt – wenn auch nicht so fein in der Zeichnung – den alten Vorbildern aus der QING-Zeit nachgebildet, ist es auf den ersten Blick nicht leicht, z.B. ein gut erhaltenes Stück aus dem 18. und 19. Jahrhundert von einem neuen zu unterscheiden. Praktisch identisch sind die Farben und der Ton der Feuervergoldung. In diesem Sinne kann von Fälschungen – die immer eine unlautere Absicht voraussetzen – nicht gesprochen werden. Dagegen weist das Cloisonné der MING-Zeit in Farbe, Technik, Form, Motiv und Stil erhebliche Unterschiede zu späteren Stücken der QING-Epoche bzw. der Neuzeit auf.
- Emailmalerei wird heute in viel geringerem Maße als Cloisonné hergestellt. Im Antiquitätenhandel begegnet man häufig Stücken aus dem letzten Jahrhundert und wenigen – durch elegante, feine Malerei gekennzeichnet – aus dem 18. Jahrhundert. Auch die besten Stücke besitzen selten eine Marke, statt dessen oft eine Malerei auf der Basis.
- Halbedelsteinarbeiten, Holz-, Elfenbein- und Hornschnitzereien, Glasschneidearbeiten und ähnliches fungieren im Handel unter dem nicht glücklichen Sammelbegriff »Kleinkunst«, den wir an dieser Stelle nur deshalb erwähnen, weil für sie alle der gleiche Hinweis gilt: Innerhalb der unzähligen Objekte dieser Art, die China im Laufe der Zeit hervorbrachte und noch ständig hervorbringt, gebührt nur wenigen Stücken die Auszeichnung, ein Kunstobjekt zu sein. Abgesehen davon, daß die Grenzen fließend sind und es eine gute Sache ist, subjektiv nicht zu strenge Maßstäbe anzulegen, ist es ratsam und sinnvoll, das Auge für immer subtilere qualitative, stilistische und periodenspezifische Unterscheidungen zu schulen. Mehr als dekorativer Raumschmuck denn als Kunst sind Arbeiten der »Kleinkunst« der letzten Jahrzehnte anzusehen. Es sind mehr oder weniger lieblose oder verkitschte, mit maschinellen Hilfsmitteln massenhaft hergestellte Kopien alter Vorlagen.

Schlussbemerkung

Über all den Fragen von »Blütezeit« und »Niedergang« der chinesischen Kunst im Auf und Ab der Epochen, im Gestern und Heute, sollte man immer eine Botschaft im Herzen behalten: Zu allen Zeiten hat es die Meister in China gegeben, die unbeirrt ihren künstlerischen Ideen und Absichten folgten und Werke voller Ausstrahlung schufen. Das zu erkennen ist Kennerschaft, davon sich leiten zu lassen ist die Haltung, die jeden erfolgreichen Sammler auszeichnet.

ANHANG

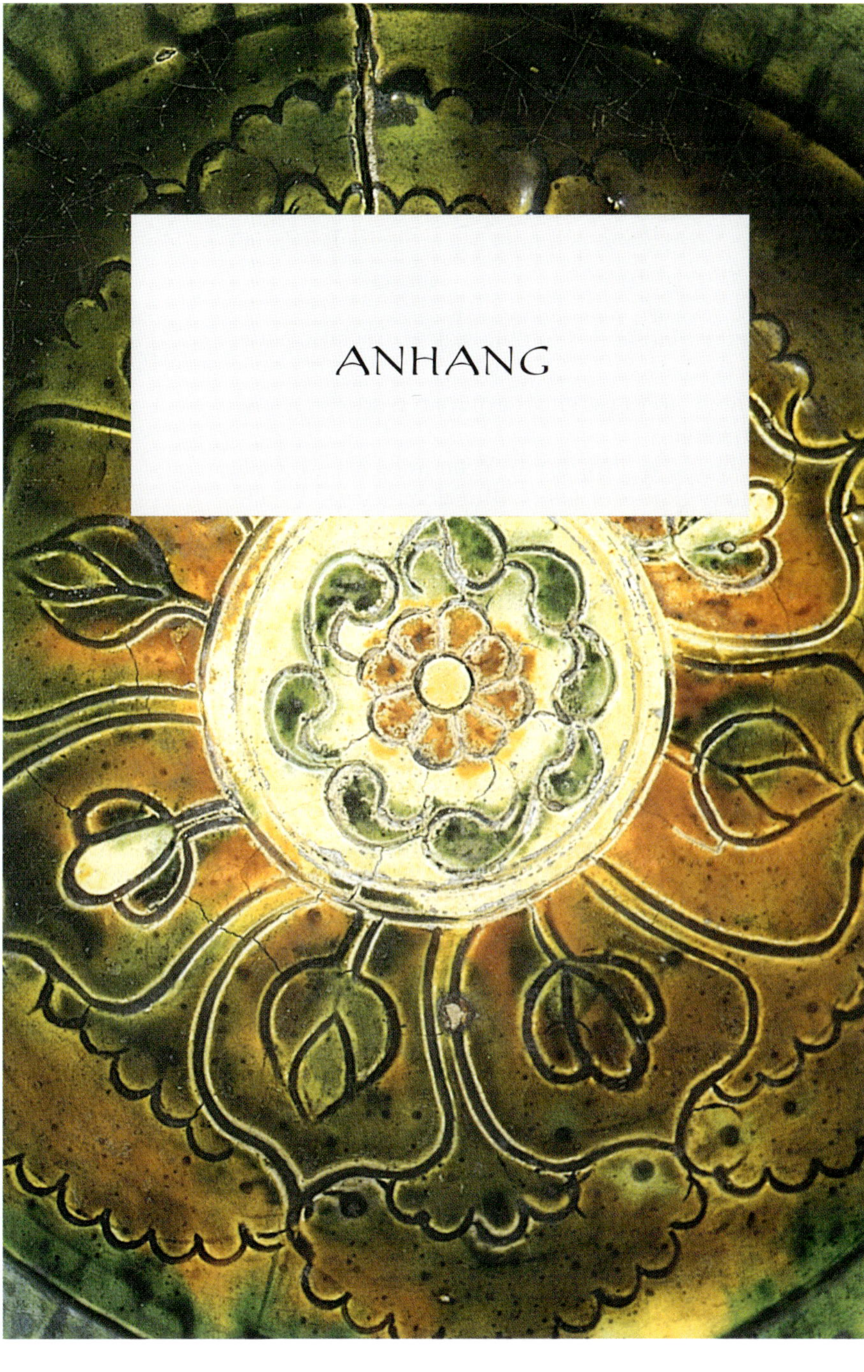

Glossar

Allgemeine Bemerkungen:
Begriffe, die in einem Kapitel abgehandelt wurden, sind meistens nicht vermerkt. In diesen Fällen wird auf das Stichwortverzeichnis verwiesen. Alle chinesischen Begriffe sind in Großbuchstaben geschrieben, indische Begriffe in Pali, in Klammern in Sanskrit.

Abhaya Mudra Geste der Furchtlosigkeit, mit erhobener rechter Hand.

Acht Ansichten Klassischer Themenkreis in der Landschaftsmalerei.

Acht buddhistische Symbole Wechselweise Glocke (Verehrung), Rad der Lehre (Buddha, ewiger Wechsel), Muschelhorn (Stimme Buddhas), Baldachin (Rang), Lotos (Treue), endloser Knoten (Überfluß, langes Leben, Ewigkeit), Vase (Harmonie, Reliquie), Fischpaar (Ehe, Fruchtbarkeit), Schirm (Autorität), Donner (politischer Umschwung), flammendes Juwel oder Perle (Herz Buddhas, Reinheit), Buddhas Fußspuren (Symbol der Lehre), Pagode (Reliquie), Diamantzepter (Macht der Lehre), Fliegenwedel (Magie), Vayra (Macht), Messer (Opfer), chinesische Laute (Reinheit, Treue), Mundorgel (Symbol des Phönix), Zither (Ehe), Trommel (Symbol der Veränderung).

Acht daoistische Unsterbliche Daoistische Heilige (BAXIAN), mit übernatürlichen Kräften ausgestattet; sie leben auf den »Inseln des Ostens« und besuchen alle 1000, 3000 oder 9000 Jahre das »Paradies des Westens« der Königinmutter XI WANGMU, wo sie die »Pfrsiche der Unsterblichkeit« erhalten.

Acht Diagramme (oder acht Trigramme, BAGUA) Je drei Linien übereinander mit durchgehenden oder unterbrochenen Linien bilden ein Trigramm. Die acht Grundformen bedeuten Erde, Himmel, Wasser, Feuer, Feuchtigkeit, Wind, Berge, Donner. Durch Potenzierung der Trigramme entstehen 64 Hexagramme, die jeweils eine elementare Bedeutung im menschlichen Dasein haben.

Acht Kostbarkeiten Wechselweise Münze (Reichtum), Becher (Glück), Artemisia-Blatt (Glück), Raute (Sieg), Bild (Kultur), Buch (Studium), Klangstein (Amt, Treue), Spiegel (eheliches Glück), Wellen (Wohnsitz der Drachen), Wolken (Fruchtbarkeit), Felsen (Dauerhaftigkeit), Schirm (Rang).

Achtteiliger Pfad Zentraler Bestandteil der Lehre Buddhas.

Affe In Südchina eine Gottheit, ansonsten wichtige Figur in der Mythologie; vertreibt Dämonen.

Ahnentafel Kleine, längliche, lackierte Holzbrettchen mit den Namen der Verstorbenen. Nach chinesischer Vorstellung haftet an ihnen die Seele der Verstorbenen.

Akasagarbha Bodhisattva der Essenz der Lehre. Attribute: Perle, Schwert oder Vayra.

Amrita Gefäß mit dem Lebenselixier.

Ananda Lieblingsschüler und Vetter des Buddha Sakyamuni.

Anithaba (auch Anida oder Amitayus) Buddha des »unermeßlichen Lichtes« und des westlichen Paradieses.

Anyali Mudra Geste der Anbetung, in Brusthöhe beide Hände zusammengelegt.

Ao Hauptstadt der mittleren SHANG-Zeit, in der Nähe von ZHENGZHOU.

Apsara Kleine Gottheiten oder Engel im Buddhismus, manchmal mit Musikinstrument dargestellt.

Arahant (oder Arhat) Erleuchteter, der das vortodliche Nibbana erreicht hat.

Artemisia- oder Schafgarbenblatt (AIYE) Symbolisiert Glückseligkeit; die Stengel wurden früher für das Orakel verwendet.

Atman Das Selbst, das Ewige, das Ich.

Avalokitesvara (oder Lokesvara) Bodhisattva des Mitleidens, Erleuchteter, der noch nicht in das Nibbana eingetreten ist, um den Menschen zu helfen, den Weg der Erleuchtung zu gehen. Bekannteste Form in China ist die Göttin der Barmherzigkeit, → GUANYIN, bis zur SONG-Epoche noch männlich »der« GUANYIN.

BAGUA Acht Diagramme oder Trigramme, die acht elementaren Formen des YIJING (»Buch der Wandlungen«) von KONGZI.

Baldachin (GAI) Symbolisiert königliche Güte.

Bambus (ZHU) Symbolisiert Langlebigkeit und Flexibilität sowie Beständigkeit und Treue, Sinnbild für einen aufrechten Charakter.

Banane Wichtiges Dekorelement, meist als fortlaufendes Bandornament.

Becher (ZONG) Meist zwei Becher, symbolisieren Fruchtbarkeit und Zeremonien.

Berge (SHAN) Symbolisieren Orte der Verehrung, gelten als Sitz der Götter und Symbol des Herrschertums.

Bhadrasana Europäische Sitzhaltung auf einem Thron.

BI DING RUYI Wunsch, bedeutet: »Es möge ganz bestimmt alles nach Wunsch gehen«.

BI-Scheibe Kreisförmige Scheibe, meist aus Jade, mit einem kreisförmigen Loch in halber Größe des Scheibendurchmessers; Emblem des Himmels

Bild (HUA) Symbolisiert Gelehrtentum.

Bildrollen (FU oder HUA) Symbolisieren Kunst und Wahrheit.

Birne (LI) Symbolisiert Reinheit und Langlebigkeit sowie auch eine gerechte Regierung.

Blau (LAN) Farbe des Ostens und des schlechten Charakters eines Menschen.

Blumenkorb Symbolisiert hohes Alter.

Blumenschale Symbolisiert Harmonie und Schönheit.

Bodhi »Erleuchtung«.

Bodhidharma Begründer der buddhistischen CHAN-Sekte.

Bodhisattva »Erleuchteter«, der freiwillig auf die Buddhaschaft verzichtet, um anderen auf dem Weg der Erleuchtung zu helfen. Auch Verkörperung eines Buddha auf Erden oder auch Verkörperung des Buddha Amida.

Bronzespiegel Hilfsmittel zur Heilung Besessener.

Bücher (SHU) Symbolisieren Literatur und Wahrheit sowie Schutz gegen böse Geister; zusammen mit den Emblemen Bildrolle, Musikinstrument und Schachbrett Sinnbild für die »vier Fertigkeiten des Gelehrten«.

BUDAI (oder Maitreya-Buddha) Glücksverheißender Buddha der Zukunft, dickbäuchig und fröhlich dargestellt.

Buddha (FO) Der »Erwachte« und der »Erleuchtete«. Der historische Buddha, als Buddha Sakyamuni bezeichnet, wurde geboren als Siddharta Gautama (563 bis 483 v. Chr.) und war Begründer der buddhistischen Lehre. Wurde erleuchtet unter dem Bodhi-Baum (Pappelfeigenbaum). Er wird auch als erster Buddha unseres Weltzeitalters bezeichnet.

Buddha-Hand-Frucht (FOSHOU) Eine nicht eßbare, stark duftende Frucht, die durch ihre Form an eine greifende Hand erinnert und deshalb Reichtum symbolisiert.

Buddha der Vergangenheit Sieben Buddhas, die dem historischen Buddha vorausgegangen sind.

Buddha der Zukunft Siehe → Maitreya-Buddha.

CAO SHO Konzept- oder sogenannte Grasschrift.

CHAN-Buddhismus Meditationssekte innerhalb des chinesischen Mahayana-Buddhismus, begründet von Bodhidharma, einem indischen Mönch, der um 500 n. Chr. nach China kam. Größte Bedeutung unter der SONG-Dynastie. In Japan als Zen-Buddhismus bezeichnet.

Chrysantheme (JUHUA) Wichtiges Motiv in der Kunst, symbolisiert angenehmes Leben und Abschied vom öffentlichen Dienst sowie den Herbst und den 10. Monat.

CONG-Röhre Emblem der Erde, meist aus Jade, mit querlaufenden Kerben, außen quadratisch und innen rund.

DAO Eine messerartige Waffe. In verkleinerter Form auch als Münze unter der ZHOU-Dynastie.

DAZHUAN SHU Große Siegelschrift.

Deva Übermenschliches Wesen oder Engel.

Dhamma (oder Dharma) Die Gesamtheit der Buddhalehre. Ewiges Gesetz im Buddhismus.

Dharmapala Wächter vor einem Heiligtum.

Dharmatschakra (oder Dharmacakra) Rad der buddhistischen Lehre, symbolisiert Wiedergeburt.

Dharmatschakra Mudra Geste der Lehre, die Hände deuten das Drehen eines Rades an.

Dhjana (oder Dhyana) Versenkung im Buddhismus, chinesisch CHAN oder japanisch Zen.

Diamantzepter Symbolisiert Macht. Waffe der buddhistischen Götter.

DING Dreifuß.

Donnerkeil, gekreuzter Buddhistisches Kultgerät, symbolisiert die Macht der Lehre. Wichtiges Emblem im tibetanischen Buddhismus.

Drachen (LONG) Symbolisiert den Kaiser und die schöpferische Natur. Wichtigstes mythologisches Tier und Emblem des männlichen Prinzips YANG, des Ostens und des Frühlings; häufig als zwei Drachen, die einer flammenden Perle nachjagen und dabei Donner und Regen (Urgewalten des Himmels) verursachen, dargestellt.

Drei Freunde Kiefer, Bambus und Pflaume.

Drei Überflüsse Pfirsich, Persimone oder Buddhahandfrucht und Granatapfel.

Dschhana (oder Dhjana, Dhyana) Versenkung im Buddhismus.

Dukkha Das Leiden im Buddhismus.

Einhorn (QILIN) Fabeltier, symbolisiert Gerechtigkeit und Güte.

Elefant (XIANG) Symbolisiert Klugheit und Kraft.

Elster Symbolisiert Glück.

Endloser Knoten (ZHANG) Symbolisiert die Eingeweide Buddhas, die Ewigkeit und den Wunsch für langes Leben.

Ente Symbolisiert Glück und eheliche Treue (meistens als Paar).

Fächer (SHAN) Symbolisiert Rang und ist Attribut mehrerer daoistischer Gottheiten.

Fasan Symbolisiert Schönheit.

FEIBAI »Flatterndes Weiß« durch Gebrauch eines abgenutzten Pinsels in der Malerei.

Felsen (PANSHI) Symbolisiert Festigkeit und Dauer, zusammen mit Bambus und einem alten Baum das Sinnbild der »drei Reinen« (SANQING).

Feuer (HUO) Entspricht der Farbe rot, dem Geschmack bitter, dem inneren Organ Herz, dem Sinnesorgan Mund, dem Zustand dunkel, der Zahl acht und dem Süden; ist Emblem für Wut, Lust, Geschwindigkeit, Gefahr u.ä. und repräsentiert die kosmische Kraft YANG.

Fische (SHUANGYU) Symbolisieren als Paar eheliche Freuden und Kindersegen, ansonsten Schutz gegen das Böse.

Fischdrachen Symbolisiert erfolgreich bestandene Prüfungen.

Flammenperle (ZHO) Siehe → Perle.

Flaschenkürbis (HULU) Symbolisiert Magie und Wissenschaft, auch Sinnbild für männliche Nachkommenschaft und langes Leben.

Fledermaus (PIANFU) Symbolisiert Glück und langes Leben.

Fliegenwedel (CHENWEI) Ist ein priesterliches Würdezeichen und symbolisiert das Vertreiben weltlicher Wünsche und Begierden.

Flöte Symbolisiert langes Leben und eine gewisse Sexualpraxis.

FO Chinesische Bezeichnung für Buddha.

FO-Löwe oder FO-Hund Mit dem Buddhismus kam der Löwe nach China, da Buddha zehnmal als Löwe in der Vergangenheit geboren worden war. Der FO-Löwe symbolisiert durch sein Gebrüll die Erweckung der Menschheit durch die buddhistische Lehre. Wegen der Ähnlichkeit mit dem Pekinesen-Hund spricht man auch vom FO-Hund. In der Kunst häufigste Wächterfigur gegen Dämonen vor Palästen und Tempeln.

FU Wort für Glück, Segen und Gelingen. Eines der häufigsten Glückssymbole.

FU SHOU SHUANG QUAN Bedeutet »vollkommenes Glück und langes Leben«.

Fünf Glücksgötter (WUFOU) Es sind die Götter für langes Leben, Reichtum, Ruhe und Frieden, Tugend sowie Leben und Tod ohne Krankheit.

Fünf Reine (WUQING) Mond, Wasser, Kiefer, Bambus und Pflaume.

Fünf Wandelzustände (WUXING) Holz, Feuer, Erde, Metall und Wasser.

Gandhara Nordindischer Kunststil im Buddhismus. Der Ort liegt im heutigen Afghanistan.

Gardenie (BAICHAN) Blume des 11. Monats.

Gelb (HUANG) Farbe der Mitte und der Erde, seit dem 6. Jahrhundert Farbe des Kaisers und des Ruhms.

Gemälde (HUA) Siehe → Bild.

Glocke Symbolisiert Verehrung und Autorität.

GONGBI »Sorgfältiger Pinsel«, sehr feine, konturierende Pinselführung.

Gotama (oder Gautama) Familienname des historischen Buddhas.

Granatapfel (SHILIU) Symbolisiert Fruchtbarkeit und männliche Nachkommen.

Granatapfelblüte (DANZAO) Repräsentiert den 6. Monat und bildet zusammen mit den Blüten des wilden Apfels, der Orchidee und der Schwertlilie die »Blüten der vier Jahreszeiten«.

Grille Symbolisiert Mut und Sommer.

Grün (LÜ) Farbe des Lebens und des Frühlings sowie des inneren Friedens.

GUAFU Hängerolle in der Malerei.

GUANYIN Chinesische Bezeichnung für den → Bodhisattva Avalokitesvara, Göttin der Barmherzigkeit.

GUI-Täfelchen Symbol des Frühlings und des Ostens, aus grüner Jade. Am spitzen Ende das YANG-Prinzip und am eckigen Ende das YIN-Prinzip symbolisierend.

GUOHUA Traditionelle Malerei mit Tusche und Wasserfarben.

Hahn Symbolisiert Mut.

HANREN Selbstbezeichnung der Chinesen, insbesondere der Nordchinesen.

HEHE ER XIAN (HEHE-Zwillinge) Götter des Reichtums und der Eintracht, Schutzgötter der Töpfer.

Hinajana (oder Hinayana) Sogenanntes »kleines Fahrzeug«, dem ursprünglichen Buddhismus nahestehende Lehre, basiert auf »Selbsterlösung« ohne Hilfe anderer Wesen.

Hirsch (LU) Symbolisiert Ehre, Beamtentum und Langlebigkeit.

HU Weißes Jadestück in Form eines Tigers, Symbol des Herbstes und des Westens.

HUANG Schwarzes Jadestück in Form einer halben BI-Scheibe, Symbol des Winters und des Nordens.

HUANIAO Malerei mit Vogel und Blumen.

Hund Symbolisiert Wohlhabenheit.

Jade (JU) Symbolisiert Lebenskraft.

Joga »Geistige Konzentration«, Askese.

Juwel (oder Perle, ZHU) Symbolisiert Reinheit und weibliche Schönheit sowie das Herz Buddhas.

KAI SHU Standardschrift.

Kama Verlangen, Lust, Wunsch.

Kamma (oder Karma) Das die zukünftige Wiedergeburt beeinflussende Handeln.

Kastagnetten Emblem der Musik.

Katze (MAO) Symbolisiert Geisteraustreibung. Beschützer der Seidenraupen.

Khanda Bezeichnung für die »fünf Aneignungsgruppen« im Buddhismus (Körper, Empfindung, Wahrnehmung, Geistesregungen, Bewußtsein).

Kiefer (SONG) Symbolisiert langes Leben. Zusammen mit Bambus und Pflaumenblüte bildet sie das Sinnbild der »drei winterlichen Freunde«, die für Beständigkeit und Langlebigkeit stehen.

Kirschblüte (YINGHUA) Sinnbild für weibliche Erotik im Sinne von »Kirschmund«. Blüte des 4. Monats.

Klangstein (QING) Symbolisiert Treue sowie Musikalität. Emblem eines Ministers.

Knoten, endloser (ZHANG) Symbolisiert die Eingeweide Buddhas, Großzügigkeit und Langlebigkeit.

Königinmutter des Westens (XI WANGMU) In ihren Gärten wachsen alle 1000, 3000 oder 9000 Jahre die Pfirsiche der Unsterblichkeit, von denen die »Unsterblichen« essen.

Koralle Symbolisiert Langlebigkeit und Karriere.

Kranich (HE) Symbolisiert langes Leben und persönlichen Erfolg. Er hält Zwiesprache mit den himmlischen Mächten und ist ihr Bote.

Kröte Dreibeinig, symbolisiert den Mond und das Geldverdienen.

KUNLUN SHAN Residenz der → »Königinmutter des Westens«, daoistische Herrscherin über die Unsterblichkeit.

Laichkraut (ZAO) Symbolisiert die Geister des Wassers.

Lamaismus Seit Anfang des 7. Jahrhunderts tibetanische Form des Buddhismus. Spätere Verbreitung auch in Teilen von Zentral- und Ostasien.

LEIWEN »Wolken-Donner«, geometrisches Muster.

Leopard (BAO) Symbolisiert Kraft und Tapferkeit.

LI SHU Kanzleischrift.

LOHAN (oder LUOHAN) Chinesische Bezeichnung für → Arahant oder Arhat.

Lokapala (TIANWANG) Vier kriegerische Gestalten, die die vier Seiten eines Tempels oder eines heiligen Platzes bewachen, auch die »Vier Weltenwächter« genannt.

LONGHAN »Pinselspiel« in der Malerei.

Lotos (LIAN und HEHUA) Symbolisiert Reinheit, Treue, Schöpferkraft und Sitz Buddhas; aufgrund der Wortgleichheit auch die Bedeutung für »ehelich verbinden«, »lieben«, »Bescheidenheit« oder »Harmonie«. Zwei Lotosblüten sind das Sinnbild für »ein Herz und eine Seele«. Blume des 7. Monats, repräsentiert den Sommer.

Lotos-Blüte Symbolisiert Sommer und Schöpferkraft. Blume des 7. Monats.

Lotos-Frucht Symbolisiert Kindersegen und Fruchtbarkeit.

Lotos-Fruchtkapsel (LIANBENG) Symbolisiert Fruchtbarkeit und Nachkommenschaft.

Löwe (SHE) Symbolisiert Kraft und Tapferkeit. Reittier des → Bodhisattva WENSHU, Göttin der Weisheit.

LU Chinesisches Wort für Reichtum und Glück.

Magnolie (MULAN) Symbolisiert den 5. Monat und die weibliche Schönheit, wird auch als Heilmittel verwendet.

Mahajana (oder Mahayana) »Großes Fahrzeug«, buddhistische Schule, im 2. Jahrhundert n. Chr. entstanden. Basiert auf der Idee helfender Wesen auf dem Wege der Erlösung.

Maitreya Buddha der Zukunft, als helfender → Bodhisattva genannt »der Liebreiche«. Dickbäuchig und fröhlich dargestellt.

Malve (GUI) Symbolisiert den 9. Monat.

Mandala Bild zur Meditationshilfe.

Mandorla Strahlenkranz, Heiligenschein

Manjusri (WENSHU) → Bodhisattva der Weisheit, meist auf einem Löwen sitzend und mit Buch oder Schwert dargestellt.

Mantra Wortformel mit magischer Wirkung im Buddhismus.

Messer (DAO) Symbolisiert Opfer und Verehrung.

Meereswogen (BOLAN) Entstehen durch die Bewegung der im Meer (HAI) wohnenden Drachen oder durch die über das Wasser springenden »Meerpferde« (HAIMA).

MI LO FO Chinesische Bezeichnung für den → Maitreya-Buddha.

MINGQI Grabbeigaben für die Geistseelen der Verstorbenen.

MOGU In der Malerei konturlose Fleckentechnik.

MOHAI »Tuschemeer«, Ausdruck für umfassende Bildung.

Mohnblüte Symbolisiert den 12. Monat.

Mond Symbolisiert das weibliche Element.

MOZHI »Tuschelösung«, Bezeichnung für schriftstellerische Begabung.

Mudda (oder Mudra) Rituelle Geste im Buddhismus.

Mundorgel Symbolisiert den → Phönix.

Muni Im Buddhismus die Bezeichnung für »der Weise« oder »der Heilige«.

Münze (PU oder QIAN) Symbolisiert Reichtum.

Muschel (LO) Symbolisiert Königtum, gute Reise und die Stimme des Buddha.

Namen Familiennamen werden in China immer vorangestellt und sind im Regelfalle einsilbig.

Narzisse (SHUIXIAN) Symbolisiert Glück im neuen Jahr und Harmonie in der Ehe.

NIANHAO Kaiserliche Regierungsdevise, seit der MING-Zeit identisch mit der Regierungsperiode eines Kaisers.

NIANHUA Glückwunschbild zu Neujahr.

Nibbana (oder Nirvana) Bedeutet Erlöschen und ist das Ziel der Erlösung, das Eingehen in das »absolute Nichts« im Buddhismus.

Orchis (LANHUA) Symbolisiert Eleganz, Vornehmheit und Freude.

Pagode (TA) In China entwickelter turmartiger Bau, entspricht dem indischen → Stupa.

Palmblatt Symbolisiert die Selbsterziehung und ist ein wichtiges Ornament in der Porzellanmalerei.

Panja (auch Panna oder Prajna) Weisheit, Wissen, Vernunft im Buddhismus.

PANLONG Stilisierter Drachendekor.

Päonie (MUDAN) Repräsentiert den Frühling und den 3. Monat im Jahr und wird als »Königin der Blumen« angesehen. Symbolisiert Ehre und Wohlhabenheit sowie die angenehmen Gedanken an ein wunderschönes Mädchen.

Perle Symbolisiert Erfüllung der Wünsche und bedeutet als buddhistisches Emblem das Herz Buddhas. Häufig als flammende Perle mit Drachen abgebildet.

Persimone (oder Kaki, SHI) Symbolisiert Freude.

Pfirsich (TAO) Emblem für Unsterblichkeit, symbolisiert Langlebigkeit und Fruchtbarkeit.

Pfirsichblüte (TAOHUA) Blume für den 2. Monat, schützt vor dem Bösen, symbolisiert das daoistische Paradies.

Pflaumenblüte (WUFO) Symbolisiert Schönheit und Reinheit, ist die Blume des 1. Monats; abgebildet auf »craqueliertem Eisgrund« bedeuten ihre fünf Blütenblätter die »fünf Glücksgötter«.

Phönix (FENG HUANG) Symbolisiert das Weibliche und ist das Emblem der Kaiserin und des Südens; symbolisiert zusammen mit der Tugend (DE), der Gerechtigkeit (YI), der Sittlichkeit (LI), der Menschlichkeit (REN) und dem Vertrauen (XIN) die fünf Kardinaltugenden sowie Schönheit, Wohlstand und Wärme. Oft bildliches Gegenstück zum Drachen.

Pilz (LINGZHI) Ist ein Emblem der Unsterblichkeit, symbolisiert Langlebigkeit.

PING Chinesisches Wort für Vase und (mit einem anderen Schriftzeichen) Frieden.

Pinsel Symbolisiert Gelehrsamkeit.

Pinselbecher (BITONG) Symbolisiert Gelehrsamkeit.

Pinselhalter Symbolisiert die Talente des Gelehrten.

Prabhutaratna Buddha der Vergangenheit, wurde meist an der Seite des historischen Buddhas dargestellt.

PUSA Chinesisches Wort für → Bodhisattva.

QILIN Fabelwesen, symbolisiert Friedfertigkeit und Gerechtigkeit, kündigt die Geburt eines Sohnes an.

Rabe Bote der → »Königinmutter des Westens«.

Rad der Lehre (FALUN) Buddhistisches Symbol für die Person Buddhas und für die Wahrheit der Lehre, zermalmt den Unglauben.

Raute (FANGZHENG) Symbolisiert Glück und Sieg. Abwehr gegen Zauber.

Reiskörner (FENMI) Symbolisieren Fruchtbarkeit und Reichtum.

Rhinozeroshorn-Becher (XIQUE) Symbolisiert Glück und den Charakter eines Gelehrten. Schutz gegen Gift in einem Getränk.

Rhombus Siehe → Raute.

Rot (HONG) Farbe des Lebens und des Südens, des Sommers und des Reichtums. Farbe der ZHOU-Dynastie.

RUYI Zepter, symbolisiert die Würde des Beamten und die Wunscherfüllung; Emblem der → GUANYIN.

Sakyamuni Bezeichnung für den historischen Buddha, wörtlich: der Weise aus dem Sakyageschlecht.

Samadhi-Mudra Geste der Meditation.

Samana Bezeichnung für einen Asketen.

Samanthabhadra Glücksbringender → Bodhisattva, häufig auf einem Elefanten dargestellt, symbolisiert die Symbiose von Weisheit und Wohltätigkeit.

Samsara Kreislauf der Wiedergeburt.

Samyaksam-Buddha (oder Sammasam-Buddha) Ein vollkommen erleuchteter Buddha, dem allein es zukommt, den Wesen die buddhistische Wahrheit zu verkünden.

Schachbrett (WEIQI) Symbolisiert Gelehrsamkeit und scharfsinnige Intelligenz.

Schaf Symbolisiert die Kindespflicht und das Opfer.

Schamane Nach mongolischer Auffassung ein von einem fremden Geist Besessener mit übernatürlichen Kräften.

Schildkröte Symbolisiert Unsterblichkeit, Festigkeit und den Norden.

Schirm (SAN) Symbolisiert Rang und Reinheit.

Schlange (SHE) Symbolisiert Schläue und Hinterlist.

Schlangendrachen (PANKUI) Wichtiges Dekormotiv, meist in archaisierenden Formen.

Schmetterling Symbolisiert einen verliebten Mann oder einen Mann von 70 Jahren.

Schwarz (HEI) Farbe des Wassers, des Nordens und der Ehre. Farbe der QIN-Dynastie.

Schwert Symbolisiert Sieg, Magie und Weisheit.

Seidenwürmer (WOZAN) Symbolisieren den Fleiß.

SHOU Wichtiges Wunsch-Schriftzeichen für »langes Leben« in der Kunst, manchmal in 100 Varianten geschrieben, meistens stilisiert in runder oder hocheckiger Form oder in antikisierender Siegelschrift.

SHOULAO Gott der Langlebigkeit, oft mit einem Stab und einem Hirsch dargestellt.

SHU Buch/Bücher.

SHUOWEN Ältestes Wörterbuch der chinesischen Sprache aus der HAN-Zeit.

Siddattha (oder Siddartha) Eigenname des historischen Buddha.

Siegel (YIN) Symbolisiert Autorität und kann Wunden heilen.

Sonne Symbolisiert das männliche Prinzip.

Spiegel (YING) Symbolisiert das eheliche Glück und schützt vor bösen Kräften.

Sterne (XING) Symbolisieren China und das Herz des Kaisers.

Stupa Buddhistisches Grabmonument oder Bau über einer Buddhareliquie.

Sutta (oder Sutra, JING) Lehransprachen im Buddhismus.

Sutta (Sutra) des Lotos Bezeichnung für die berühmtesten Lehrreden des → Mahajana-Buddhismus.

Swastika (WAN) Hakenkreuz, symbolisiert das Herz Buddhas. Bedeutet 10 000 (Zahl der Unendlichkeit), multipliziert die dargebrachten Wünsche.

TABEN Steinabreibung.

TAIYITU Abbildung des »höchsten Wesens«, das heißt, des → YIN-YANG-Emblems.

TANGREN Selbstbezeichnung der Südchinesen.

Tantra Esoterische Sekte, sowohl dem Buddhismus wie dem Hinduismus nahestehend, teilweise mit sexuellen Praktiken.

Theravada Konservative buddhistische Lehrrichtung, entspricht dem → Hinajana-Buddhismus.

Tiger Symbolisiert Mut und Kraft sowie den Westen.

Tierkreis-Jahreszeichen, chinesische (HUANGDAO) Ratte, Ochse, Tiger, Hase, Drache, Schlange, Pferd, Ziege, Affe, Hahn, Hund und Eber.

Tuschreibstein (YAN) Symbolisiert Gelehrtentum.

Unsterbliche, daoistische (XIAN) Siehe → Acht daoistische Unsterbliche.

Urna Kleine Haarbüschel zwischen den Augenbrauen bei den Buddha-Darstellungen.

Ushnish Ein Auswuchs auf dem Kopf. Kennzeichen eines Buddhas.

Vairajana-Buddhismus (auch Vairayana) Sogenanntes »Diamantfahrzeug«, dargestellt mit dem Emblem eines Donnerkeils des Gewittergottes. Tantrische Lehrrichtung.

Vara-Mudra (oder Varada-Mudra) Geste des Schenkens und der Barmherzigkeit mit ausgestrecktem Arm und geöffneter Hand.

Vase (PING) Symbolisiert ewige Harmonie und Frieden. Reliquienbehälter.

Veden (oder Veda) Die Gesamtheit der ältesten und heiligsten Schriften Indiens.

Vier Edle Orchidee, Pflaumenblüte, Chrysantheme und Bambus.

Vitarka-Mudra Geste der Darlegung der Lehre; die Hand ist halb geöffnet, Zeigefinger und Daumen sind aneinandergelegt.

WAWA Darstellung von »hundert« Kindern beim Spiel, symbolisieren Glück.

Wasser (SHUI) Entspricht der Farbe schwarz, dem Geschmack salzig und ist Sinnbild des Nordens; repräsentiert die kosmische Kraft YIN.

Wasserpflanzen (ZAO) Symbolisieren die Klarheit und Reinheit des Wassers.

Weihrauchgefäß (DING) Symbolisiert Ahnenverehrung.

Weiß (BAI) Farbe des Westens, des Herbstes, des Alters, der Jungfräulichkeit, der Reinheit. Farbe der SHANG-Dynastie.

Wellen (BOLAN) Symbolisieren den Wohnsitz der Drachen.

Wolken (YUN) Symbolisieren Regen und Fruchtbarkeit. Sie sind der Wohnsitz der Drachen und entsprechen der Himmelsrichtung Westen.

Wunschzepter (RUYI) Siehe → RUYI.

YIN-YANG Symbolisiert den kosmischen Dualismus bzw. die Polarität von weiblichem Element YIN (das Dunkle, Mond, Erde, gerade Zahlen) und dem männlichen Element YANG (das Helle, Himmel, Sonne und ungerade Zahlen); dargestellt durch einen Kreis, der durch eine S-Linie geteilt ist in hell und dunkel; bedeutet ursprünglich als SHANG-Schriftzeichen dunkel und hell, als Emblem chinesisch TAIYI.

XI Bedeutet »doppelte Freude«, im besonderen ein Wunsch für eheliches Glück.

XIAOZHUAN SHU Kleine Siegelschrift.

XING SHU Kursivschrift.

XI WANGMU Siehe → »Königinmutter des Westens«.

Zepter Siehe → RUYI.

ZHANG Symbol für Sommer und Süden, aus roter Jade in Form eines in der Länge halbierten → GUI-Täfelchens.

ZHANG Die »zwölf Stickereiornamente«: Sonne, Mond, drei Sterne, Berg, Drachen, Fasan, zwei Vasen, Wassergras, Feuer, Hirsekörner, Axt, ein Symbol des Glücks. Alle zusammen stehen für Autorität und Würde.

Zikade Symbol für das Weiterleben der Seele.

Zither (QIN) Symbolisiert Musikalität, eheliches Glück.

Zwölf Ornamente Siehe → ZHANG.

Landkarte Chinas

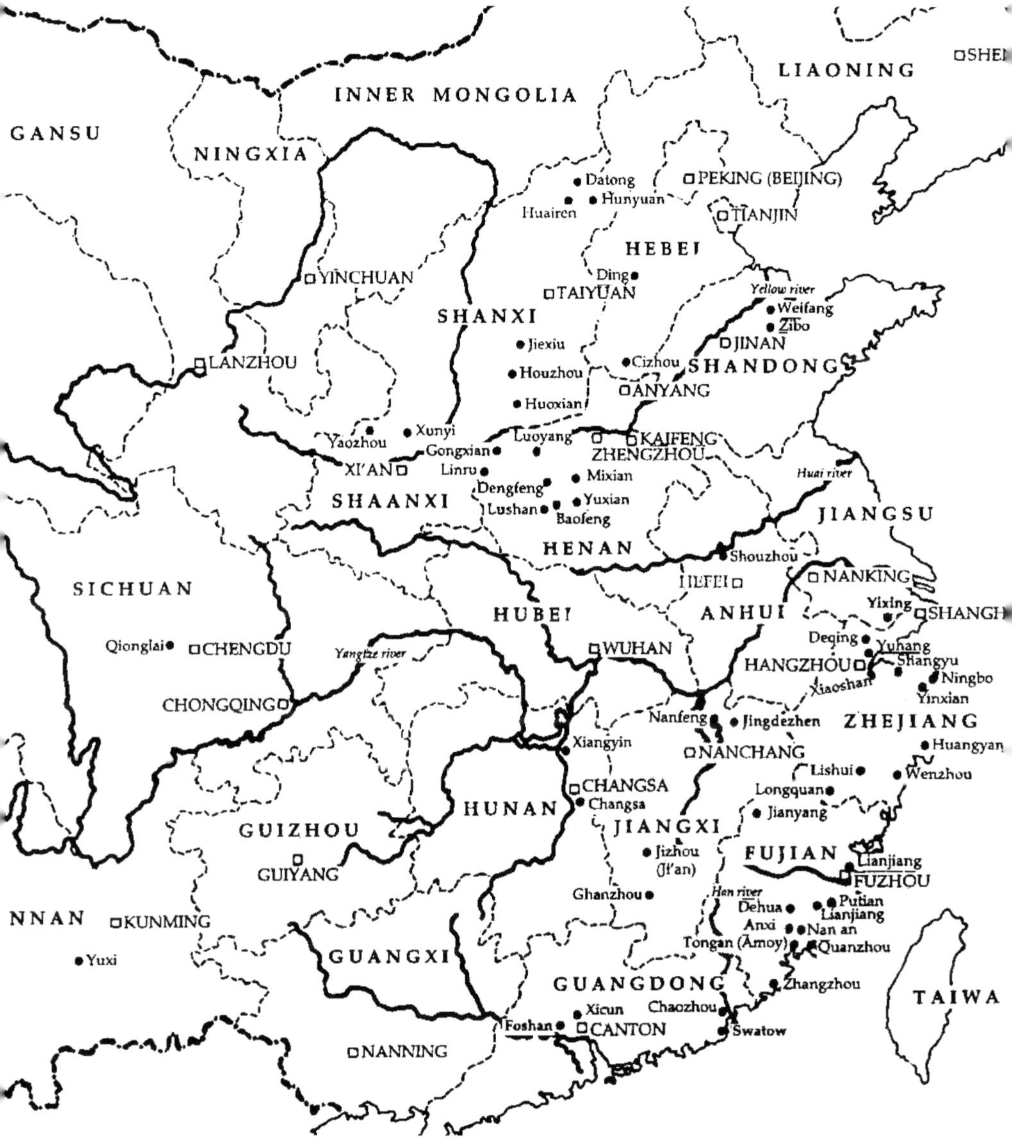

□ Hauptstädte
• Keramikproduktionsstätten

Die acht Unsterblichen (BAXIAN)

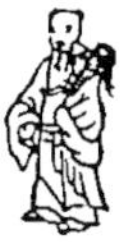	ZHONGLI QUAN	LAN CAIHE	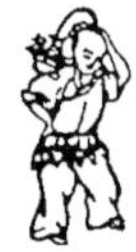
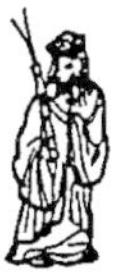	ZHANG GUOLAO	LI TIEGUAI	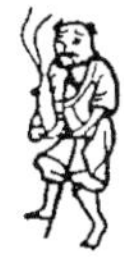
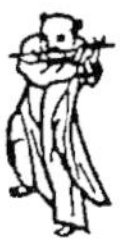	HAN XIANGZI	LÜ DOUGBIN	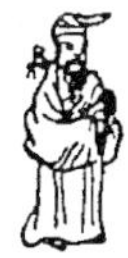
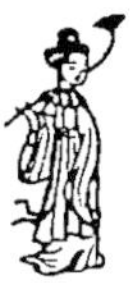	HE XIANGU	CAO GUOQUI	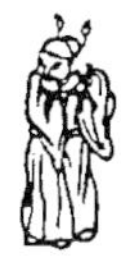

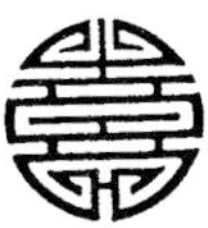	SHOU	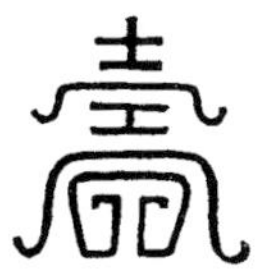	SHOU
	SHOU	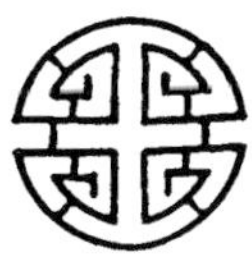	LU
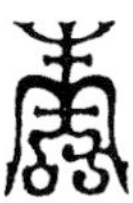	SHOU	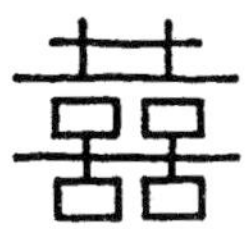	HSI
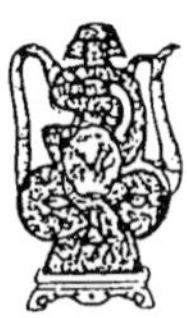	SHOU	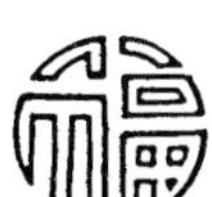	FU

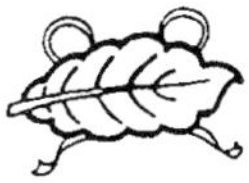

Artemisiablatt

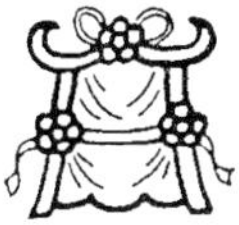

Baldachin

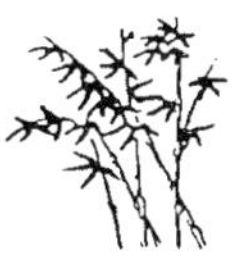

Bambus

Berge

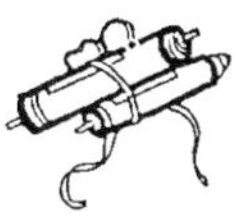

Bilderrollen

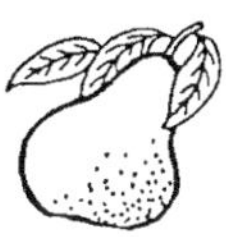

Birne

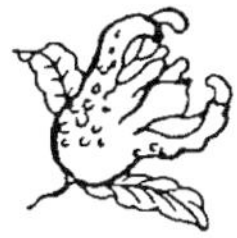

Buddha-Hand-Zitrone

Bücher

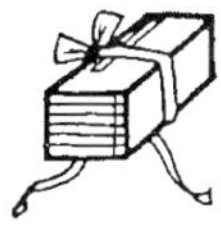

Bücher

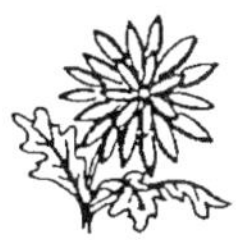

Chrysantheme

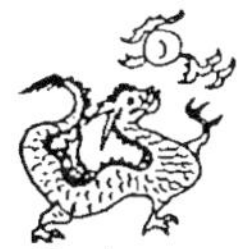

Drachen

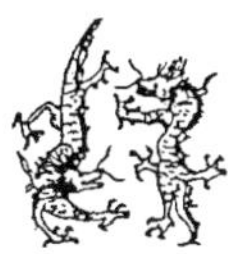

Drachen

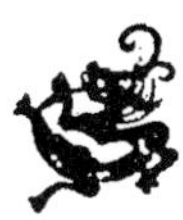

Drachen

Drachenornament

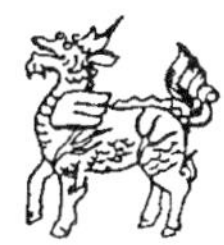

Einhorn

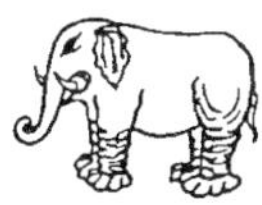

Elefant

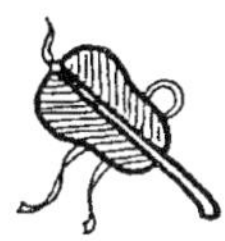

Fächer

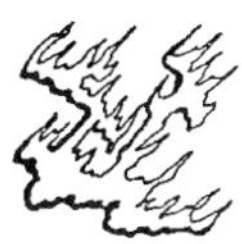

Feuer

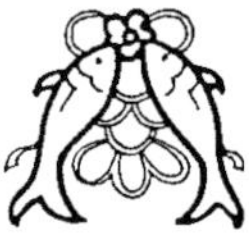
Fische

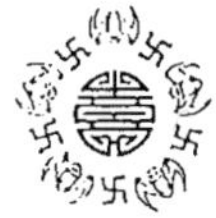
Fledermäuse, Swastika, shou

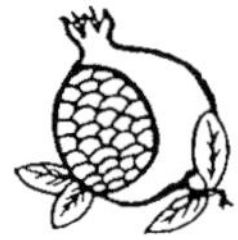
Granatapfel

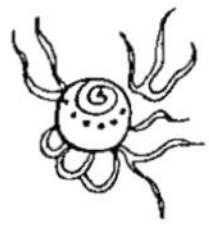
Flammenperle

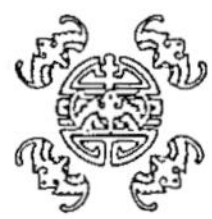
Fledermäuse, shou

Granatapfelblüte

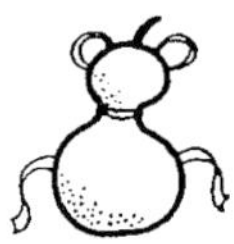
Flaschenkürbis

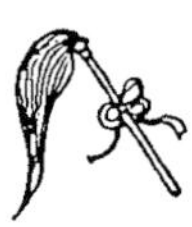
Fliegenwedel

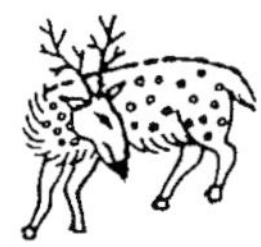
Hirsch

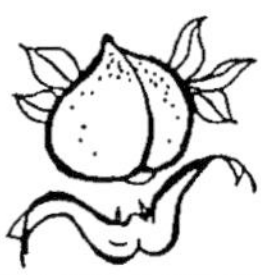
Fledermaus mit Pfirsich

Gardenie

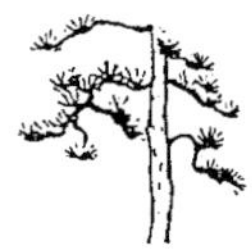
Kiefer

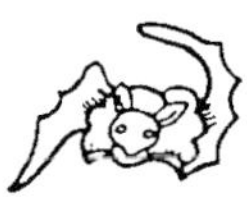
Fledermaus

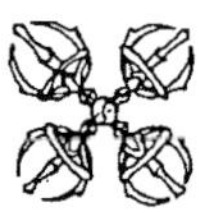
Gekreuzte Donnerkeile

Kirschblüte

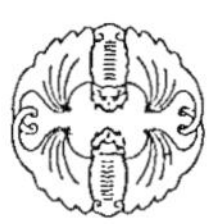
Fledermäuse

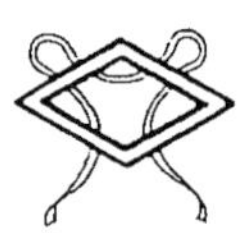
Gemälde

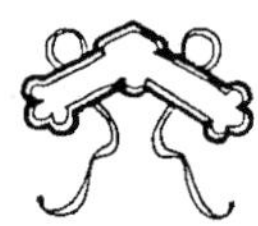
Klangstein

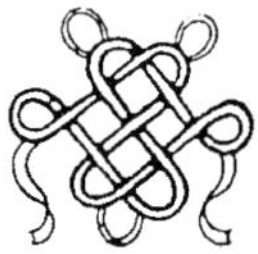
Knoten

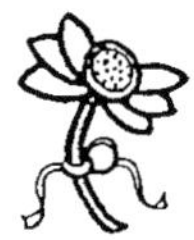
Lotos

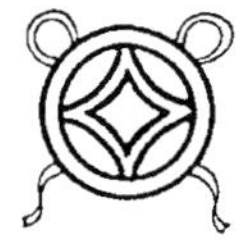
Münze

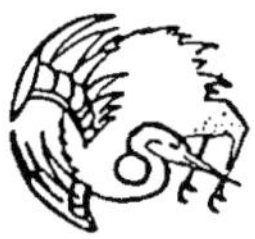
Kranich

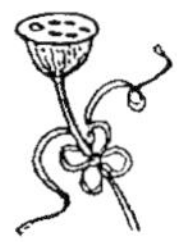
Lotos-Fruchtkapsel

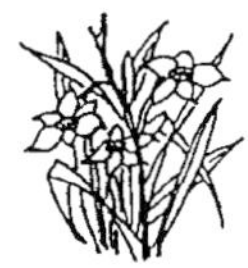
Narzisse

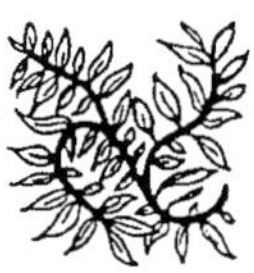
Laichkraut

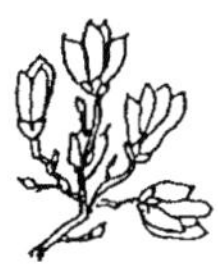
Magnolie

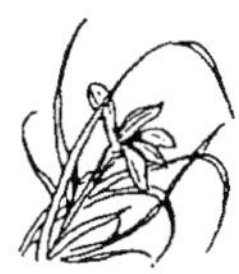
Orchis

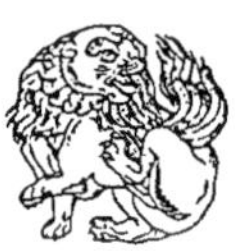
Löwe

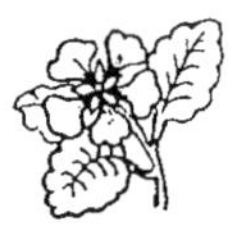
Malve

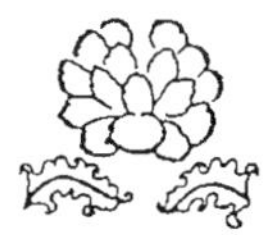
Päonie

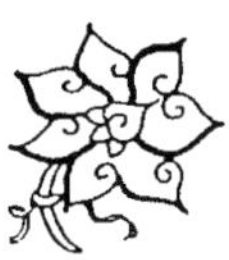
Lotos

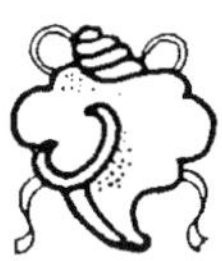
Meeresmuschel

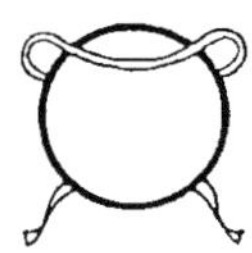
Perle

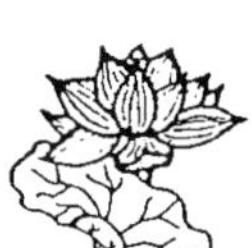
Lotos

Meereswogen

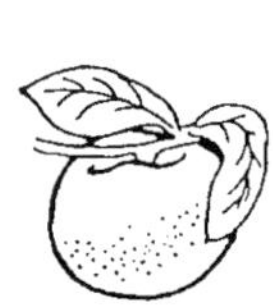
Persimone

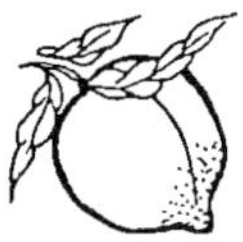

Pfirsich

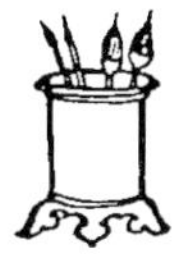

Pinselbecher

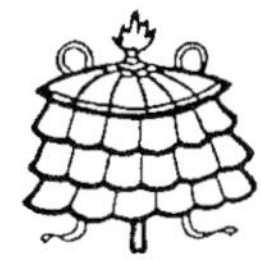

Schirm

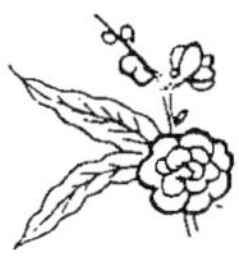

Pfirsichblüte

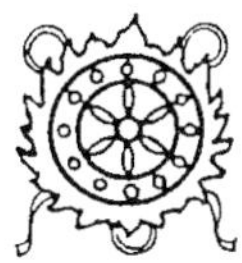

Rad der Lehre

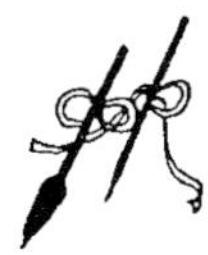

Schreibpinsel

Pflaumenblüte

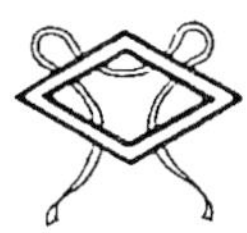

Raute

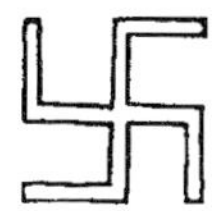

Swastika

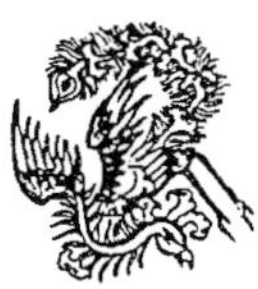

Phönix

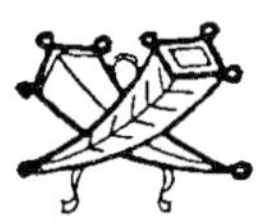

Rhinozeroshornbecher

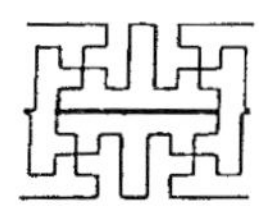

Swastikamuster

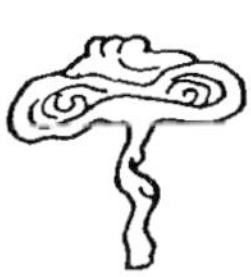

Pilz

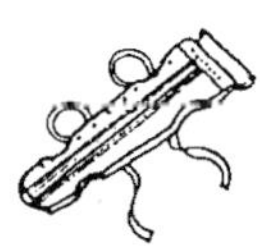

Saiteninstrument

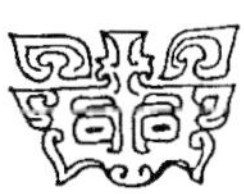

Taotie-Maske

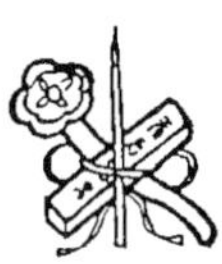

Pinsel

Schachspiel

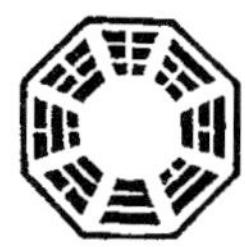

Trigramme

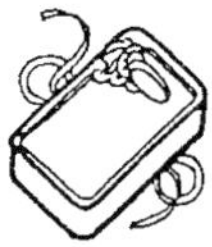

Tuschreibstein

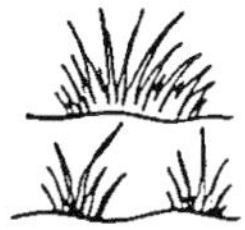

Wasserpflanzen

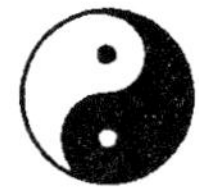

Yin-Yang Emblem

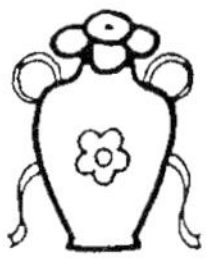

Vase

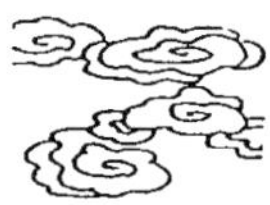

Wolken

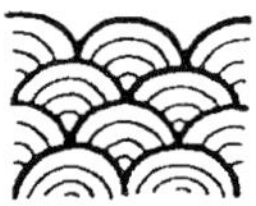

Wasser

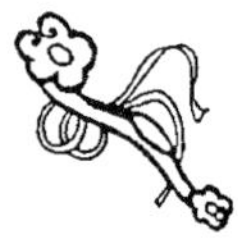

Wunschszepter

Übertragungstabelle PINYIN/Wades-Giles

Offizielle Lautumschrift seit 1.1.1979 zu dem bisher in der Literatur allgemein verwendeten phonetischen Transskriptionssystem Wades-Giles

Pinyin	Wades-Giles	Pinyin	Wades-Giles	Pinyin	Wades-Giles	Pinyin	Wades-Giles
ba	pa	chu	ch'u	dun	tun	jing	ching
bai	pai	chua	ch'ua	duo	to	jiong	chiung
ban	pan	chuai	ch'uai			jiu	chiu
bang	pang	chuan	ch'uan	e	o	ju	chü
bao	pao	chuang	ch'uang	er	erh	juan	chüan
bei	pei	chui	ch'ui			jue	chüeh
ben	pen	chun	ch'un	ga	ka	jun	chün
beng	peng	chuo	ch'o	gai	kai		
bi	pi	ci	tz'u	gan	kan	ka	k'a
bian	pien	cong	ts'ong	gang	kang	kai	k'ai
biao	piao	cou	ts'ou	gao	kao	kan	k'an
bie	pieh	cu	ts'u	ge	ko	kang	k'ang
bin	pin	cuan	ts'uan	gei	kei	kao	k'ao
bing	ping	cui	ts'ui	gen	ken	ke	k'o
bo	po	cun	ts'un	geng	keng	ken	k'en
bu	pu	cuo	ts'o	gong	kung	keng	k'eng
				gou	kou	kong	k'ung
ca	ts'a	da	ta	gu	ku	kou	k'ou
cai	ts'ai	dai	tai	gua	kua	ku	k'u
can	ts'an	dan	tan	guai	kuai	kua	k'ua
cang	ts'ang	dang	tang	guan	kuan	kuai	k'uai
cao	ts'ao	dao	tao	guang	kuang	kuan	k'uan
ce	ts'e	de	te	gui	kuei	kuang	k'uang
cen	ts'en	dei	tei	gun	kun	kui	k'uei
ceng	ts'eng	deng	teng	guo	kuo	kun	k'un
cha	ch'a	di	ti			kuo	k'uo
chai	ch'ai	dian	tien	he	ho		
chan	ch'an	diao	tiao	hong	hung	lian	lien
chang	ch'ang	die	tieh			lie	lieh
chao	ch'ao	ding	ting	ji	chi	long	lung
che	ch'e	diu	tiu	jia	chia	luo	lo
chen	ch'en	dong	tung	jian	chien	lue	lüeh
cheng	ch'eng	dou	tou	jiang	chiang		
chi	ch'ih	du	tu	jiao	chiao	mian	mien
chong	ch'ung	duan	tuan	jie	chieh	mie	mieh
chou	ch'ou	dui	tui	jin	chin		

Pinyin	Wades-Giles	Pinyin	Wades-Giles	Pinyin	Wades-Giles	Pinyin	Wades-Giles
nian	nien	que	ch´üeh	tou	t´ou	ze	tse
nie	nieh	qun	ch´ün	tu	t´u	zei	tsei
nong	nung			tuan	t´uan	zen	tsen
nuo	no	ran	jan	tui	t´ui	zeng	tseng
nue	nueh	rang	jang	tun	t´un	zha	cha
		rao	jao	tou	t´o	zhai	chai
pa	p´a	re	je			zhang	chang
pai	p´ai	ren	jen	xi	hsi	zhao	chao
pan	p´an	reng	jeng	xia	hsia	zhe	che
pang	p´ang	ri	jih	xian	hsien	zhei	chei
pao	p´ao	rong	jung	xiang	hsiang	zhen	chen
pei	p´ei	rou	jou	xiao	hsiao	zheng	cheng
pen	p´en	ru	ju	xie	hsieh	zhi	chih
peng	p´eng	ruan	juan	xin	hsin	zhong	chung
pi	p´i	rui	jui	xing	hsing	zhou	chou
pian	p´ien	run	jun	xiong	hsiung	zhu	chu
piao	p´iao	ruo	jo	xiu	hsiu	zhua	chua
pie	p´ieh			xu	hsü	zhuai	chuai
pin	p´in	shi	shih	xuan	hsüan	zhuan	chuan
ping	p´ing	si	ssu	xue	hsüeh	zhuang	chuang
po	p´o	song	sung	xun	hsün	zhui	chui
pou	p´ou	suo	so			zhun	chun
pu	p´u			yan	yen	zhuo	cho
		ta	t´a	ye	yeh	zi	tzu
qi	ch´i	tai	t´ai	yong	yung	zong	tsung
qia	ch´ia	tan	t´an	you	yu	zou	tsou
qian	ch´ien	tang	t´ang	yu	yü	zu	tsu
qiang	ch´iang	tao	t´ao	yuan	yüan	zuan	tsuan
qiao	ch´iao	te	t´e	yue	yüeh	zui	tsui
qie	ch´ieh	teng	t´eng	yun	yün	zun	tsun
qin	ch´in	ti	t´i			zuo	tso
qing	ch´ing	tian	t´ien	za	tsa		
qiong	ch´iung	tiao	t´iao	zai	tsai		
qiu	ch´iu	tie	t´ieh	zan	tsan		
qu	ch´ü	ting	t´ing	zang	tsang		
quan	ch´üan	tong	t´ung	zao	tsao		

Hinweise zur Aussprache chinesischer Begriffe nach dem offiziellen PINYIN
(phonetisches Transskriptionssystem)

Vokale:

a und i	gewöhnlich wie im Deutschen.
i	nach den Zischlauten c, sh, z und zh: kurzer stimmhafter Nachklang (wie in Katze, Wäsche).
e	offenes o, zwischen ö und e.
o	fast wie das deutsche u (SONG = sung).
u	meist wie im Deutschen, nach manchen Zischlauten aber wie ü (XUN = chün;JUN = djünn).

Konsonanten:

c	ts (CANG = tsang).
ch	tsch (CHANG = tschang).
h	fast wie das deutsche ch in ach (HAN = chan).
q	zwischen tj und tsch (QIN = tjin).
r	wie englisches r, in der Kehle gesprochen.
sh	sch (SHUANG = schuang).
x	wie das deutsche ch in ich (XIANG = chiang).
y	wie deutsches j (YONG = jung).
z	stimmhaftes ds (ZONG = dsung).
zh	leicht stimmhaftes dsch (ZHOU = dschou).

Die übrigen Konsonanten werden wie im Deutschen ausgesprochen.

Hauptsächlich in der Malerei und in der Kalligraphie, seltener in der Keramik und anderen Kunstbereichen, wird etwa seit der HAN-Epoche ein Datierungssystem (GANZHI) verwendet, welches auf einem Zyklus von 60 Jahren fußt, d.h. alle 60 Jahre wird das gleiche Jahr wiederholt (hier Jahreszyklus genannt), ausgedrückt durch die Bezeichnung eines bestimmten »Stammes« (GAN) und eines bestimmten »Zweiges« (ZHI), also zweier Schriftzeichen, die jeweils zwischen den Jahren 1 und 60 eine bestimmte Jahreszahl bedeuten. Der Jahreszyklus entsteht also durch eine Kombination der Zyklen der zehn sogenannten »irdischen Stämme« und der zwölf sogenannten »irdischen Zweige« (s. Tabelle der Zyklen). Meist finden sich nach der Angabe des Jahreszyklus die Wörter NIAN ZHI (im Jahr/in der Periode gemacht), manchmal auch vor dem Jahreszyklus der NIANHAO der Regierungsperiode, aus welcher das Objekt stammt.

Da das chinesische Datierungssystem damit eine völlig andere Zeiteinteilung kennt als das christliche, nämlich nur einen Zyklus von 60 Jahren, und diese Zyklen nicht weitergezählt werden, muß man das Jahr des chinesischen Jahreszyklus dem ersten christlich datierten Jahr der jeweiligen chinesischen Zeitperiode (s. Tabelle der

Irdische Stämme	甲 jia	乙 yi	丙 bing	丁 ding	戊 wu	己 ji	庚 geng	辛 xin	壬 ren	癸 gui		
Irdische Zweige	子 zi	丑 chou	寅 yin	卯 mao	辰 chen	巳 si	午 wu	未 wei	申 shen	酉 you	戌 xu	亥 hai

TABELLE DER ZYKLEN

1. Schriftzeichen	甲	乙	丙	丁	戊	己	庚	辛	壬	癸
2. Schriftzeichen	子 0	丑 1	寅 2	卯 3	辰 4	巳 5	午 6	未 7	申 8	酉 9
	戌 10	亥 11	子 12	丑 13	寅 14	卯 15	辰 16	巳 17	午 18	未 19
	申 20	酉 21	戌 22	亥 23	子 24	丑 25	寅 26	卯 27	辰 28	巳 29
	午 30	未 31	申 32	酉 33	戌 34	亥 35	子 36	丑 37	寅 38	卯 39
	辰 40	巳 41	午 42	未 43	申 44	酉 45	戌 46	亥 47	子 48	丑 49
	寅 50	卯 51	辰 52	巳 53	午 54	未 55	申 56	酉 57	戌 58	亥 59

Tabelle des jeweiligen »ersten Jahres« der chinesischen Zeitperioden nach christlicher Zeitrechnung		
4	664	1324
64	724	1384
124	784	1444
184	844	1504
244	904	1564
304	964	1624
364	1024	1684
424	1084	1744
484	1144	1804
544	1204	1864
604	1264	

»ersten Jahre«) hinzuzählen, um so das Jahr entsprechend unserer Zeitrechnung zu erhalten. Die damit verbundene Schwierigkeit besteht in der Notwendigkeit, das datierte Objekt auf einen Zeitraum von etwa 60 Jahren einzuschätzen, so daß von einem bestimmten »ersten Jahr« einer angenommenen Zeitperiode ausgegangen werden kann.

Ein Beispiel: Das Objekt entspricht stilistisch und materialtechnisch der ersten Hälfte des 16. Jahrhunderts und trägt den Jahreszyklus REN ZI, welcher das Jahr 48 bedeutet. Man zählt nun zum »ersten Jahr« der chinesischen Zeitrechnung im beginnenden 16. Jahrhundert (entsprechend der Tabelle das Jahr 1504) 48 Jahre hinzu und erhält so das Jahr 1552, in welchem das Objekt vermutlich entstanden ist.

Heute wird dieses traditionelle Datierungssystem kaum mehr verwendet. Zeitgenössische Kunstobjekte und solche, die seit dem ersten Drittel unseres Jahrhunderts geschaffen wurden, sind fast immer mit chinesischen Zahlen nach christlicher Zeitrechnung datiert.

Ein anderes traditionelles, aber eindeutiges Datierungssystem war regierungsbezogen und bestand darin, daß der Text z.B. lautete »im elften Jahr der Regierung(speriode) WANLI«, d.h. im Jahr 1584 n. Chr. (1573 + 11 = 1584), oftmals davor mit der Angabe von Tag und Monat, wie z.B. »am fünfzehnten Tag im dritten Monat«.

Weiterführende Literatur

Die Auswahl der Literatur wurde nach folgenden Kriterien vorgenommen:

- Bücher, die als Basis für ein weiteres Studium unerläßlich sind;
- Bücher, die ein schnelles Einarbeiten und Nachschlagen möglich machen;
- Bücher, die in deutscher Sprache erschienen sind.

Allgemeines:

Blofeld, John: *Der Taoismus.* München 1991

Böttger, Walter: *Kultur im alten China.* Leipzig 1977

Cavin, Albert: *Der Konfuzianismus.* Stuttgart 1981

Christie, A.: *Chinesische Mythologie.* Wiesbaden 1968

Daisaku Ikeda: *Buddhismus.* München 1986

Diez, Ernst: *Einführung in die Kunst des Ostens.* Wien 1922

Doucet, Friedrich W.: *Asiatika.* München 1978

Eberhard, Wolfram: *Lexikon chinesischer Symbole.* Köln 1983

Eine Wiege der Weltkultur. Mainz 1994

Ferddersen, Martin: *Chinesisches Kunstgewerbe.* Berlin 1939

Franke, Herbert; Trauzettel, Rolf: *Das chinesische Kaiserreich.* Frankfurt a.M. 1968

Fux, Herbert: *4000 Jahre ostasiatische Kunst.* Krems a.D. 1978

Gard, Richard A.: *Der Buddhismus.* Stuttgart 1981

Gernet, Jacques: *Die chinesische Welt.* Frankfurt a.M. 1983

Glaser, Curt: *Die Kunst Ostasiens.* Leipzig 1920

Goepper, Roger: *Kunst und Kunsthandwerk Ostasiens.* München 1978

Granet, Marcel: *Die chinesische Zivilisation.* Frankfurt a.M. 1985

Granet, Marcel: *Das chinesische Denken.* München 1971

Handbuch der Formen- und Stilkunde Asien. Stuttgart 1979

Hildebrand, Joachim: *China.* Erlangen 1990

Jenyns; Lion-Goldschmidt; Moreau-Gobard; Watson: *Chinesische Kunst.* Zürich 1980

Jung, C.G.; Wilhelm, Richard: *Das Geheimnis der Goldenen Blüte.* Freiburg 1982

Kuhn, Dieter: *Die Song-Dynastie.* Weinheim 1987

Ledderose, Lothar (Hrsg.): *Palastmuseum Peking. Schätze aus der Verbotenen Stadt.* Frankfurt a.M. 1985

Lehmann, Johannes: *Buddha.* München 1980

Loewe, Michael: *Das China der Kaiser.* Wien 1966

L.S. Dagyab Rinpoche: *Buddhistische Glückssymbole.* München 1992

Mackenzie, Finlay: *Chinesische Kunst.* London 1961
Munsterberg, Hugo: *Dictionary of Chinese and Japanese Art.* New York 1981
Prodan, Mario: *Chinesische Kunst.* Freiburg i.B. o.J.
Ramm-Bonwitt: *Mudras - Geheimsprache der Yogis.* Freiburg 1987
Rawson, Jessica: *The British Museum Book of Chinese Art.* London 1992
Rolf, Anita: *Geschichte der Chinesischen Kunst.* Köln 1985
Rüdenberg, Werner: *Chinesisch-deutsches Wörterbuch.* Hamburg 1963
Schafer, Edward H.: *China.* Reinbek 1976
Schuhmann, Hans Wolfgang: *Buddhismus.* München 1993
Seckel, Dietrich: *Buddhistische Kunst Ostasiens.* Stuttgart 1957
Sun Longji: *Das ummauerte Ich.* Leipzig 1994
Tregear, Mary: *Chinese Art.* London 1980
Wilhelm, Richard: *Die Seele Chinas.* Frankfurt a.M. 1980
Wilhelm, Richard: *Der Mensch und das Sein.* Jena 1951
Wilhelm, Richard: *Chinesische Märchen.* Düsseldorf-Köln 1961
Willetts, William: *Das Buch der chinesischen Kunst.* Düsseldorf 1968
Williams, C.A.S.: *Outlines of Chinese Symbolism and Art Motives.* New York 1976
Yu Zhuoyun: *Die Paläste der Verbotenen Stadt.* Hong Kong 1988
Zhao Tang Shou: *Handwörterbuch der Gegenwartssprache. Deutsch-Chinesisch/Chinesisch-Deutsch,* 2 Bände. Beijing 1992

Steinskulpturen:

Chinesische Skulpturen. Museum Rietberg Zürich. Zürich 1959

Glas:

Brill, R.H.; Martin J.H.: *Scientific Research in Early Glass.* New York 1991
Curtis, Emily Bryne: *Glass for K'ang Hsi's Court.* In: *Arts of Asia,* September/October 1991, S. 130 ff.

Malerei/Kalligraphie /Siegel:

Andrews, Julia F.: *Painters and Politics in the People's Republic of China.* London 1994
Briessen, Fritz van: *The Way of the Brush.* Tokyo 1962
Bussagli, Mario: *Chinesische Malerei.* München 1975
Cahill, James: *Chinesiche Malerei.* Genf 1960
Cahill, James: *The Painters Practice.* New York 1994
Capon, Edmund: *Chinesische Malerei.* Gütersloh 1986

Chinese Painting and Calligraphy. Beijing 1984
Chinesisch in 24 Stunden. Beijing 1985
Courtois, Michel: *Die Chinesische Malerei*. Lausanne 1968
Fazzioli, Edoardo: *Gemalte Wörter*. Bergisch-Gladbach 1990
Fischer, Otto: *Chinesische Landschaftsmalerei*. München 1923
Hua Junwu (Hrsg.): *Contemporary Chinese Painting*. Beijing 1983
Lebold Cohen, Joan: *The New Chinese Painting 1949 - 1986*. New York 1987
Ledderose, Lothar (Hrsg.): *Im Schatten hoher Bäume*. Staatliche Kunsthalle. Baden-Baden 1985
Li Leyi: *Tracing the Roots of Chinese Characters: 500 Cases*. Beijing 1993
Marcus, Aage: *Der blaue Drache*. Zürich 1949
Miklos, Pal: *Chinesische Malerei*. Köln/Wien 1982
Sire'n, Osvald: *Chinese Painting*. New York 1956-58
Suishu Tomoko; Klopfenstein-Arii: *Schrift und Schriftkunst in China und Japan*. Bern 1992
Vandier-Nicolas, Nicole: *Chinesische Malerei und Tradition der Gelehrten*. Würzburg 1983
Wang, Gai; Li Liu-fang; Zhu Sheng; Wang Zhi u.a.: . *Der Senfkorngarten*, Band 1 und 2. Ravensburg 1987
Zhang Anzhi: *A History of Chinese Painting*. Beijing 1992

Cloisonné:
Brinker, Helmut; Lutz, Albert: *Chinesisches Cloisonné*. Sammlung P. Uldry. Zürich 1985
Gabbert Avitabile, Gunhild: *Die Ware aus dem Teufelsland*. Hannover 1981
Garner, Harry: *Chinese and Japanese Cloisonné Enamels*. London 1970
Hickman, R.D.; Brown, Claudia: *Chinese Cloisonné*. The Clague Collection. Phoenix Art Museum 1980

Lackarbeiten:
Brandt, Klaus J.: *Chinesische Lackarbeiten*. Linden-Museum. Stuttgart 1988
Clifford, Derek: *Chinese Carved Lacquer*. London 1992
Drache und Phoenix. Sammlung Lee, Museum für ostasiatische Kunst. Köln 1990
Gabbert, Gunhild: *Ostasiatische Lackkunst*. Museum für Kunsthandwerk. Frankfurt a.M. 1978
Garner, Sir Harry: *Chinese Lacquer*. London 1979
Kuwayama, George: *Far Eastern Lacquer in Los Angeles*. In: *Arts of Asia*, September-October 1985, Seite 49 ff.
Speiser, Werner: *Lackkunst in Ostasien*. Baden-Baden 1965

Bronzen:
Barnard, N.: *Bronze Casting and Bronze Alloys in Ancient China*. Canberra 1961
Deydier, Christian: *Chinesische Bronzen*. München 1981
Kerr, Rose: *Later Chinese Bronze*. London 1990
Li Xueqin: *The Wonder of Chinese Bronze*. Beijing 1980
Moss, Paul: *The Second Bronze Age*. London 1991
Patalas, Wilhelm: *Chinesische Münzen*. Braunschweig 1965

Holz:
Beurdeley, Michel: *Chinesische Möbel*. Tübingen 1979
Klein, Bettina: *Ming-Möbel*. In: *Weltkunst* 1.8.95, S.2012
Wang Shixiang: *Klassische chinesische Möbel*. Stuttgart 1989

Textiles:
Adrian, Karin: *Teppiche*. München 1993
Lowry, I.: *Chinesische Teppiche*. München 1975
Milhofer, S.A.: *Teppichatlas China/Indien*. Hannover 1981
Timmermann, Irmgard: *Die Seide Chinas*. Köln 1986
Zhou Xun; Gao Chunming: *Fünftausend Jahre chinesische Mode*. Tübingen 1985

Silber / Gold:
Brinker, Helmut; Louis, Francois: *Gold und Silber im alten China*. In: *Sammlung Pierre Uldry*, Museum Rietberg Zürich. Zürich 1994

Keramik:
Avitabile, Gunhild: *Vom Schatz der Drachen*. London 1987
Beurdeley, Cécile und Michel: *Chinesische Keramik*. München 1971
Beurdeley, Michel; Raindre, Guy: *La Porcellaine des Qing*. Fribourg 1986
Boulay, Anthony du: *Chinesisches Porzellan*. Stuttgart o.J.
Christie's Pictorial History of Chinese Ceramics. Oxford 1984
Davision, Gerald: *The Handbook of Marks on Chinese Ceramics*. London 1994
Dexel, Thomas: *Frühe Keramik in China*. Braunschweig 1973
Enlin, Yang: *Chinesische Porzellanmalerei*. Leipzig 1986
Form und Farbe. Sammlung H.W. Siegel, Museum für Ostasiatische Kunst. Köln 1972
Günther, Hubertus: *Chinesisches Porzellan*. München 1978
Hufnagl, Florian: *Porzellan aus China*. Sammlung Seltmann. München 1994
Jenyns, Soame: *Ming Pottery and Porcelain*. London 1988

Kerr, Rose: *Chinese Ceramics*. London 1986
Li Zhiyan; Cheng Wen: *Chinese Pottery and Porcelain*. Beijing 1984
Lion-Goldschmidt: *Ming Porzellan*. Stuttgart 1978

Monochrome Ceramics of Ming and Ching Dynasties. Hong Kong Museum of Art. Hong Kong 1977
Oort, H.A. van: *Chinese Porcelain of the 19th and 20th Centuries*. Löchem 1977
Sato, Masahiko: *Chinese Ceramics*. Tokyo 1981
Schmidt, Ulrich (Hrsg.): *Porzellan aus China und Japan*. Berlin 1990
Tregear, Mary: *Die Keramik der Song-Zeit*. München 1982
Valenstein, Suzanne: *A Handbook of Chinese Ceramics*. New York 1989
Wiesner, Ulrich: *Chinesisches Porzellan*. Roemer-Museum. Hildesheim 1981
Yainker, S.J.: *Chinese Pottery and Porcelain*. London 1991

Bildnachweis

Alle Fotos stammen vom Autor mit Ausnahme der folgenden:
Seite 39: aus *Chinese Painting and Calligraphy*, Beijing 1984
Seite 46, Seite 65, Seite 68, Seite 177 und Seite 183: Beijing Slides Company, China

Umschlag Vorderseite:
links oben: Buddha-Bronzekopf mit »Ananas-Haupt«, SONG-Epoche mit Resten von Bemalung aus der MING-Zeit
rechts oben: Räuchergefäß aus Cloisonné, 18. Jh.
Mitte: Tänzerin, polychrom weiß, braun und grün glasiert (SANCAIYOU), TANG-Epoche
links unten: Teller mit QINGYOULIHONG-Malerei, KANGXI-Periode mit Sechs-Zeichen-Marke (NIANHAO)
rechts unten: Deckelvase mit YINGYANGCAI-Malerei, YONGZHENG-Periode mit Vier-Zeichen-Marke (NIANHAO)

Rückseite:
oben: Buddha aus Elfenbein, QIANLONG-Periode
unten: Büffel aus Schafsfett-Jade, 18. Jh.

Sachregister

Die kursiven Ziffern verweisen auf Abbildungen im Text

REGISTER CHINESISCHER BEGRIFFE UND NAMEN

Die kursiven Ziffern verweisen auf Abbildungen im Text